科学出版社“十四五”普通高等教育研究生规划教材

中医临床护理学进展

主　编　管玉香　刘香弟

科学出版社
北　京

内 容 简 介

本教材主要介绍中医临床护理学应用及研究进展，包括绪论和内科病证、外科病证、妇科病证、儿科病证、五官科病证、皮肤科病证 6 个章节，其中内科病证含 23 个常见病证，外科病证含 15 个常见病证，全书共收录了 59 个常见病证。每章节附有课程思政和病案分析，旨在引导学生深入理解新时代护理教育理念；教材编写过程中，力求体现教材的思想性、科学性、创新性、规范性、启发性和实用性等要求；立足传承与创新，突出思政引领，强化创新能力培养，注重临床实践能力的应用；激发学生热爱中医、传播中医的情怀。通过本教材的教学，研究生对临床常见病证的病因病机、常见证候、辨证施护、健康教育、中医临床护理进展（含理论创新、管理创新、护理技术创新）、典型案例等形成初步的认识，为从事中医临床护理科研和创新工作打下基础，以培养和增强研究生的创新意识、创新能力、中医护理临证思维能力、高级实践能力和科研能力。

本教材适合高等中医药院校护理研究生使用，对从事中医药科研和临床工作的人员具有较好的指导价值。

图书在版编目（CIP）数据

中医临床护理学进展 / 管玉香，刘香弟主编. -- 北京 : 科学出版社，2025. 7. --(科学出版社“十四五”普通高等教育研究生规划教材).
ISBN 978-7-03-082774-6

Ⅰ. R248

中国国家版本馆 CIP 数据核字第 2025RF6141 号

责任编辑：郭海燕　于　森 / 责任校对：刘　芳
责任印制：徐晓晨 / 封面设计：陈　敬

科学出版社 出版
北京东黄城根北街 16 号
邮政编码：100717
http://www.sciencep.com
固安县铭成印刷有限公司印刷
科学出版社发行　各地新华书店经销
*
2025 年 7 月第　一　版　开本：787×1092　1/16
2025 年 7 月第一次印刷　印张：19 1/2
字数：468 000
定价：135.00 元
（如有印装质量问题，我社负责调换）

本书编委会

主　　编　管玉香　刘香弟

副 主 编　占婷婷　王秋琴　张传英

编　　者　（以姓氏笔画为序）

王　静　安徽中医药大学第一附属医院
王秋琴　南京中医药大学
方菊花　安徽中医药大学第一附属医院
占婷婷　安徽中医药大学第一附属医院
刘芝修　安徽中医药大学第一附属医院
刘香弟　北京中医药大学
孙海燕　太和县中医院
杨艾影　安徽中医药大学第一附属医院
杨国芳　安徽中医药大学第一附属医院
张传英　安徽中医药大学
林　青　上海中医药大学附属曙光医院安徽医院
罗　曼　安徽中医药大学第一附属医院
胡　芬　安徽中医药大学第一附属医院
胡仁霞　安徽中医药大学第一附属医院
柏　玲　安徽中医药大学第一附属医院
洪雅华　安徽中医药大学第一附属医院
徐海霞　安徽中医药大学第一附属医院
郭康萍　滁州市中西医结合医院
程胜娟　安徽中医药大学第二附属医院
谢　莉　安徽中医药大学第一附属医院
管玉香　安徽中医药大学

学术秘书　王　窈　安徽中医药大学

绘　　图　刘欣雨　天长市飞航广告有限公司

前　言

为更好地贯彻落实《中医药发展战略规划纲要（2016—2030 年）》《教育部 国家卫生健康委 国家中医药管理局 关于深化医教协同进一步推动中医药教育改革与高质量发展的实施意见》，落实全国教育大会和全国研究生教育会议精神，推进教育强国建设，根据《教育部关于深入推进学术学位与专业学位研究生教育分类发展的意见》等文件要求，编写本教材旨在提升拔尖创新人才自主培养质量，建设高质量研究生教育体系，培养能够满足人民健康需求的高素质、应用型、专科型护理人才。党的二十大报告指出，要推进健康中国建设，促进中医药传承创新发展。中医药是中华民族的瑰宝，而人才是中医药发展的第一资源。本教材的编写围绕“传承精华、守正创新”的总体要求，突出思政引领，注重对学生中医护理临证思维、实践能力和科研创新能力的培养，让学生学会用中医护理的思维方式、中医护理的手段解决患者的健康问题，在全生命周期、全方位健康中体现中医护理的特色和优势。

中医药学包含着中华民族几千年的健康养生理念及其实践经验，是中华文明的瑰宝。中医护理是中医药学的重要组成部分，是中医特色优势的重要体现。“三分治，七分养”突出了护理在卫生健康事业中的重要作用，中医护理更是充分体现了七分养的独特优势。《中医临床护理学进展》教材主要介绍了内、外、妇、儿、五官、皮肤科等各科常见病证的中医护理。本教材包括绪论及 6 个章节，介绍了 59 种常见病证。教材编写坚持立德树人，融入课程思政内容，教材各章节围绕知识点设计了名言警句、典型案例、小故事等不同形式的思政元素。本教材充分发挥中医药文化的育人优势，让学生在学习中感悟中医的博大精深，树立专业信念；强化使命担当，使知识传授与价值引领同向同行，打造课程思政育人的新高地。

每一病证均以典型案例导入，从导入案例、病因病机、常见证候、辨证施护、健康教育、中医临床护理进展、导入案例分析、复习思考题等方面阐述，以思维导图形式针对典型案例提出辨证施护要点。本教材辨证施护的内容突出辨证要点、主要护理问题、护理措施及对症中医护理技术的临床应用，其中中医护理技术包括艾条灸、砭石热熨、平衡火罐、火龙灸、火龙罐综合灸、耳穴贴压、耳尖放血、中药眼部雾化、穴位贴敷、中药足部泡洗等，种类丰富，并配有相应的图片。本教材以鲜明的特色展现了中医常见病证的最新护理研究进展，包括理论创新、管理创新、护理技术创新等，既突出了各病证的中医临床护理前沿知识，又引入了现代护理学的思想。为融合数字资源，培养学生的自主学习能力，教材配套开发了数字资源，这些资源包括寻味古籍、思维导图等多种形式。资源结合具体病证，导入相关经典理论和各家学说的要点，能为学生自主学习和探究提供支持，进一步强化中医理论正本清源、经典学习的重要性，也为开展以学生为中心的教学改革提供了条件。

教材经过编委们精心准备、多次商讨、反复修订，力争编写内容符合培养护理高层次人才需求。教材编写的过程是一个相互学习和提高的过程，编写中难免有疏漏或不当之处，恳请各位在使用过程中提出宝贵意见，以便进一步修订和完善，与时俱进。

《中医临床护理学进展》编委会

2025 年 2 月

目　　录

绪　论

中医学有数千年的历史，是中华民族在长期的生产与生活实践中认识生命、维护健康和战胜疾病的宝贵经验总结，是我国优秀民族文化遗产的重要组成部分。中医学在长期的医疗实践中积累了丰富的防治疾病经验。它具有独特的理论体系、丰富的临床经验和科学的思维方法，是以自然科学为主体并与社会科学相交融的科学知识体系。

中医临床护理学是中医学的重要组成部分，是在中医理论体系指导下，应用整体观的理念、辨证施护的方法、传统的中医护理技术，系统阐述各专科病证的预防、保健、康复和护理的一门学科，是中医护理知识与技能在临床各科中的护理实践。几千年来，在促进和维持人类健康中起到了积极作用。随着医学知识和理念的不断更新、发展，中医临床护理学也发生了很大的变化，其理论、管理、技术均与现代护理学深入地交融和发展。

一、中医临床护理学的发展渊源

（一）经典著作奠定了中医临床护理学的基础

《黄帝内经》是我国现存最早且系统阐述中医学理论体系的经典医学巨著，它的问世是中医学基本理论确立与发展到一个新阶段的标志，同时也奠定了中医临床护理学的基础。该书论述了中医临床护理学的诸多方面，包括饮食起居调理、心理养生护理、服药护理要点以及按摩、热熨等中医护理技术。在某些疾病的护理上，已有较具体的论述。

《神农本草经》是我国现存最早的药物学专著，是对战国至东汉时期的用药经验和药物学知识系统而全面的总结。该书论述了药物的配伍禁忌，对服药时间和方法也相当重视，说明服药的时间和方法将直接影响药物效果的发挥。该书对用药护理有重要的指导意义。

《伤寒杂病论》是东汉末年著名医学家张仲景在《内经》理论指导下，总结了众多医家的临床经验，以六经论伤寒，以脏腑论杂病，提出了系统的理、法、方、药的辨证论治原则，该著作开创了临床辨证施护的先河。《伤寒杂病论》中对服药后的护理论述十分详细，对煎药法、服药注意事项、观察服药后反应、服药后护理方法及饮食宜忌论述均十分具体。书中较详细地论述了护治一致的疗法，诸如坐浴法、洗身法、熏洗法、点烙法、渍脚法、外掺法、含咽法、灌耳法等。在急救护理方面提出了具体的措施，如对自缢者的施救与现代人工呼吸法相似。在饮食护理上，根据辨证，注意饮食宜忌，还要注意饮食卫生，明确告诫："秽饭、馁肉、臭鱼，食之皆伤人。"

（二）代表医家的杰出贡献促进了中医临床护理学的发展

秦越人扁鹊创造了望、闻、问、切的诊断方法，奠定了中医临床诊断和治疗方法的基础。医圣张仲景在《伤寒杂病论》中开创了辨证施护的先河，奠定了中医辨证论治的理论体系，辨证论治的经验一直以来指导着临床，经验方至今应用广泛。张仲景首创"蜜煎导方"及"猪胆汁灌肠"法，充分反映了东汉时期的中医临床护理学发展水平。华佗是后汉三国时期的名医，是我国外科和医疗体育领域的奠基人。他汲取了前人"导引"的精华，创立了"五禽戏"，五禽戏是我国医疗、护理、体育三位一体的、世界最早的养生保健方法，是可助消化、疏通气血、增强体质、防病祛病、延年益寿的保健体操。华佗的另一伟大贡献是发明了麻沸散，作为麻醉剂应用在外科手术中，对外科学的发展作出了贡献。在手术治疗过程中指导学生或家属做了大量护理工作，可称为我国最早的外科护理专家。

隋朝巢元方主持编撰《诸病源候论》，论述了各种疾病的证候和护理，如对外科肠吻合术后的饮食护理，强调妊娠应注意饮食起居与精神调养，并要适当活动。

唐代名医孙思邈具有高尚的医德和丰富的临床医疗经验。其撰写的《备急千金要方》中详细地论述了临床各科病证的护理、食疗、养生等内容，尤其重视妇女、儿童的保健，对儿科临证护理也作出了很大的贡献，从小儿出生到喂养、穿衣、洗澡、晒太阳指导等全流程。此外，孙思邈高度重视养生之道和食疗，在《千金要方》中，有大量专篇论述，如在饮食与药疗选择上，把饮食疗法放在药疗之上。该书在各种疾病的诊疗中，既有药疗方，又有食疗方。对饮食护理、生活起居、情志护理、用药护理等有详细论述。对老年人的护理与养生应“常须慎护其事”。在护理操作技术上，孙思邈首创用细葱管进行导尿和热熨法等。他预防为主、讲究卫生的思想亦十分鲜明，主张“上医医未病之病”。教导人们“常习不唾地”“凡衣服、巾、栉、枕、镜不宜与人同之”。

唐代医家王焘编撰的《外台秘要》是一部综合性巨著。该书详细论述了对黄疸病的病情观察，论述了应记录小便情况，每夜小便里浸少许帛，对比观察，色渐退白则瘥。王焘注意到了消渴患者的尿是甜的，对消渴病治疗采用饮食疗法和饮食起居调理等方法。该书还记载了小儿食入异物的治疗与护理方法，以及当时由印度传入中国的眼科治疗方法与护理。

金元时期的刘完素、张从正、李杲、朱丹溪等名家，对中医学理论的发展作出了重要贡献，被后世尊称为“金元四大家”。刘完素创河间学派，倡导火热论。他认为“六气皆从火化”，化火化热是外感病的主要病机，而内伤病中，百病皆因火热，故在治疗中力主以寒凉清热，后世称其为“寒凉派”。张从正师从刘完素，提出邪非人身所有，“邪去正自安”，不可滥用补药的新见解，治病以汗、吐、下三法攻邪为主，后世称其为“攻邪派”。李杲师从易水学派的创始人张元素，强调胃气对发病的决定性作用，倡言“百病皆由脾胃衰而生也”，善用温补脾胃之法，后世称其为“补土派”。李东垣创立脾胃学说，高度重视对脾胃的调养，重视饮食、劳倦、情志的护理。朱丹溪创造性地阐明了相火的常变规律，认为相火有“生生不息”的功能，“人非此火不能有生”，而相火妄动，即属邪火，能煎熬真阴，从而得出“阳常有余，阴常不足”的结论。治疗上倡导“滋阴降火”，后世称其为“滋阴派”。朱丹溪在其临床实践中，认为有情志过极，色欲过度，饮食厚味者，常可引起“阳常有余，阴常不足”，创立了滋阴学说。在护理上独具一格，建立了滋阴降火护理法则，提出了许多宝贵的保健护理要求。在养生护理方面，要求人们清心寡欲，以保真阴，使人体阴阳保持平衡。朱丹溪还非常重视老人、小儿的护理与保健，十分重视身心调养。金元四大家之论，各有创见，从不同角度丰富和发展了中医学理论，指导着中医临床护理学的发展。

明代吴有性《温疫论》的“戾气”说，是 17 世纪在传染病因学上的卓越创见，反映了当时防治急性热病的理论认识。叶天士《温热论》系统阐明了温病发生、发展的规律，提出了温病卫、气、营、血 4 个阶段辨证论治与施护的纲领，为温病学说理论体系的形成奠定了基础。吴鞠通创作了《温病条辨》，温热病的三焦辨证理论，使温病学说得到进一步发展，逐渐完善并趋于系统化。吴有性、叶天士及吴鞠通被称为“温病三杰”。吴有性在“论食”“论饮”“调理法”三篇专论中，从护理方面详细论述了温病。温为阳邪，易伤津耗液，对如何及时补充津液提出了重要的护理方法。

叶天士十分重视饮食护理，强调食养理论，提出了“食物自适者即胃喜为补”的观点，主张用质重味厚的血肉有情之品来强补体内精血。提出在温病察舌验齿诊断疾病的同时，也应做好口腔护理。程国彭的《医学心悟》在心理与饮食护理方面提出“药补不如食补，食补不如精补，精补不如神补”的原则。王孟英在专著《随息居饮食谱》中详细描述了饮食调养与护理。

二、现代中医临床护理学现状及进展

（一）中医护理起步阶段

新中国成立后，毛泽东主席作出重要指示：“中国医药学是一个伟大的宝库，应当努力发掘，加以提高。”周恩来总理题词：“发扬祖国医药遗产，为社会主义建设服务。”全国大力开展了对中医药学的继承、发扬和研究工作，各地相继成立了中医教学和研究机构、中医院和中医病房，为中医护理的发展和提高创造了良好的条件，中医护理专业相继设立，初步培养了一支中医护理专业队伍。1956 年，南京中医学院附属卫校率先在全国开设了中医护理专业。1958 年，由南京中医学院附属医院编著、江苏人民出版社出版的中国第一部中医护理专著《中医护病学》问世，供中医护士学校教学所用；1960 年撰写了《中医护理学纲要》，为中医护理学成为一门独立的学科奠定了基础。

（二）中医护理发展阶段

20 世纪 80 年代中期，南京、北京、成都、湖北、黑龙江等地的中医学院纷纷开设了护理专业。至 1990 年，全国已有 7 所中医护士学校，培养了 1531 名中医护士。至 2000 年，已有南京、北京、成都、黑龙江、广州、福建、广西、安徽、长春、浙江、山东、上海等地的 12 所高等中医院校开设了高等护理专业，至今所有中医院校都相继开办了护理本科专业。部分中医院校通过招收中医护理学、中西医结合护理学硕士研究生，突出中医护理特色，开展相关研究，培养高等中医护理人才。

1984 年 6 月在南京召开了第一次全国中医、中西医结合护理学术交流会，成立了中华护理学会中医护理学术委员会、中西医结合护理学术委员会。至此，中医护理学正式成为一门独立的学科。1985 年卫生部中医司下发了《中医护理常规技术操作规程》，对中医护理工作提出了初步的规范和要求，实行了中医护理查房和书写中医护理病历制度。同年，国内中医院校护理代表队参加了“护理与计算机”国际会议，会上交流了“中医肾系疾病计算机辅助辨证施护系统”，引起美国、日本、加拿大等 19 个国家与会代表的强烈反响，这也是中医护理第一次走向国际舞台，同时也是中医护理与信息化建设有机结合的重要标志。1989 年，在国际护理学术交流会上，中医护理论文受到国际护理学术界的普遍关注和好评。近年来，中医护理越来越受到国际护理学术界的认可，国际交流与合作日益加深。

2009 年，国家中医药管理局第一次将“中医护理学”列为重点学科建设项目；2010 年，在中医医院管理年活动方案中，专门印发了“中医医院中医护理工作指南”，明确提出西医院校毕业的护理人员系统学习中医理论的比例≥95%，每个中医医院开展中医护理操作至少 8 项（艾灸、拔罐、刮痧、熏洗法、药熨法、穴位贴敷、穴位按摩、耳穴埋籽），每个护理单元开展中医护理操作不少于 2～4 项。2011 年，国家中医药管理局在“十二五”重点专科建设项目中，第一次将护理列入重点专科建设项目，对临床重点专科专病中医护理规范化研究提出了要求，为中医临床护理的发展指明了方向。2015 年，安徽中医药大学第一附属医院在全国率先设立了中医护理门诊，中医护理技术每年服务患者 2 万余人次，随后很多中医医院设立了中医护理专科门诊，中医护理技能在门诊和病房广泛使用，并纳入收费标准，取得了良好的社会效益和经济效益。国家中医药管理局制订并推广优势病种的中医护理方案，开展中医护理人员的规范化培训，截至 2015 年累计培养中医护理骨干人才 2 万名。

《全国护理事业发展规划（2021—2025 年）》（以下简称《规划》）明确指出：健全完善中医护理常规、方案和技术操作标准。积极开展辨证施护和中医特色专科护理，持续提升中医护理服务质量，创新中医护理服务模式，发挥中医护理在疾病预防、治疗、康复等方面的重要作用，促进中医护理进一步向基层和家庭拓展，向老年护理、慢病护理领域延伸。强化中医护理人才培养，切实提高中医护理服务能力。该《规划》对中医护理在临床、科研、教育领域提出了纲领性的指导意见，为中医护理的发展带来了新的契机。

中医护理事业发展取得显著的成效，中医临床护理的学术研究蓬勃开展，如中医护理内涵界定和外延的研究、中医护理古代文献数据库建设、中医护理传统技术的规范化研究、中医护理质量标准体系的研究、专科专病中医护理研究、中医食疗在疾病护理中的应用、社区中医护理慢病管理、运动养生等方面均取得了一定的成果，并逐渐形成中医护理理论研究、中医护理技术规范化研究、中医护理专科专病研究、中医护理社区慢病管理研究等研究方向。中医护理高层次人才培养已初具规模，形成了本专科、硕士、博士多层次人才培养体系。

（三）中医护理学学科发展的趋势

1. 注重挖掘传承和创新，保持和发展特色优势

中医护理学学科发展必须坚持以中医理论为指导，在实践中不断完善中医护理学科体系。应系统挖掘中医护理古今文献，整理中医护理知识与技能，架构中医护理理论体系，建立中医护理数据库平台。进一步界定中医护理的内涵和外延，明确中医护理的服务对象、服务内容和任务，规范中医护理名词，研究整体护理与整体观念的理论相关性、辨证施护理论框架、情志护理与心理护理的关系等。

积极开展辨证施护、中医护理技术操作，以及中医护理技术创新工作，开展具有中医特色的健康教育和康复指导，形成有中医特色的专科护理服务。同时，总结推广专科专病规范化的辨证施护。开创有中医特色的社区护理模式和慢病管理模式，实现从基础向专科、从医院向社区的发展。

2. 中医护理技术操作的规范化、现代化、科学化、标准化

中医护理重点专科的发展为中医护理技术的发展提供了机遇，中医护理技术在临床中的广泛实施，使得中医护理特色和优势得到了充分的彰显。随着医学的快速发展，中医护理技术种类增多、创新性增加，需要对中医护理技术操作的实用性、科学性以及规范性不断研究，形成中医护理技术的循证指南，使其更具有指导性及推广性，进而更好地适应临床护理工作的需要，促进中医专科护理服务能力的不断提升。如进一步完善《中医医院中医护理工作指南》《中医护理常规技术操作规程》，指导临床中医护理实践。

充分发挥中医护理技术在疾病预防、保健、养生、康复等方面的独特优势，促进中医护理学科发展。同时，进一步加强中医护理专科专病的研究，形成规范化路径，通过对临床效果的观察，不断完善专科专病方案，建设全国多中心研究合作基地，形成优势病种规范化护理路径，提高中医护理临床疗效。

3. 注重人才培养

明确中医护理人才培养模式，构建中医护理核心课程。组织全国中医院校以及相关附属医院进行广泛调研，明确中医护理人才培养目标，制订中医护理人才培养模式，构建中医护理核心课程，编写中医护理特色教材，建设中医护理实践中心，训练中医护理特色技术，明确中医护理服务对象、内容和任务。

加强临床中医护士继续教育，开展中医护理人员的规范化培训。每个医院制订临床护士中医护理知识与技能规范化培训大纲和指南，制订继续教育计划，开办中医护理培训班，进一步普及中医护理知识和技能，在临床广泛推广使用。2014 年，国家中医药管理局在全国遴选 18 家培训基地，开展全国中医护理骨干人才培训以及全国中医护理优势特色技术高级研修班，培训 32 个省、自治区、直辖市中医护理骨干人才 2000 余名，对临床中医护理人才队伍建设以及中医护理实践发展起到了极大的推动作用。2018 年国家中医药管理局组织制定了《中医医院新入职护士培训大纲（试行）》，要求各中医医院结合本院实际制定新入职护士培训方案，培训周期为 2 年，以提高中医院新入职护士规范化培训的效果。

建立中医护理治疗专科护士培训基地。在培养中医护理骨干护士的基础上，借鉴国外专科护士培养模式，学校和医院共同建立中医护理治疗专科护士培训基地，建立中医护理治疗专科护士培训大纲和指南，培养一批专科型中医护理人才，建立一支梯队合理的中医护理人才队伍。同时适应中医护士岗位要求，拓展中医护理职称晋升渠道，为中医护理发展提供保障，以推动中医护理更快、更好地发展。

加强中医护理学位点建设，培养高层次中医护理人才。在护理学一级学科的基础上，发展中医护理学二级学科，加强中医护理学科建设，探讨中医护理硕、博士研究生培养方案，稳定研究方向，细化研究内容。将护理硕士专业学位与专科护士培养紧密结合，培养临床实用型高层次中医护理人才。

三、中医临床护理学主要内容及进展

（一）病情观察

以整体观为指导思想，灵活运用望、闻、问、切四诊手段以及视、触、叩、听 4 种方法，观察患者生命体征、神志、面色、食欲、苔脉等主要症状，判断患者脏腑的虚实、气血的盛衰、病情的进退，以明确诊断。

（二）生活起居护理

主要包括起居、病室、劳逸、体位、基础护理等方面的辨证调节。应做到顺应四时调阴阳，起居有常适劳逸，环境适宜避外邪，基础护理重舒适。加强健康宣教，促进患者的自我卫生管理。

（三）饮食调护

强调审证求因，辨证施食，三因制宜，做到饮食有节、种类多样、五味调和、寒温得宜、清淡洁净、合理烹制。食物有四性五味之分，病证有寒热虚实之辨、阴阳表里之别，故应根据患者的病证类型及证候特点，指导其选择适宜的食物或食疗方，注意饮食宜忌，以配合治疗，促进病愈。

（四）运动康复护理

强调动静结合，根据患者的病情轻重、体质强弱、个人爱好适当安排运动与康复。一般体质虚弱、老年人、手术后患者，在康复期应以休息为主，有助于保持体力，加快脏腑功能恢复，并适当参加一些活动，可以使经络通畅，气血流通，增强抵抗外邪的能力，也可适当作轻度娱乐性质的活动，如听音乐、唱歌、下棋、读书、观看文艺节目等。如慢性病证康复期患者，每日清晨应散步、打太极拳、做体操等。

（五）用药护理

用药护理是中医临床各科护理中的重要内容，包括煎法、服法和药后观察。从煎药容器的选择、加水量的多少、煎药火候和煎煮时间的控制、特殊煎法等方面规范煎药过程；煎药后，根据病证性质和药物特性，遵医嘱，择时准确给药，选择合适的服法并注意服药温度；服药后，应加强疗效观察，及时汇报，并调整护理措施。

（六）情志护理

以诚挚体贴、因人施护、避免刺激为原则，合理选择说理开导、释疑解惑、移情易性、顺情从欲、以情制情、发泄解郁等方法，使患者保持心志平和。“善医者，必先医其心，而后医其身”，故临床工作中应帮助患者缓解负性情绪，减少不良情志刺激，帮助其树立病愈信心。

（七）中医护理技术

常采用传统中医护理技术解决患者比较突出的护理问题，如发热、不寐、便秘、疼痛等。内、外、妇、儿科病证护理常用刮痧、艾灸、拔罐、耳穴贴压、中药外敷等技术减轻患者痛苦。中医护理技术不断传承创新，例如：①灸法的创新应用。传统的灸具经过现代技术特殊改进有灸盒、灸笼、灸炉、电灸器、远红外线灸疗仪等。灸法的形式逐渐多样化，传统的灸法以直接艾灸穴位为主，但现代灸疗已经演变出了更多形式，如脐灸、核桃灸、督脉灸、火龙灸、贴敷灸、气交灸等。现代医学将灸疗与针灸、推拿、药物治疗等结合起来，形成了多种综合疗法，如火龙罐等，以提高治疗效果和综合疗效。②罐法的创新应用，罐具的改进。传统的罐具主要包括玻璃罐、陶罐等，现代的罐具包括硅胶罐、塑料罐等；罐法技术的发展，如平衡火罐包括闪罐、揉罐、抖罐、走罐、留罐5个步骤，增强了罐法的疗效等。

（八）课程思政

培养护理学硕士研究生在中医药传承基础上的创新精神，树立在中医护理研究中不断探索的钻研精神，激发学生对中医药传统文化的兴趣与热爱，承担起传承和弘扬中医药传统文化的重任，展现文化自信。

（管玉香　刘香弟）

第一章 内科病证

本章数字资源

学习目标

知识目标：

1. 掌握内科常见病证的辨证施护要点和健康教育要点。
2. 熟悉内科常见病证的证候和中医临床护理进展，如中医护理技术创新、中医治疗方法创新等。
3. 了解内科常见病证的病因病机。

能力目标：

1. 能应用辨证思维为内科常见病证患者实施相应的中医护理，解决健康问题并进行评价。
2. 能通过查阅文献进行中医护理领域的创新实践，探索中医护理的新方法、新技术。

素质目标：

1. 树立中医传统文化自信。
2. 具有科学严谨、求实创新的工作态度和敬佑生命、救死扶伤的医者精神。
3. 培养批判性思维和创新思维。

第一节 中 风

导入案例

李某，男，70 岁，退休职工，因“突发意识不清，不能言语 7 h”入院。家属代诉患者 7 h 前在家突然昏仆倒地，不省人事，不能言语，口眼歪斜，牙关紧闭，遂急诊入院。刻下：意识障碍，不能言语，口眼歪斜。面赤身热，牙关紧闭，大小便闭。

既往史：高血压病史 10 年，血压最高为 190/105 mmHg（1 mmHg≈0.133 kPa）。

体格检查：体温 36.5 ℃，脉搏 90 次/min，呼吸 25 次/min，血压 170/95 mmHg，身高 170 cm，体重 75 kg，昏睡，左侧上下肢肌张力增高，右侧肢体肌张力正常。舌红、苔黄腻，脉弦滑而数。

请思考：

1. 该患者目前所患何病？辨证属何证？
2. 针对该患者言语不能，临床应如何辨证施护？请用思维导图的形式呈现。

中风，又称脑卒中，是以半身不遂、肌肤不仁、口舌歪斜、言语不利，甚则突然昏仆、不省人事为主要表现的病证。根据病程长短分为 3 期，即急性期、恢复期、后遗症期。发病 2 周后至半年内，为恢复期。本病多发于中老年人，四季皆可发病，但以冬春为高发季节，具有发病率高、致残率高、病死率高的特点。

由于本病发生突然，起病急骤，“如矢石之中的，若暴风之疾速。”临床见症不一，变化多端而速疾，有晕仆、抽搐，与自然界“风性善行而数变”的特征相似，故古代医家取类比象而名之为“中风”；又因其发病突然，亦称之为“卒中”。西医学“脑梗死”属此范畴。

一、病因病机

中风的发生主要由内伤积损、情志过激、饮食不节、劳欲过度等引起气虚留滞，或肝阳暴张，或痰热内生，或气虚痰湿，引起内风旋动，气血逆乱，横窜经脉，直冲犯脑，导致血瘀脑脉或血溢脉外。

1）内伤积损：年老体弱，正气自虚，或久病迁延不愈，或恣情纵欲，或劳逸失度，损伤五脏之气阴，无力运血，脑脉瘀滞；阴虚则不能制阳，内风动越，突发本病。

2）情志过极：七情所伤，肝气郁结，气郁化火，或暴怒伤肝，肝阳暴张，内风动越，或心火暴甚，风火相扇，血随气逆，引起气血逆乱，上冲犯脑，血溢脉外或血瘀脑脉而发为中风，尤以暴怒引发本病者最为多见。

3）饮食不节：过食肥甘厚味，辛辣刺激，伤及脾胃，酿生痰热，痰瘀互结，积热生风，导致脑脉瘀滞而发中风。

4）劳欲过度：烦劳过度，恣情纵欲，耗气伤阴，致使阳气暴张，气血上逆，壅阻清窍，而致血瘀脑脉或血溢脉外，发为中风。

本病病位在脑，与心、肝、肾密切相关。其主要病机为阴阳失调，气血逆乱，肝阳上亢，肝风内动，夹痰火直冲犯脑，导致血瘀脑脉或血溢脉外发为中风。病理性质属于本虚标实之证。肝肾阴虚，气血衰少为致病之本，风、火（热）、痰、瘀为发病之标，两者互为因果。

二、常见证候

1）风痰瘀阻证：口眼歪斜，舌强语謇或失语，半身不遂，肢体麻木，舌暗紫、苔滑腻，脉弦滑。

2）气虚血瘀证：肢体偏枯不用，肢软无力，面色萎黄，舌质淡紫或有瘀斑、苔薄白，脉沉细涩。

3）肝肾亏虚证：半身不遂，患肢僵硬，拘挛变形，舌强不语，或偏瘫，肢体肌肉萎缩，舌红、少苔或无苔，脉细弦数。

三、辨证施护

（一）辨证要点

辨中经络与中脏腑：根据神志改变、发病特点、病位及病情进行辨证。病之初，若见半身不遂、口眼㖞斜、言语謇涩为主症者，多为正气虚而不甚，邪虽盛而病位浅，病情尚轻，而无神志障碍者，可辨为中经络。若起病即见神志障碍，突然昏仆，不省人事，半身不遂，口眼㖞斜，语言不利者，多为邪气炽盛，正气虚弱，病情危重，可辨为中脏腑（表 1-1-1）。

表 1-1-1　中脏腑与中经络的辨别

鉴别点	病位深浅	病情轻重	临床表现
中脏腑	较深，常波及有关脏腑	病重	神志不清，伴口眼㖞斜，半身不遂
中经络	较浅，仅限于血脉经络	病轻	无神志改变，仅表现为口眼㖞斜，语言不利，半身不遂

（二）主要护理问题

1）半身不遂：与风痰阻络、络脉痹阻，或气虚血瘀、络脉失养有关。

2）言语謇涩：与气血亏虚不能上达清窍、脑窍失养致言语不利有关。

3）生活自理能力下降：与气虚无力运血、脑脉瘀滞致偏枯不能自主活动有关。

4）便秘：与热结肠腑，或气血亏虚致肠道传导失司有关。

5）焦虑：与对疾病认识不足、担心病久难愈，或担心并发症等有关。

6）潜在并发症：压力性损伤。

（三）护理措施

1. 病情观察

1）观察患者意识、瞳孔、体温、心率、呼吸、血压，肌力、肌张力、言语及吞咽功能的变化。若患者静卧不语，昏迷加深，手足逆冷，应防止脱证。若患者瞳孔由大变小，或两侧瞳孔不等大，对光反射迟钝或消失，或患者出现项背强直、抽搐、面赤、鼻鼾、烦躁不安等情况，说明病情加重，需及时通知医生。

2）观察患者有无吞咽障碍导致的呛咳、呼吸急促、面色发绀等症状，若患者出现误吸，嘱患者不要紧张，可拍打患者后背并让其用力咳嗽，或用电动负压吸引器吸出食物残渣。

3）观察患者心理状况，有无卒中后抑郁，早期给予心理干预。

4）定期监测患者血糖、血脂及肝肾功能等各项生化指标。

5）注意观察患者并发症。中脏腑神志昏迷，通常伴喷射性呕吐，如呕吐紫黑色物或大口吐血，则预后不良；若患者伴发呃逆、抽搐等症状，则属凶兆。

6）注意舌象、脉象、汗出等情况，为辨证提供依据。

2. 生活起居护理

1）春夏养阳，秋冬养阴，患者应顺应四时调节阴阳，做到起居有常、劳逸结合。

2）保持病室环境整洁、安静，光线柔和，空气流通，注意防寒保暖。

3）加强安全防护：取下患者义齿，以免误入气管而发生意外。病室内应保持地面干燥平整，走廊畅通，可在厕所、浴室、走廊安装扶手以防跌仆。床边加用床栏，以免坠床。

4）加强生活护理，做好皮肤、口腔、二便护理。勤翻身，翻身时避免动作过大，去除发夹，剪短指甲，以免损伤皮肤。指导家属正确使用便器，避免拖、拉、推，以防擦破皮肤。保持床单位干净、平整以防压力性损伤的发生。每日用生理盐水或金银花甘草煎煮后取过滤的药液清洗口腔 4 次，防止口臭、口垢和口腔糜烂；口腔糜烂患者可用西瓜霜、冰硼散等涂擦。若病人张口呼吸时，可用生理盐水浸湿纱布或以石菖蒲浸液湿纱布覆盖口唇上，以保持口腔湿润。保持肛周皮肤清洁、干燥，若出现脱肛、肛周水肿、皮肤破溃等情况应及时处理，留置导尿者，做好会阴护理。

5）肢体感觉异常的患者在洗澡或足浴时水温维持在 37～40 ℃，足浴时间 20～30 min。

6）嘱患者养成定时排便的习惯，每日可顺时针按揉腹部，预防便秘，2 次/d，每次 15～20 min。

3. 饮食调护

1）以益气养血、化瘀通络为原则。饮食宜低盐、低脂、低胆固醇，清淡易消化，富含营养及膳食纤维；忌食肥甘厚腻、辛辣刺激等助火生痰之品，如公鸡肉、猪头肉等，禁烟酒。

2）昏迷者给予鼻饲饮食；吞咽困难者，宜摄入糊状食物；大便干结者，多食纤维素丰富的食物，如芹菜、韭菜、玉米、香蕉、火龙果等。

3）辨证施食：风痰瘀阻证者可多食祛风化痰开窍之品，如荸荠、黄瓜、梨等，食疗方如雪羹汤等；气虚血瘀证可多食益气活血的食物，如山药、黄芪、莲子、黑木耳、藕等，食疗方如大枣粥、粳米莲子粥、黄芪当归粥等；肝肾亏虚证可多食滋养肝肾的食物，如黑豆、黑芝麻、枸杞、动物肝脏等，食疗方如猪肝羹、黑芝麻粥等。

4. 运动康复护理

1）尽早进行偏瘫肢体和语言的康复训练，从被动运动开始，运动量应由小到大，循序渐进。

2）康复护理应遵循个体化原则，根据患者的病情有针对性的进行康复运动指导，运动可采取床上与床下活动、坐位与站立活动、被动与主动运动及言语训练与肢体锻炼相结合的方式。

3）运动时间宜在饭后 1 h 进行，每次 30 min，且在血压稳定、血糖控制良好，无头晕、心悸、恶心、呕吐的情况下进行运动。

4）运动时应有专人协助或陪伴，并注意观察有无不适，若有任何不适应立即停止运动。

5）根据病情选择适当的户外运动项目，如散步、太极拳、八段锦、五禽戏等，每次 30 min。

5. 用药护理

1）遵医嘱正确用药，告知药物的作用，观察用药疗效及不良反应，嘱患者不可自行调整、更换、停止药物。

2）服用或注射溶栓与抗凝药物时，监测患者的出凝血时间、观察患者有无出血倾向，如皮肤瘀点瘀斑、牙龈出血、大便颜色等；在输注甘露醇时，观察患者用药后尿液的颜色和量，准确记录 24 h 出入量。

3）吞咽障碍者，中药汤剂宜浓煎、少量频服，丸、片、丹剂可碾碎化水服用，以防呛咳，中、西药服用间隔 30 min 以上。

6. 情志护理

1）鼓励患者多与病友沟通交流，消除负性情绪，保持平和的心境，树立康复信心。

2）提供家庭和社会支持，家属应做到多陪伴、多温暖，给予情感关怀。

3）做好健康教育工作，让患者了解大怒、大喜、大悲、大恐是引起中风复发的主要诱因。嘱患者要注意克制激动情绪，特别要强调“制怒”，从而使气血运行通畅，减少复发的因素。

4）通过戏剧、音乐等手段或设法培养患者兴趣、爱好，分散注意力，调节心境情志。

5）选择合适的五音疗法：风痰瘀阻者可聆听《春江花月夜》《十面埋伏》等宫调音乐；气虚血瘀者可聆听《喜洋洋》《喜相逢》等徵调音乐；肝肾亏虚者可聆听《江南好》《梅花三弄》等角调、羽调音乐。

6）根据中医五行制约法则，当情志太过时，则以其所胜之情志去克制，中风恢复期患者多有忧虑，故以“喜胜忧”，其方法可给予患者讲笑话，看喜剧书籍或喜剧影视作品等畅情志，降低患者负性情绪。

7. 中医护理技术

（1）耳穴贴压

1）二便失禁：①耳穴：主穴为大肠、小肠、胃、脾，配穴为交感、神门。②方法：每次按压 3 min，以耐受为度，3～5 次/d，双耳交替贴压，2 次/周。

2）情志不畅：①耳穴：皮质下、心、肝、内分泌，配穴取快活穴*。②方法：每次按压 3 min，以耐受为度，3～5 次/d，双耳交替贴压，2 次/周。

（2）艾条灸

1）二便失禁：①穴位：神阙、气海、关元、百会、三阴交、足三里。②方法：艾盒灸，暴露施灸部位，背部及腹部用多孔艾灸盒，施灸部位垫纱布棉垫。每次 20～30 min，1 次/d。

2）半身不遂：①穴位：极泉、尺泽、肩髃、合谷、委中、阳陵泉、足三里。②方法：艾盒灸，暴露施灸部位，背部及腹部用多孔艾灸盒，施灸部位垫纱布棉垫。每次 20～30 min，1 次/d。

注：快活穴见黄春丽《耳穴治疗学》。快活穴位于耳郭背面，在与耳垂前 4 区身心穴相对应的位置。

（3）穴位按摩

1）吞咽困难：①穴位：翳风、廉泉、天突、阳白、迎香、下关、颊车、地仓、风池、廉泉、人迎、阿是、合谷等穴。②方法：患者采取放松、舒适体位，暴露相应皮肤。应用一指禅推法、按法、揉法、擦法，进行柔和、平稳的按摩，直至穴位有热麻酸胀感为止。每次 45 min，1 次/d。

2）舌强语謇：①穴位：廉泉、哑门、承浆、通里穴。②方法：暴露操作部位，取坐位，用拇指或示指点按或点揉每穴，每次每穴 1 min，3 次/d。

3）便秘：①穴位：胃俞、脾俞、大肠俞、内关、足三里；腹胀者可加涌泉。②方法：取平卧位，用拇指或示指点按或点揉每个穴位，每次每穴 1 min，3 次/d。

4）半身不遂：①穴位：极泉、尺泽、肩髃、合谷、委中、阳陵泉、足三里。②方法：取平卧位，用拇指或示指点按或点揉每个穴位，每次每穴 1 min，3 次/d。

（4）穴位贴敷

便秘：①穴位：脾俞、天枢、上巨虚。②穴位贴敷主要药物：白术、大黄、木香等，打成粉末，利用蜂蜜或白醋进行调和，搓成丸状。③方法：首选弹性透气的胶带在相应穴位上贴敷药物，每次贴敷 4～6 h，1 次/d。

（5）循经按摩

半身不遂：①经络：患侧上下肢的手足三阴、三阳经；穴位：患侧上肢的极泉、内关、合谷、曲池、肩髃等穴，患侧下肢的阴陵泉、三阴交、委中、阳陵泉、环跳等穴。②方法：主要是采用点按法、梳理上下肢、运动关节法、搓法、拔伸指趾及收式等方法。点按法：每穴 3～5 次；通过揉、按、拿等方法梳理上下肢，各 3～5 次；运动关节法：摇肩、屈肘、摇腕各 30 次，摇髋关节、摇摆膝关节、摇踝关节各 30 次，踝关节外展、背伸、跖屈各 10 次；搓法：由掌骨近端向远端逐个搓掌骨间隙 3～5 遍；逐一分推掌骨 5～10 遍；拔伸指趾：由拇指至小指拔 3～5 遍，左右旋转脚趾各 10 次，由近端向远端逐个搓跖骨间隙共 3～5 遍，逐一分推跖骨 5～10 遍，由拇指至小指拔伸脚趾 3～5 遍；收式：从近端至远端搓上肢 5～8 遍，屈髋屈膝 5 次，抖上下肢 5～10 遍。2 次/d，每次 30 min。

（6）刮痧

吞咽困难：①部位：头颈部（百会至大椎）、前颈胸部（承浆至中脘、双侧人迎至气户）、足太阳膀胱经（通天至大杼）、足少阳胆经（率谷至肩井）、后背颈夹脊穴、手少阳三焦经（角孙经翳风至肩髎）、面部（大迎、颊车、地仓、承浆）。②方法：患者取坐位，暴露操作部位，运用铜砭刮痧板刮拭，对特定部位的经络腧穴选择性的采取“点、线、面、位”等手法，沿经络循环方向实施操作，每次 30 min，1 次/周。

（7）火龙罐

半身不遂：①部位：督脉（大椎至腰阳关）、患侧手阳明大肠经（扶突至商阳）、患侧手少阳三焦经（天髎至液门），重点穴为曲池、肩髃、合谷、阳池、中渚等。②方法：患者取俯卧位，充分暴露背部和患侧上肢，在施罐经络处运用旋、震、摇、抖、碾、扣、揉等手法进行操作，走罐顺序应先上后下，先阳后阴。每次 30 min，1 次/d。

四、健康教育

1）生活起居有常，不妄作劳，避免外邪。改变体位时动作宜缓慢，洗澡时间不宜过长、水温不宜过高。

2）平衡膳食，饮食宜清淡，易消化，富含营养，少食肥厚油腻、辛辣刺激之品，戒烟酒。

3）遵医嘱服药，如有不适及时就医。

4）保持平和心态及愉悦的心情，切忌恼怒及大喜大悲。

5）指导患者及家属掌握康复功能锻炼的方法，循序渐进，由被动运动逐步过渡到主动运动，鼓励患者主动参与力所能及的日常活动和家务，教会患者居家正确测量血压、血糖的方法。

五、中医临床护理进展

（一）中风慢病管理创新

多专业团队（医生、中医专科护士、营养师、心理指导师等）、多学科合作（神经病学、康复医学、心理学、营养学、影像学等）提供专业性的治疗，通过个案管理，使中风患者掌握自我管理疾病的知识及技巧，提高患者的自我管理能力和自我效能，减少卒中复发，提高患者的生活自理能力，促进患者重返社会。

（二）“玄府”理论创新应用

“玄府”一词源于《黄帝内经》，金元医家创建玄府理论，阐明玄府体用、病机与治法，并首次应用于中风病论治，提出中风病“热郁玄府”实证病机，创通腑开玄、辛散开治法。明清时期，玄府理论得到发展，首提因虚玄阖病机及补虚助运开玄治法，并完善气血郁结、风痰上扰实证病机与对应治法。有学者通过整理玄府古籍源流，探讨了中风病急性早期始发态病机，总结中风病玄府病机在于通利开阖失调，病理因素为热、滞、痰、瘀、虚，治则以调和玄府为要，治法贵开忌阖，组方用药重在开通玄府，为急性中风病的早期临床治疗提供了思路。

（三）中医治疗方法创新

对中风后偏瘫的患者，在常规康复训练基础上增加针刺联合平衡调筋解痉推拿治疗。方法如下：针刺操作时根据患者偏瘫情况上肢选曲池、手三里、合谷等穴，下肢选足三里、三阴交等穴，需醒脑提神配百会、四神聪等穴，行针均为平补平泻法，隔 10 min 行针 1 次，30 min 后取出；平衡调筋解痉推拿操作时先采用平推、掌揉法于痉挛拮抗肌帮助患者放松患侧肢体，然后拿、捏至患肢相应部位皮肤发热，上肢重点部位为肩、肘、腕，下肢重点部位为髋、膝、踝，同时可采用按法、揉法、擦法等刺激皮肤、皮下组织以及筋膜、肌肉、韧带、关节囊等组织，结束时轻拍或小幅度高频率颤法收尾，每次治疗时间 30 min，每日 1 次，疗程 2 周。经研究发现针刺联合平衡调筋解痉推拿能够改善中风后偏瘫患者的临床症状，临床疗效满意，有利于患者肢体平衡能力及肌张力的恢复，显著提高患者的日常生活能力。

（四）中医护理技术创新

研究表明，采用时辰穴位按摩对老年卒中后轻度失眠患者疗效显著，提高患者睡眠质量。具体操作如下：基于补法，午时（11:00～13:00）按摩少冲穴；酉时（17:00～19:00）按摩复溜穴，每次按摩 20 min。少冲穴：患者仰卧放松，操作者左手托患者被操作侧手，以右手大拇指和示指夹住患者小拇指指甲两侧的凹陷处，以垂直方式轻轻揉按此穴。复溜穴：患者仰卧放松，嘱被操作侧腿适当支起，以自觉舒适为宜，揉按此穴。

导入案例分析

1. 该患者目前所患何病？辨证属何证？

答：中风（风痰瘀阻证）。

2. 针对该患者言语不能，临床应如何辨证施护？请用思维导图的形式呈现。

答：详见思维导图。

复习思考题

中风患者应如何进行辨证施食?

（占婷婷）

第二节 颤 证

导入案例

张某，男，70岁，因“渐进性左上肢不自主抖动、动作变慢9年”就诊。患者9年前在无明确诱因情况下出现左上肢不自主抖动，精神紧张或情绪激动时加重，睡眠时消失，逐渐累及其余肢体、动作变慢、精细动作欠灵活，起床动作明显变慢。病程中饮食、睡眠及小便可，大便秘结，

刻下：患者神志清楚，表情淡漠，四肢肌力Ⅴ级，双上肢肌张力齿轮样增高，双下肢肌张力铅管样增高，双侧腱反射（++）。

体格检查：体温36.3 ℃，脉搏78次/min，呼吸19次/min，血压125/79 mmHg，身高172 cm，体重：76.5 kg，轻度构音障碍，头晕目眩，胸脘痞闷，双手快复轮替动作欠灵活。舌体胖大、有齿痕、舌质红、舌苔黄腻，脉弦滑数。

请思考：

1. 该患者目前所患何病？辨证属何证？
2. 针对该患者左上肢不自主抖动、动作变慢，临床应如何辨证施护？请用思维导图的形式呈现。

颤证是以头部或肢体摇动颤抖，不能自制为主要临床表现的病证。轻者表现为头部摇动或手足微颤；重者可见头部振摇，肢体颤动不止，甚则肢节拘急，失去生活自理能力。西医学中的帕金森病、帕金森综合征和肝豆状核变性等属此范畴。

一、病因病机

颤证的发病多因年老体衰、情志失调、饮食不节、劳逸不当等，导致气血阴精亏虚，风火痰瘀互结而发。

1）年老体衰：中年之后，脾胃渐损，肝肾亏虚或久病体弱，脏腑功能减退，气血阴阳不足，筋脉失养，虚风内动而颤振。

2）情志失调：郁怒太过，肝失疏泄，气滞而筋脉失养，或思虑过度，劳伤心脾，气血暗耗，筋脉失养；五志过激，化火伤阴，阴亏阳亢化风，皆可致颤振。

3）饮食不节：饥饱无度，伤及脾胃，气血生化乏源，筋脉失养，或嗜食膏粱厚味，或嗜酒成癖，脾失健运，聚湿生痰，阻壅经脉而动风，发为颤证。

4）劳逸不当：烦劳过度，动作不休，使肌肉筋膜疲极损伤，虚风内动，或房劳过度，肝肾亏虚，精血暗耗，或贪逸少动，脾滞气缓，气血生化乏源，筋脉失于濡养，不能任持自主，发为颤证。

二、常见证候

1）风阳内动证：肢体颤动，幅度较大，程度较重，不能自制，紧张时颤动加重，眩晕耳鸣，面赤烦躁，言语迟缓，口苦口干，尿赤，大便干，舌质红、苔黄，脉弦。

2）痰热风动证：头摇不止，肢体颤震，重则持物困难，头晕目眩，胸脘痞闷，口苦口黏，甚则口吐痰涎，舌质红、舌体胖大、有齿痕、苔黄腻，脉弦滑数。

3）气血亏虚证：头摇肢颤，面色㿠白，神倦乏力，气短，心悸，健忘，纳差。舌体胖大、舌质淡红、苔薄白滑，脉沉细弱。

4）髓海不足证：头摇肢颤，持物不稳，腰膝酸软，失眠，善忘或神情呆滞，舌质红、苔薄白，或红绛无苔，脉细数。

5）阳气虚衰证：头摇肢颤，筋脉拘挛，畏寒肢冷，动则心悸，气短，时有自汗，小便清长，大便溏，舌质淡、苔薄白，脉沉迟无力。

三、辨证施护

（一）辨证要点

颤证首先要辨清标本虚实。肝肾阴虚、气血不足为病之本，属虚；风、火、痰、瘀等病理因素多为病之标，属实。

一般震颤较剧，肢体僵硬，烦躁不宁，胸闷体胖，遇郁怒而发者，多为实证；颤抖无力，缠绵难愈，腰膝酸软，体瘦眩晕，遇烦劳而加重者，多为虚证。但病久常标本虚实夹杂，临证需仔细辨别其主次偏重。

（二）主要护理问题

1）震颤：与肝风内动、筋脉失养、清窍失养或受扰有关。

2）外伤（跌倒、骨折等）：与肢体颤震不能自制有关。

3）生活自理能力下降：与筋脉失养、肢体震颤有关。

4）便秘：与热结肠腑，或气血亏虚致肠道传导失司有关。

5）焦虑：与对疾病认识不足、病久难愈、担心并发症等有关。

6）潜在并发症：肺部感染、尿路感染。

（三）护理措施

1. 病情观察

1）观察患者面部表情、姿势步态、体温、心率、呼吸、血压，肌力、肌张力及吞咽功能的变化。若患者出现幻觉、谵妄等精神症状，加强交班和看护，防止发生意外，必要时遵医嘱应用药物。

2）观察患者吞咽功能，有无因吞咽障碍而导致的呛咳、误吸等症状；若进餐后出现呼吸急促、面色发绀，应立即帮助患者清除口腔食物，或用电动负压吸引器吸出食物。

3）观察患者心理状况，了解患者心理需求，提供疾病相关知识，早期给予心理支持。

4）定期监测患者血常规、血糖、血脂及肝肾功能等各项生化指标，了解患者有无感染和全身营养状况。

5）卧床患者注意观察有无压力性损伤、肺部感染、尿路感染等并发症发生。

6）观察舌苔、脉象、汗出等情况，为辨证提供依据。

2. 生活起居护理

1）保持病室环境整洁、安静，温湿度适宜，光线柔和，空气流通，冬季注意防寒保暖。

2）指导患者顺应四时调节阴阳，遵循春夏养阳，秋冬养阴，做到起居有常、劳逸结合。

3）加强安全防护，防坠床、防跌倒、防烫伤。床边护栏，陪护不离左右。病室内保持地面干燥平整，环境宽敞无障碍；可在厕所、浴室、走廊安装扶手以防跌仆。

4）加强生活护理，做好皮肤、口腔、二便护理。卧床者勤翻身，翻身时避免动作过大，剪短指甲，以免损伤皮肤。指导家属正确使用便器，避免拖、拉、推，以防擦破皮肤。保持床单干净、平整以防压力性损伤的发生；每日用生理盐水或金银花甘草煎煮后过滤取药液于三餐后清洗口腔，防止口臭、口垢和口腔糜烂；保持会阴部清洁，留置导尿者，保持引流通畅，落实相关护理措施。

5）指导患者养成定时排便的习惯，适量增加蔬菜、水果的摄入，鼓励患者多饮水，每日早晚空腹时，可予顺时针按揉腹部，预防便秘，2 次/d，每次 15～20 min；若大便干结难解，可按揉天枢、大肠俞等穴，每穴按揉 1 min，3 次/d，或大黄芒硝敷脐促进肠蠕动。

6）根据患者肌力、肌张力和肢体活动情况，选择适当的运动项目，如散步、太极拳、八段锦、五禽戏等，每次 20～30 min，活动过程中注意安全保护。

3. 饮食调护

1）饮食以高热量、清淡易消化，富含膳食纤维为原则；多食谷类食物，蛋白质按每天每千克体重 1.5 g 摄入。为了减少蛋白质对多巴胺类药物药效的影响，建议安排在晚餐前 1h 或睡前摄入；忌食肥甘厚腻、辛辣刺激等助火生痰之品，禁烟、酒。

2）根据患者吞咽功能选择进食方法和食物种类，轻度吞咽困难者，宜摄入糊状食物，少量多次，细嚼慢咽；严重吞咽困难者给予鼻饲饮食；大便干结者，多食纤维素丰富的食物，如芹菜、韭菜、玉米、香蕉、火龙果等。

3）辨证施食：风阳内动证宜食用天麻、牡蛎、甲鱼、百合等平肝熄风止颤之品；痰热风动证宜食用川贝、梨、菊花、茯苓等清热化痰理气之品；气血亏虚证宜食用人参、当归、黄芪、茯苓等健脾益气养血之品；髓海不足证宜食用瘦肉、枸杞、人参、核桃等填精补髓之品；阳气虚衰证宜食用枸杞、羊肉、生姜等补肾温阳之品。

4. 运动康复护理

1）适量运动：增强肌肉力量，改善身体平衡机能，患者可以选择有氧运动，如散步、慢跑、太极拳等，运动量应由小到大，循序渐进。

2）指导患者进行康复运动训练，包括头部、面部、肢体和步态运动训练、康复训练应遵循个体化原则，被动与主动运动，言语训练与肢体锻炼相结合的方式。

3）病情加重期或肢体震颤明显时，不宜进行运动，以防发生跌倒等意外。

4）运动时应有专人协助或陪伴，并注意观察有无不适，若有任何不适应立即停止运动。

5. 用药护理

1）遵医嘱准确给药，告知药物的作用目的，观察用药疗效及不良反应，多巴胺能药物避免与食物同服，选择饭前 1 h 或餐后 2 h 服药；嘱患者不可自行调整、更换、停用药物，以免影响疗效或加重症状。

2）服用多巴胺能药物时，注意观察患者的胃肠道不良反应，给予用药宣教和指导；服药期间观察患者有无“开-关”现象、剂末现象、异动症和精神症状，必要时报告医生，及时调整剂量。有幽门螺杆菌感染者，及时治疗，以避免影响多巴胺能药物的疗效。

3）中药汤剂宜餐后温服，丸、片、丹剂可碾碎化水服用，以防呛咳，中、西药服用间隔 30 min 以上。

6. 情志护理

1）理解、关爱患者，宣教相关疾病知识，提供必要的帮助，满足患者生活需求。

2）提供家庭和社会支持，鼓励家属做到多陪伴、多温暖，给予情感关怀。

3）鼓励患者多与病友沟通交流，消除负性情绪，保持平和的心境，树立康复信心。

4）教会患者学习自我调节情绪的方法，通过戏娱、音乐等手段或设法培养患者兴趣、爱好，分散注意力，以调节心境情志。

5）根据患者的伴随症状选择合适的五音疗法：患者存在抑郁状态时可聆听节奏欢快的徵调音乐；患者伴有睡眠障碍时，可聆听节奏缓慢悠长的宫调音乐；当患者情绪紧张时可聆听节奏舒缓的轻音乐。

7. 中医护理技术

（1）耳穴贴压

情志不畅：①选穴：皮质下、心、肝、内分泌、神门，配穴取交感、快活穴。②方法：每次每穴按压 1～2 min，以耐受为度，3～5 次/d，双耳交替贴压，2 次/周。

（2）灸法

肢体无力：①穴位：尺泽、肩髃、合谷、委中、阳陵泉、足三里。②方法：艾盒灸，暴露施灸部位，背部及腹部用多孔艾灸盒，施灸部位垫纱布棉垫。每次 20～30 min，1 次/d。

（3）穴位按摩

肢体僵硬：①穴位：极泉、尺泽、肩髃、合谷、委中、阳陵泉、足三里。②方法：取平卧位，用拇指或示指点按或点揉每个穴位，每次每穴 1 min，3 次/d。

（4）穴位贴敷

便秘：①穴位：神阙。②穴位贴敷主要药物：大黄、芒硝按 1∶1 的比例混合，加黄酒调和，搓成丸状。③方法：首选弹性透气的胶带在相应穴位上贴敷药物，每次贴敷 4～6 h，1 次/d。

（5）循经按摩

肢体抖动：①经络：患侧上下肢的手足三阴三阳经；穴位：患侧上肢的极泉、内关、合谷、曲池、肩髃等穴，患侧下肢的阴陵泉、三阴交、委中、阳陵泉、环跳等穴。②方法：主要是采用点按法、梳理上下肢、运动关节法、搓法、拔伸指趾及收式等方法。点按法：每穴 3～5 次；通过揉、按、拿等方法梳理上下肢，各 3～5 次；运动关节法：摇肩、屈肘、摇腕各 30 次，摇髋关节、摇摆膝关节、摇踝关节各 30 次，踝关节外展、背伸、跖屈各 10 次；搓法：由掌骨近端向远端逐个搓掌骨间隙 3～5 遍；逐一分推掌骨 5～10 遍；拔伸指趾：由拇指至小指拔 3～5 遍，左右旋转脚趾各 10 次，由近端向远端逐个搓跖骨间隙共 3～5 遍，逐一分推跖骨 5～10 遍，由拇指至小指拔伸脚趾 3～5 遍；收式：从近端至远端搓上肢 5～8 遍，屈髋屈膝 5 次，抖上下肢 5～10 遍。2 次/d，每次 30 min。

四、健康教育

1）起居有常，慎起居，避风寒，防外伤和跌倒。沐浴时专人陪护，时间不宜过长、水温不宜过高。

2）平衡膳食，饮食宜清淡易消化，富含营养，禁食肥厚油腻、辛辣刺激之品，戒烟酒。

3）按时按量服药，避免随意减药、停药。按时复诊。

4）保持心情愉悦，掌握调节情绪的技巧，如听音乐、倾诉等。

5）指导患者及家属掌握功能锻炼的方法，鼓励患者参与力所能及的日常活动。

五、中医临床护理进展

（一）颤证“从阳论治”的思想

近年来颤证的非运动症状逐渐受到中医学界的重视，对于抑郁、便秘、疼痛等常见的非运动症状，临床采用艾灸、中药热奄包、火龙灸等治疗方式取得较好疗效。有学者认为，现代人因生活环境及习惯变化，较古人更容易出现“阳常不足”的表现，部分颤证患者临床上确有阳虚表现，针对其行动迟缓、肌强直、静止性震颤等运动主症，运用“从阳论治”的思想，“阳气本虚且输布不均”的理论，可以较好地阐释其发病病机。“从阳论治”的思想为该病临床非运动症状的辨证施护提供了思路。

（二）基于“脑-肠轴”理论护理颤证

有学者认为“脑-肠轴”是脑与胃肠联系的重要枢纽，更是实现临床以肠治脑及从脑调肠的基础。中医学脑与脾胃肠功能的相关性与现代医学“脑肠轴”参与颤证病理过程的观念不谋而合。颤证的中医病机与肝、脾、肾三脏功能失调有关，其中脾胃功能失调尤为重要，贯穿于颤证的整个病程。若脾胃健旺，则可权衡五脏，灌溉四旁，生心血，养肺气，柔肝阴，滋肾精；又可补气血、调气机、化痰浊、通血脉、潜浮阳、熄内风；且脾胃强又能助药力运化，发挥作用。针刺百会、风池、完骨、天柱、风府、太冲，可影响胃肠道的运动、感觉和分泌方式，具有改善菌群失调比例，调节肠道功能，改善颤证患者脑功能的作用。

导入案例分析

1. 该患者目前所患何病？辨证属何证？

答：颤证（痰热风动证）。

2. 针对该患者左上肢不自主抖动、动作变慢，临床应如何辨证施护？请用思维导图的形式呈现。

答：详见思维导图。

复习思考题

颤证的饮食调护中如何进行辨证施食？

（刘芝修　胡　芬）

第三节　眩　晕

导入案例

叶某，女，65 岁，退休职工，因“头痛、头晕、呕吐 5 d”就诊。患者一年前无明显诱因出现头痛、眩晕、失眠。5 d 前上述症状加重，并伴有呕吐，遂来院就诊。刻下：头晕目眩、急躁易怒、面红目赤。

既往史：高血压病史 10 年，血压最高为 186/100 mmHg。

体格检查：体温 36.5 ℃，脉搏 89 次/min，呼吸 20 次/min，血压 168/96 mmHg，身高 162 cm，体重 65 kg，神清，精神可，心肺正常，舌红、苔黄，脉弦数。

请思考：

1. 该患者目前所患何病？辨证属何证？
2. 针对该患者头痛、头晕，临床应如何辨证施护？请用思维导图的形式呈现。

眩晕是以自觉头晕眼花，视物旋转动摇为临床特征的一类病证。眩为目眩，即视物昏花，模糊不清，或眼前发黑；晕为头晕，即感觉自身或周围景物旋转不定。两者常同时并见，故统称为“眩晕”。凡高血压病、脑动脉硬化症、梅尼埃病、贫血、椎-基底动脉供血不足以及神经衰弱等以眩晕为主要临床表现者均属此范畴。轻者闭目可止；重者如坐车船，旋转不定，不能站立，或伴有恶心、呕吐、汗出、面色苍白等症状，严重者可突然仆倒。

本病多见于中老年人，亦可发于青年人。可反复发作，妨碍正常工作及生活。严重者可发展为中风或厥证、脱证而危及生命。

一、病因病机

眩晕病因复杂，多由饮食不节、情志失调、体虚年高、劳倦肾亏、跌仆损伤等导致。

1）饮食不节：长期过食肥甘厚味，饥饱无度，或过食生冷荤腥而损伤脾胃，脾失健运，水湿内停，聚而成痰，痰饮水湿上犯清窍而致眩晕；或饮食不足，脾胃亏虚，气血生化乏源，清窍失养而发为眩晕。

2）情志失调：长期忧郁或恼怒太过，导致肝失条达，气郁化火，火盛伤阴，暗耗肝阴，风阳升动，上扰清窍，发为眩晕；或忧思太过，伤及脾胃，气血生化乏源，清窍失养而致眩晕；或惊恐伤肾，肾精亏虚，髓海失养，亦发为眩晕。

3）体虚年高：久病不愈，耗伤气血，或失血之后，虚而不复，或脾胃虚弱，不能健运水谷、生化气血，以致气血两虚，气虚则清阳不升，血虚则清窍失养而发为眩晕。

4）劳倦肾亏：房劳过度，阴精亏虚，或年高肾精亏损，髓海不足，不能生髓充脑，导致髓海空虚、清窍失养而致眩晕。

5）跌仆损伤：因跌仆坠损或头颅损伤，导致血瘀阻滞经脉，遂气血不能上荣，清窍失养而发为眩晕。

本病病位在头窍，与肝、脾、肾密切相关。其主要病机不外虚实，虚证为髓海不足，气血亏虚，清窍失养；实证为瘀血阻滞，气血不能上荣经脉，清窍失养。在病变过程中，各种病因彼此影响，病机相互兼夹或转化，形成虚实夹杂之证。

二、常 见 证 候

1）肾气亏虚证：腰脊酸痛，胫膝酸软，足跟痛，耳聋或耳鸣，气短或心悸，发脱或齿摇，夜尿频、尿后有余沥或失禁，舌淡、苔白，脉沉细弱。

2）痰瘀互结证：头如裹，胸闷胸痛，呕吐痰涎，皮下瘀斑，脉络瘀滞，肢体麻木或偏瘫，口淡食少，舌胖、苔腻，脉滑，或舌紫暗、有瘀斑瘀点，脉涩。

3）肝火亢盛证：头痛，眩晕，急躁易怒，面红目赤，口苦口干，便秘溲赤，舌红、苔黄，脉弦数。

4）阴虚阳亢证：腰膝酸软，五心烦热，心慌失眠，眩晕耳鸣，舌红、少苔，脉弦细数。

三、辨 证 施 护

（一）辨证要点

1. 辨脏腑病位

主要根据症状特点进行辨证，本病病位在脑，与肝、脾、肾三脏功能失调相关，且与肝的关系最密切。若患者出现头晕目眩、面红目赤、烦躁易怒、口苦口干，甚则昏仆，多为肝阳上扰、阳升风动所致，病位在肝；若患者出现眩晕、面色淡白、乏力、纳呆、呕恶、头重、耳鸣等，多为脾虚气血生化乏源而致清阳不升、头目失养，病位在脾；若患者出现腰酸腿软、耳鸣如蝉等，多为肾精不足、髓海空虚之象，病位在肾。

2. 辨标本虚实

若见眩晕，兼见头胀痛、面红目赤等，多为肝郁化火，导致肝阴不足，继而肝阳上亢，甚至肝风内动，常以肝病为本、以风动为标辨证；若见纳呆呕恶、头晕、苔腻，多为脾虚生痰而上蒙清窍所致，常以脾为本、以痰为标辨证；若见眩晕重，视物旋转，呈发作性，病程短，体壮，常因情志刺激诱发，多为肝阳或痰浊扰动内风所致，常辨为实证。若见头目昏眩但无旋转感，体虚，病程长，反复或持续发作，每因烦劳发作或加重，多为血虚或肾精不足之象，常辨为虚证。

3. 辨病期

根据病程长短进行辨证。一般可将中风分为急性期、恢复期和后遗症期三期。中经络急性期为发病后 2 周以内，中脏腑可至 1 个月为急性期；恢复期为发病 2 周后或 1 个月至半年内；后遗症期为发病半年以上。

（二）主要护理问题

1）眩晕：与素体肝肾阴亏、肝阳上亢，或暴怒伤肝、风阳上扰，或气血亏虚、清窍失养有关。

2）烦躁易怒：与情志刺激、肝阳上亢有关。

3）头痛：与肝阳上扰头目，或瘀血阻络、气血不畅有关。

4）潜在并发症：跌仆，与眩晕致身体失去平衡有关；中风，与肝阳上亢、肝风内动有关。

（三）护理措施

1. 病情观察

1）观察眩晕的性质、程度、持续时间、诱发因素和伴随症状，注意发作前患者的先兆症状（如胸闷、恶心欲吐、视物昏花等）。

2）严密监测血压，若出现血压持续上升或伴眩晕加重、头痛剧烈、呕吐、视物模糊、肢体麻木、语言謇涩、行动不便等症状时，应及时报告医生，同时注意观察患者神志、瞳孔、心率、心律、呼吸等有无变化，如出现异常，应立即协助医生处理。

2. 生活起居护理

1）病室环境：病室光线柔和、温湿度适宜，避免强光、噪声刺激。

2）辨症起居：轻症患者，可进行适量活动，但不宜过度疲劳，保证充足睡眠；严重者，绝对卧床休息，防止发生意外；伴剧烈呕吐时，应禁食，并帮助患者采取合适体位，以防止发生窒息；伴呕吐痰涎者，应做好口腔护理。

3）辨证起居：肾气亏虚证者，注意休息，以免过劳耗伤气血，注意保暖，防止受凉致外邪乘虚而入；痰瘀互结证者，选干燥温暖、通风良好的病室，鼓励患者练气功、打太极拳，以促进气血循环；肝火亢盛证者，宜选光线柔和的病室，避免强光和噪声，采取头高位卧床休息，保证充足的睡眠；阴虚阳亢证者，宜选凉爽湿润的病室，保持安静，慎起居，保证充足的睡眠，防止患者血压出现较大波动。

3. 饮食调护

1）低盐低脂低胆固醇饮食，多食用富含维生素、清淡易消化的蔬菜、水果，少食多餐，戒烟限酒。

2）辨证施食：①肾气亏虚证者：宜食黑木耳、乌鸡、黑米、黑芝麻、山药等食物，忌食煎炸炙烤及辛辣刺激性食物，忌烟酒；食疗方如黑芝麻丸、核桃粉，可加适量蜂蜜调服。②痰瘀互结证者：宜食行气活血、燥湿化痰之品，如陈皮、薏苡仁、茯苓、藕节、香菇、桃仁、梨等；忌食肥甘厚腻、生冷荤腥食物，如羊肉、动物内脏等。③肝火亢盛证者：宜清淡饮食如山楂、芹菜、紫菜、新鲜瓜果等以养肝阴、清肝热，忌食辛辣、动火生风之品；食疗方如荷叶粥、猪脑天麻粥等。④阴虚阳亢证者：宜食填精补髓、清淡且富含营养之品，如猪脑、猪脊髓等，多吃新鲜蔬菜、水果，如芹菜、萝卜、海带、雪梨等，忌食辛辣刺激性食物，忌烟酒、动物内脏等，忌饮浓茶，可取菊花泡水代茶饮。

4. 运动康复护理

1）缓解期，患者可在医生指导下选择眩晕康复操、降压操等进行功能锻炼，配合肢体导引疏通气血，调和阴阳，进而达到防治高血压病的作用。

2）根据年龄、血压水平和生活习惯选择合适的有氧运动，如太极拳、八段锦、五禽戏、步行、慢跑、骑车、游泳等，循序渐进，持之以恒。

3）运动宜在进食 1 h 后进行，每周 3～5 次，每次运动时间从 20 min 开始，逐渐增加至 60 min

的中等强度运动，运动后心率宜控制在 170−年龄（次/min）左右。

4）运动后，休息 10 min，如出现运动引起的呼吸频率、心率增快而不能恢复正常水平时，应及时调整。

5. 用药护理

1）嘱患者合理用药，并观察用药疗效及不良反应。

2）根据眩晕发作的规律，选择在发作前 1 h 服药，有助于减轻症状。服药后，患者宜静卧休息、闭目养神。

3）静脉滴注扩血管药时，应注意调整滴速，并监测血压变化。患者改变体位时，动作宜缓慢，以预防体位性低血压的发生。如出现头晕、眼花、恶心等症状，应立即平卧，并告知医生。

4）肝火亢盛证者，中药汤剂宜凉服；肾气亏虚证者，中药汤剂宜温服。

6. 情志护理

1）告知患者情绪激动或忧思恼怒都可诱发或加重眩晕。

2）指导患者自我调控情志的方法，通过自我调节来缓解不良情绪，保持心情舒畅。

3）辨证选乐：肝火亢盛证者，可聆听商调音乐，如《江河水》《汉宫秋月》等；阴虚阳亢证者，可聆听羽调音乐，如《二泉映月》《寒江残雪》等。

4）鼓励眩晕较重、心烦焦虑的患者多听舒缓音乐，以分散其焦虑感。

5）向患者介绍有关疾病知识及治疗成功的病例，鼓励其积极面对疾病。

7. 中医护理技术

（1）耳穴贴压

1）眩晕：①选穴：神门、肝、脾、肾、降压沟、心、交感等耳穴。②方法：每日不拘时按压，对按或向耳轮方向按压，以患者耐受为度，每 3～4 d 更换 1 次，两耳交替。

2）心悸气短：①选穴：心、交感、神门、枕等耳穴。②方法：每日不拘时地按压，对按或向耳轮方向按压，按压力度适中，以患者耐受为度，每 3～4 d 更换 1 次，两耳交替。

3）呕吐痰涎：①选穴：交感、神门、胃、脾、肝、枕、皮质下等耳穴。②方法：采用对按或向耳轮方向按压，按压力度适中，以患者耐受为度，每日 3～5 次，每次每穴 1～2 min，每 3～4 d 更换 1 次，两耳交替进行。

（2）穴位按摩

1）头痛：①选穴：太阳、印堂、风池、百会等穴。②方法：患者取舒适坐位，放松，操作者采用按、揉等指法，进行柔和、平稳的按摩，至穴位有热、麻、酸、胀感为止，每次每穴 1 min，每日数次。

2）心悸气短：①选穴：内关、通里两穴，配穴取大陵、心俞、劳宫、照海、膻中等穴。②方法：患者取放松姿势，暴露穴位，操作者采用点、按、揉等指法，进行柔和、平稳的按摩，至穴位处有热、麻、酸、胀感为止，每次每穴 1 min，一日数次。

3）呕吐痰涎：①选穴：内关、足三里、中脘、脾俞、胃俞等穴。②方法：患者取舒适姿势，暴露按摩处穴位，操作者用指揉法或掌揉法等进行柔和、平稳的按摩，至穴位有热、麻、酸、胀感为止，每次每穴 1 min，一日数次。冬季操作时，注意保暖患者。

（3）穴位贴敷

眩晕：①选穴：双足涌泉穴。②方法：将吴茱萸研为细末，与醋调制成丸剂，用医用弹力胶布贴敷于穴位上，每晚睡前贴敷，6 h 后去除，每日 1 次。

（4）耳尖放血

头痛：①选穴：耳尖穴。②方法：患者取舒适坐位，操作者先轻轻地按摩患者耳尖部，使局部发红、充血，然后用三棱针在耳尖部直刺 2～3 mm，双手拇指从远端向近端轻轻挤压，使其自然出血，再用棉签擦净血滴。出血量根据病情和体质，一般每次 10～20 滴，或血色鲜红为止。隔日 1 次。

（5）**中药足浴**

呕吐痰涎：①部位：双足。②药物：桃仁 15 g，川牛膝 15 g，丹参 30 g，制半夏 20 g，生白术 20 g，茯苓 20 g，竹茹 20 g，枳实 20 g，石菖蒲 20 g。③方法：上药水煎后，加白矾末 100 g 溶化，水温 37～40 ℃，每日 13:00 浴足，按摩脚趾、脚背、脚跟和足三里、承山、涌泉等穴，时间 20～30 min，每日 1 次。

四、健康教育

1）保持良好的生活方式，保证睡眠充足和大便通畅，戒烟限酒。

2）平衡膳食，坚持低盐低脂低胆固醇饮食，控制体重。

3）自我调理情志，保持心态平和，避免暴怒、忧思、悲恐等过激情绪，以免诱发血压升高。

4）适量运动，运动时间、强度和频率以不出现不适反应为度，循序渐进。

5）遵医嘱服药，不可随意增减药量或突然停药，严格监测血压，定期门诊复查。

五、中医临床护理进展

（一）中医治疗方法创新

有学者为观察头戴式艾灸结合针刺治疗气虚血瘀型小脑梗死性眩晕的临床疗效。采用头戴式艾灸结合针刺治疗气虚血瘀型小脑梗死性眩晕 34 例。针刺穴取百会、天柱、气海、关元及双侧完骨、风池、风府、血海、足三里、太溪、支正、飞扬，留针 30 min，每 15 min 行针 1 次。患者取仰卧位针刺时，佩戴头戴式艾灸器，艾灸孔对准百会穴及耳部施灸，共 3 炷。针刺和艾灸治疗每天 1 次，每周 5 次，2 周为一疗程，连续治疗 2 个疗程。分别于治疗前后及治疗结束后 2 个月随访时观察患者眩晕残障程度量表（DHI）评分、中医症状评分，并评定临床疗效。结果发现治疗后、随访时患者 DHI、中医症状评分均较治疗前降低（$P<0.05$）。治疗后总有效率为 88.2%（30/34），随访时总有效率为 79.4%（27/34）。由此得出结论：头戴式艾灸结合针刺治疗可改善气虚血瘀型小脑梗死性眩晕患者临床症状。

（二）中医护理技术创新

有学者研究表明，中医护理方案能有效改善脑梗死急性期后风痰上扰证眩晕症状。具体操作如下：①穴位按摩：针对风痰上扰证眩晕引起的头痛，取穴百会、太阳、风池、内关、曲池等，每日 4 次或 5 次，每次 30 min。若伴有恶心、呕吐者可以对膻中、足三里、内关等穴位按摩，帮助止吐。②耳穴贴压（耳穴埋豆）：取神门、肝、脾、肾、心、降压沟、交感等耳穴埋豆，每日按压 3～5 次，每次 3 min，隔日更换 1 次，双耳交替。③穴位贴敷：取双足涌泉穴，每日 1 次。④饮食指导：责任护士每日对患者及家属进行饮食指导，建议日常饮食宜选清淡、化痰食物，禁忌甜腻、生冷、肥腻饮食，以防生痰，可选赤小豆、薏苡仁等化痰利湿的食物。⑤情志指导：让患者了解喜怒不节是导致疾病的重要原因之一。帮助患者消除忧虑、恐慌、消极、悲观等情绪，同时尽量避免外界不良刺激，以免影响心情，使疾病反复发作或加重。

导入案例分析

1. 该患者目前所患何病？辨证属何证？

答：眩晕（肝火亢盛证）。

2. 针对该患者头痛、头晕，临床应如何辨证施护？请用思维导图的形式呈现。

答：详见思维导图。

复习思考题

眩晕的饮食调护中如何进行辨证施食？

（张传英）

第四节 头 痛

导入案例

陈某，男，53岁，公司职员。因"头痛2d"就诊。患者2d前因琐事与人争执后，开始出现头胀痛，自服"去痛片"，缓解效果不显著，遂来院就诊。刻下：头胀痛，尤以头两侧为甚，目眩，心烦，易怒，夜寐不安，胁痛，面红，口苦，纳可，小便调，大便干。舌边红、苔薄黄，脉弦数。

既往史：患高血压1年，未规范服药。

体格检查：体温36.5 ℃，脉搏76次/min，呼吸16次/min，血压150/90 mmHg。

请思考：

1. 该患者目前所患何病？辨证属何证？
2. 针对该患者头痛，临床应如何辨证施护？请用思维导图的形式呈现。

头痛，又称头风，是指因外感或内伤导致清窍不利或失养，出现以自觉头部疼痛为主要临床表现的病证。头痛可单独出现，亦可伴见于多种疾病过程中。西医的紧张性头痛、偏头痛、丛集性头痛及外伤性头痛等，均属本病范畴。

一、病 因 病 机

头痛的病因包括外感与内伤两类。外感多因六淫侵袭，上犯巅顶，阻遏清阳，不通则痛；内伤多由情志失调、饮食不节、劳倦过度、先天不足或久病体虚、跌仆损伤或久病入络等，致清窍不利或失养，不通则痛或者不荣则痛。

1. 感受外邪

因起居不慎，坐卧当风，感受风、寒、湿、热等外邪，以风邪为主，上犯巅顶，清阳之气受阻，气血不畅，发为头痛。

2. 内伤诸邪

1）情志失调：忧郁恼怒，情志不遂，肝失条达，郁而化火，上扰清窍，发为头痛；或肝火郁久，耗伤阴血，肝肾亏虚，阴虚阳亢，亦可引发头痛。

2）饮食不节：过食肥甘或辛辣炙煿、饥饱失常、嗜酒太过，脾失健运，痰浊内生，阻遏清阳，上蒙清窍，发为头痛。

3）劳倦过度：劳作太过，耗伤气血，或房事不节，耗伤肾精，终致脑髓空虚，清窍失养，发为头痛。

4）先天不足或久病体虚：禀赋不足，精气血等亏虚，不能上荣于脑髓脉络，发为头痛。久病脾虚，气血生化乏源，不能上荣于脑，清窍失养，亦发头痛。

5）跌仆损伤或久病入络：跌仆闪挫，头部外伤，或久病入络，气血凝滞，络行不畅，瘀血阻于脑络，发为头痛。

本病病位在脑窍经络，主要涉及肝、脾、肾。基本病机为外邪侵袭或内生诸邪，侵扰脑窍，壅滞经络，不通则痛；气血阴阳不足，脑窍经络失养，不荣则痛。头痛可分为外感和内伤两大类。外感头痛多为实证，内伤头痛有虚有实，包括气血亏虚、肾精不足、肝阳上亢、痰浊壅塞、瘀血阻滞等，虚实性质在一定条件下可相互转化。

二、常见证候

1）风寒头痛证：头痛连及项背，呈掣痛样，时有拘急收紧感，头痛喜裹，常伴恶风畏寒，遇风尤剧，口不渴，舌淡红、苔薄白，脉浮或浮紧。

2）风热头痛证：头痛而胀，甚则头胀如裂，发热，恶风，面红目赤，口渴欲饮，便秘，尿黄，舌尖红、苔薄黄，脉浮数。

3）风湿头痛证：头痛如裹，肢体困重，纳呆胸闷，小便不利，大便或溏，舌淡、苔白腻，脉濡。

4）肝阳头痛证：头胀痛而眩，以两侧为主，心烦易怒，夜眠不宁，面红，口苦，或兼胁痛，舌红、苔薄黄，脉弦数。

5）痰浊头痛证：头痛昏蒙沉重，胸脘痞闷，纳呆呕恶，舌淡胖、有齿痕、苔白腻，脉滑或弦滑。

6）瘀血头痛证：头痛经久不愈，痛如锥刺，痛处固定不移，日轻夜重，或头部有外伤史，舌紫暗，或有瘀斑、瘀点，苔薄白，脉细或细涩。

7）气虚头痛证：头痛隐隐，时发时止，遇劳加重，倦怠乏力，气短，自汗，纳少，舌淡、苔薄白，脉弱。

8）血虚头痛证：头痛而晕，绵绵不休，神疲乏力，面色少华，心悸怔忡，舌淡、苔薄白，脉细弱。

9）肾虚头痛证：头痛而空，眩晕耳鸣，腰膝酸软，少寐，健忘，神疲乏力，遗精，带下，舌红、少苔，脉细无力。

三、辨证施护

（一）辨证要点

1. 辨虚实

根据发病情况、病程、疼痛性质等进行辨证。外感头痛因外邪致病，起病较急，一般痛势剧烈，病程较短，多表现为掣痛、跳痛、灼痛、胀痛、重痛，痛无休止，常伴表证见症，以实证为多。内伤头痛，起病缓慢，痛势绵绵，遇劳加重，时作时止，病程较长，多表现为隐痛、空痛、昏痛等，以虚证为多，其中，以肝阳、痰浊、瘀血等邪实为主，多见胀痛、闷痛、刺痛，且伴有相应脏腑症状者，多为本虚标实、虚实夹杂证。

2. 辨经络

根据头痛部位进行辨证。痛在头后部，下连于项，为太阳经头痛；痛在前额部及眉棱骨，为阳明经头痛；痛在头之两侧，并连及耳，为少阳经头痛；痛在巅顶部位，或连目系，为厥阴经头痛；全头痛，多为太阴、少阴经头痛；一侧头痛暴作，痛势剧烈，或连及眼、齿，痛止则如常人，反复发作，经久不愈者，称为偏头痛、偏头风，多为肝经风火上扰。

（二）主要护理问题

1）头痛：与外邪侵扰或内生诸邪、清窍不利或失养有关。

2）潜在并发症：中风。

（三）护理措施

1. 病情观察

1）观察头痛的部位、性质、程度、发作时间及诱因。

2）头痛兼发热者，密切观察神志、体温变化，及时发现危重症。

3）瘀血头痛者，定时测量生命体征，若头痛持续或加重，出现血压下降或增高，意识障碍等，应及时报告医生，做好急救准备。

2. 生活起居护理

1）保持病室安静整洁、空气新鲜、光线柔和。风寒、瘀血、血虚头痛者，病室宜温暖，尤应做好头部保暖，忌汗出当风；风湿、痰浊头痛者，病室宜温暖干燥；肝阳头痛者，病室光线偏暗。

2）注意气候变化，及时增减衣被，防外感。

3）保证充足的睡眠，避免用脑过度。肾虚头痛者，节制或禁房事。

4）头痛较甚时，卧床休息，外出、如厕时需要有人陪同。

3. 饮食调护

1）以清淡、易消化、富营养、缓急止痛为原则。宜祛风补益之品，如天麻、猪肝、大枣等；忌辛辣刺激、肥甘厚腻、动风之品，戒烟、浓茶等。

2）辨证施食：风寒头痛者，可多食疏风散寒、缓急止痛之品，如生姜、葱白、红糖等，食疗方如姜苏红糖茶、川芎糖茶、葱豉粥等；风热头痛者，可多食疏风清热、缓急止痛之品，如菊花、金银花、葛根等，食疗方如桑叶菊花饮、鲜芦根水、葛根粥等；风湿头痛者，可多食祛风胜湿止痛之品，如砂仁、藿香、佩兰等，食疗方如藿香佩兰饮、砂仁粥；肝阳头痛者，可多食平肝潜阳、滋阴、低盐、低脂之品，如旱芹、海带、紫菜、淡菜、蚌肉，食疗方如天麻鱼头汤、芹菜粥、菊花粥、决明子茶等；痰浊头痛者，可多食健脾化痰、低脂之品，如山药、莲子肉、白萝卜、陈皮等，食疗方如薏苡仁粥、莲肉粥、白萝卜饮、荷叶粥等；瘀血头痛者，可多食清淡疏利、活血化瘀之品，如黑木耳、藕、三七等，食疗方如三七藕蛋羹、三花茶、川芎酒、黑木耳拌藕片等；气虚头痛者，可多食益气之品，如山药、牛肉、胡萝卜、党参等，食疗方如山药粥、黄芪粥等；血虚头痛者，可多食益气养血之品，如猪肝、猪血、红皮花生、桂圆、山药、牛肉等，食疗方如菠菜炒猪肝、五红水、阿胶粥、桂圆红枣粥等；肾虚头痛者，可多食补肾填精之品，如核桃、黑芝麻、黑豆、黑米、甲鱼、紫河车等，食疗方如羊髓羹、五黑饼等。

4. 运动康复护理

1）平时可适当进行耸肩、拍手、掩耳梳发、直腰摆头吐纳、抱膝侧卧吐纳等运动，或进行鸣天鼓、摇天柱等运动。鸣天鼓方法：以两手掩两耳，示指叠于中指上，重弹脑后部，两手同弹。摇天柱方法：两手握住，摇头，左右顾盼，肩膀随之转动。

2）偏头痛患者在病情许可的情况下，可选择低至中等强度有氧运动，如快走、慢跑、游泳、骑自行车、跳舞等，亦可选择瑜伽、太极拳、抗阻训练等，每次运动30～70 min，每周3次。

3）运动前进行充分的热身活动，从低强度运动开始，循序渐进，避免空腹运动。若运动时头痛加重，应立即停止。

5. 用药护理

1）遵医嘱用药，服药后注意休息，观察疗效及反应，做好记录。

2）外感头痛者，中药汤剂武火快煎。风寒头痛者汤剂宜热服，药后饮热粥以助药力；风热头痛者，汤剂偏凉服；风湿头痛者，汤剂偏温服；内伤头痛属虚证者，中药汤剂宜文火久煎，偏温热服。

6. 情志护理

1）主动与患者交流，耐心倾听，察其苦忧、避其所恶，及时给予关心和疏导。

2）采用运动移情法，转移患者注意力，帮助缓解疼痛。

3）采用五音疗法：气虚、血虚、肾虚、风寒、痰浊、瘀血头痛者，可聆听《冬日正午》《骄阳似火》《百鸟朝凤》等阳韵音乐；肝阳、风热、阴虚头痛者，可聆听《清露寒霜》《绿叶清翠》《阳春白雪》等阴韵音乐。

7. 中医护理技术

（1）穴位按摩

头痛：①穴位：印堂、神庭、攒竹、鱼腰、丝竹空、太阳、百会、四神聪、风池、风府。②方法：先以指推法从印堂推至神庭穴，再从攒竹经鱼腰推至丝竹空穴；按揉太阳、百会、四神聪穴；拿五经，即中指、示指和无名指置于头正中督脉循行线和两侧膀胱经循行线，用指腹从前向后推按；按揉、提捏风池、风府穴，均以局部感觉微热或微酸，或头部轻松为宜。外感头痛者，加风门、肺俞、肩井穴按揉；肝阳头痛者，加肝俞、太冲、行间穴按揉；血虚头痛者，加中脘、气海、关元、足三里穴按揉；痰浊头痛者，加用一指禅推法推中脘、天枢穴，按揉脾俞、胃俞、足三里、丰隆穴；瘀血头痛者，加膈俞、血海穴按揉；肾虚头痛者，加肾俞、太溪穴按揉，每穴 1～2 min。穴位按摩见图 1-4-1。

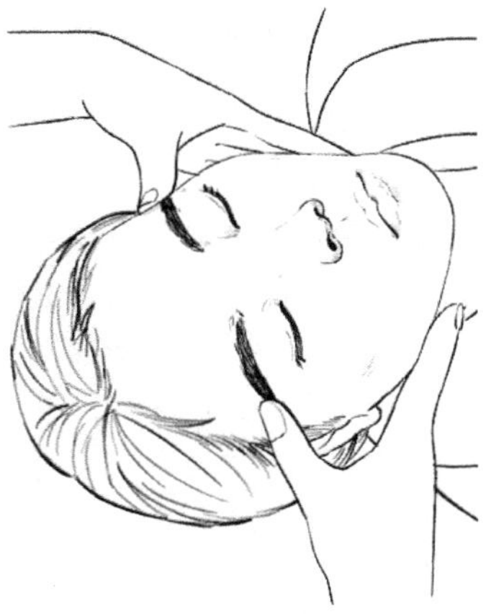
图 1-4-1 头痛的穴位按摩

（2）刮痧

头痛：多适合风热头痛、瘀血头痛者。①部位：全头部，风池、风府、大椎穴。②方法：采用梳刮法，从前额发际至后发际、双侧太阳穴至风池穴进行刮拭；或以百会穴为中心，向四周呈放射状方向刮拭，以头皮微微发热、刮后头部轻松为宜。

四、健康教育

1）起居有常，避免外感、劳累、情志刺激、饮食不节、外伤等因素。

2）饮食有节，富营养，忌辛辣香燥、肥甘、生冷之品，戒烟。有高血压者应低盐、低脂饮食。

3）积极治疗原发病，注意血压变化，有基础疾病者，遵医嘱规范服药。

4）保持心情舒畅、情绪平和。

5）掌握运动康复方法，平时加强锻炼，选择有氧运动、瑜伽、太极拳等。

五、中医临床护理进展

（一）头痛中医理论创新

腾飞等通过梳理先秦至明清时期关于头痛的中医古文献，总结出在病名方面，头痛有“首风”“头风”“偏头痛”“气虚头痛”等不同名称，且其命名规律与病变部位、发病因素等密切相关；在证候分析方面，辨证头痛应首分外感、内伤，次辨虚实、阴阳；在治疗方面，体现辨证，治疗手段上更是融合了针刺、艾灸、方药内服、中药外洗、按摩等多种方法。贾春华以《伤寒论》所述太阳中风证及桂枝汤为案例，探究中医病因病机理论的特点，指出在取象比类基础上得出的病因病机将带来新的启发。上述研究均为头痛相关中医理论的挖掘提供了思路。

（二）中医治疗方法创新

李素云等运用数据挖掘技术探析古代头痛的辨治规律，结果发现，头痛辨病位时的循经远取和局部近取的规律性明显，病因病机与选穴、病因病机与治法的强关联较多，如选取关元治疗的头痛多为肾虚证，选取中脘与足三里配伍者均因于痰，选取风府、风池、囟会、百会的病因多为风，选取合谷治疗时病因多为寒；头痛因感受寒邪或虚证所致均以灸法为主，病因为痰多用针刺，风兼痰或风兼热亦多用针刺，热证针灸均适用，但针刺比灸法多见。这一研究为中医非药物疗法干预头痛合理选穴提供了参考。《中国偏头痛中西医结合防治指南（2022 年）》在 2016 年指南的基础上，更新中西医结合防治偏头痛的原则与方案，并指出中西医结合治疗可进一步提高疗效，仍有待更多的循证医学研究。

（三）中医护理技术创新

邵国梁等运用耳穴综合疗法治疗月经性肝火旺盛型偏头痛，结果发现其疗效明显优于口服盐酸氟桂利嗪胶囊，在缓解头痛程度、减少头痛发作次数、发作时间以及伴随症状等方面疗效更好，其作用机制可能与调节患者异常前列腺素 $F_{2\alpha}$ 和前列腺素 E_2 含量，降低二者比值有关。李瑞等通过耳背静脉放血联合耳穴贴压治疗气滞血瘀型月经性偏头痛，结果发现此法可上调患者血清雌二醇、5-羟色胺含量，缓解头痛强度，改善其生活质量。张则润等通过文献挖掘，发现穴位贴敷治疗头痛，腧穴归经以足少阴肾经、足太阳膀胱经、任脉为主；特定穴以五输穴为主，主要分布在下肢；应用频次前 3 位的中药为吴茱萸、川芎、冰片，可见临床多以理肝肾、行气血、调寒热法治疗头痛。

导入案例分析

1. 该患者目前所患何病？辨证属何证？

答：头痛（肝阳头痛证）。

2. 针对该患者头痛，临床应如何辨证施护？请用思维导图的形式呈现。

答：详见思维导图。

复习思考题

耳穴综合疗法干预头痛的作用机制有哪些？

（王秋琴）

第五节　面　　瘫

导入案例

李某，男，77 岁，农民，因“左侧眼睑闭合不全伴口角右偏 2 d 余”入院。患者诉 2 d 前，吹风受凉后出现左侧眼睑闭合不全伴口角右偏，未予重视，今日午餐时感症状加重，遂急诊入院。刻下：口角右偏，左侧额纹变浅，左侧眼睑闭合不全。

既往史：糖尿病病史 5 年；高血压病史 14 年；有饮酒史。

体格检查：体温 36.8 ℃，脉搏 76 次/min，呼吸 18 次/min，血压 130/80 mmHg，身高 175 cm，体重 72 kg，神志清楚，左侧额纹变浅，左眼闭合无力，左侧鼻唇沟浅，示齿时口角歪向右侧。舌质淡红、苔薄白，脉浮。

请思考：

1. 该患者目前所患何病？辨证属何证？
2. 针对该患者眼睑闭合不全伴口角右偏，临床应如何辨证施护？请用思维导图的形式呈现。

面瘫，又称面神经麻痹，是以口角歪向一侧，眼睑闭合不全为主的一种病证。根据病程长短分为4期，急性期、亚急性期、恢复期、后遗症期。本病可发于任何年龄，以青壮年多见，男性略多于女性，无明显的季节性，但春秋两季发病较多，发病急速，以一侧面部发病多见。

由于本病发生突然，起病急骤，多由络脉空虚，感受风邪，使面部经脉失养，肌肉功能僵硬所致。西医学的周围性面神经麻痹属此范畴。

一、病因病机

面瘫的发生主要因劳作过度，机体正气不足，卫外不固，脉络空虚，风邪乘虚入中经络，气血痹阻，筋脉弛缓而发病。

1）风邪阻络：耳为清窍，为手足三阳经脉循行所经之处。若风邪（可夹寒、热、痰等）外袭，痹阻耳部阳脉络，导致面部筋脉弛缓失用，则发为面瘫。

2）气虚血瘀：素体虚弱或久病迁延不愈，气血不足，气虚血运无力，血瘀滞于耳部脉络、筋脉失于养，弛缓失用而成面瘫。

二、常见证候

1）风寒袭络证：突然口眼歪斜，眼睑闭合不全，兼见面部有受寒史，舌淡、苔薄白，脉浮紧。

2）风热袭络证：突然口眼歪斜，眼睑闭合不全，继发于感冒发热，或咽部感染史，舌红、苔黄腻，脉浮数。

3）风痰阻络证：突然口眼歪斜，眼睑闭合不全，或面部抽搐，颜面麻木作胀，伴头重如蒙、胸闷或呕吐痰涎，舌胖大、苔白腻，脉弦滑。

4）气虚血瘀证：口眼歪斜，眼睑闭合不全日久不愈，面肌时有抽搐，舌淡紫、苔薄白，脉细涩或细弱。

三、辨证施护

（一）辨证要点

1. 辨风寒证与风热证

风寒证有面部受凉因素，如迎风而睡，对着电风扇而吹一侧面部引起的风邪入侵的症状。风热证多继发于感冒发热后，常伴有耳道疱疹、口渴、舌苔黄、脉数等症状。（见表1-5-1）

表1-5-1 风寒证与风热证的鉴别

鉴别点	病因	舌苔脉象	临床表现
风寒证	面部受凉	舌淡、苔薄白，脉浮紧	口眼歪斜，伴头痛、鼻塞、面肌发紧
风热证	继发于感冒发热	舌红、苔黄腻，脉浮数	口眼歪斜，伴头痛、面热、面肌松弛、耳后疼痛

2. 辨病期

根据病程长短进行辨证。一般将面瘫分为4期。急性期：发病后1周以内；亚急性期：发病后1～3周以内；恢复期：发病后3周至6个月内；后遗症期：发病后6个月以上。

（二）主要护理问题

1）口眼歪斜：与外感风邪、正气不足、脉络空虚有关。

2）眼睑闭合不全：与风邪外袭、痹阻耳部阳脉络，导致面部筋脉弛缓失用有关。

3）焦虑：与对疾病认识不足、担心病久难愈，或担心并发症等有关。

4）潜在并发症：感染。

（三）护理措施

1. 病情观察

1）观察患者口眼歪斜的程度和方向。

2）观察患侧眼睑闭合的程度。

3）观察颜面麻木的程度和性质。

4）注意观察面肌痉挛患者抽搐发生的时间、性质、程度等情况。

5）注意观察患者疼痛发生的时间、性质和疼痛程度等情况。

6）注意舌象、脉象、病因等情况，为辨证提供依据。

2. 生活起居护理

1）春夏养阳，秋冬养阴，顺应四时调节阴阳，做到起居有常，注意劳逸结合。

2）病室避免对流风，慎避外邪，夏日严禁风扇和空调直吹，注意面部和耳后保暖。

3）多休息，避风寒，减少外出，避免劳累，根据气候变化及时增减衣被，以免复感外邪，体虚者尤应注意。防止受凉、感冒，加强锻炼，增强体质，如散步、太极拳等。

4）加强生活护理，做好面部、眼部、口腔护理。指导患者养成良好的生活习惯，避免冷水洗脸，洗漱时需用温水，可用湿热毛巾外敷患侧面部，外出佩戴口罩，避免感冒和受凉风吹。注意眼部卫生，擦拭时尽量闭眼，由上眼睑内侧向外下侧轻轻擦拭，注意用眼，在外出时应佩戴眼罩或有色眼镜，避免强光刺激眼球，晚上睡觉时用眼罩遮挡眼睛。若眼睑闭合不全或干涩时，可用营养、润滑、抗感染眼药水滴眼或眼膏涂眼，以保护角膜及预防眼部感染。保持口腔清洁，进食时食物容易滞留，指导患者饭后漱口，可用清热解毒类中药汤剂口腔护理，预防感染。

3. 饮食调护

1）以扶正祛风、助阳散寒为原则。饮食合理调配，宜清淡，避免粗糙、干硬、寒凉（生冷）、辛辣食物，戒烟酒。多食富含维生素、高热量以及易消化的食物，如蔬菜、蛋、鱼类等。

2）辨证施食：风寒袭络证者宜食辛温祛风散寒的食物，如葱白、生姜等，忌食凉性食物及生冷瓜果等，食疗方如防风粥、姜丝萝卜汤等；风热袭络证者宜食疏风清热的食物，如丝瓜、冬瓜、黄瓜、赤小豆等，忌辛辣燥热的食物，食疗方如苦瓜排骨汤、丝瓜瘦肉汤等；风痰阻络证者宜食通阳泄浊的食物，如海参、海蜇、荸荠、白萝卜、百合、桃仁、蘑菇、柚子等，忌食肥甘厚味的食物，食疗方如白萝卜海带汤、百合莲子粥等；气虚血瘀证者宜食益气活血的食物，如桃仁等，忌食辛香行窜、滋腻补血的食物，食疗方如大枣粥、参芪乌鸡汤等。

4. 运动康复护理

1）尽早进行面部康复训练，指导患者进行做抬眉、闭眼、耸鼻、示齿、努嘴、鼓腮等面部肌群功能训练，每组动作 10～20 次，每日 2～3 次。

2）揉搓面颊、眼部及额部等部位，改善面部肌肉协调性。

3）指导患者及家属进行面部按摩，绘制面部穴位按摩图谱，教会患者及家属按摩的手法。

5. 用药护理

1）遵医嘱给药，告知药物的作用，观察药物疗效及不良反应，嘱患者不可自行调整、更换或停止药物。

2）中药汤剂宜饭后 30 min 服用，与西药间隔 30 min；风寒袭络证、气虚血瘀证者，中药汤剂宜温服；风热袭络证者，中药汤剂宜凉服；注意观察中药的疗效及不良反应。

3）服用或注射糖皮质激素类药物时，监测患者血压、血糖等变化，如有异常及时告知医生。

6. 情志护理

（1）观察患者疾病不同阶段的心理变化，进行分期干预

1）急性期（发病 1～7 d）：患者对疾病缺少正确认知，尤其是青壮年患者很难接受容貌改变，讲解面瘫的发病机理及转归过程，鼓励患者正确对待疾病。

2）亚急性期（发病 8～21 d）：此期临床治疗效果较急性期不明显，患者多有焦虑、退缩情绪，对治疗效果产生疑虑，鼓励患者间多交流，坚持治疗并配合自我护理。

3）恢复期（发病 21～180 d）：疾病趋于好转，患者存在松懈心理或由于疾病进入迁延期，面肌恢复不理想等因素，患者存在消极情绪。通过微信、电话等方式了解患者面瘫预后情况，解答患者疑问，提供健康指导，提高其对疾病预后等相关知识的了解，减少因对疾病的错误认知而带来的心理负担。

（2）运用五行相胜法

面瘫患者多有焦虑、忧虑情况，在情志调护中，根据《内经》情志治疗中的五行制约法则，避免不良情绪应激带来新的身心问题，故以“喜胜忧”降低患者不良情绪，使其心情愉悦，气机调达，其方法可通过看喜剧电影、阅读喜欢的书籍、做自己喜欢的事情等调畅情志。

（3）选择适宜的五音疗法

风寒袭络证、风痰阻络证者，可聆听《白雪》《长清》等商调乐曲；风热袭络证者，可聆听《梁祝》《二泉映月》等羽调乐曲；气虚血瘀证者，可聆听《春江花月夜》《秋湖月夜》等宫调乐曲。

7. 中医护理技术

（1）穴位按摩

1）口角歪斜：①选穴：患侧太阳、承浆、阳白、鱼腰、承泣、地仓、颊车、翳风、迎香等穴。②方法：应用一指禅推法、按法、揉法、擦法，进行柔和、平稳的按摩，直至穴位有热麻酸胀感为止。每次 10 min，3 次/d。

2）眼睑闭合不全：①选穴：患侧太阳、阳白、鱼腰、承泣、四白、印堂等穴。②方法：应用一指禅推法、按法、揉法、擦法，进行柔和、平稳的按摩，直至穴位有热麻酸胀感为止。每次 10 min，3 次/d。穴位按摩见图 1-4-1。

（2）火龙罐

1）口角歪斜：①选穴：患侧太阳、承浆、阳白、鱼腰、承泣、地仓、颊车、翳风、迎香等穴。②方法：患者取舒适体位，充分暴露施罐部位，在施罐经络处运用旋、摇、碾、扣、揉等手法进行操作，走罐顺序应先上后下，先阳后阴。每次 30 min，1 次/d。

2）眼睑闭合不全：①选穴：患侧太阳、阳白、鱼腰、承泣、四白、印堂等穴。②方法：患者取舒适体位，充分暴露施罐部位，在施罐经络处运用旋、摇、碾、扣、揉等手法进行操作，走罐顺序应先上后下，先阳后阴。每次 30 min，1 次/d。

3）颜面麻木：①选穴：患侧阳白、鱼腰、承泣、地仓、颊车、印堂、迎香等穴。②方法：患者取舒适体位，充分暴露施罐部位，在施罐经络处运用旋、摇、碾、扣、揉等手法进行操作，走罐顺序应先上后下，先阳后阴。每次 30 min，1 次/d。火龙罐疗法见图 1-5-1。

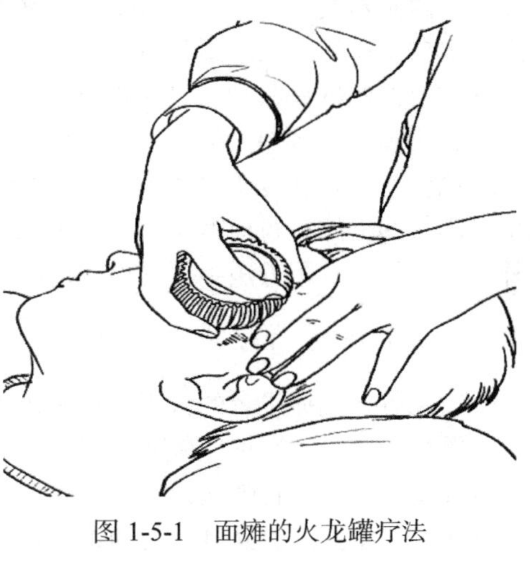
图 1-5-1 面瘫的火龙罐疗法

（3）艾灸

1）面部抽搐：①选穴：患侧取翳风、四白、颊车等穴。②方法：充分暴露施灸部位，使用温和灸、回旋灸、雀啄灸 3 种手法进行操作。每次 10～15 min，1 次/d。

2）耳后疼痛：①选穴：患侧翳风、颊车、迎香、承浆等穴。②方法：充分暴露施灸部位，使用温和灸、回旋灸、雀啄灸3种手法进行操作。每次10～15 min，1次/d。

（4）中药热熨敷

1）面部抽搐：①选穴：患侧取翳风、四白、颊车等穴。②方法：患者取卧位，暴露操作部位，将药袋放在患处或相应穴位处用力来回推熨或回旋运转，药袋温度在50～60 ℃，每次15～30 min，1～2次/d。

2）颜面麻木：①穴位：患侧太阳、承浆、阳白、鱼腰、四白、地仓、颊车、印堂等穴。②方法：患者取卧位，暴露操作部位，将药袋放在患处或相应穴位处用力来回推熨或回旋运转，药袋温度在50～60 ℃，每次15～30 min，1～2次/d。

（5）耳穴贴压

1）耳后疼痛：①选穴：主穴取相应部位，配穴取耳大神经点、耳尖放血。②方法：每次按压3 min，以耐受为度，3～5次/d，双耳交替贴压，2次/周。

2）情志不畅：①选穴：皮质下、心、肝、内分泌、神门，配穴取交感、快活穴。②方法：每次按压3 min，以耐受为度，3～5次/d，双耳交替贴压，2次/周。

四、健 康 教 育

1）生活起居有常，注意劳逸结合，不得过度劳累，作息规律，睡眠充足，适当进行体育运动，增强自身体质，避风寒，热水洗脸，外出佩戴口罩，夏日严禁风扇和空调直吹。

2）饮食合理调配，以清淡易消化为基本原则，多食富含维生素、高热量食物，适量增加牛奶、瘦肉等摄入，避免粗糙、干硬、寒凉、生冷、辛辣食物，戒烟酒。

3）遵医嘱服药，如有不适及时就诊。

4）保持积极乐观的心态，心情舒畅，避免情绪激动。

5）指导患者掌握康复锻炼的方法，绘制“面瘫面部穴位自我按摩图谱”发放给患者，教会患者自我按摩的手法，进行自我按摩。

五、中医临床护理进展

（一）“扶阳”理论创新应用

“扶阳”一词源于《黄帝内经·素问》，“故阳气者，一日而主外，平旦人气生，日中而阳气隆，日西而阳气已虚，气门乃闭”，点出了扶阳理论中阳生万物、阳统乎阴的阳主阴从观点。清代末年郑钦安作为“扶阳派”的开山鼻祖，提出了“万病分阴阳”“首重扶阳”的核心思想，对近现代扶阳流派的发展起到了极大地推动作用。蒋永亮教授辨证后认为面瘫病的根本是患者素体阳虚，故在针刺和中药方剂上融入了扶阳方法以扶脾肾之阳，三诊后明显缓解了患者的症状，总结面瘫扶阳理论认为潜藏在肾水之中的命门火能蒸腾肾水以化气，肾中命门火不仅是机体一身之气的根本，也是阳气的根源。病理因素为面瘫久病耗气，气虚则血不荣，面部经脉失于濡养，神机失调，在内外治法中加入扶阳方法中获得更好的疗效，为面瘫临床治疗提供思路。

（二）中医治疗方法创新

有学者在面瘫患者的常规护理基础上加入梅花针叩刺联合麦粒灸治疗。方法如下：操作时取阳白、颧髎、地仓、颊车、翳风等穴，选用一次性无菌梅花针将针尖对准叩刺部位，将针尖垂直叩击在皮肤上，立刻垂直弹起，叩刺速度均匀，如此反复操作；治疗后休息10 min，在施灸部位薄涂少量凡士林，将艾绒搓揉制成类圆锥体形艾炷，如麦粒大。将艾炷放在所选穴位上，用线香点燃艾炷顶端，不等艾火烧到皮肤，当患者感到灼痛时，即用镊子将艾炷移去。间隔 30 s 后，更换艾炷再灸，每穴灸 3 壮，以局部皮肤出现轻度红晕为度，1 次/d，2 周为 1 个疗程，连续治疗 2 个疗程。经研究发现梅花针叩刺联合麦粒灸治疗能够改善周围性面瘫患者面神经功能，临床效果显著，促进患者面部运动功能恢复，减轻面瘫症状，缓解患者的焦虑抑郁情绪。

（三）中医护理技术创新

张虹教授在遵循杨介宾教授思想基础上进行改良，提出“睑-鼻-颊-口”黏膜放血疗法辅助治疗顽固性面瘫，临床疗效满意。具体操作如下：①患者取坐位，戴手套，用左手拇、示二指翻开下眼睑，持毫针对准下睑结膜行点刺，从目内眦向目外眦等距离点刺，共点刺 5 次。②拇指置于患者鼻翼边缘轻轻向鼻翼根部轻推，针头深入鼻腔内约 1 cm 处，对准鼻翼根部点刺 1 次。③拇、示二指分别置于患者患侧口角上下，以牙齿咬合线所对处黏膜为横轴，以第 2 磨牙所对处黏膜为起点，中指托住针柄，等距离点刺出血。④张大口唇、向上卷舌，中指托住针柄，快速点刺静脉纡曲部位，视针尖米粒大小出血 1 滴后，嘱患者舌体平复放松与向上卷曲反复交替 10 次，唾出瘀血，温水漱口。

导入案例分析

1. 该患者目前所患何病？辨证属何证？

答：面瘫（风寒袭络证）。

2. 针对该患者眼睑闭合不全伴口角右偏，临床应如何辨证施护？请用思维导图的形式呈现。

答：详见思维导图。

复习思考题

在护理面瘫患者时需要注意哪些事项？

（郭康萍）

第六节 瘿 病

导入案例

李某，女，57 岁。双侧颈部包块 3 个月，近半月来颈部有胀痛感，并伴有胸闷、心悸，情绪易激动，失眠，遂来医院就诊。刻下：颈部肿痛，胸闷，心悸，失眠，多梦。

体格检查：体温 36.7 ℃，脉搏 88 次/min，呼吸 22 次/min，血压 100/65 mmHg。双侧甲状腺轻度肿大，质软，可随吞咽上下移动，无明显压痛，皮温正常，舌质红、苔薄白，脉弦。

请思考：

1. 该患者目前所患何病？辨证属何证？
2. 针对该患者失眠，临床应如何辨证施护？请用思维导图的形式呈现。

瘿病是以颈前正中两旁结块肿大为主要临床特征的一类疾病。其块可随吞咽动作而上下，触之多柔软、光滑。病程日久则肿块质地较硬，或可扪及结节，甚至表现为推之不移。肿块开始可如樱桃或指头大小，一般增长缓慢，大小程度不一，大者可如囊如袋。本病一般无明显的全身症状，但部分有阴虚火旺病变的患者，则出现低热、多汗、心悸、多食易饥、两颧潮红、脉细数等症状。

瘿病一名，首见于《诸病源候论·瘿候》。古籍中又称气瘿、瘿气、瘿瘤、瘿囊、肉瘿、石瘿、影袋等。西医学甲状腺功能亢进属于本病范畴，以甲状腺肿大、自主神经系统失常、基础代谢率增加为主要临床表现的内分泌疾病，对患者的日常生活和工作造成极大影响。

一、病因病机

本病多因情志内伤、饮食及水土失宜，但也与体质及禀赋有密切关系。基本病机是气滞、痰凝、血瘀壅结颈前。

本病病位在肝脾，与心密切相关。其基本病机是肝郁则气滞，脾伤则气结，气滞则津停，脾虚则酿生痰湿，痰气交阻，血行不畅，则气、血、痰壅结而成瘿病。瘿病日久，在损伤肝阴的同时，也会伤及心阴，出现心悸、烦躁、脉数等症。病理性质以实证居多，久病由实致虚，可见气虚、阴虚等虚候或虚实夹杂之候。

1）情志内伤：愤郁恼怒或忧愁思虑日久，使肝失于条达，气机郁滞，津液不得正常输布，凝聚成痰，痰凝气滞，壅结颈前，形成瘿病。

2）饮食、水土失宜：饮食失调，或居住在高山地区，水土失宜，内伤脾胃功能，酿湿生痰。壅结颈前，发为瘿病。

3）体质及禀赋：女性的经、孕、产、乳等生理特点与肝经气血有密切关系，遇有情志、饮食等致病因素，常引起气郁痰结、气滞血瘀及肝郁化火等病理变化，故女性易患瘿病。另外，素体阴虚之人，痰气郁滞之后易于化火，阴伤更甚，常使病程缠绵、病情愈加复杂。

二、常见证候

1）气郁痰阻证：喉结两旁结块肿大，质软不痛，颈部感觉胀，伴胸闷，喜叹息，或感胸胁串痛，病情随情志而波动，苔薄白，脉弦。

2）痰结血瘀证：颈前喉结两旁结块肿大，肿块较硬或有结节，久而不消，感胸闷，纳差，舌质暗或紫、苔薄白或白腻，脉弦或涩。

3）肝火炽盛证：喉结两旁结块轻度或中度肿大，柔软光滑，性情急躁易怒，心烦怕热，易出汗，面部烘热，口苦，眼球突出，手指颤抖，舌质红、苔薄黄，脉弦数。

4）心肝阴虚证：颈前喉结两旁结块或大或小，质软，心悸不宁，心烦少寐，易出汗，手指颤动，双目干涩，视物昏花，倦怠乏力，胁肋隐痛，舌质红、苔少或无苔，脉弦细数。

三、辨证施护

（一）辨证要点

1）辨虚实：瘿病早期，以气、痰、瘀壅结颈前为主，一般属于实证。病久由实转虚可出现心肝阴虚，或为虚实夹杂。

2）辨气血：颈前肿块光滑，柔软，属气郁痰阻，病在气分；病久肿块质地较硬，甚则质地坚硬，表面高低不平，属痰结血瘀，病在血分。

3）辨病情轻重：本病一般病情较轻，预后多好，但若肿块在短期内迅速增大，质地坚硬，表现有结节，高低不平；或出现高热，大汗，烦躁、谵妄、神志淡漠，脉疾或微细欲绝者，均为重症。

（二）主要护理问题

1）饮食失调：与饮食不节、损伤脾胃有关。

2）睡眠形态紊乱：与心脾两虚、心失所养有关。

3）知识缺乏：缺乏药物治疗及自我护理相关知识。

4）潜在并发症：甲状腺危象。

（三）护理措施

1. 病情观察

1）密切观察体温、脉搏、血压、呼吸、心率、心律、舌苔、脉象等变化，出现情绪激动、面赤、怕热多汗、多食善饥、眼突手颤等症状时，警惕甲亢危象，应立即报告医生并做好急救准备。

2）观察瘿肿的形态、大小、生长速度及是否伴有疼痛、吞咽困难、声音哑等症状，发现异常及时报告医生配合处理。

3）注意观察患者突眼度、视力、视野等变化。

4）遵医嘱正确采集、送检血液标本，定期复查肝肾功能。

2. 生活起居护理

1）正确对待自身疾病，积极治疗，养成良好的生活习惯，劳逸结合。注意根据病情选择合适的运动，如太极拳、八段锦等。

2）指导患者避免感染、严重精神刺激、创伤等易诱发甲状腺危象的因素，如有不适或病情加重应及时就医。

3）指导患者加强自检，如晨起测脉搏，每周称体重，观察肿块大小、硬度、质地有无变化等。如有变化及时就诊。指导患者颈前肿块勿按压。

4）指导定期复查血常规、肝功能、甲状腺功能及甲状腺超声等。

3. 饮食调护

1）以理气化痰、消瘿散结为原则。饮食以清淡、富有营养、易消化的流质软食为宜，忌烟酒、辛辣刺激之品。

2）甲状腺功能正常者，适当摄取含碘食物，少食容易引起甲状腺肿大的食物，如竹笋、洋葱、大蒜、榴莲、芒果等；甲状腺功能亢进者，应进食高蛋白、高热量、高维生素食物及苦瓜、油麦菜等偏寒凉食物。忌食紫菜、海带、海鲜等含碘丰富的食物。

3）辨证施食：气郁痰阻者，可多食理气化痰之品，如白萝卜、陈皮、佛手等，食疗方如陈皮萝卜饮、菊花饮等；痰结血瘀者，可多食消瘀化痰之品，如紫菜、陈皮等，食疗方如紫菜萝卜陈皮饮；肝火炽盛者，饮食宜偏凉，可多食清肝泻火之品，如旱芹、苦瓜等，食疗方如黄花菜马齿苋饮；心肝阴虚者，可多食滋阴之品，如百合、银耳、猪肉、鸽子肉、燕窝等，食疗方如百合银耳羹。

4. 运动康复护理

1）对于突眼患者，经常做眼球运动，使眼部肌肉放松。

2）根据患者具体情况适当进行锻炼，以促进气血流畅，避免高温环境下或高强度运动。

5. 用药护理

1）遵医嘱按时、足量给药，观察药物不良反应，不可随意减少或停止用药。

2）中药外敷前做局部皮肤清洁，观察有无过敏反应。如有水疱或其他不适，应停止使用，及时配合处理。

6. 情志护理

1）调畅情志，教会患者释放不良情绪，培养愉悦心情，保持精神愉快。

2）避免不良环境和语言的刺激。鼓励患者多听舒缓音乐，以分散其焦虑感。

3）向患者宣传本病的有关知识，帮助其缓解忧虑、恐惧情绪，减轻思想负担。

4）与家属沟通患者病情，指导其从各方面关心、体贴、帮助患者。

5）鼓励患者参加适宜的文体活动，多与康复病友交流，增强战胜疾病的信心。

7. 中医护理技术

（1）耳穴贴压

失眠：①穴位：神门、枕、交感、脑、皮质下、甲状腺、内分泌。②方法：每日按压3～5次，每次每穴1～2 min，每4～5 d更换1次，两耳交替。

（2）刺络放血

失眠：①穴位：耳尖。②方法：手指按摩耳尖穴周围皮肤至局部微红发热，于耳尖最高点处点刺放血，点刺部位挤出10～15滴血，以血色由暗红色变为鲜红色为标准，1次/d。

（3）推拿按摩

突眼：①穴位：球后、攒竹、睛明。②方法：嘱患者闭目，用拇指或中指端按揉上述各穴1～2 min，以患者耐受为度，循环施术2次，以搓热手心置于患者眼部30 s结束按摩治疗。推拿按摩见图1-4-1。

四、健康教育

1）积极治疗原发病，避免诱发因素。了解本病的有关知识，减轻思想顾虑，树立自信心。饮食宜清淡、易消化，多食补血养血、补气的食物，以增强机体免疫力。

2）起居有常，病情稳定者，适当进行保健锻炼，以增强体质，合理安排工作与休息，保证充足的睡眠。

3）教会患者经常自检，观察瘿肿的形态、大小、质地软硬及活动度等，定期复查甲状腺超声、甲状腺功能、血常规和肝功能等。

4）出院后遵医嘱按时按量用药，告知患者坚持服药的重要性。

五、中医临床护理进展

（一）中医治疗方法创新

相关学者对瘿病患者采用针刺治疗，气瘿取百会及双侧风池、内关、神门、足三里、三阴交等穴。突眼明显者加攒竹、睛明、丝竹空、风池和四眶。穴位局部用75%乙醇或碘伏严格消毒后，采用0.30 mm×40 mm毫针进行针刺，根据囊肿大小，围绕中心点以45°角围刺4针，频率约240次/min，每针以小幅度快速捻转提插约30次，不留针；余穴行常规针刺，得气后留针20 min。本研究结果显示，针刺治疗可降低患者静息状态下心率，有较好的临床疗效。

（二）中医护理技术创新

有学者对50例甲状腺功能亢进患者在对照组治疗基础上于足三里、神门、三阴交、内关、太冲等穴位进行贴敷，2个月后观察组总有效率为98.0%，优于对照组的78.0%。观察组甲状腺功能改善优于对照组，说明本方法治疗甲亢有效。治疗过程中观察组虽出现贴敷处皮肤瘙痒、微热等不良反应，但未经特殊干预即于短期消除。

导入案例分析

1. 该患者目前所患何病？辨证属何证？

答：瘿病（气郁痰阻证）。

2. 针对该患者失眠，临床应如何辨证施护？请用思维导图的形式呈现。

答：详见思维导图。

复习思考题

瘿病突眼明显的患者如何进行眼部护理？

（林 青）

第七节 项 痹

导入案例

田某，男，35岁，教师，因“颈项部疼痛伴左上肢麻木1个月”就诊。

患者长期伏案，3个月前因受凉出现颈项部刺痛，痛处固定，伴左上肢麻木，局部热敷后颈项部疼痛减轻，劳累或遇寒后症状加重，遂来医院就诊。刻下：颈项部刺痛，痛处固定，伴左上肢麻木，活动受限。

体格检查：神清，精神可，体温36.3 ℃，脉搏72次/min，呼吸18次/min，血压120/72 mmHg，颈椎生理曲度变直，颈椎活动度：前屈30°、后伸15°、左侧屈35°、右侧屈45°、左旋45°、右旋60°，颈肌紧张，C_3-C_6棘间压痛（+），C_3-C_6椎左旁压痛（+），并放射至左上肢达前臂外侧，C_3-C_6椎右旁压痛（+），放射痛（-），叩顶试验（+），椎间孔挤压试验（+），椎间孔分离试验（+），臂丛神经牵拉试验：左（+），右（-），视觉模拟评分法（VAS）评分为5分。舌暗，苔薄白，脉弦涩。

请思考：

1. 该患者目前所患何病？辨证属何证？
2. 针对该患者颈项部疼痛伴上肢麻木，临床应如何辨证施护？请用思维导图的形式呈现。

项痹，是以颈项部疼痛、上肢麻木、颈部活动受限等为主要临床表现的一类病证。西医颈椎病属本病范畴。近年来，颈椎病的发病人群逐渐年轻化，发病率日益增长，在我国的发病率为13.76%，其中以神经根型颈椎病最常见。

一、病因病机

本病多与感受外邪、劳损外伤、饮食不节、久病体虚和起居不当等因素有关。

1）感受外邪：风邪伤人，易袭阳位，可出现颈项强痛。寒邪凝滞，主收引，易致经脉挛缩作痛、屈伸不利。湿邪重着黏滞，故病程缠绵、疾病难愈。寒湿阴邪易伤阳气。风邪轻扬开泄，易引起营卫失和，导致风、寒、湿邪乘虚侵袭颈部，留着筋骨肌肉，痹阻经络，气血不畅，故经脉痹阻、颈肩疼痛、麻木不仁。

2）劳损外伤：颈部筋肉急性损伤或慢性劳损，如跌仆、挫闪、久坐、观书、对弈及伏案工作等，皆可导致项痹。因挫闪及久坐而致的颈项不可转移者，多因肾气不能养肝、肝虚无以养筋所致。颈部筋肌慢性劳损，可致颈部气血瘀滞，气机失调，痰壅湿困，颈项疼痛，故发为项痹。

3）饮食不节：恣食肥甘厚腻或海腥发物，导致脾失运化，湿聚成痰，流注经脉，气滞血瘀，气血痰湿交阻，则瘀痰乃成。瘀痰既成，胶着于颈部筋骨、关节，闭阻经络，遂致颈部僵滞疼痛、头晕目眩。

4）久病体虚：年老体衰，脏腑失调，肝肾俱衰，又筋合肝、骨合肾，故筋骨衰退，筋弛骨痿，气血不足，循行不畅，筋骨失其濡养，阻碍气血运行。若加之迁延劳损，邪恋筋骨，营卫不调，经脉不利，精气不复，可见颈项疼痛。

5）起居不当：起居失调，或素体虚弱，或久病劳损，正气不足，卫气不固，气虚无力行血，以致气血虚弱，不能濡养经筋，营行不利，相搏而痛；肌肉、筋脉失于濡养，导致肩臂麻木不仁，血虚不能上荣，可见头晕、面色不华。

本病病位在颈项，初在肌表、经络，久则深入筋骨、血脉。病初因邪痹肌表、经络之间，主要以颈项部肌肉疼痛、酸胀、重着为主；久则深入筋骨、血脉，故以颈项部关节疼痛、麻木、僵直、活动障碍、头晕和手臂痛麻为主。

二、常见证候

1）风寒痹阻证：颈、肩、上肢窜痛麻木，以痛为主，头有沉重感，颈部僵硬，活动不利，恶寒畏风，舌淡红、苔薄白，脉弦紧。

2）气滞血瘀证：颈肩部、上肢刺痛，痛处固定，伴肢体麻木，舌暗，脉弦。

3）痰湿阻络证：头晕目眩，头重如裹，四肢麻木，纳呆，舌淡红、苔厚腻，脉弦滑。

4）肝肾不足证：眩晕头痛，耳鸣耳聋，失眠多梦，肢体麻木，面红目赤，舌红、少苔，脉弦。

5）气血亏虚证：头晕目眩，面色苍白，心悸气短，四肢麻木，倦怠乏力，舌淡、少苔，脉细弱。

三、辨证施护

（一）辨证要点

辨虚实：项痹初起，多以邪实为主，病久多为正虚邪实，虚中夹实。若久卧湿地或夜寐露肩，导致项强脊痛，肩臂酸楚，颈部活动受限，甚则手臂麻木冷痛，遇寒加重，多为实证；若慢性劳损或外伤后出现颈项、肩臂疼痛，手指麻木，劳累后加重，颈部僵直或肿胀，活动不利，肩胛冈上下及肩峰有压痛，多为虚实夹杂；若颈项、肩臂疼痛，四肢麻木乏力，头晕耳鸣，腰膝酸软，伴随遗精或月经不调，多为虚证。正虚者，多为气血、肝肾不足；邪实者，多为痰瘀互结，或兼风寒湿之邪。

（二）主要护理问题

1）疼痛：与感受外邪、经脉受阻，或劳损外伤、气滞血瘀，或肝肾亏虚、气血不足、筋脉失养有关。

2）肢体麻木：与风寒痹阻，或筋骨受损、气滞血瘀有关。

3）眩晕：与肝阴不足、肾精亏虚而致精血不足、不能上荣清窍有关。

4）焦虑：与颈痛反复及患者对疾病认识不足、担心疾病预后有关。

（三）护理措施

1. 病情观察

1）评估颈肩疼痛的诱因、性质、部位和持续时间，以及疼痛与体位的关系，并做好疼痛评分记录。

2）评估眩晕的性质、发作和持续时间及其与体位的关系。

3）评估肢体麻木的范围、性质、程度及与体位的关系。

4）评估颈肩及上肢活动受限的范围和生活自理能力。

5）按时巡视需颈椎牵引的患者，若出现麻木或疼痛加重、头晕、恶心、心慌等，应及时通知医生。

2. 生活起居护理

1）起居有常，顺应四时，如春夏三月应夜卧早起，秋三月应早卧早起，冬三月应早卧晚起，注意养护统一，寓护于养。

2）保持室内清洁，空气流通，防寒保暖。

3）避免长时间低头劳作。伏案工作时，每隔 1 h 活动一下颈部，如仰头、将头枕靠在椅背上或左右转动一下头部；座椅高度适中，以端坐时双脚能触及地面为宜；避免长时间曲颈斜枕看电视或看书。

4）睡眠时，头颈保持在同一条直线上，枕头长度要超过肩部，高度为握拳高度（平卧后），枕头的颈部稍高于头部，可以起到放松颈部的作用。避免颈部悬空。

5）注意颈部保暖，防止风、寒、湿邪侵袭；及时防治咽炎、扁桃体炎、淋巴结炎；乘车或体育锻炼时，注意做好自我保护，避免头颈部受伤。开车或乘车时，注意系好安全带或扶好扶手，防止急刹车造成的颈部受伤。

3. 饮食调护

1）饮食以除湿散寒、补益肝肾为原则。忌食寒凉生冷、辛辣刺激性食物。

2）辨证施食：风寒痹阻证者，饮食宜温，宜食有祛风散寒之品，如羊肉、胡椒、花椒等，食疗方如鳝鱼汤、当归红枣煲羊肉等；气滞血瘀证者，宜食行气活血之品，如山楂、白萝卜、黑木耳等，食疗方如醋泡花生等；痰湿阻络证者，宜食健脾祛湿化痰之品，如山药、薏苡仁、赤小豆等，食疗方如冬瓜排骨汤等；肝肾阴虚证者，宜食滋养肝肾之品，如枸杞子等，食疗方如虫草全鸭汤；肝肾阳虚证者，宜食温壮肾阳、补精髓之品，如核桃、杏仁、腰果等，食疗方如干姜煲羊肉；气血亏虚证者，宜食益气养血之品，如莲子、红枣等，食疗方如桂圆莲子汤、大枣圆肉煲鸡汤等。

4. 运动康复护理

1）急性期颈部制动，避免进行功能锻炼，防止加重症状。

2）缓解期或手法整复 2～3 d，指导患者在颈托的保护下进行颈部拔伸、项臂争力、耸肩、扩胸等锻炼。

3）康复期及手法整复 1 周后，可间断佩戴颈托，开始进行仰首观天、翘首望月、项臂争力等锻炼，每日 2～3 次，每次 2～3 组动作，每个动作 10～15 次。

4）康复后，患者应长期坚持做耸肩、扩胸、颈部保健“米字操”等，保持颈部肌肉的强度及稳定性，预防疾病的复发；有眩晕症状的患者慎做回头望月、颈部保健“米字操”，或遵医嘱锻炼。锻炼时，动作宜缓慢，以患者不感疲劳为度。

5. 用药护理

1）遵医嘱用药，勿随意增减药量或停药。

2）急性期，剧烈疼痛者遵医嘱服用镇痛药，并留意观察用药后的效果。

3）辨证施药：风寒痹阻证者，中药宜热服；痰湿阻络证及气血亏虚证者，中药宜温服；气滞血瘀证者，中药宜饭后温服、顿服；肝肾阴虚证者，中药宜略偏凉服；肝肾阳虚证者，中药宜温服。

6. 情志护理

本病病程长且易发作反复，故医务人员和家属应劝慰、开导患者，解除其思想顾虑。

1）辨情施护：运用中医“喜胜忧”“悲伤以喜胜之”理论进行干预，缓解患者紧张、焦虑的情绪，有意识地多与其交谈愉快的事情，使其心中喜悦，以克服抑郁、焦虑等情绪。

2）疏导、释疑：“告之以其败”“语之以其善”，即对患者讲解疾病的危害，并加以分析，引起患者重视，树立认真对待疾病的态度，同时“导之以其所便”“开之以其所苦”，即告诉患者调摄方法，指导其调养和锻炼，消除其思想顾虑，增强患者战胜疾病的信心。

3）移情易性法：平时可多听轻柔、舒缓的音乐，如《二泉映月》《军港之夜》《春江花月夜》《假日的海滩》等，转移患者注意力，帮助其保持积极乐观的心态。同时，家人应多鼓励患者参与社会活动，与其他病友交流，保持乐观的心态。

7. 中医护理技术

（1）刮痧

颈肩疼痛：①部位：风府、至阳、大杼、膈俞、风池、肩井、大椎等穴，配穴取曲池、手三里、合谷等穴；经络刮拭颈部督脉（从后发际刮拭至大椎穴）、颈两侧膀胱经（从后发际刮拭至大杼穴）、颈两侧胆经（风池穴到肩井穴）。②方法：遵循自上而下、先阳后阴的原则，每次15～20 min，以出痧为度，但不强求出痧，每5～7 d 1次。

（2）蜡疗

肢体麻木：①穴位：肩井、天柱、大椎、风池、天宗、风府、肩外俞等穴，配穴取曲池、手三里、合谷等穴。②方法：将石蜡加热至60 ℃时，倒入塑封袋内，蜡液厚度为1～1.5 cm，待其自然冷却至表面温度为45～55 ℃，外层凝固，内部仍呈半液体状态时，热敷于颈肩部位，外加大毛巾固定，保暖，每次热敷20～30 min，每日1～2次，以5～10次为一个疗程。

（3）耳穴贴压

眩晕：①耳穴：神门、枕、晕区、肝、内分泌、皮质下。②方法：每穴每次按压3～5 s，每日按压3～4次，4～7 d为一个疗程。

（4）拔罐

眩晕：①穴位：中府、云门、风府、至阳、大杼、风池、肩井、大椎等穴，配穴取肝俞、膈俞等穴。②方法：每穴闪罐6次，每穴揉罐3次，留罐15～20 min起罐，每次间隔2～3 d，5～7次为一个疗程。

四、健康教育

1）注意颈部保暖，防外感风寒。

2）体位指导：①急性期：卧床制动，头部前屈，枕头后部垫高，避免患侧卧位，保持上肢上举或抱头等体位，必要时可在肩背部垫软垫，治疗或移动身体时，动作轻柔。②缓解期：适当下床活动，避免快速转头、摇头等动作；卧位时，保持头部中立位，枕头水平。③康复期：可下床进行肩部、上肢活动，在不加重症状的情况下，逐渐扩大活动范围。

3）日常保健：①改变不良的睡眠习惯，枕头不可过高或过低，选用直径12～13 cm的圆枕，有适当硬度，以中间低、两端高的“元宝形”为佳。②经常从事伏案工作或颈部常固定于某个方向者，应定时活动颈部，定时远视，一般每30 min进行1次，每次1～2 min。③长期应用电脑工作者，应保持良好的颈部姿势，座椅高度适中，以端坐时双脚刚能触及地面为宜，双肩后展，视线与电脑屏幕平齐，每隔1 h做颈部保健“米字操”。④控制低头玩手机、看报纸、牌桌娱乐、织毛衣等时间。⑤开车、乘车时，注意系好安全带或扶好扶手，防止急刹车导致颈部受伤。佩戴颈托时，需配合锻炼颈部肌肉，以保持颈部的稳定性。佩戴颈托一般以2～3周为宜，整复后第1周应全天佩戴颈托（睡觉时去除）；第2周间断佩戴，活动时佩戴，不活动时可去除颈托；第3周坐车及颈部剧烈活动时佩戴即可。

4）掌握颈部保健“米字操”。方法：身体直立，双手自然下垂，挺胸、抬头、目视前方，颈部向左侧屈，吸气，颈部复归原位时呼气，再向右侧屈；颈前屈，下颌贴胸；颈后伸至最大限度；

头向左斜上方摆动至最大限度，再向右斜上方摆动至最大限度；头向左斜下方摆头至最大范围，再向右斜下方摆动至最大范围。整个过程中，感觉头部在写一个“米”字。

五、中医临床护理进展

（一）中医治疗方法创新

1）皮部经筋推拿技术是指利用推拿手法作用于皮部经筋部位以达到治疗皮部经筋疾病的一种治疗术。根据研究者治疗颈椎病运用的皮部经筋推拿技术，可将颈项部的手法分区分为“五线五区十三穴”。“五线”是指颈后线、椎旁线、颈旁线；“五区”含肩胛带区、肩胛间区、肩胛背区；“十三穴”包括风府、风池、颈根、颈臂、肩井、肩外俞、天宗。治疗项痹病可从“点（十三穴）、线（五线）、面（五区）”这三方面着手，实施一指禅推法、按揉法、拿法等推拿手法。肌筋膜松弛术是一种在肌筋膜系统上实行相应手法，用以减轻疼痛、松弛肌肉紧张、解除粘连、降低组织张力等身体功能障碍的治疗手段。肌筋膜是一种包裹全身肌肉、连接各肌纤维的疏松结缔组织。肌筋膜松解术是利用手法治疗，结合“洋葱法则”——即以浅层的广泛放松法从最外层的洋葱（肌筋膜）开始放松，逐渐移至更深层的洋葱（筋膜）区；对人体软组织进行牵拉放松，恢复肌肉、筋膜等软组织的生理长度及弹性，改变其病理状态。在临床治疗中将二者结合起来，利用肌筋膜松解术首先放松病损周围的软组织，然后再运用皮部经筋推拿术重点治疗，收效显著。

2）有研究者认为采用超声引导下神经阻滞联合银质针导热疗法治疗颈型颈椎病，可快速缓解疼痛且作用持久。患者根据病情需要，在彩色多普勒超声诊断仪定位下选择相应神经阻滞，可单支亦可多支。阻滞成功后第 3 天行银质针导热疗法治疗，按压痛点布针。具体方法：①采取颈部前屈俯卧位，头半棘肌、颈半棘肌、头夹肌、颈夹肌、冈上肌、冈下肌、肩胛提肌、斜方肌、小圆肌等肌肉的压痛明显处布针。②局部消毒，按照进针点依次做皮丘，持无菌银质针刺入皮丘，经皮肤、皮下组织、肌肉、筋膜直至骨膜达病变区域深层，直至引发出强烈的酸麻胀针感为止，共约 16 针。③接通巡检仪，在针体尾端套加热探头，通电加热，患者可自觉患部深层舒适的温热感，探头加热 15 min 后关机，等待 3～5 min 银质针冷却后拔针，针眼碘伏消毒。以上 2 组治疗 1 周后，重复治疗 1 次。

（二）中医护理技术创新

1）火龙罐是集推拿、刮痧、艾灸于一体，结合揉、碾、推、按、点、摇、闪、震、烫、熨 10 种手法的新型中医特色疗法，是在推拿、拔罐、艾灸、刮痧的基础上研制的一种特殊罐，罐内置艾炷，罐口为花瓣形，以独特设计的刮口走罐，兼以艾灸的作用，开创了舒适性和治疗性并存的新疗法。有研究对气滞血瘀型项痹病患者在常规护理基础上配合火龙罐治疗取得了良好的临床疗效。火龙罐操作方法：在火龙罐底插入艾条后点燃。燃烧均匀后试温，颈背部涂抹刮痧油，操作者双手握火龙罐罐体，使罐底及操作者双手小鱼际充分接触病人的颈背部皮肤，双手带动火龙罐在患者颈背部皮肤行罐，先用润法缓慢放松肌肉，再用刮法松解筋膜，然后用拨法轻轻拉伸肌肉，最后用点法刺激穴位。肩颈两边利用火龙罐进行刮拭、行走、揉罐，重点对风池、风府、天柱、夹脊、肩中俞、肩外俞、肩井进行点按、揉推。每日 1 次，每次 30～40 min，以做透为宜，连续干预 10 d。

2）有研究者认为耳部按摩联合耳穴贴压治疗颈型颈椎病，可疏通颈肩部的经络、畅通颈肩部的血脉，从而缓解患者的不适症状。①耳部按摩方向从外到内，从下到上。耳郭正面按摩顺序：耳垂→耳轮→对耳轮→耳甲腔→耳甲艇→三角窝→耳前；耳郭背面按摩顺序：耳垂背面→耳轮尾背面→耳轮背面→对耳轮后沟→对耳屏后沟→耳甲腔后隆起→耳轮脚后沟→耳甲艇后隆起→对耳轮下脚后沟→三角窝后隆起→耳后至胸锁乳突肌。循环按摩耳郭小周天及大周天法，小周天法按摩顺序：

从内分泌开始，经卵巢，对耳屏耳甲缘，经过肾上腺，最后回到内分泌，为小周天经络循环系统，按摩 15～20 次；大周天法按摩顺序：从耳轮 4→耳轮 3、耳轮 2、耳轮 1→耳尖穴→上耳根至耳郭前、耳屏前缘→耳垂前缘→耳垂下缘向外上方与耳轮 4 交汇，按摩 15～20 次。②耳部按摩后自上而下、由内到外、从前到后消毒耳部皮肤后，探查耳穴敏感点，准确定位耳穴贴压部位，常选择颈、颈椎、耳背颈椎、肩、锁骨、肝、肾、神门、皮质下、耳尖、耳轮 4、内分泌等穴位，采用按压法、点叩法、捏掐法、揉搓法对每个穴位依次采用手法按摩，耳穴按摩结束后将一次性王不留行籽耳穴贴贴敷于选好的耳穴上，适当按压，使患者产生热、痛的感觉。每天按压 4 次，每个穴位按压 30 s，使患者耳穴局部产生酸、热、麻、胀、痛等感觉为宜。耳部按摩联合耳穴贴压，5 d 为 1 个疗程，共 2 个疗程。

导入案例分析

1. 该患者目前所患何病？辨证属何证？

答：项痹（气滞血瘀证）。

2. 针对该患者颈项疼痛伴上肢麻木，临床应如何辨证施护？请用思维导图的形式呈现。

答：详见思维导图。

复习思考题

虚实夹杂型项痹患者如何进行辨证施食？

（杨艾影）

第八节　胸　　痹

导入案例

张某，男性，48 岁，工人，因“反复发作胸闷、胸痛 2 年，再发加重 1 d”入院。患者 2 年来常于劳累后出现胸闷、胸痛症状，持续数分钟不等，经休息或含服“硝酸甘油”后缓解。1 d 前上楼梯时胸闷、胸痛再发，自服“速效救心丸”疼痛不能缓解，遂急诊入院。刻下：胸骨后胸痛剧烈，如刺如绞，痛引肩背，心悸汗出，睡眠差。

既往史：有高血压病史 5 年，最高血压 175/100 mmHg。有吸烟史，已戒烟 1 年。

体格检查：体温 36.8 ℃，脉搏 88 次/min，呼吸 19 次/min，血压 155/86 mmHg，身高 173 cm，体重 78 kg，精神疲惫，心脏听诊：律齐无杂音，急诊心电图示：Ⅱ、Ⅲ、aVF 导联 ST 段弓背向上抬高 0.3～0.4 mV，舌质紫暗、苔薄，脉弦涩。

请思考：

1. 该患者目前所患何病？辨证属何证？
2. 针对患者胸痛剧烈、痛引肩背，临床应如何辨证施护？请用思维导图的形式呈现。

胸痹是以胸部闷痛，甚则胸痛彻背，喘息不得卧为主症的疾病。轻者仅感胸闷如窒，呼吸欠畅，重者则有胸痛，严重者心痛彻背，背痛彻心，发展为真心痛。真心痛特点为剧烈而持久的胸骨后疼痛，伴心悸、喘促、肢冷、汗出、面色苍白等症状，甚至可危及生命。西医学中冠状动脉粥样硬化性心脏病之心绞痛、急性心肌梗死属本病范畴。其他如心包炎、病毒性心肌炎、慢性阻塞性肺疾病、肺动脉栓塞、胃食管疾病、心脏神经症等以胸痹为主要表现者，可参照本节护理。

胸痹为常见的心血管疾病，《灵枢·厥病》把心痛剧烈并迅速造成死亡者，谓："真心痛，手足青至节，心痛甚，旦发夕死，夕发旦死。"随着社会经济的发展和人们生活方式的改变，胸痹的患病率及死亡率总体呈上升趋势，严重危害人类的生命健康。

一、病因病机

胸痹主要与寒邪内侵、饮食不节、情志失调、劳倦内伤、年迈体虚等因素有关。或因寒凝、血瘀、气滞、痰浊、热蕴，痹阻胸阳，阻滞心脉，或为气虚、阴伤、阳衰，肺、脾、肝、肾亏虚，心脉失养。胸痹病位在心，涉及肝、肺、脾、肾等脏。基本病机为心脉痹阻，心脉不畅，肺失治节，则血行瘀滞；肝失疏泄，气郁血滞；脾失健运，聚生痰浊，气血乏源；肾阴亏损，心血失荣，肾阳虚衰，君火失用，凡此均可致心脉痹阻，胸阳不振，而发胸痹。病理性质为本虚标实，虚实夹杂。本虚有气虚、气阴两虚及阳气虚衰；标实有寒凝、血瘀、痰浊、气滞、热蕴。标本二者常可相兼为病。

1）寒邪内侵：寒主收引，暴寒折阳，既可抑遏阳气，又可使血行瘀滞，发为胸痹。素体阳衰，胸阳不足，阴寒之邪乘虚侵袭，寒凝气滞，痹阻胸阳，而成胸痹。

2）饮食不节：过食肥甘厚味，或嗜烟酒成癖，脾胃损伤，运化失健，聚湿生痰，上犯心胸清旷之区，阻遏心阳，胸阳失展，气机不畅，心脉闭阻，而成胸痹。

3）情志失调：忧思伤脾，脾运失健，津液不布，遂聚为痰。郁怒伤肝，肝失疏泄，肝郁气滞，甚则气郁化火，灼津成痰。气滞或痰阻可使血行失畅，脉络不利，气血瘀滞，或痰瘀交阻，胸阳不运，心脉痹阻，不通则痛，而发胸痹。七情失调可致气血耗逆，心脉失畅，痹阻不通，而发心痛。

4）劳倦内伤：劳倦伤脾，脾虚转输失能，气血生化乏源，无以濡养心脉，拘急而痛。积劳伤阳，心肾阳微，鼓动无力，胸阳失展，阴寒内侵，血行涩滞，而发胸痹。

5）年迈体虚：年过半百，脏气渐亏，精血渐衰。如肾阳虚衰，可致心气不足或心阳不振，血脉失于温运，痹阻不畅，发为胸痹；心肾阳虚，阴寒痰饮乘于阳位，亦可阻滞心脉。肾阴亏虚，水不涵木，不能上济于心，因而心肝火旺，心阴耗伤，心脉失于濡养，而致胸痹；心阴不足，心火燔炽，下及肾水，又可进一步耗伤肾阴。心肾阳虚，阴寒痰饮乘于阳位，阻滞心脉。凡此导致寒凝、血瘀、气滞、痰浊，而致胸阳失运，心脉阻滞，发生胸痹。

二、常见证候

1）心血瘀阻证：心胸疼痛，如刺如绞，痛有定处，入夜为甚，甚则心痛彻背，背痛彻心，或痛引肩背，舌质紫暗或有瘀点、瘀斑，苔薄，脉弦涩。

2）气滞心胸证：心胸满闷，隐痛阵发，时欲太息，遇情志不遂时容易诱发或加重，或兼有胸胁胀满，得嗳气或矢气则舒，苔薄或薄腻，脉细弦。

3）痰浊闭阻证：胸闷重而心痛微，痰多气短，头身困重，形体肥胖，遇阴雨天易发作或加重，伴有倦怠乏力，纳呆便溏，咳吐痰涎，舌体胖大且边有齿痕，苔浊腻或白滑，脉滑。

4）寒凝心脉证：猝然心痛如绞，心痛彻背，喘不得卧，多因气候骤冷或外感风寒而诱发或加重，伴形寒，甚则手足不温，冷汗自出，胸闷气短，心悸，面色苍白，苔薄白，脉沉紧或沉细。

5）气阴两虚证：心胸隐痛，时作时休，心悸气短，动则尤甚，伴神疲懒言，易汗，舌质淡红，舌体胖，边有齿痕，苔薄白，脉虚细缓或结代。

6）心肾阴虚证：心痛憋闷，心悸盗汗，虚烦不寐，腰酸膝软，头晕耳鸣，口干便秘，舌红少津、苔薄或剥，脉细数或促代。

7）心肾阳虚证：心悸而痛，胸闷气短，动则尤甚，自汗，面色㿠白，神倦怯寒，四肢欠温或肿胀，舌质淡胖、边有齿痕、苔白或腻，脉沉细迟。

三、辨证施护

（一）辨证要点

1）辨标本虚实：胸痹总属本虚标实之证，本虚常见气虚、气阴两虚及阳气虚衰，标实则有寒凝、血瘀、气滞、痰浊、热蕴等不同。心胸隐痛而闷，多因劳累而发，伴气短，乏力，神疲懒言，舌暗淡或胖大，边有齿痕者，多属气虚；隐痛时作时止，缠绵不休，伴口干，手足心热，盗汗，舌红、少苔，脉沉细而数者，多属气阴两虚；心胸绞痛，兼见气短乏力，畏寒肢冷，舌胖大或有齿痕，脉沉迟者，多属阳气虚衰；刺痛固定不移，痛有定处，夜间多发，舌紫暗或有瘀点、瘀斑，脉结代或涩者，多属血瘀；胸痛如绞，遇寒则发，或得冷加剧，伴畏寒肢冷，舌淡苔白、脉细者，多属寒凝；闷重而痛轻，兼见胸胁胀满，善太息，多因情志不遂而加重，苔薄白，脉弦者，多属气滞；胸部窒闷而痛，头身困重，形体肥胖，苔腻，脉滑者，多属痰浊；口干口苦，小便短黄，大便燥结，舌红苔黄，脉数者，多属热蕴。

2）辨病情轻重：疼痛持续时间短暂，瞬息即逝者，病情较轻；持续时间长，反复发作者，病情较重；持续数小时甚至数日不休者，常为重症或危候。一般疼痛发作次数多少与病情轻重程度成正比，偶发者轻，频发者重。但亦有发作次数不多而病情较重的情况，需结合临床表现具体分析判断，尤其在安静或睡眠时发作疼痛者多病情较重。疼痛遇劳发作，休息或服药后可缓解者，多为顺证；服药后难以缓解者，常为危候。

（二）主要护理问题

1）胸闷、胸痛：与气滞、血瘀、痰阻、阴寒痹阻胸阳有关。

2）恐惧：与知识缺乏、担心预后有关。

3）潜在并发症：厥脱。

4）有便秘的危险：与饮食不当、久卧少动、排便习惯改变有关。

（三）护理措施

1. 病情观察

1）密切观察患者胸痛的部位、性质、程度、持续时间、伴随症状及诱发因素等，以辨别病情的轻重。若出现胸痛加剧、喘促、肢冷、汗出、面色苍白等情况时，警惕发生厥脱。

2）观察患者心率、心律、血压、呼吸、面色、情绪等变化，注意有无头晕、冷汗自出、恶心、呕吐、黑蒙等伴随症状。

3）观察患者心电监护及心电图波形变化，记录 24 h 出入量，发现异常，及时报告医生。

2. 生活起居护理

1）保持病室环境安静，避免噪声刺激，室内空气新鲜，温湿度适宜。

2）胸痹心痛发作时立即停止活动，卧床休息，协助日常生活护理，避免不必要的搬动，保持大便通畅，限制探视。

3）避免劳累、饱餐、情绪过激、寒冷、便秘、感染等诱发因素，戒烟限酒。

4）必要时吸氧，一般采取中等流量（3～4 L/min）鼻导管给氧。如出现胸痛剧烈、胸闷气短、紧张、汗出等真心痛表现时，立即报告医生，氧流量给予 4～6 L/min，并做好急救准备。

5）辨证起居：寒凝心脉和心肾阳虚者，病室宜安静，温暖向阳，衣被注意保暖，预防外邪侵袭诱发感冒；心血瘀阻者，病室宜阳光充足，空气新鲜；痰浊闭阻者，病室宜干燥通风，定时开窗，空气湿度不宜偏高；气阴两虚者，发病时宜绝对卧床休息，以减少气血耗损，平时以休息为主，在体力允许的情况下，可适当运动，活动量以不引起胸闷、胸痛为度。

3. 饮食调护

1）饮食以清淡为原则，宜低盐、低脂、低糖、低热量、低胆固醇、高维生素、易消化，如新鲜蔬菜水果、瘦肉、鱼类、五谷、植物油等，适当增加膳食纤维高的食物，如大麦、燕麦等，忌食肥甘厚味、辛辣刺激之品。少食多餐，避免过饱、过饥。戒烟限酒。

2）辨证施食：寒凝心脉证者可食辛温散寒通阳之品，如食少量干姜、大蒜、鲜葱、川椒等调味品，饮少量米酒，忌食苦瓜等生冷、寒凉之品，食疗方如姜葱粥、薤白瓜蒌汤等；心血瘀阻证者，可食活血化瘀之品，如白萝卜、橘子、山楂、桃仁等，食疗方如川芎茶、三七红枣鲫鱼汤等；痰浊闭阻证者，可食健脾化痰之品，如山药、竹笋、白萝卜、柑橘等，忌食肥甘厚味、生冷之品，肥胖患者须控制食量和体重，以减轻脾胃负担，食疗方如茯苓饼、陈皮薏苡仁茶；气阴两虚证者可食益气养阴之品，如枸杞子、银耳、香菇、山药、黑米等，食疗方如山药百合粥、人参银耳汤等；心肾阴虚证者，可食滋阴益肾、清淡滋润之品，如百合、芝麻、枸杞、黑木耳、甲鱼、藕汁等，食疗方如银耳羹、百合绿豆汤等；心肾阳虚证者，可食益气温阳补肾之品，如羊肉、牛肉、韭菜、人参等，食疗方如人参薤白粥、紫河车炖鸡等。

4. 运动康复护理

1）病情稳定后指导早期运动，实现早期康复。根据病情和生活习惯选择合适的有氧运动，如步行、简化太极拳、八段锦、慢跑、游泳等，循序渐进，持之以恒。

2）初始运动时间是 6～10 min/次，包含 1 min 左右的热身活动和整理活动，根据患者对运动的适应和心功能的改善，运动时间可逐渐延长至 30～60 min。运动频率为每周 3～5 次。

3）开始进行康复训练时，须在医护人员的监测下进行，以不引起任何不适为度，心率增加 10～20 次/min 为正常反应。如运动时心率增加小于 10 次/min 可适度加大运动量，进入高一阶段的训练。运动时心率增加超过 20 次/min，收缩压降低超过 15 mmHg，出现心律失常或心电图 ST 段缺血型下降≥0.1 mv 或上升≥0.2 mv，应退回到前一个运动水平。

5. 用药护理

1）胸痹疼痛发作时，立即舌下含服硝酸甘油或吞服速效救心丸，停止活动。给药后注意药物起效的时间长短、疼痛缓解的程度，若 15 min 后胸痛仍然不缓解，应及时通知医生，采取必要的措施。

2）硝酸甘油须避光密封保存，开封后有效期最长 6 个月。

3）使用抗凝药物，需密切观察有无出血倾向，如牙龈出血、皮肤黏膜出血点等。

4）中药汤剂一般饭后温服，中西药服用时间间隔 30 min 以上，注意服药禁忌。

5）辨证施药：寒凝心脉证者中药偏热服；心肾阴虚证者中药偏凉服。密切观察患者服药后的神志、心率、心律、呼吸、血压、脉象、胸痛等变化以及服药后的效果。

6. 情志护理

1）患者病情迁延难愈，易出现焦虑、抑郁等情绪，医务人员及家属要积极主动与患者沟通，了解患者的心理状态。

2）保持心情平静愉快，限制探视，减少不良刺激。鼓励患者表达内心感受，可应用谈心释放法、转移法等排解不良情绪。

3）指导患者听音乐，根据人体阴阳的偏盛和音乐的阴阳属性选择倾听古琴乐曲，如《紫竹调》《渔樵对答》和《荷花映月》等乐曲可以补益心阳、养心安神；《碧涧流泉》《雨后彩虹》《文王操》等可以养阴益气、宁静安神。

7. 中医护理技术

（1）揿针

胸闷、胸痛：①穴位：内关。②方法：将揿针针尖对准选定穴位，轻轻刺入，并用拇指指腹按压 1～2 min 或点按 20 次。每 1～3 d 更换一次，夏天留针时间不宜超过 2 d，以防感染。揿针疗法

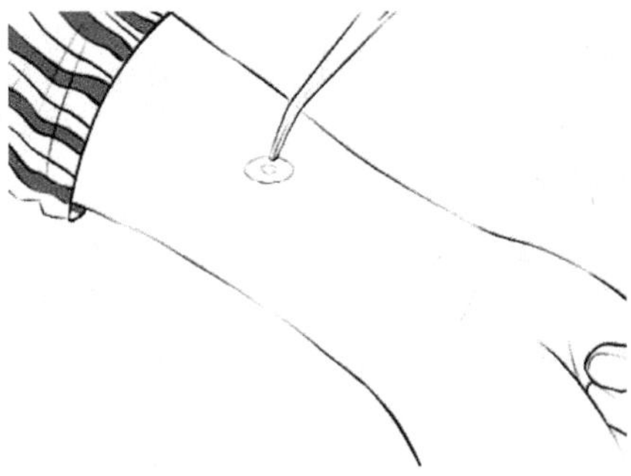

图 1-8-1　胸痹的揿针疗法

见图 1-8-1。

（2）耳穴贴压

胸闷、胸痛：①耳穴：心、交感、胸、神门、内分泌、肾、皮质下等。②方法：每日不拘时按压，对按或向耳轮方向按压，以耐受为度，每 3～4 d 更换一次，两耳交替。

（3）穴位按摩

心悸、气短：①穴位：神门、心俞、肾俞、三阴交、内关等，伴汗出者加合谷、复溜穴。②方法：患者取舒适体位，放松，暴露按摩处穴位。采用按揉法进行按摩，以透热为度，每次每穴 1 min，一日数次。

（4）中药足部泡洗

心悸、气短：①部位：双足。②主要药物：红花、川芎、当归、薄荷、艾叶等。③方法：中药水温以 37～40 ℃为宜，水位没至三阴交穴位以上为宜，时间 20～30 min，1 次/d，严防烫伤。

（5）穴位贴敷

便秘：①穴位：神阙。②方法：大黄、芒硝研制成粉末，加入少许醋、蜂蜜调和成丸状，利用纱布包裹，确定患者神阙穴位，常规 75%乙醇消毒，将药丸置于穴位处，弹力胶布固定，4～6 h 后揭除，1 次/d。

（6）腹部按摩

便秘：①部位：腹部脐周。②方法：顺时针按摩，时间 15～20 min，2～3 次/d。

四、健康教育

1）起居有常，适寒温，防外感。避免劳累、情绪激动、饱餐、用力排便、寒冷刺激等诱发因素。缓解期适当活动，保证充足睡眠，养成按时蹲厕的习惯，保持大便通畅，忌努责排便。

2）合理膳食，宜低热量、低盐、低饱和脂肪酸、低胆固醇饮食，多食蔬菜、水果和粗纤维食物，忌烟、浓茶、咖啡及肥甘厚味、辛辣刺激的食物。少食多餐，勿暴饮暴食或饥饱不均。

3）恢复期选择合适的有氧运动，如太极拳、八段锦、五禽戏、步行等，运动前宜进行运动耐力评估，运动强度根据个体心肺功能，循序渐进，运动过程中如有胸闷、心悸、头晕、胸痛不适立即停止活动。适当从事个人卫生活动、家务活动、娱乐活动对康复有益。

4）安排良好的身心修养环境，豁达处世，保持心情愉快，可采取放松技术或与他人交流的方式缓解压力。节制性生活。

5）遵医嘱服药，不随意增减药量，学会自我监测药物的不良反应，外出时随身携带硝酸甘油以备急需。

6）必要时指导家属掌握心肺复苏的基本技术。

五、中医临床护理进展

（一）胸痹中医护理方法创新

冠心病血瘀证和活血化瘀研究取得了显著进展，但与其对应的护理研究尚处于探索阶段。有学者推崇“病证结合护理”，以血瘀证与活血化瘀护理为切入点，结合中医特色技术、药疗、食疗、情志疗法等进行辨证施护，在辨证施膳、辨证施情、辨证施术、辨证施药等方面形成《冠心病血瘀证病人的活血化瘀护理规范》，一方面服务于广大冠心病患者，另一方面为血瘀证与活血化瘀护理在神经系统、消化系统、呼吸系统及肿瘤疾病中的开展提供理论依据。

（二）胸痹中医治疗方法创新

胸痹之名首见于《黄帝内经》，后世医家对胸痹各有认识，直至近代，胸痹开始和冠状动脉粥样硬化性心脏病（简称冠心病）互相关联。

有学者认为以某种疾病“病名”理解胸痹的实质有失辨治思维之开阔性，胸痹应当是指位于上焦，以气机失调为病机的证候，在疾病过程中，上焦气机失调是前端基本病机，胸痹是多种疾病的前端证候状态。对于喘证、肺胀、肺痿、胸痹心痛、胸痞、水气病等上焦疾病，在辨治过程中应追溯既往病机，充分考虑胸痹这一前端证候在施治过程中的地位。在针对痰浊、水饮、瘀血、热毒等病理产物施治的同时，不应忽略调节和纠正上焦气机紊乱的重要性。胸痹在系统辨证脉学的指导下，从“上焦气实”“上焦气虚”角度给予施治，治疗应以开胸顺气为基本原则，针对上焦气虚应同时注意补气升提。临床常用瓜蒌薤白半夏汤加减，具体组成为瓜蒌、薤白、半夏、檀香、砂仁、白芍、丹参、红花、川芎、紫苏梗、防风、甘草。针对气虚为主者应侧重补气，气陷于下者加升提之品，血瘀者应活血化瘀，痰浊偏盛者化痰降浊，邪热内郁者清热散热等。

（三）胸痹中医护理技术创新

温灸刮痧是一项融合了温灸和刮痧的特色中医护理技术，在中医经络腧穴理论指导下，结合刮痧和艾灸的基本原理，在体表一定部位反复刮拭，达到温经散寒、活血化瘀的作用。有研究者将温灸刮痧应用于胸痹血瘀证患者，契合胸痹血瘀证患者的病机。具体方法：选取督脉大椎到至阳穴；膀胱经上心俞到膈俞穴；任脉上膻中到中庭穴；上肢（心包经）上曲泽、郄门到内关穴。疗程为 14 d；频次为每周 2 次（如出痧较多以退痧为主）；手法以补法为主，速度宜慢、力度宜小、时间宜短（小于 20 min）。研究认为，温灸刮痧较单一使用刮痧疗法或艾灸疗法更有效，既发挥了刮痧改善局部血液循环、促进细胞代谢、发挥活血化瘀的作用，又有艾灸温经通络、通调气血、消瘀散结作用。两者的作用均符合胸痹血瘀证患者活血化瘀的治疗原则，可有效改善患者胸闷、胸痛、心悸等症状，降低胸痹患者血瘀证积分，增加舒适度。

导入案例分析

1. 该患者目前所患何病？辨证属何证？

答：胸痹（心血瘀阻证）。

2. 针对患者胸痛剧烈、痛引肩背，临床应如何辨证施护？请用思维导图的形式呈现。

答：详见思维导图。

复习思考题

胸痹患者病情稳定后，如何指导康复训练？

（方菊花）

第九节 感 冒

导入案例

李某，男，14 岁，学生。因发热 1 d 就诊。患者昨日受凉后出现恶寒，鼻塞，流清涕，自测体温 37.9 ℃。刻下：发热，微恶风，少汗，午后热甚，鼻塞，流黄稠涕，头昏痛，胸闷，微咳，咽部微红，口渴欲饮，小便黄，大便略干。舌尖红、苔薄黄，脉浮数。

既往史：平素体健，否认重大疾病史。

体格检查：体温 38.2 ℃，脉搏 92 次/min，呼吸 20 次/min，血压 112/70 mmHg，血常规示 WBC 为 12×10^9/L。

请思考：

1. 该患者目前所患何病？辨证属何证？

2. 针对该患者发热，临床应如何辨证施护？请用思维导图的形式呈现。

感冒是以鼻塞、流涕、喷嚏、头痛、恶寒、发热、全身不适等为主症的常见外感病证。本病病情轻者多为感受当令之气，一般 5～7 d 可愈，称为伤风、冒风、冒寒；病情较重者多是感受非时之邪，一般难以自愈，称为重伤风；感受时行疫毒、具有较强的传染性、在一个时期内广泛流行，以感冒症状为特征者，称为时行感冒；体质虚弱之人，易受外邪，导致感冒反复发作，称为体虚感冒、虚体感冒、虚人感冒。本病一年四季均可发生，以冬春季节多见。西医的普通感冒、急性上呼吸道感染等，以鼻塞、流涕、喷嚏、头痛、恶寒、发热、全身不适为主症者，属本病范畴。

一、病因病机

感冒是感受外邪，正气虚弱，导致卫表不和而为病。

1）感受外邪：外感六淫，以风邪为主，兼夹他邪，或非时之邪，或时行疫毒，从口鼻、皮毛而入，致卫表失和而发病。风邪为六淫之首，在不同季节，常与当令之气相合而伤人，如深秋及冬季多见风寒，春季多属风热，夏季则多夹暑湿，秋季多夹燥气，梅雨季节又多夹湿邪。若四时六气失常，非其时而有其气，伤人致病者，病情多比感受当令之气而病者重。时行疫毒伤人，其发病快，病情重而多变，传染性强，造成广泛的流行，且无明显的季节性。

2）正气虚弱：外邪侵袭人体，能否引起发病，除了与感邪轻重有关，关键在于正气的强弱。如气候突变，六淫与时行之邪肆虐，卫外之气未能调节应变，以致虚邪贼风伤人；或生活起居不当，致卫外功能失常，外邪乘袭伤人；或因过度疲劳，耗伤体力，肌腠不密，营卫失和，而感受外邪；其他如平素体弱多病，卫外不固，稍不谨慎，吹风着凉而感邪，为体虚感冒。阳虚者感邪易从寒化，阴虚者感邪易从热化、燥化。

本病病位在肺卫。基本病机为邪犯肺卫、卫表不和。因病邪入侵，正邪相争于卫表，邪气由表自上而入，内合于肺，故尤以卫表不和为主。病理性质多属于外感表实证。因四时六气的不同，以及人体反应性的差异，在临床有风寒、风热、暑湿兼夹、气虚、阴虚、阳虚之证。在病程中可见寒热转化或错杂。

二、常见证候

1）风寒束表证：恶寒重、发热轻，无汗，鼻塞声重，时流清涕，头痛，肢节酸痛，咽痒，微咳，痰白稀薄，口不渴或渴喜热饮，舌质淡润、苔薄白，脉浮或浮紧。

2）风热犯表证：发热重，微恶风，汗出不畅，鼻塞，流黄稠涕，头胀痛，微咳，痰黏色黄，咽燥甚则肿痛，口渴欲饮，舌尖红、苔薄白而干或薄黄，脉浮数。

3）暑湿伤表证：身热不扬，微恶风，汗出不畅，肢体困重或酸痛，头昏重胀痛，胸闷脘痞，纳呆，鼻流浊涕，心烦，口渴不多饮，或口中黏腻泛恶，大便或溏，小便短赤，舌苔薄黄而腻，脉濡数。

4）气虚感冒证：经常感冒，反复不愈。恶寒较甚，发热，鼻塞，流涕，气短，乏力，自汗，咳嗽、咳痰无力，舌淡、苔薄白，脉浮无力。

5）阴虚感冒证：身热，微恶风寒，无汗，或微汗，或盗汗，五心烦热，头昏，口干，干咳少痰，舌红、少苔，脉细数。

6）阳虚感冒证：恶寒重、发热轻，头痛，身痛，无汗或有汗，面色㿠白，语声低微，四肢不温，舌淡胖、苔白，脉沉迟无力。

三、辨证施护

（一）辨证要点

1）辨虚实：主要根据病情轻重、病程、有无诱因、体质、好发人群等进行辨证。若形体壮实，病情较轻，病程较短，一般无基础疾病，多有寒温失调、过度疲劳等诱因，发于青壮年，多属外邪侵袭肺卫，邪气亢盛，正气未虚，可辨为感冒之表实证；若形体虚弱，病情轻重不一，病程较长，多有基础疾病，稍有不慎即可诱发，发于老年或体质虚弱之人，多为正气不足，卫外功能失常，证候特点为虚实夹杂，寒热错综，可辨为体虚感冒。体虚感冒又多见气虚、阴虚和阳虚之证，在感冒诸症的基础上若兼有恶寒甚，乏力，气短懒言，咳痰无力，脉弱等症，可辨为气虚感冒；若兼身热，五心烦热，口干，盗汗，舌红、少苔，脉细数等症，可辨为阴虚感冒；若兼恶寒重，面色㿠白，四肢不温，脉沉迟无力等，则辨为阳虚感冒。见表 1-9-1。

表 1-9-1 感冒实证与虚证的辨别

鉴别点	病情	病程	基础疾病	诱因	体质	好发人群	病机
实证	轻	较短	一般无	寒温失调、过度疲劳等	形体壮实	青壮年	外邪侵袭，正气未衰
虚证/虚实夹杂	轻重不一	较长	多有	稍有不慎即可诱发	形体虚弱	老年人、体虚者	正气不足，卫外失司

2）辨风寒与风热：主要根据恶寒发热程度、出汗、鼻涕、口渴、咽痛、舌象、脉象等进行辨证。恶寒重，发热轻，无汗，鼻流清涕，口不渴，咽喉无肿痛，舌淡红，苔薄白，脉浮紧等，多为风寒袭表，可辨为风寒感冒；发热重，恶寒轻或不恶寒，有汗，鼻流黄涕，口渴，咽痛，舌尖红、苔薄黄，脉浮数等，多为风热犯表，可辨为风热感冒。见表 1-9-2。

表 1-9-2 风寒感冒与风热感冒的辨别

鉴别点	寒热	出汗	鼻涕	口渴	咽喉	舌象	脉象
风寒感冒	恶寒重，发热轻	无汗	清涕	不渴	无肿痛	舌淡红，苔薄白	浮紧
风热感冒	发热重，恶寒轻	有汗	黄涕	口渴	咽痛	舌尖红，苔薄黄	浮数

（二）主要护理问题

1）恶寒、发热：与邪犯肺卫、卫表不和有关。
2）鼻塞、流涕：与邪犯肺卫、肺气失宣有关。
3）头身疼痛：与邪扰清空、闭阻脉络有关。
4）潜在并发症：心悸。

（三）护理措施

1. 病情观察

1）观察患者恶寒、发热、汗出、头身疼痛、舌象及脉象等。
2）发热者，定时测量体温，并做好记录。
3）观察患者鼻塞、流涕的情况。如鼻涕由稀白变黄稠，多为寒郁化热。

4）观察心律、心率、脉象等变化。若患者出现心悸、胸闷等症状，应及时报告医生，以防发生邪热逆传心包等变证。

5）体虚感冒者，注意观察感冒次数、诱因、体质特征等。

2. 生活起居护理

1）保持病室空气新鲜，环境安静。夏季室温不宜过低。风寒束表、气虚感冒者，病室宜偏温暖，防寒保暖；风热犯表、阴虚感冒者，病室宜偏凉爽，忌直接吹风；暑湿伤表者，避免湿热环境；时行感冒者，应注意呼吸道隔离，室内每日通风消毒 1～2 次。

2）体虚者尤应注意休息，减少外出，及时增减衣被。

3）保持床单元清洁干燥，汗出较多者及时擦汗，更换湿衣被，避免直接当风。

4）保持口腔清洁，可用淡盐水或金银花煎水漱口，每日 2 次。

5）指导患者擤鼻涕时，应按住一侧鼻孔，轻轻擤出，避免同时按住两侧鼻孔或用力过猛。难以擤出时，可将鼻腔分泌物倒吸至咽喉部由口吐出。

6）高热者，温水擦浴，擦拭腋窝、腘窝、腹股沟等大动脉循行处，禁用冷敷、冰敷。降温 30min 后观察体温变化。

7）若出现心慌、胸闷等症，遵医嘱吸氧，氧流量 4～6 L/min。

3. 饮食调护

1）以清淡、富营养、易消化、解表达邪为原则。宜食高热量流质、半流质或软食，多饮水，忌滋腻、生冷、刺激之品，如肥肉、甜品、冷饮、香烟等。

2）辨证施食：风寒束表者，饮食宜热，可多食辛温散寒之品，如葱、姜、蒜、胡椒等，食疗方如生姜红糖茶、生姜葱白饮、防风粥等；风热犯表者，饮食略偏凉，可多食辛凉散热之品，如蔬菜、瓜果、清凉饮料等，食疗方如桑叶菊花茶、薄荷茶、竹叶粥等；暑湿伤表者，可多食祛暑化湿之品，如鲜芦根、白扁豆等，食疗方如藿香佩兰饮、西瓜汁、银花茶、乌梅绿豆汤、芦根荷叶粥等；气虚感冒者，可多食益气健脾之品，如山药、牛肉、鸡肉、党参等，食疗方如山药粥、胡萝卜炖牛肉、黄芪大枣粥、人参大枣茶等；阴虚感冒者，可多食滋阴清热之品，如玉竹、银耳、百合、麦冬等，食疗方如百合银耳羹等；阳虚感冒者，可多食温阳解表之品，如海参、羊肉、河虾等，食疗方如海参羊肉羹、菟丝子炒虾仁等。

4. 运动康复护理

1）症状较轻者，可进行适当的有氧运动，如快走、慢跑等，亦可练习太极拳、深呼吸、八段锦等。若运动 5～10 min 后感冒症状有所缓解，可适当增加运动强度，但不宜超过平时运动量的 80%，以微汗、不觉疲劳为佳。

2）症状较重者，尤其是出现发热、胸闷、四肢乏力时，以休息为主。

5. 用药护理

1）汤药宜武火快煎，风寒束表、气虚、阳虚感冒者，汤药宜热服，服药后多饮热水或热稀粥或稍加衣被取汗，以助药力；风热犯表、阴虚感冒者，汤药宜温服，高热者应遵医嘱给予退热药；暑湿伤表者，汤药宜浓煎，少量频服。

2）服药后应注意观察汗出及体温变化，以遍身微汗、热退、脉静、身凉为佳，中病即止，不必尽剂，以防过汗伤阴；服药期间，饮食上忌服收涩生冷之品。

6. 情志护理

1）病情较轻者，采用运动移情法，鼓励患者适当参加锻炼，如打太极拳、散步、经络呼吸操等。

2）体虚感冒者，易病情反复，采用说理开导法，应多予安慰和鼓励，多和患者沟通，讲解本病诱因，情志与健康的关系，使其保持情绪舒畅。

3）五音疗法：气虚感冒者，可聆听《晚霞钟鼓》《江河水》等商调音乐，或《春江花月夜》

《月儿高》等宫调音乐；阴虚感冒者可聆听《秋风清露》等商调音乐，或《二泉映月》《汉宫秋月》等羽调音乐；阳虚感冒者，可聆听《晚霞钟鼓》等商调阳韵音乐，或《喜洋洋》等徵调音乐。

7. 中医护理技术

（1）拔罐

恶寒：①部位：背部督脉循行线（大椎-至阳穴），背部膀胱经第一侧线（大杼-肺俞穴），大椎、风门、肺俞穴。②方法：先在背部督脉和膀胱经闪火法拔罐，再走罐，每经均上下往返推罐 3～5 次，最后在穴位留罐 10 min。

（2）灸法

恶寒：多适合风寒束表、气虚感冒、阳虚感冒者。①穴位：风寒束表、阳虚感冒者，独取大椎，或取风门、肺俞、列缺；气虚感冒者，取足三里、悬钟，或独取外关。②方法：温和灸，15～20 min，每日 1～2 次，或隔姜灸，每穴灸 2 壮，每日 1～2 次；足三里、悬钟春夏季节进行瘢痕灸，每穴灸 1 壮，每年灸 1～2 次；外关行麦粒灸，灸至穴处皮肤潮红，轻 I 度烧伤为度，最后一壮保留艾灰，创可贴外敷灸处。

（3）刮痧

1）发热：多适合风热犯表、暑湿伤表者。①部位：背部督脉循行线（大椎-至阳穴），背部膀胱经第一侧线（大杼-肺俞穴），大椎、肺俞。风热犯表者加列缺，暑湿伤表者加脾俞、膻中。②方法：由上而下直线刮拭，点刮各穴，刮至出痧为度。

2）头痛：①部位：全头部，百会、风池、风府。②方法：以百会为中心，向四周放射状刮拭，点刮各穴；或以梳刮法，从前向后单一方向刮拭（前发际-后发际，太阳-风池穴），以头皮微热，刮后头部感觉轻松为宜。

（4）经穴推拿

1）鼻塞：①穴位：迎香、印堂、素髎。气虚感冒者，加推背部足太阳膀胱经第一侧线（大杼-肺俞），足三里、气海；阴虚感冒者，加照海、太溪。②方法：用手指逆时针方向按揉迎香、印堂、素髎 50 下，每日 3～5 次。阴虚感冒者以玉屏风膏（用 75%乙醇将玉屏风散浸泡 24 h，再用凡士林调成膏状，微火加热至色变微黄，冷却后用）为介质，均按揉 50 下，每日 1～2 次。

2）头痛：①穴位：百会、风池、风府、太阳、印堂。②方法：指揉法，每穴 5 min，以舒适为佳，提捏风池、风府穴，以感觉微酸为宜。

（5）中药熏蒸

鼻塞：①药物：桂枝、薄荷各 10 g。②方法：中药煎汤，加入中药气雾治疗仪，以 43 ℃中药气雾进行熏鼻治疗，每次 10 min，每日 1～2 次。

（6）穴位贴敷

四肢不温、乏力：多适合气虚、阳虚感冒者。①穴位：大椎、肺俞、天突、膻中穴、中府、肾俞。②药物：主要包括白芥子、细辛、延胡索、甘遂、肉桂等。③方法：三伏天、三九天贴敷，共贴敷 6 次，每次贴 4～6 h。穴位贴敷见图 1-9-1。

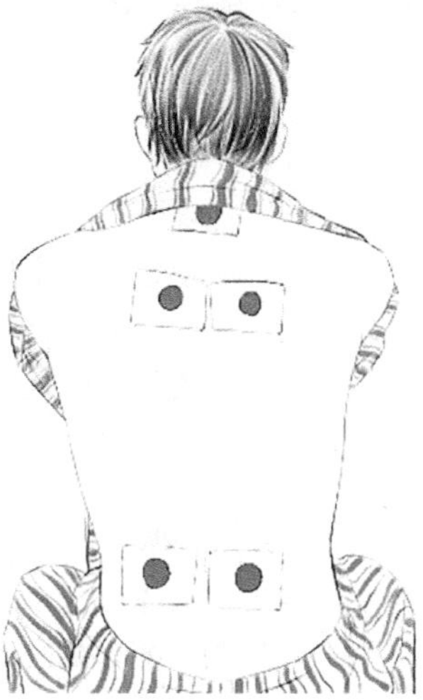

图 1-9-1　感冒的穴位贴敷

四、健康教育

1）根据气候变化及时增减衣被。冬春之季尤应注意防寒保暖，盛夏避免贪凉、露宿、淋雨。感冒期间多休息。疫毒盛行时，减少外出，防止交叉感染。

2）感冒期间饮食清淡、富营养、易消化，体虚者平时多食补益之品。

3）遵医嘱用药，如有不适及时就医。感冒流行期间，做好预防。

4）反复感冒者，调节情绪，保持乐观，积极应对。

5）掌握运动康复方法，平时锻炼身体，增强体质。易鼻塞者，坚持每天按揉迎香穴。

五、中医临床护理进展

（一）感冒中医理论创新

《黄帝内经》早已指出感冒由外感风邪所致，《伤寒论·辨太阳病脉证并治》进一步列出风寒感冒轻重两类证候的处方，即桂枝汤和麻黄汤，并提出了“时气病”的概念。北宋杨士瀛在《仁斋直指方论·诸风》中首次提出“感冒”病名，元代朱丹溪在《丹溪心法·中寒》中总结出治疗感冒用辛温、辛凉两大法则。现代学者基于中医学关于感冒病因病机的认识，用吹风降温法建立风寒感冒动物模型，用注射或滴注酵母、内毒素或病毒等方式建立风热感冒动物模型，将中医理论与现代技术有机结合，积极探索感冒诊治的生物学机制。中华中医药学会肺系病分会、中国民族医药学会肺病分会共同发布《普通感冒中医诊疗指南（2015 版）》，为临床对感冒进行辨证论治、辨证施护提供了科学依据。

（二）中医治疗方法创新

《普通感冒中医诊疗指南（2015 版）》指出，感冒病位在肺卫，遵循《素问·阴阳应象大论》“其在皮者，汗而发之”之意，以解表宣肺为基本治疗原则。辨证属于实证感冒者，分别予以疏风散寒、疏风清热、疏风润燥、清暑祛湿解表等治疗；体虚感冒者，应扶正与解表并施，注意固护正气，以邪实为主者，则发散清解不宜太过，或祛邪时佐以扶正。刘子渝等以中医证候为框架，结合现代医学对证候相关临床表型特征的共识，构建风热感冒临床表型组，根据方证相应原则，建立大型“病证方”相结合的风热感冒临床表型组以及银翘散药物表型组队列，进行多组学集合的表型组学研究的理论和方法，为中医证候的量化诊断和治疗以及临床疗效评价提供了客观科学依据。

（三）中医护理技术创新

罗小军等运用文献分析法挖掘灸法治疗感冒的临床证据，对纳入的 25 篇临床研究文献进行证据等级划分，结果表明灸法治疗感冒有效，其疗效与西药相等甚或更优；娄必丹等将 152 例反复感冒的患者按体质分为 4 个区组，每区组内随机分为“三伏+三九”组和单纯三伏组，以观察三伏天、三九天穴位贴敷对不同体质成人反复感冒的影响，结果发现，三伏及三九贴敷对不同体质成人反复感冒的发病次数及临床症状均有不同程度的改善，在三伏贴敷结束半年后继续给予三九贴敷，能进一步提高疗效，该项研究为体虚感冒者的养生提供了思路，体现了中医的治未病思想。

导入案例分析

1. 该患者目前所患何病？辨证属何证？

答： 感冒（风热犯表证）。

2. 针对该患者发热，临床应如何辨证施护？请用思维导图的形式呈现。

答： 详见思维导图。

复习思考题

如何根据“其在皮者，汗而发之”理论对感冒患者进行辨证施术？

（王秋琴）

第十节 喘 证

导入案例

李某，男，81岁，退休工人，因“反复咳嗽、咳痰10年余，伴胸闷喘息2 d”入院。2 d前因受凉后咳嗽、咳痰加重伴胸闷气憋，遂来院就诊。刻下：神志清楚，精神疲惫，咳嗽，咳白稀薄痰，量多，动辄喘息，张口抬肩，不能平卧，恶寒发热，口唇微绀。

既往史：发现右下肺肺大泡2年，吸烟史45年，每日一包，已戒烟8年。

体格检查：体温38 ℃，脉搏98次/min，呼吸25次/min，血压145/85 mmHg，身高168 cm，体重49 kg，桶状胸，双肺呼吸音增粗，双肺底可闻及湿啰音。舌质淡红、舌苔白滑，脉弦紧。

请思考：

1. 该患者目前所患何病？辨证属何证？
2. 针对该患者咳嗽、咳白色稀薄痰，临床应如何辨证施护？请用思维导图的形式呈现。

喘证是以呼吸困难、短促急迫，甚则张口抬肩，鼻翼翕动，不能平卧为主证的疾病。喘证症状轻重不一，轻者仅表现为呼吸困难，不能平卧；重者稍动则喘息不已，甚则张口抬肩，鼻翼翕动；严重者，喘促持续不解，烦躁不安，面青唇紫，汗出肢冷，脉大无根，发为喘脱。西医学中慢性阻塞性肺疾病、肺源性心脏病、肺炎、心源性哮喘、癔症等属此范畴，主要特征为持续存在的呼吸系统症状和气流受限，患病率和死亡率均居高不下，20岁及以上人群患病率为8.6%，40岁以上人群的患病率高达13.7%，因肺功能进行性下降，严重影响病人的劳动力和生活质量。

一、病因病机

喘证病因复杂，既有外感，又有内伤。外感为六淫外邪侵袭肺系；内伤为饮食不当、情志失调、劳欲久病等引起。喘证的病位主要在肺和肾，与肝脾有关，甚则及心。基本病机为肺气上逆，宣降失职，或气无所主，肾失摄纳。病理性质有虚实之分。实喘在肺，为外邪、痰浊、肝郁气逆，邪壅肺气，宣降不利所致；虚喘责之肺、肾两脏，因阳气不足，阴精亏耗，而致肺肾出纳失常，且尤以气虚为主。实喘病久伤正，由肺及肾，或虚喘复感外邪，或夹痰浊，则病情虚实错杂，每多表现为邪气壅阻于上、肾气亏虚于下的上盛下虚证候。

1）外邪侵袭：风寒袭表犯肺，肺卫为邪所伤，肺气不得宣畅，或因风热犯肺，肺为热壅，清肃失司，以致肺气上逆为喘。若表寒未解，内已化热，或肺有蕴热，寒邪外束，热不得泄，热为寒郁，或热蒸液聚成痰，痰热壅肺，肺失宣降，气逆而喘。

2）饮食不当：过食生冷肥甘，或嗜酒伤中，损伤脾胃，以致脾湿不运，痰浊内生，上干于肺，肺气壅阻，升降不利，发为喘促。

3）情志所伤：情志不遂，忧思气结，气机不利，或郁怒伤肝，肝气上逆于肺，肺气不得肃降，则气逆而喘。

4）劳欲久病：久咳伤肺，或病久肺虚，气失所主，气阴亏耗，因而短气喘促。若劳欲伤肾，精气内夺，真元损耗，根本不固，则气失摄纳，上出于肺，出多入少，气逆喘促。或肾阳衰弱，肾不主水，水气凌心，心阳不振，肺气上逆，亦可致喘。

二、常见证候

（1）实喘

1）风寒犯肺证：喘息咳逆，呼吸急促，胸部胀闷，痰多色白清稀，恶寒无汗，头痛鼻塞，或有发热，口不渴，舌苔薄白而滑，脉浮紧。

2）表寒肺热证：喘逆上气，息粗鼻扇，胸胀或痛，咳而不爽，吐痰稠黏，伴形寒，身热，烦闷，身痛，有汗或无汗，口渴，舌苔薄白或薄黄、舌边红，脉浮数或滑。

3）痰热郁肺证：喘咳气涌，胸部胀痛，痰多质黏色黄或夹血痰，伴胸中烦闷，身热有汗，口渴而喜冷饮，面赤咽干，尿赤便秘，舌质红、苔黄腻，脉滑数。

4）痰浊阻肺证：喘咳痰鸣，胸中满闷，甚则胸盈仰息，痰多黏腻色白，咳吐不利，呕恶纳呆，口黏不渴，舌质淡、苔白腻，脉滑或濡。

5）肺气郁闭证：每遇情志刺激而诱发，突然呼吸短促，息粗气憋，胸胁闷痛，咽中如窒，咳嗽喉中痰鸣不著，喘后如常人，平素多忧思抑郁，或失眠，心悸，舌质淡、苔薄，脉弦。

6）水凌心肺证：喘咳气逆，倚息难于平卧，咳痰稀白，心悸，全身浮肿，尿少，怯寒肢冷，面色瘀暗，唇甲青紫，舌淡胖或胖暗，或有瘀斑、瘀点，舌下青筋显露，苔白滑，脉沉细或涩。

（2）虚喘

1）肺气虚耗证：喘促短气，气怯声低，喉有鼾声，咳声低弱，痰吐稀薄，自汗畏风，或咳呛，痰少质黏，烦热口干，咽喉不利，面颧潮红，舌淡红，或舌红少苔，脉软弱或细数。

2）肾虚不纳证：喘促日久，动则喘甚，呼多吸少，气不得续，形瘦神惫，跗肿，汗出肢冷，面青唇紫，或见喘咳，面红烦躁，口咽干燥，足冷，汗出如油，舌淡苔白或黑润，或舌红少津，脉沉弱或细数。

3）喘脱证：喘逆剧甚，张口抬肩，鼻翼翕动，不能平卧，稍动则咳喘欲绝，或有痰鸣，心悸烦躁，四肢厥冷，面青唇紫，汗出如珠，脉浮大无根，或脉微欲绝。

三、辨证施护

（一）辨证要点

1）辨虚实：主要根据呼吸的气息和声音、脉象及病势缓急等进行辨证。如呼吸深长有余，呼出为快，气粗声高，脉数有力，多为实喘，为外邪侵袭，邪壅肺气、肺气上逆所致或饮食不当，痰湿内生、上扰于肺所致；如呼吸短促难续，深吸为快，气怯声低，少有痰鸣咳嗽，脉象微弱，病势时轻时重，遇劳则甚，多为虚喘。

2）辨外感内伤：实喘当辨外感内伤。主要根据起病缓急、病程长短及有无表证等进行辨证。若出现起病急，病程短，伴有表证者，多为外邪侵袭所致邪壅肺气、肺气上逆，可辨为外感；若出现起病缓，病程长，反复发作，无表证者，多为饮食不当所致痰湿内生、上扰于肺或情志失调、久病劳欲所致气机升降失常、肺肾出纳失常，可辨为内伤。

3）辨病变脏腑：虚喘当辨病变脏腑。主要根据喘息特点、加重因素及伴随症状等进行辨证。若出现劳作后气短不足以息，喘息较轻，伴有面色㿠白、自汗、易感冒者，多为肺虚气弱，气失所主，可辨为肺虚；若出现静息时亦有气喘，动则更甚，伴有面色苍白、形寒肢冷、腰膝酸软者，多为久病肺虚及肾，气失摄纳，可辨为肾虚；若出现心气、心阳衰弱时，喘息持续不已，伴有发绀、心悸、浮肿、颈脉怒张、脉结代者，多为肺气欲绝，肾阳虚衰，摄纳无权，可辨为喘脱。

（二）主要护理问题

1）胸闷气促：与邪气壅肺、气失宣降或精气不足、肺肾摄纳失常有关。

2）咳痰不爽：与邪气壅肺、气失宣降有关。

3）生活自理下降：与喘促难平、无力施为有关。

4）焦虑：与对疾病认识不足、病程长、担心预后等有关。

5）潜在并发症：喘脱。

（三）护理措施

1. 病情观察

1）观察咳嗽的性质、程度、持续时间、规律以及痰液颜色、性状、量及气味，注意咳痰是否顺畅等。

2）观察呼吸的频率、节律、深度及面色、唇甲发绀程度。如患者出现喘促鼻扇，张口抬肩，汗出肢冷，面色青紫，脉浮大无根为喘脱危象，应及时报告医生。

3）观察神志、体温、心率、心律、血压、出汗、尿量等，发热患者，注意热势变化。

4）观察氧气吸入的浓度、时间及效果，监测血氧饱和度，定期检测血气分析。喘促严重者密切观察病情变化，出现头痛、烦躁不安、神志恍惚、谵妄、嗜睡和昏迷等表现时，警惕出现肺性脑病，及时配合医生做好抢救工作。

5）注意舌象、脉象、面色等情况，为辨证提供依据。

2. 生活起居护理

1）保持室内空气新鲜，温度保持在18～20 ℃，湿度在55%～60%为宜，指导患者戒烟，室内勿摆放鲜花等易致过敏的物品，避免花粉及刺激性气体的吸入。

2）取舒适体位，喘息较重者取半卧位或端坐卧位，双鼻氧管持续低流量给氧，氧流量1～2 L/min或用文丘里面罩调节氧浓度在25%～29%。症状缓解后，可适当下床活动。

3）痰多不易咳出者，指导有效咳嗽、胸部叩击，勤换体位、以助排痰。

4）顺应气候变化，及时增减衣物，在呼吸道传染病流行期间，避免去人群密集的公共场所，避免感受外邪，诱发或加重病情。

5）劳逸结合，起居有常，保证充足的休息和睡眠。坚持深呼吸、缩唇腹式呼吸锻炼，增强呼吸肌耐力，改善呼吸功能。

6）辨证起居：风寒犯肺者，室内阳光充足，尤其是胸背部保暖，以免寒邪从肺俞入侵，加重病情；水凌心肺者，宜取半卧位，室温略高；痰热郁肺者居室宜凉爽通风，但避免汗出当风。

3. 饮食调护

1）饮食有节，以富营养、清淡为原则，多吃绿叶蔬菜及水果，食物烹饪以蒸、煮为宜，食物宜软烂，少量多餐。避免进食易产气食物，忌辛辣、肥腻、过甜、过咸之品。

2）辨证施食：风寒犯肺者，可食温肺散寒之品，如姜糖水、葱白、淡豆豉等，忌生冷瓜果，食疗方如紫苏姜豉汤；表寒肺热者，宜多饮温开水，可食宣肺之品，用鲜芦根45 g煎煮提汁，加入大米30 g煮粥食用；痰热郁肺者，宜食清热化痰之品，如梨子、荸荠、丝瓜、白萝卜等，忌胡椒、生姜、大蒜等，食疗方如杏仁炖雪梨；痰浊阻肺者，宜食健脾燥湿化痰之品，如山药、炒薏米、扁豆、赤小豆等，忌食苦瓜、香蕉、柚子、煎炸、冰冻制品，食疗方如薏米扁豆粥、茯苓山药粥、陈皮泡水饮；肺气郁痹者，宜食行气解郁之品，如素萝卜汤等，可用木蝴蝶、厚朴花各3 g泡水代茶，以疏肝解郁理气等，忌食滋腻滞气之品，如豆类、番薯等食物，食疗方如杏仁粥；水凌心肺者，宜食温阳化饮之品，如核桃、肉苁蓉等，亦可配合利水消肿之品，如赤小豆等，同时，应限制钠盐和水的摄入，忌饱餐；肺气虚耗者，宜食补肺健脾之品，如党参、黄芪、山药等；肾虚不纳者，饮食宜低盐，宜食补益肾精之品，如核桃、芝麻、猪腰等。

3）喘脱者，待病情稳定后，加强饮食调护，如动物内脏熬汤、牛奶、蔬菜汁等，或直接用营养素配制要素饮食，不能自行进食者，应鼻饲。

4. 运动康复护理

1）根据患者呼吸困难的程度和生活习惯合理选择有氧运动，如上下肢训练、腹肌训练、耐力和肌力训练等，循序渐进，持之以恒。

2）上肢训练：能够锻炼辅助呼吸肌群，如胸大肌、胸小肌和背阔肌等。可以采用手摇车和提重物训练或上肢循环测力器、弹力训练。

3）下肢训练：卧床者可下肢平抬主动或被动训练。

4）腹肌训练：腹式呼吸训练，吸气时，腹肌收缩，腹部隆起，呼气时，腹肌放松，腹部下陷。也可采用缓慢吹气球训练，取舒适的坐位，放松肩膀和胸部，保持吹气的速度和力度均匀，避免过度用力吹气和吹气持续时间过长。

5. 用药护理

1）遵医嘱用药，观察用药疗效及不良反应。服药后注意观察气促、胸闷、咳痰等症状是否改善。

2）慎用镇静剂，喘促剧烈时，可遵医嘱正确使用气雾剂，吸药后及时清水含漱口咽部。

3）中药汤剂一日一剂，分 2 次服，根据证型宜饭后 30 min 服；中西药服用时间间隔 30 min 以上。

4）辨证施药：风寒犯肺者宜热服，药后以微汗为佳；痰热郁肺、痰浊阻肺证、肺气郁痹者宜温服。肺气痹闭者，所用药物多属芳香走窜之品，不宜久煎。痰热郁肺痰稠难咳者，可用鲜竹沥水送服川贝母粉 3 g，以清热化痰。喘脱者，可遵医嘱静脉注射参附注射液，以回阳救逆。

5）糖皮质激素治疗的患者严格遵医嘱，切忌随意停药或改变剂量。指导饭后服药，服药期间多食含钙、钾丰富的食物，如香蕉、牛奶、鱼、虾皮、橘子汁等，防止低钙血症、低钾血症。观察大便颜色，定期监测血压、血糖等。

6. 情志护理

1）患者病程长，缠绵难愈，精神负担较重，常易出现焦虑、抑郁等情绪，应劝慰开导患者，解除其思想顾虑，保持情绪平和。

2）让患者了解“怒伤肝、忧伤肺、思伤脾、恐伤肾”的致病特点，运用中医“移情易性法”，通过适当运动、音乐欣赏、书法绘画等分散转移病人的注意；运用“说理开导法”调整患者情绪，培养“知足常乐”“比上不足，比下有余”的生活态度。

3）教育患者掌握自我调节方法，包括提高自信心、适当锻炼、规律的生活秩序及自我放松的疗法等措施。

4）肺气郁闭者，保持病室安静，避免劳累和精神刺激，运用“以情胜情法”，有意识地采用一种情志活动去控制、消除患者的不良情绪，如“怒伤肝，悲胜怒”“喜伤心，恐胜喜”“思伤脾，怒胜思”“忧伤肺，喜胜忧”“恐伤肾，思胜恐”，以免加重病情。保持乐观情绪，避免忧思恼怒对人体的不利影响。

5）喘脱者，应及时稳定情绪，缓解畏惧恐慌心理。

7. 中医护理技术

（1）耳穴贴压

1）胸闷喘促：①耳穴：肺、支气管、平喘、交感、心、胸、皮质下等穴。②方法：对按或向耳轮方向按压，按压 3～5 次/d，每次每穴按 15～30 下，以耐受为度。耳贴更换 1～2 次/周。

2）咳嗽咳痰：①耳穴：肺、气管、神门、肾上腺、对屏尖、交感、皮质下等穴。②方法：对按或向耳轮方向按压，每日不拘时按压，每次每穴按 15～30 下，以耐受为度。耳贴更换 1～2 次/周。

3）脘痞纳呆：①穴位：脾、胃、三焦、胰、胆等穴。②方法：对按或向耳轮方向按压，按压 3～5 次/d，每次每穴按 15～30 下，以耐受为度。耳贴更换 1～2 次/周。

（2）中药离子导入

咳嗽咳痰：①部位：双肺背部湿啰音最明显处或双侧肺俞。②方法：患者取坐位，将 2 块棉衬套，浸入 38～42 ℃的中药液后取出，拧至不滴水为宜，将中频治疗仪电极板放入衬套内，平置于治疗部位，2 个电极板相距 2～4 cm，外用隔水布覆盖，绷带或松紧搭扣固定，调节电流，至患者耐受为宜。

时间 20～30 min，1～2 次/d。中药离子导入见图 1-10-1。

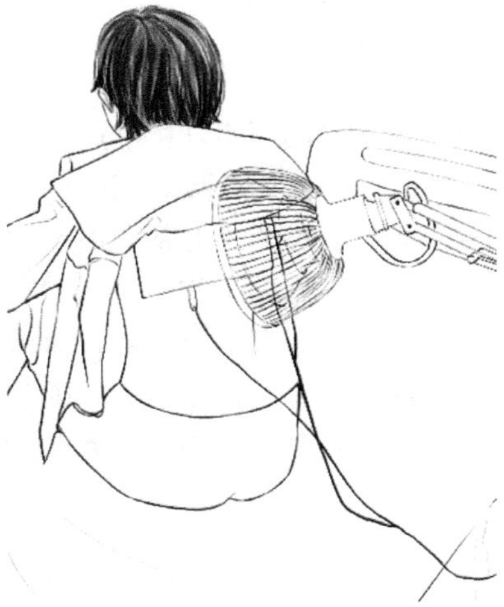

图 1-10-1 喘证的中药离子导入

（3）砭石热熨

咳嗽咳痰：①部位：背部两侧膀胱经。②方法：将砭石用 80 ℃热水泡 1 min，擦干后用治疗巾包好（或用砭石温灸器），热熨背部两侧膀胱经位置（脊柱旁开 1.5 寸，从第二胸椎风门开始至第四腰椎大肠俞止），热熨 20 min，1 次/d。

（4）刮痧

发热：①穴位：大椎、风池、肺俞、尺泽、合谷等穴。②方法：患者取坐位，刮痧板与皮肤之间夹角约为 45°，自上而下，先内侧后外侧顺序，由轻到重、单一方向刮痧。每个部位一般刮 20～30 次，刮至皮肤出现红紫为度，但不可强求出痧。

（5）脐灸

脘痞纳呆：①穴位：神阙。②主要药物：生姜切碎。③方法：患者取平卧位，将面碗置于脐上，面碗底部中心开口对准脐孔，切碎的生姜倒入面碗内，高度约 1 cm，艾炷置于其上，点燃，充分燃烧，连续灸 4 壮，约持续 40 min，1 次/d。脐灸见图 1-10-2。

四、健 康 教 育

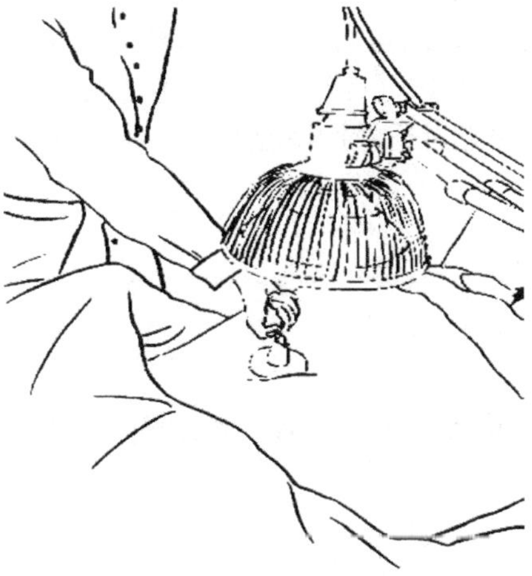

图 1-10-2 喘证的脐灸

1）起居有常，注意四时气候变化，慎风寒，随时增减衣服，外出时戴口罩和围巾，以免感受外邪而诱发。

2）合理膳食，增加营养，保证机体康复需要，少食甜黏肥腻之品，以免助湿生痰。劝告戒烟并避免二手烟，忌辛辣刺激类食物。

3）喘证发作时，遵医嘱使用吸入气雾剂，并教会患者正确的吸入方法。如果有慢性缺氧状况，嘱患者坚持长期氧疗，氧流量 1～2 L/min、氧浓度在 25%～29%，每天吸氧时间大于 15 h，提高生活质量。

4）保持情绪稳定，稳定期适当参加社会活动，增加兴趣爱好。

5）指导缩唇呼吸和腹式呼吸功能锻炼，恢复期指导患者进行步行、慢跑、气功等康复锻炼，增强体质，以固根本。不宜过度疲劳，保证充足的睡眠。

6）做好病情自我监测，如出现体温升高、呼吸困难加重、咳嗽加剧、痰量增多，需及时就诊。

五、中医临床护理进展

（一）喘证慢病管理创新

远程康复是指在计算机和通信技术基础上，综合运用远程感知技术、远程控制技术和信息处理技术等实现跨地区的康复医疗服务。慢性阻塞性肺疾病全球倡议（global initiative for chronic obstructive lung disease，GOLD）2022、GOLD2023 均提到远程康复可作为传统康复的替代方法，多项临床研究也表明远程康复是安全的，其临床结局具有与基于中心的肺康复相似的获益，值得推广。

（二）喘证中医治疗方法创新

有研究表明，呼吸吐纳联合推拿在慢阻肺急性加重期重度患者早期（入院 3 d 内）肺康复治疗可以改善患者的呼吸功能、运动耐力及生活质量，且在治疗停止后 5 周效果仍能持续存在。具体方法：①吐纳法：用鼻吸气到腹部气海丹田之处，吸气时腹部凸起；意随气行，注意力顺着气行的路线转移到以肚脐为中心的腹腔丹田，微停 1～2 s，然后呼气时按进气的路线相反呼出，腹部凹进去，同时呼气嘴唇半闭呈吹口哨状；吸气量与呼气量相等。每次 20 min，每日 2 次。②推拿疗法：患者取坐位或卧位，双上肢取穴，对天府、尺泽、合谷穴行揉按法；患者取坐位，双下肢取穴，对足三里、丰隆、梁丘穴行揉推法。按摩力度以患者耐受为度，每次 20 min，每日 1 次。吐纳及推拿操作均由康复治疗师全程指导。先吐纳后推拿，无需间隔。

（三）喘证中医护理技术创新

有研究表明，火龙灸治疗慢阻肺稳定期肺肾气虚证可明显改善患者肺功能，提高患者的生活质量，临床效果显著。具体操作如下：①患者取俯卧位，将软枕垫于患者颈下胸前及脚踝处，保持舒适体位，呼吸通畅，气道不受压；②沿督脉和足太阳膀胱经大椎穴至上髎穴段进行经络推拿；③将蘸有温热的自制温阳药酒（主要成分：生附子、杜仲、肉桂、川乌）纱块平铺于患者背部，先后覆盖一条干燥的大毛巾和一条不滴水的潮湿小毛巾；④循经络（大椎穴至上髎穴，覆盖督脉、双侧膀胱经）铺艾绒 3 条（每条宽 3 cm、高 3 cm，中间以适量艾绒连接）；⑤用 50 mL 灌注器吸取 95% 乙醇并均匀喷洒于艾绒表面，首壮喷洒约 100 mL，之后每壮喷洒约 50 mL；⑥备好双层湿毛巾后以点火器点燃艾绒，至患者感觉温度达到自身能够耐受的最高热度的 6～7 成时，医者使用双层湿毛巾覆盖于艾绒上面灭火，灭火后待温度降至 4 成时可用手向下按压，以促进热力及药力的渗透；⑦待温度下降至 3 成时进行反复助燃和点火的操作，重复步骤⑤与⑥，做完 3 壮后将艾绒翻转，观察疗效，反复点火 5 壮即操作完毕，过程约 40 min。治疗后嘱患者适量饮用温开水，并及时擦干汗液。每次间隔 5 d，治疗 5 次为 1 个疗程。

导入案例分析

1. 该患者目前所患何病？辨证属何证？

答： 喘证（风寒袭肺证）。

2. 针对该患者咳嗽、咳白稀薄痰，临床应如何辨证施护？请用思维导图的形式呈现。

答： 详见思维导图。

复习思考题

如何指导喘证患者早期运动康复锻炼？

（方菊花）

第十一节　咳　　嗽

导入案例

刘某，男，28 岁，公司职员。因“咳嗽 10 d”入院。患者半个月前受凉，出现恶寒，发热，自服“正柴胡颗粒”后恶寒缓解，10 d 前出现咳嗽，日渐加重，夜不能寐，遂来院就诊。刻下：咳嗽气粗，咳大量黄稠痰，发热，口干，咽痛，纳可，夜寐欠安，小便黄，大便黏腻臭秽。咽部充血，舌红、苔黄腻，脉滑数。

既往史：平素体健，否认重大疾病史。

体格检查：体温 38 ℃，脉搏 90 次/min，呼吸 18 次/min，血压 110/70 mmHg，身高 175 cm，体重 75 kg，精神不振。

请思考：

1. 该患者目前所患何病？辨证属何证？
2. 针对该患者咳嗽、咳痰，临床应如何辨证施护？请用思维导图的形式呈现。

咳嗽是指由外感或内伤而导致肺失宣降，肺气上逆而发出咳声，或咳吐痰液的一种病证。有声无痰为咳，有痰无声为嗽，有痰有声为咳嗽，一般多为痰、声并见，难以截然分开，故统称咳嗽。

咳嗽既是肺系多种疾病的一个症状，又是独立的病证。西医的急性气管-支气管炎、慢性支气管炎、咳嗽变异型哮喘等以咳嗽为主症者属本病范畴。

一、病 因 病 机

咳嗽主要因外感六淫，肺系受袭；内生诸邪，或痰阻气道，或火热熏肺，或痰火交织；或内外合邪，引起脏腑功能失调，导致肺失宣肃，肺气上逆作咳。

1. 外感六淫

六淫由口鼻或皮毛而入，侵袭肺系，致肺失宣降，气道不利，肺气上逆而作咳。六淫皆能令人咳，但风邪为六淫之首，易兼夹他邪侵袭人体，故外感咳嗽常以风为先导，表现为风寒、风热、风燥等不同证型。

2. 内生诸邪

内伤咳嗽由脏腑功能失调，内邪干肺所致。包括肺脏自病和他脏及肺。

（1）肺脏自病

肺系多种疾病迁延不愈，耗气伤阴，肺主气功能失调，肃降无权，肺气上逆发为咳嗽。

（2）他脏及肺

情志、饮食、禀赋等因素均可导致脏腑功能失调，内邪干肺，肺失宣降，肺气上逆发为咳嗽。

1）情志内伤：情志不遂，肝气郁结，日久气郁化火，因肝脉布胁而上注于肺，气火循经，上逆犯肺，肺失宣降而致咳嗽，又称为“木火刑金”。

2）饮食不节：如过食生冷、辛辣刺激、肥甘厚味、嗜好烟酒等，伤及脾胃，脾失健运，酿湿生痰，痰湿阻气，肺气上逆，发为痰湿咳嗽。痰湿郁久化热，痰热壅肺，可发为痰热咳嗽。

3）体弱久病：先天禀赋不足，或年老体弱，或久病消耗，肾虚而失于摄纳，导致肺气失敛而发为咳嗽。

本病病位主要在肺，与肝、脾、肾关系密切。基本病机为邪气犯肺，肺失宣降，肺气上逆。咳嗽分外感与内伤，外感咳嗽多属邪实，内伤咳嗽多为正虚与邪实并见，二者常互为因果。

二、常 见 证 候

1）风寒袭肺证：咳嗽声重，气急，咽痒，咳痰稀薄色白，伴鼻塞，流清涕，头痛，肢体酸痛，恶寒发热，无汗，口不渴，舌苔薄白，脉浮或浮紧。

2）风热犯肺证：咳嗽频剧，气粗或咳声嘶哑，喉燥咽痛，咳痰不爽，痰黏稠或色黄，伴鼻流黄涕，口渴，恶风，头痛，身热汗出，舌红、苔薄黄，脉浮数或浮滑。

3）风燥伤肺证：干咳无痰，或痰少而黏，不易咳出，或痰中夹有血丝，咽喉干痛，口鼻干燥，初起或伴有少许恶寒，身热，头痛，舌尖红、苔薄白或薄黄而干，脉浮数或小数。

4）痰湿蕴肺证：咳嗽反复发作，咳声重浊，因痰而嗽，痰出则咳缓，痰多色白，黏腻或稠厚成块，每于晨起或食后咳甚痰多，伴胸闷，脘痞，纳差，乏力，大便时溏，舌苔白腻，脉濡滑。

5）痰热郁肺证：咳嗽气粗，喉中可闻及痰声，痰多质黏或稠黄，或有热腥味，或夹血丝，胸胁胀满，咳时引痛，伴面赤，或有身热，口干而黏欲饮，舌红、苔黄腻，脉滑数。

6）肝火犯肺证：咳声阵作，咳时面红目赤，引胸胁作痛，咽干口苦，常感痰滞咽喉而咳之难出，量少质稠，或痰如絮条，急躁易怒，症状可随情绪波动而增减，舌红、苔薄黄少津，脉弦数。

7）肺气虚弱证：咳嗽无力，咳声低微，气短，动则加重，痰液清稀，倦怠懒言，自汗畏风，反复易感，面色白，舌淡、苔白，脉弱。

8）肺阴亏虚证：干咳，咳声短促，痰少质黏色白，或痰中带血丝，或声音逐渐嘶哑，口干咽燥，形体消瘦，潮热，盗汗，颧红，五心烦热，舌红、少苔，脉细数。

9）肺肾气虚证：咳嗽无力，呼多吸少，气短而喘，动则尤甚，咳痰清稀，声低，乏力，自汗，耳鸣，腰膝酸软，或尿随咳出，舌淡紫，脉弱。

三、辨证施护

（一）辨证要点

1）辨外感内伤：根据病势、病程、兼症等进行辨证。若起病急，病程短，常伴恶寒、发热、鼻塞流涕、身痛等表证见症，多为外感咳嗽；若起病缓，病程长，反复发作，身无表证，常因情志不遂，或饮食肥甘、生冷，或劳累受凉而伴其他脏腑功能失调症状，多为内伤咳嗽。见表 1-11-1。

表 1-11-1　外感咳嗽与内伤咳嗽的辨别

鉴别点	病势	病程	兼症
外感咳嗽	常突然发生，病势急	短	常伴恶寒、发热、鼻塞流涕、身痛等表证见症
内伤咳嗽	常反复发作，病势缓	长	无表证见症，可因情志不遂，或饮食肥甘、生冷，或劳累受凉而伴其他脏腑功能失调症状

2）辨虚实：根据咳嗽的声音、频率、节律以及痰液的颜色、质地、量和气味进行辨证。概言之，外感咳嗽多为实证，内伤咳嗽多为虚证或虚实夹杂，本虚标实。若咳嗽时作，咳声高亢有力，或声音嘶哑，咳而急剧，白天多于夜间，或咽痒即咳，痰白而清稀量多，或痰黄而黏稠量少，病势急而病程短，多由外感风寒、风热或风燥引起，多属实证；若咳嗽时作，连声重浊，痰白或黄，清稀或黏稠或稠厚，咳痰有热腥味或腥臭味或甜味，痰出咳减，早晨咳甚，阵发加剧，多为痰湿或痰热为患，属实中夹虚；若咳声轻微短促，痰少质黏难咳，色白或夹血丝，午后、黄昏咳甚，或夜间有单声咳嗽，多为阴虚肺燥，多属虚中夹实或正虚；若夜间咳嗽较剧烈，持续不已，少气，或伴气喘，痰白清稀，呈泡沫样，病势缓而病程长，属久咳致喘的虚寒证。见表 1-11-2。

表 1-11-2　咳嗽虚证与实证的辨别

鉴别点	咳嗽			痰液			
	声音	频率	节律	颜色	质地	量	气味
实证	高亢有力，或声音嘶哑	时作，急剧	白昼明显，或咽痒即咳	白，或黄	清稀，或黏稠	多，或少	无，或可腥

续表

鉴别点		咳嗽			痰液			
		声音	频率	节律	颜色	质地	量	气味
虚实夹杂	实中夹虚	连声重浊	时作	晨起阵发性加剧，痰出咳减	白，或黄	清稀，或黏稠，或稠厚	一般较多	热腥味，或腥臭味，或甜味
	虚中夹实	轻微短促	阵作	午后、黄昏咳重，或夜间有单声咳嗽	白，或夹血丝	黏稠	一般较少	可有血腥味
虚证	虚寒	低微无力，少气	持续不断	夜间咳嗽剧烈且伴气喘	白	清稀透明，呈泡沫样	中等，或多	无
	虚热	轻微短促	阵作	夜间有单声咳嗽	或夹血丝	黏稠	少	可有血腥味

（二）主要护理问题

1）咳嗽：与邪气犯肺、肺失宣肃、肺气上逆有关。

2）咳痰：与外感时邪、脏腑失调、痰浊内生有关。

3）咳血：与肺络受损、血不循经有关。

（三）护理措施

1. 病情观察

1）观察患者咳嗽的声音、频率、节律以及加重因素。

2）观察患者痰液的颜色、质地、量、气味及咳出难易度等。必要时正确留取清晨漱口后咳出的第一口痰，及时送检。

3）观察患者的生命体征变化，若出现高热不退、呼吸困难、咳痰腥臭、咯血或脓血相间，或出现胸闷喘憋、胸胁引痛、头晕头痛、尿量减少，或出现体温骤降、四肢不温、心悸、汗出、嗜睡等情况，应立即汇报医生，配合抢救。

4）注意舌象、脉象、咽喉、口渴、胸痛等情况，为辨证提供依据。

2. 生活起居护理

1）保持病室洁净、空气新鲜，定时开窗通风。避免花粉、异味刺激，禁止吸烟。风寒袭肺者，病室宜温暖。风燥伤肺或肺阴亏虚者，适当加大病室湿度。

2）根据气候变化及时增减衣服，忌直接当风。盗汗者，及时擦干汗液，更换湿衣被。及时清理痰液，如有痰杯则每天消毒。注意休息，避免劳累。咳血者需卧床休息。

3）风燥伤肺者干咳剧烈时，少量饮水润喉，以减轻咳嗽；痰热郁肺者，加强口腔护理，可用温水漱口，每日3～4次。

4）痰多者，指导患者有效咳痰，即先漱口或饮少量水湿润咽部，深吸一口气，屏气3～5 s，再用力将深部的痰咳出；痰黏难咳时，还可配合胸部叩击，协助患者取半卧位或端坐位，用空心掌，从肺下叶开始，自下而上、由外向内轻叩患者背部，避开骨突处，叩击力度以不感到疼痛为宜，手法以发出空而深的拍击音为度，每次3～5 min；严重咳痰不畅而有窒息危险时，予吸痰或气管切开。

3. 饮食调护

1）以清淡、易消化、富营养、理肺止咳为原则。宜宣肺、清肺或润肺之品，如紫苏、白萝卜、柿霜、银耳、百合等，忌肥甘厚味、辛辣刺激、粗糙之品，戒烟酒。

2）辨证施食：风寒袭肺者，可多食疏风散寒、宣肺止咳之品，如葱白、生姜、紫苏叶、大蒜等，食疗方如姜糖苏叶饮、杏仁奶等；风热犯肺者，可多食疏风散热、宣肺止咳之品，如淡豆豉、黄菊、葛根等，食疗方如菊花茶、葛根粥、五汁饮等；风燥伤肺者，可多食疏风润燥之品，如紫苏叶、银耳、梨、洋槐蜜等，食疗方如紫苏蜂蜜饮、银耳羹等；痰湿蕴肺者，可多食健脾燥湿、化痰止咳之品，如赤小豆、炒薏苡仁、茯苓、白扁豆、山药等，食疗方如生姜莱菔汁、陈皮水；痰热郁肺者，可多食清热化痰之品，如金银花、枇杷、川贝母、竹沥水、丝瓜、冬瓜、梨、荸荠、海蜇等，食疗方如川贝炖梨汤、雪羹汤、海带汤等；肝火犯肺者，可多食清肝泻火、清肺化痰之品，如旱芹、白菊、金银花、枇杷、川贝母等，食疗方如芹菜汁、枇杷粥等；肺气虚弱者，可多食补益肺气之品，如山药、土豆、牛肉、太子参、党参等，食疗方如山药粥，牛肉汤等；肺阴亏虚者，可多食养阴、清热、润肺之品，如梨、银耳、百合、麦冬、甲鱼，食疗方如冰糖蒸梨、甘蔗汁、五汁蜜饮、百合莲子粥、天冬粥等；肺肾气虚者，可多食补气、益肺、固肾之品，如山药、杜仲、海参、猪肺、猪腰、菟丝子，食疗方如山药粥、菟丝子炒虾仁、海参粥等。

4. 运动康复护理

1）在病情许可的情况下，选择合适的有氧运动，如游泳、慢跑等，亦可练习太极拳、经络呼吸操、八段锦等，循序渐进，持之以恒。

2）伴有气喘者，应指导患者进行缩唇腹式呼吸训练，患者取半卧位或坐位，自然吸气，呼气时缩唇（呈吹口哨样），经口将肺内气体缓慢呼出，再用鼻吸气，重复上述过程。在训练过程中，嘱患者将两手分别放于前胸部和腹部，感知胸腹的起伏，吸气时腹部鼓起，呼气时腹部下陷，呼气与吸气时间比为 2∶1 或 3∶1，每分钟 10 次，每次训练 15 min，每日 2 次。

5. 用药护理

1）遵医嘱正确用药，告知药物的作用，观察服药后的咳嗽、咳痰情况以及不良反应，嘱患者不可自行调整、更换、停止药物。

2）咳嗽剧烈时，即刻给药。

3）多数祛痰药对黏膜有刺激性，有消化道溃疡者慎用。

4）若痰中带血，可遵医嘱及时干预，以凉血止血。

5）外感咳嗽，汤药武火快煎；风寒袭肺者宜热服；风热犯肺者宜温服；风燥伤肺者，桑杏汤宜偏凉服，杏苏散宜偏温服；痰热郁肺者，汤药宜偏凉服；肺阴亏虚者，汤药宜少量频服。服药后注意休息，观察汗出和体温情况，及时擦干汗液，忌汗出当风。

6. 情志护理

1）病程较长者，劝慰、开导患者，解除其思想顾虑，增强康复信心。

2）肝火犯肺者，可采用以情胜情法，使患者情绪平和。

3）咳血者，安慰患者，或通过移情易性法转移患者注意力，帮助其缓解紧张情绪。

4）选择合适的五音疗法：肺气虚弱者，可聆听《晚霞钟鼓》等商调阳韵音乐；肺阴亏虚者，可聆听《秋风清露》等商调阴韵音乐；痰湿蕴肺者，可聆听《黄庭骄阳》《十面埋伏》等宫调阳韵音乐；肝火犯肺者，可聆听《阳春白雪》《广陵散》等商调阴韵音乐或《碧叶烟云》等角调阴韵音乐。

7.中医护理技术

（1）刮痧

咳嗽：多适合实证咳嗽者。①部位：背部督脉循行线（大椎-至阳穴），背部膀胱经第一侧线（大杼-肺俞穴），前臂肺经循行线（天府-少商穴），肺俞、中府穴。风寒袭肺者加风门、大杼穴；风热犯肺者加手臂大肠经循行线（肩髃-商阳穴），以及大椎、尺泽、列缺、合谷穴；痰湿蕴肺者加下肢脾经循行线（阴陵泉-隐白穴），以及脾俞、丰隆、阴陵泉、天突穴；痰热郁肺者加手臂大肠经循行线（肩髃-商阳穴）和下肢脾经循行线（阴陵泉-隐白穴），以及脾俞、阴陵泉、大椎、尺泽、天突穴；肝火犯肺者加手臂大肠经循行线（肩髃-商阳穴）和下肢肝经循行线（膝关-大敦穴），以及肝俞、太冲、行间、大椎、膻中穴。②方法：经脉直线刮拭，尽量拉长，穴位点压按揉，均以出痧为度；督脉用平补平泻法，其余经脉用泻法刮拭。

（2）灸法

咳痰：多适合风寒袭肺或痰湿蕴肺者。①穴位：肺俞、天突、大椎、风门、膏肓、脾俞、肾俞、丰隆。②方法：艾条灸，每穴 3～5 min，每天 1 次；或隔姜灸，每穴灸 3 壮，每天早晚各 1 次；或雷火灸，每天 1 次；或督灸（大椎-腰俞穴），连灸 3 壮，每次灸 40～60 min；或热敏灸，选择夏季三伏天进行，初伏天每日 1 次，中伏天间隔 1 日 1 次，末伏天间隔 3 d 1 次；或麦粒灸，每穴施 3 炷，10 d 为一个疗程。

（3）拔罐

咳嗽：多适合风寒袭肺、风热犯肺、痰湿蕴肺而咳嗽者。①穴位：肺俞、天突、云门、中府。风寒袭肺者，加风门、大椎；痰湿蕴肺者，加脾俞、丰隆、阴陵泉。②方法：闪火法拔罐，留罐 10～15 min；若是药罐，则留罐 5～10 min；亦可行平衡火罐法，最后留罐 5 min。

（4）耳穴贴压

1）咳嗽咳痰：①耳穴：主穴取肺、气管、支气管、平喘、神门；配穴取枕、脾、三焦、大肠、肾。②方法：每次按压 1～2 min，以耐受为度，3～5 次/d，或不拘时按压，双耳交替贴压，2 次/周。耳穴贴压见图 1-11-1。

2）急躁易怒：①耳穴：耳尖（放血）、肝、耳轮结节、胸、内分泌、肺；配穴取身心、快活、三焦。②方法：耳尖放血 15～20 滴，耳穴每次按压 1～2 min，以耐受为度，3～5 次/d，或不拘时按压，双耳交替贴压，2 次/周。

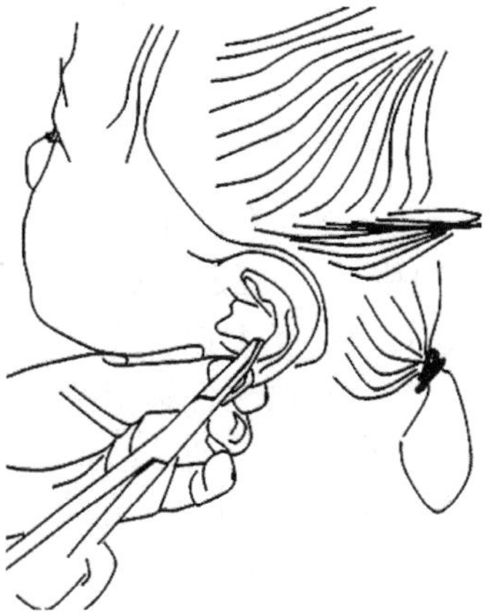
图 1-11-1　咳嗽的耳穴贴压

（5）穴位贴敷

咳痰：咳痰无力、痰多常见于寒痰伏肺或肺虚者。①穴位：肺俞、天突、膻中、大椎、膏肓、丰隆、脾俞。②主要药物：白芥子、紫苏子、莱菔子、贝母、款冬花、桑白皮、白前、沉香、甘草等。③方法：于三伏天的初伏、中伏、末伏第 1 或 2 天贴敷，每次贴敷 4～6 h。

（6）中药雾化吸入

痰黏难咳：①药物：金银花、桔梗、远志各 30 g。②方法：煎水，雾化吸入，每次 10～15 min。

四、健康教育

1）生活起居有常，劳逸结合，注意气候变化，防外感。发病期间，保持室内洁净、空气新鲜。注意口腔清洁，被褥轻软，衣服宽松舒适。

2）饮食有节，富营养，忌辛辣香燥肥甘之品，戒烟限酒。

3）遵医嘱服药，如有不适及时就医。

4）保持情绪平和，忌大怒大悲。

5）掌握运动康复方法，缓解期加强锻炼，如散步、呼吸操、太极拳、游泳等。虚寒体质者，提倡冬病夏治与扶正固本。

五、中医临床护理进展

（一）咳嗽中医理论创新

外邪已去，尚未伤及脏腑的咳嗽日趋多见，故咳嗽的病因病机已不局限于外感、内伤，更注重内外合邪、互为因果的咳嗽，其中，咳嗽所表现出的高敏感性，是各类咳嗽的共同特征，中医学认为其与风邪特点相类，称之为“风咳”。脾胃咳（相当于咳嗽之痰湿蕴肺证）是内伤咳嗽的典型类型之一，常兴等从“百病生于气”的角度，认为脾胃之气升降失常与肺失宣降相合而致咳嗽，故治疗重在“调理脾胃之气机”。王宇鑫等从气机升降、五行生克乘侮、经脉相连和气血水同源等理论，论证肺与肝相关，创新性提出“调肝理肺”治法。二者的研究进一步丰富了《素问·咳论》所述“五脏六腑皆令人咳”理论，对临床治疗具有指导意义。

（二）中医治疗方法创新

咳嗽的治疗包括：①分期论治：急性咳嗽，初期伴有肺卫表证者，以祛邪为要，配合疏风、散寒、清热、润燥；咳嗽迁延之亚急性咳嗽，重在宣肺、疏风、利咽，兼以敛肺止咳；慢性咳嗽，邪实者，祛邪为主，兼顾治脾、治肝、治肾等，咳嗽日久则调理脏腑，顾护正气。②分病因病位论治：上气道咳嗽综合征，重在利咽通窍；胃食管反流性咳嗽，重在降胃气以利肺气，辅以制酸和胃；咳嗽变异性哮喘，借鉴哮病经验。③分证论治：根据风寒袭肺、风热犯肺、燥邪伤肺、风寒挛急、邪壅肺窍、痰湿蕴肺、痰热郁肺、胃气上逆、肝火犯肺、肺阴亏虚等证，运用汤剂或中成药进行治疗。此外，黄莉等基于《黄帝内经》四时六气理论及三因学说，挖掘新安医家程玠论治四时咳嗽的经验和思想，即疗春咳以祛风平肝、治夏咳以祛火敛金、治秋咳以清肺除湿、治冬咳以解表散寒。

（三）中医护理技术创新

胡倩等在宣肺止嗽汤的基础上运用刮痧治疗感染后咳嗽风寒恋肺证，主要刮拭足太阳膀胱经、手太阴肺经、任脉和督脉循行部位，重点刮拭天突、百会、大椎、肺俞、风门、太渊、列缺、风池穴，每周治疗 1 次，连续治疗 2 周；廖燃等运用定喘汤加减联合耳穴贴压（气管、咽喉、肺和神门穴）治疗痰热郁肺型咳嗽变异性哮喘，治疗 30 d；张仟等运用隔姜灸（大椎、肺俞、膏肓俞）联合中药雾化（补肺汤合二陈汤）治疗稳定期肺气虚型慢性阻塞性肺疾病，上述研究均取得了较好的疗效。

导入案例分析

1. 该患者目前所患何病？辨证属何证？

答：咳嗽（痰热郁肺证）。

2. 针对该患者咳嗽、咳痰，临床应如何辨证施护？请用思维导图的形式呈现。

答：详见思维导图。

复习思考题

如何理解“五脏六腑皆令人咳”？

（王秋琴）

第十二节　肺　　胀

导入案例

黄某，男，70 岁，农民，因“反复咳嗽、咳痰 5 年余，活动后气促 2 年，加重 1 个月”来院就诊。1 个月前因外感后咳嗽、咳痰加重伴胸闷如塞，经平喘止咳治疗后迁延未愈。刻下：精神疲倦，胸部膨满，咳喘气短，痰多色白呈泡沫状，咳吐不易，腹胀纳少，自汗恶风。

既往史：慢性支气管炎病史 5 年；吸烟史 50 年，戒烟 2 年。

体格检查：体温 36.0 ℃，脉搏 90 次/min，呼吸 22 次/min，血压 125/85 mmHg，身高 165 cm，

体重 50 kg，唇甲微绀，桶状胸，舌质淡胖有齿痕、苔薄白腻，脉滑。

请思考：

1. 该患者目前所患何病？辨证属何证？
2. 针对该患者胸部膨满、咳喘气短，临床应如何辨证施护？请用思维导图的形式呈现。

肺胀是以喘息气促，咳嗽咳痰，胸部膨满，憋闷如窒，或唇甲发绀，心悸，肢体浮肿，迁延难愈，严重者可出现喘脱、昏迷等为主症的疾病。西医学中的慢性阻塞性肺疾病、慢性肺源性心脏病等属此范畴，慢性支气管炎、支气管哮喘、支气管扩张、肺结核等疾病出现本病主要表现时，均可参照本节护理。肺胀是呼吸系统常见病和多发病，患病率和病死率均居高不下，冬春季节和气候变化时易出现急性发作，疾病负担重，已成为严重危害人类健康的重大慢性疾病。

一、病因病机

肺胀的发生多因久病肺虚，痰浊潴留，而致肺不敛降，气还肺间，肺气胀满。每因复感外邪诱使本病发作或加剧。肺胀病位在肺，继则影响脾肾，后期及心。基本病机为久病正虚，痰浊、水饮、血瘀互结于肺，气道壅塞，肺气胀满，不能敛降，发为肺胀，甚则可以出现喘脱等危候。病理性质多属标实本虚，肺、肾、心、脾脏气亏虚为本，痰浊、水饮、血瘀互结为标，标本彼此影响，互为因果。外感诱发时则偏于邪实，平时偏于本虚。早期由肺及脾、肾，多属气虚、气阴两虚；晚期以肺、肾、心为主，气虚及阳，或阴阳两虚，正虚与邪实多互为因果。

1）肺病迁延：内伤久咳、久喘、久哮、肺痨等肺系慢性疾患，迁延失治，痰浊潴留，壅阻肺气，气之出纳失常，还于肺间，日久导致肺虚，成为发病的基础。

2）六淫乘袭：六淫既可导致久咳、久喘、久哮、支饮等病证的发生，又可诱发加重这些病证，反复乘袭，使之迁延难愈，最终导致病机转化，逐渐演化成肺胀。

3）年老体虚：肺胀病以高龄者居多。年老体虚，肺肾俱亏，体虚不能卫外是六淫反复乘袭的基础，感邪后正不胜邪而病益重，反复罹病则正更虚，如此循环往复，终致肺胀形成。

二、常见证候

1）外寒内饮证：咳逆喘满不得卧，气短气急，咳痰白稀，呈泡沫状，胸部膨满，恶寒，周身酸楚，或口干不欲饮，面色青暗，舌体胖大，舌质暗淡，舌苔白滑，脉浮紧。

2）痰浊壅肺证：胸膺满闷，咳嗽痰多，色白黏腻，短气喘息，稍劳即著，怕风汗多，脘痞纳少，倦怠乏力，舌暗、苔薄腻或浊腻，脉滑。

3）痰热郁肺证：咳逆喘息气粗，痰黄或白，黏稠难咳，胸满烦躁，目胀睛突，或发热汗出，或微恶寒，溲黄便干，口渴欲饮，舌质暗红、苔黄或黄腻，脉滑数。

4）痰蒙神窍证：咳逆喘促日重，咳痰不爽，表情淡漠，嗜睡，甚或意识朦胧，谵妄，烦躁不安，入夜尤甚，昏迷，撮空理线，或肢体瞤动，抽搐，舌质暗红或淡紫，或紫绛、苔白腻或黄腻，脉细滑数。

5）痰瘀阻肺证：咳嗽痰多，色白或呈泡沫，喉间痰鸣，喘息不能平卧，胸部膨满，憋闷如窒，面色灰白而暗，唇甲发绀，舌质暗或紫，舌下青筋增粗、苔腻或浊腻，脉弦滑。

6）阳虚水泛证：面浮肢肿，甚或一身悉肿，脘痞腹胀，或腹满有水，尿少，心悸，喘咳不能平卧，咳痰清稀，怕冷，面唇青紫，舌胖质暗、苔白滑，脉沉虚数或结代。

7）肺肾气虚证：呼吸浅短难续，咳声低怯，胸满短气，甚则张口抬肩，倚息不能平卧，咳嗽，痰如白沫，咳吐不利，心慌，形寒汗出，面色晦暗，舌淡或暗紫、苔白润，脉沉细无力。

三、辨 证 施 护

（一）辨证要点

1）辨虚实标本：一般感邪时偏于邪实，平时偏于本虚。邪实者须分清痰浊、水饮、血瘀的偏盛及兼感外邪之属性。早期以痰浊为主，渐而痰瘀并重，并可兼见气滞、水饮错杂为患。后期痰瘀壅盛，正气虚衰，标实与本虚并重。本虚者当区别气（阳）虚、阴虚的性质及肺、脾、肾、心病变主次。早期以气虚为主，或为气阴两虚，病在肺、脾、肾；后期气虚及阳，甚则可见阴阳两虚，病变以肺、肾、心为主。

2）辨病情轻重：肺胀若无邪侵袭于肺，病情稳定，仅见喘咳上气，胸闷胀满，动则加重，证候相对较轻。若见鼻扇气促，张口抬肩，目胀欲脱，烦躁不安，痰多难咳，提示病情加重。如有心慌动悸，面唇发绀，肢体浮肿，神昏，谵语，痉厥，出血，喘脱等候，属肺胀危证，需急救处理。

（二）主要护理问题

1）胸闷喘息：与肺气壅塞、肺失宣降有关。

2）咳痰不爽：与痰浊阻肺、痰液黏腻有关。

3）腹胀纳呆：与痰浊内蕴、脾失健运有关。

4）倦怠乏力：与喘促难平、无力施为有关。

5）自汗恶风：与久病肺虚、卫表不固有关。

（三）护理措施

1. 病情观察

1）观察喘息程度及呼吸的形态、频率、节律、深度。若出现神志恍惚、烦躁不安、谵妄、撮空理线或嗜睡、昏迷等表现时，警惕出现喘脱，及时配合医生做好抢救工作。

2）观察痰液颜色、性状、量，咳嗽是否顺畅等。

3）观察氧疗的时间及效果，定期监测血氧饱和度。使用无创机械通气的患者定期检测血气分析，保持患者在静息状态下血氧分压≥60 mmHg，氧饱和度达到90%以上。

4）观察体温、心率、心律、血压、出汗、饮食、睡眠、大便、夜尿情况，汗出较多的患者及时擦干汗液，避免汗出当风。

5）注意舌象、脉象、面色等情况，为辨证提供依据。

2. 生活起居护理

1）室内温湿度适宜，温度在18～20 ℃，湿度在55%～60%为宜，空气新鲜，勿摆放鲜花等可能的过敏原。

2）保证充足的休息和睡眠。取半卧位或高枕卧位休息，氧疗采用双鼻氧管持续低流量给氧，氧流量1～2 L/min，每天吸氧时间10～15 h。

3）顺应四时气候变化，及时增减衣物，疫病流行期间，避免去人群密集的场所。

4）坚持呼吸功能锻炼，练习缩唇腹式呼吸、吹气球、六字诀等，增加有效通气，提高呼吸肌耐力。

5）咳痰不爽者，指导深呼吸、有效咳嗽、胸部叩击，以助排痰。咳痰后及时用温水漱口。

6）辨证起居：外寒内饮、痰浊壅肺、阳虚水泛、肺肾气虚者，居室宜向南，保暖，以免寒邪入侵致感冒，加重病情。自汗者衣着柔软、透气，便于穿脱，汗出及时擦干、更衣，避免汗出当风。

痰热郁肺者病室宜凉爽通风，衣被不宜太厚。

3. 饮食调护

1）饮食以营养、易消化为原则，多吃蔬菜及水果，忌食辛辣、煎炸、生冷、过甜或过咸之品，避免易产气食物，少食多餐。

2）辨证施食：外寒内饮者可食温肺散寒、化饮祛痰之品，如姜糖水、葱白、淡豆豉、陈皮等，忌生冷瓜果，食疗方如紫苏姜豉汤、陈皮泡水饮等；痰热郁肺者可食清肺化痰之品，如丝瓜、冬瓜、梨子、荸荠、白萝卜、海蜇等，食疗方如海带汤、川贝炖雪梨等；痰浊壅肺者，宜食健脾燥湿化痰之品，如山药、炒薏米、扁豆、赤小豆等，食疗方如薏米扁豆粥、茯苓山药粥；肺肾气虚者可食健脾益肺、纳气平喘之品，如核桃、黑芝麻、枸杞子、木耳、山药、杏仁、牛肉、羊肉等，食疗方如人参核桃汤、白果桑椹饮等。

3）喘脱者，待病情稳定后，加强饮食调护，如动物内脏熬汤、牛奶、蔬菜汁等，或配制要素饮食，不能自行进食者予鼻饲。

4. 运动康复护理

1）根据患者呼吸困难的分级和生活习惯选择有氧运动，如散步、慢跑、骑车、太极拳、八段锦、五禽戏等功法进行康复锻炼。

2）选择空气清新的场地进行锻炼。运动时最好有人陪伴，出现心悸、喘息等不适立即停止运动。

3）症状较重者，做床上翻身、沿手太阴肺经循行部位拍打等运动，方法：患者取端坐位，放松身体，伸展双手，沿手太阴肺经进行拍打，每次 5～10 min，2 次/d。症状较轻者，鼓励下床活动，每日散步 20～30 min，开始时，可用自己习惯的中速步行，以后可采用中速—快速—慢速的程序步行。

4）下肢踏车运动，患者端坐在凳子上，双脚稍微悬空，模仿踏车动作上下运动，每次 5～10 min，2 次/d。

5. 用药护理

1）遵医嘱按时按量用药，正确使用吸入制剂，吸入药物后及时用清水充分含漱口咽部，观察用药疗效及不良反应。

2）糖皮质激素治疗的患者严格遵医嘱服药，切忌随意停药或减量。指导饭后服药，服药期间多食含钙、钾丰富的食物，如香蕉、牛奶、鱼、虾皮、橘子汁等，防止低钙、低钾血症。观察大便颜色，定期监测血压、血糖等。

3）中药汤剂一日一剂，分 2 次服，中西药服用时间间隔 30 min 以上。

4）辨证施药：肺肾气虚者汤药宜空腹温服；痰热郁肺者宜偏凉服；外寒内饮、阳虚水泛宜偏热服。痰热郁肺、痰稠难咳者，遵医嘱中药雾化吸入。喘脱者，可遵医嘱予参附注射液静脉注射，以回阳救逆。

6. 情志调适

1）患者病情反复发作，常易出现焦虑、悲观等不良情绪，及时疏导患者，勿急躁、恼怒、消沉，防止情绪过激对疾病的不利影响。

2）培养生活兴趣，如书法、绘画、下棋、养花种草等爱好，分散注意力，减少孤独感，缓解焦虑情绪。

3）保持乐观开朗生活态度，教育患者掌握自我放松的方法。

4）五音疗法：肺肾气虚者可倾听商调、羽调音乐。上午 7:00～11:00 欣赏《梅花三弄》《船歌》《梁祝》等羽调乐曲，太阳在这个时间段逐渐高升，体内的肾气受外界的感召，可以促进肾气隆盛；15:00～19:00 欣赏《阳春白雪》《黄河》《金蛇狂舞》等商调乐曲，此时太阳开始归于西方金气最重的地方，体内的肺气在这个时段比较旺盛，可助长肺气。

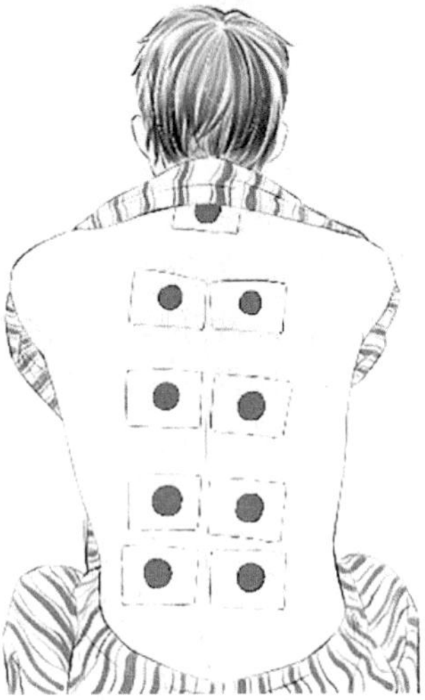

图 1-12-1 肺胀的穴位贴敷

5）喘脱者，应及时稳定情绪，缓解畏惧恐慌心理。

7. 中医护理技术

（1）耳穴贴压

自汗：①耳穴：交感、肺、心、肾、内分泌、肾上腺、三焦等穴。②方法：对按或向耳轮方向按压，3～5 次/d，每次每穴按压 15～30 次，以耐受为度。耳贴更换 1～2 次/周。

（2）穴位贴敷

1）咳嗽喘息：①穴位：肺俞、定喘、肾俞、天突、大椎、膻中等穴，配穴取肺肾气虚配太渊、足三里。②主要药物：细辛、白芥子、甘遂、延胡索等。③方法：将药物研成细末，用生姜汁调和均匀，制作成药丸，用麝香镇痛膏将药丸贴敷于穴位上，皮肤敏感者可用活血止痛膏或弹性透气胶布，每次贴敷 4～6 h，于每年夏至、头伏、中伏、中伏加强、末伏贴敷，共 5 次。穴位贴敷见图 1-12-1。

2）腹胀纳呆：①穴位：中脘、气海、关元、神阙、胃俞、脾俞等穴。②主要药物：丁香、苍术、艾叶、白术、清半夏等。③方法：将药物研成细末，用蜂蜜调和均匀，制作成药丸敷于穴位上，弹性透气胶布固定。贴敷时间 4～6 h/次，1 次/d。

3）自汗：①穴位：神阙。②主要药物：五倍子。③方法：将五倍子研成粉，用醋调和均匀，敷于穴位上，胶布固定，1 次/d，每次贴敷 6～8 h。

（3）穴位按摩

腹胀纳呆：①穴位：胃俞、内关、中脘、足三里等。②方法：先顺时针按摩腹部 10～20 min，然后采用点、按、揉法，柔和、平稳地按摩穴位，至穴位有热麻酸胀感为止。2 次/d，每次每穴 1～2 min。

（4）平衡火罐

咳嗽咳痰：①穴位：大椎、定喘、肺俞、脾俞、肾俞、膏肓等。②方法：操作时先在背部督脉和膀胱经进行闪罐、走罐数次，然后留罐 15 min，直至皮肤潮红发热或瘀血。拔罐后饮一杯温开水，保暖，避免外出当风受凉。1 次/2 d。

（5）火龙灸

咳嗽咳痰：①穴位：背部督脉及两侧膀胱经。②方法：取俯卧位，将浸湿中药药液的温热纱布块，敷于督脉大椎穴至腰俞穴，宽度达到两侧膀胱经，上面再平铺两层温热湿毛巾，用注射器在毛巾上“Z”形洒上酒精，点燃酒精燃烧形成了一条“火龙”。待患者感到背部热力渗入，用备好的湿毛巾迅速扑灭火焰，并沿背部督脉及膀胱经点穴（如至阳、命门、腰阳关等穴）按压，热感减退后再撒酒精、点火，反复燃烧 10～20 回。1 次/d。火龙灸见图 1-12-2。

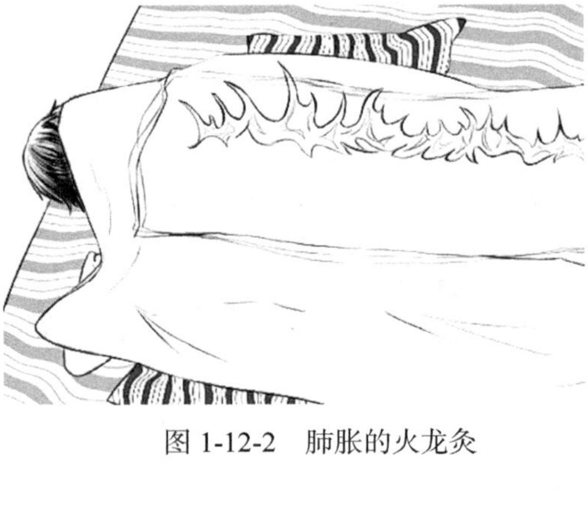

图 1-12-2 肺胀的火龙灸

四、健康教育

1）居室环境清洁，避免有害气体和粉尘等刺激，温湿度适宜。

2）起居有常，保证充足的睡眠。顺应四时气候变化，慎风寒，随时增减衣服，避免到人群密集的公共场所，以免感受外邪而诱发疾病。

3）合理膳食，虚证患者加强饮食营养，提高机体抗病能力。平时应节制饮食，忌生冷、肥甘厚味，以防助湿生痰而致咳喘加剧。腹胀者避免进食汽水、土豆等产气食物。戒烟酒。

4）遵医嘱正确使用吸入制剂，有慢性严重缺氧状况的，嘱患者坚持长期家庭氧疗，每天吸氧时间≥15 h，提高生活质量。

5）指导患者有效的咳嗽方法，痰液黏稠者，多饮温开水稀释痰液。咳痰费力者，给予胸部叩击，促进痰液排出。

6）指导患者进行缩唇呼吸、腹式呼吸、呼吸导引术等呼吸功能训练，改善肺功能。自我按摩印堂、迎香、合谷、足三里、三阴交、涌泉等穴，促进气血运行，增强体质。也可在入秋后开始冷水洗脸，进行耐寒训练。

7）保持乐观开朗的情绪，避免忧思恼怒对疾病的不利影响。

五、中医临床护理进展

（一）肺胀慢病管理创新

慢性阻塞性肺疾病（简称慢阻肺），病变一般为慢性进展，常合并营养、心理等问题，其防治是一个漫长过程。相较于院内的健康宣教而言，院外的健康管理更为关键。O2O（Online to Offline）模式是一种线上线下相结合的健康管理模式，此模式不仅可以充分利用医疗资源，持续跟踪患者院外疾病自我健康管理情况，还可以与患者进行更便捷、有效的沟通，做好随访工作，进而提高患者的生命质量。有研究将专科护士主导的 O2O 多学科管理模式在慢阻肺稳定期出院患者中进行应用，打破了传统健康管理模式中空间和时间上的局限性，相对较为灵活，患者能够便捷地获取健康知识和健康指导计划。尤其是线上管理方式和内容可以满足患者需求，保证了治疗和指导的连续性。

（二）肺胀保胃气学术思想创新应用

胃气又称中气，即脾胃之气，保胃气学术思想源于《黄帝内经》，张仲景将保胃气学术思想首次运用于临床实践，不仅通过观察胃气来判断疾病的吉凶，而且在方剂配伍、方剂使用、药量甄选及药物煎服、药后调护上都注重保护胃气，对脾胃学说的发展起到了承前启后的作用。有研究者将张仲景保胃气学术思想应用于肺胀病人，从判断预后察胃气、治疗用药保胃气、煎服调护养胃气三个方面辨治，重视调理脾胃，认为脾胃亏虚是肺胀病重要的病理基础，培土生金法是其主要的治疗原则，为肺胀患者临床治疗提供思路。

（三）肺胀中医治疗方法创新

有研究表明，慢阻肺急性加重期患者给予穴位贴敷辅助布地奈德治疗，可取得显著疗效，改善患者肺功能。具体方法：在支气管扩张剂、低流量吸氧、敏感抗生素等对症治疗的基础上，给予布地奈德混悬液治疗，雾化吸入，1 mL/次，2 次/d；联合中药穴位贴敷，穴位贴敷组方：黄芩 15 g，大黄 15 g，鱼腥草 15 g，桑白皮 15 g，芦根 20 g，知母 15 g，瓜蒌 15 g。甘草 9 g。采用抗敏胶布贴于天突、肺俞、膻中、定喘穴，1 次/d，每次 4～6 h。穴位贴敷可以调节机体免疫功能、发挥贴敷药材抗炎作用，辅助布地奈德下调血清炎症细胞因子表达，与慢阻肺急性加重的机制相符合，以提高疗效，促进疾病转归。该方案简便易行，安全性有保障。

导入案例分析

1. 该患者目前所患何病？辨证属何证？

答：肺胀（痰浊壅肺证）。

2. 针对该患者胸部膨满、咳喘气短，临床应如何辨证施护？请用思维导图的形式呈现。

答：详见思维导图。

复习思考题

肺胀患者表现腹胀纳呆应如何做好辨证施护？

（方菊花）

第十三节 心 衰

导入案例

孙某，男，70岁，退休职工，胸闷、气短5年。4 d前患者感冒后胸闷、气喘症状加重，伴双下肢水肿，遂来院就诊。刻下：胸闷、喘息不能平卧，倦怠懒言，纳差，尿少，睡眠差，夜间憋醒，坐起减轻。

既往史：冠心病史5年，无外伤手术史。

体格检查：体温37.3 ℃，脉搏102次/min，呼吸22次/min，血压121/77 mmHg，身高170 cm，体重69 kg，神疲乏力，口唇发绀，颈静脉怒张，双下肢膝盖以下凹陷性水肿，左肺呼吸音减弱，心界向左下扩大。

实验室检查：血清B型尿钠肽1972 pg/mL，舌淡暗有瘀斑，脉涩。

请思考：

1. 该患者目前所患何病？辨证属何证？
2. 针对该患者胸闷、喘息不能平卧，临床应如何辨证施护？请用思维导图的形式呈现。

心衰是以乏力、心悸、喘息、肢体水肿为主症的疾病，为多种慢性心系疾病反复发作、迁延不愈、日渐加重的终末期阶段。轻者可仅表现为气短、不耐劳累；重者可见喘息心悸，不能平卧，或伴咳吐痰涎，尿少肢肿，或口唇发绀，甚至出现喘悸不休，汗出肢冷，表情淡漠或烦躁不安等厥脱危象。西医学中急性和慢性心力衰竭属此范畴。近年来，75岁及以上人群心衰患病率大于10%，我国慢性心衰的病因以高血压为首，其次是冠心病。心衰的高患病率、高死亡率、高住院率造成了巨大的经济负担。

一、病因病机

心衰的病因比较复杂，多由久病耗伤、感受外邪、情志失调、劳倦内伤等导致。各种心系疾患迁延不愈，日渐加重，心气亏耗，又因复感外邪、情志刺激或劳倦过度，内外相因，心体受戕，心气、心阳渐次虚衰，行血无力，血脉瘀滞，痰浊内阻，水饮停聚而发病。心衰病位在心，涉及肺、脾、肾、肝。基本病机为心之气血阴阳亏损，血脉瘀阻，痰浊、水饮停聚发为心衰。病理性质为本虚标实，虚实夹杂，以虚为主。本虚有气虚、气阴两虚及阳气亏虚；标实主要为瘀血、痰浊、水饮。本虚是心衰的基本病机，决定了心衰的发展趋势；标实是心衰的变动因素，影响着心衰的病情变化。本虚和标实的消长决定了心衰的发展演变。

1）久病耗伤：心系疾病反复发作，迁延日久不愈，损及心之体用，或血脉瘀阻，心体失荣，或外邪留伏，中伤心体，或劳倦内伤，心气耗散，诸内外因均可致心之体用俱损，心气、心阴、心阳虚耗，心血瘀阻，水饮内停。

2）感受外邪：外邪侵袭，肺失宣降，治节失司，通调失职，不能助心行血，血脉瘀滞，水饮内停；痹证日久，内舍于心、心脉痹阻，久则心衰。疫疠之邪犯心，心体受损，心气耗伤，而致本病。

3）情志失调：暴怒伤肝，疏泄失职，气机郁滞，心血瘀阻。忧思气结，伤脾碍胃，一则化源不足，心气亏虚；二则痰浊内生，心阳受蒙。气血运行受遏，心脉痹阻，心体失养，瘀血、水饮内生，日渐加重。

4）劳倦内伤：劳倦内伤是心衰加重的关键诱因。劳力过度伤脾或房劳伤肾，进而心体失养，心气内耗，阴阳虚衰，导致瘀血、痰浊、水饮等停聚，发为心衰。

二、常见证候

1）气虚血瘀证：胸闷气短，喘息，心悸，活动后诱发或加剧，神疲乏力，倦怠懒言，自汗，口唇发绀，或胸部闷痛，或肢肿时作，喘息不得卧，舌淡胖或淡暗有瘀斑，脉沉细或涩、结、代。

2）气阴两虚证：胸闷气短，喘息，心悸，动则加剧，神疲乏力，口干，五心烦热，两颧潮红，或胸痛，入夜尤甚，或伴腰膝酸软，头晕耳鸣，易汗，舌暗红少苔或少津，脉细数无力或结、代。

3）阳虚水泛证：心悸，喘息不得卧，面浮肢肿，尿少，神疲乏力，畏寒肢冷，腹胀，便溏，口唇发绀，胸部刺痛，或胁下痞块坚硬，颈脉显露，舌淡胖有齿痕，或有瘀点、瘀斑，脉沉细或结、代、促。

4）喘脱危证：喘悸不休，不能平卧，面色晦暗，表情淡漠，或烦躁不安，大汗淋漓，或额汗如油，四肢厥冷，尿少肢肿，舌淡、苔白，脉微细欲绝或疾数无力。

三、辨证施护

（一）辨证要点

1）辨轻重缓急：轻者仅表现为气短、乏力，重者则可见喘息心悸、不能平卧、尿少肢肿、口唇发绀，甚至喘悸不休、汗出肢冷、表情淡漠或烦躁不安等厥脱危象。

2）辨标本虚实：心衰的病位在心，属本虚标实之证，总以心之阳气虚衰为本，痰、瘀、水停聚为标，病理演变可从心、肺渐及脾、肾，并逐步损阴伤阳，但终以心气虚弱为主。本虚需辨气、血、阴、阳及脏腑之异，标实需明瘀血、痰浊的程度和饮邪的有无。随病情进展可渐次出现“瘀久成积”和“瘀血化水”的标实重症。

（二）主要护理问题

1）胸闷气喘：与心失所养、心肺气虚有关。

2）神疲乏力：与久病，心气、心阴、心阳虚耗有关。

3）尿少肢肿：与心血瘀阻、脏腑失养、水液内聚有关。

4）焦虑：与疾病反复发作、病久难愈，或担心预后等有关。

5）潜在并发症：厥脱。

（三）护理措施

1. 病情观察

1）密切观察患者胸闷气喘的程度，有无唇甲发绀、咳嗽咳痰、心悸汗出、腹胀水肿、便溏等情况。

2）观察患者精神状况、体温、心率、心律、血压、脉象、尿量、体重等变化，必要时给予心电监护，记录24 h出入量。

3）观察患者体位、两肺呼吸音变化，有无颈静脉怒张，喘悸不休，面色晦暗，表情淡漠，如出现烦躁不安，大汗淋漓，四肢厥冷，脉微细欲绝等喘脱危象，配合医生做好抢救工作。

4）注意观察患者水肿部位的皮肤温度、感知觉等变化，防止压疮发生。

2. 生活起居护理

1）病室环境安静，空气新鲜，温湿度适宜。起居有节，顺应四时气候变化，防寒保暖，避免外邪侵袭诱发或加重心衰。

2）劳逸适度。根据心功能分级，安排休息与活动。重症者应绝对卧床，待症状好转后，逐渐恢复体力活动。注意卧位舒适与安全，穿柔软、宽松的衣服，做好皮肤护理，预防压力性损伤。轻症者制定适宜的作息时间表，保证夜间睡眠时间，上午、下午安排一次卧床休息或短暂睡眠的时间，以30 min为宜，不宜超过1 h。下肢水肿无明显呼吸困难者可适当抬高下肢，减轻水肿。

3）保持大便通畅，养成规律的排便习惯，切忌努责，可协助患者进行腹部按摩，必要时遵医嘱予缓泻剂。

4）必要时中等流量3～4 L/min氧气吸入，使患者血氧饱和度≥95%。

5）阳虚水泛者，病室宜阳光充足，注意随气候变化增减衣物，防寒保暖，预防感冒；气阴两虚者，室温宜偏低，凉爽通风，睡眠时光线宜暗，衣被不宜太厚；喘脱危象者，若患者喘悸不休，不得平卧，应采取半卧位或端坐位，大汗淋漓者及时擦干汗液，予以保暖。

3. 饮食调护

1）饮食原则：低盐、低脂、清淡、易消化、富含维生素和适量纤维素的食物。宜少量多餐，每日进餐4～6次，每晚进食宜少，避免饱餐。

2）控制钠盐摄入量：钠盐的限制量视心衰的程度而定，轻度者每日供给食盐不超过5 g，中度者每日不超过3 g，重度者每日不超过1 g。限制腌制或熏制品、香肠、罐头、海产品、苏打饼干等含钠高的食品。

3）控制液体摄入量：液体入量限制在1500～2000 mL/d，维持24 h出入量负平衡约500 mL。

4）辨证施食：气虚血瘀证者可食益气温阳、活血化瘀之品，如粳米、莲子肉、红枣、花生等，忌生冷肥腻之品，食疗方如黄芪当归粥、红糖羹等；气阴两虚证者可食甘凉、益气养阴之品，如山药、银耳、百合、莲子肉、枸杞子等，忌食辛辣、温燥、动火之食物，食疗方如山药粥、百合粥等；阳虚水泛证者可食温热、益气温阳、活血利水之品，如牛鞭、海参、羊肉、冬瓜等，忌生冷、寒凉、黏腻食物，食疗方如鲤鱼赤小豆汤等。

4. 运动康复护理

1）根据病情和生活习惯选择合适的有氧运动，循序渐进，持之以恒。

2）动静结合，循序渐进地增加活动量。根据心功能分级制定活动计划。Ⅳb级患者卧床休息，日常生活由他人照顾。卧床期间进行被动或主动运动，指导患者六字诀调息法：嘻（xī）理三焦；呼（hū）培脾气；呵（hē）补心气；吹（chuī）益肾气；呬（sī）调肺气；嘘（xū）平肝气。床上主动运动：意守涌泉，双下肢旋转活动10次；意守神阙，顺时针摸腹部10次；意守劳宫，手指屈伸活动10次；意守百会，颈部顺时针旋转10圈；Ⅳa级的患者可下床站立或室内缓步行走，在协助下生活自理，以不引起症状加重为度，遵循卧床休息→床边活动→病室内活动→病室外活动→上下楼梯的活动步骤；心功能Ⅲ级：严格限制一般的体力活动，鼓励患者日常生活自理，每天下床行走；心功能Ⅱ级：适当限制体力活动，增加午睡时间，不影响轻体力劳动或家务劳动，鼓励运动康复；心功能Ⅰ级：不限制一般体力活动，鼓励参加体育锻炼，但应避免剧烈运动。稳定性心衰患者可依据心肺运动试验结果制订个体化运动计划，6分钟步行试验可以作为制订运动量的重要依据。

3）运动最好有人陪伴，如活动中出现明显胸闷、胸痛、气促、眩晕、疲劳、面色苍白、发绀、汗出时，应停止活动，就地休息。若经休息后症状仍然不能缓解，应立即通知医生。

5. 用药护理

1）严格遵医嘱用药，观察用药疗效及不良反应。

2）输液过程中加强巡视，严格控制液体的输入速度和总量，必要时用输液泵控制滴速。

3）使用洋地黄制剂类药物注意严格服用时间及剂量，警惕患者出现纳差、恶心、呕吐、头痛、黄视、绿视及心律失常等洋地黄中毒的症状，若有异常立即通知医生。口服地高辛时，指导患者漏服药时不能补服，给药前测量患者心率，低于 60 次/min 应停药。静脉使用洋地黄制剂时注意观察患者的心率、心律和血压的变化。

4）水肿患者使用利尿剂时要准确记录出入量，观察患者有无腹胀、乏力、心电图 U 波变化，定期监测血钾。补充橙汁、柑橘、香蕉、深色蔬菜等含钾丰富的食物，口服补钾宜饭后服，减轻胃肠道反应。利尿剂选择早晨或日间应用，避免夜间频繁排尿影响睡眠。

5）辨证施药：气阴两虚者中药汤剂宜温凉服，其他证型宜温服。活血化瘀中成药宜饭后服，服药期间忌饮浓茶、咖啡。

6. 情志护理

1）患者病久难愈，病情反复易出现焦虑、抑郁等情绪，医务人员及家属应劝慰开导患者，解除其思想顾虑，保持情绪平和。嘱咐患者心情烦躁时可聆听《二泉映月》《梁祝》等羽调乐曲，晚上睡前可聆听《紫竹调》《新春乐》等徵调乐曲。

2）应用中医七情归属，了解患者情志状态，指导采用移情易性的方法，保持平和情绪。

3）采用放松疗法，可通过放松肌肉和冥想的方法，来实现大脑精神情绪的放松，首先患者可以将双手握成拳状，稍微用力，达到全身肌肉处于紧张的状态，然后通过冥想的方式来逐渐放松肢体到松弛状态，让患者感受身体紧张和松弛之间的身体反应，可以缓解患者的不良情绪。

7. 中医护理技术

（1）耳穴贴压

1）胸闷、心悸：①耳穴：心、小肠、皮质下、心脏点、交感、胸、肺、肝等。②方法：每日不拘时按压，对按或向耳轮方向按压，以耐受为度，每 3～4 d 更换一次，两耳交替。

2）尿少肢肿：①耳穴：肾、肾俞、输尿管、膀胱、交感、肾上腺、神门、三焦、内分泌等。②方法：每日不拘时按压，对按或向耳轮方向按压，以耐受为度，每 3～4 d 更换一次，两耳交替。

（2）穴位贴敷

喘促：①穴位：神阙。②方法：松香琥珀贴，将甘松 6 g、丁香 3 g、琥珀 3 g 烘干后研制成粉末，加入少许醋调和，利用纱布包裹。0.9%生理盐水棉球清洁皮肤，将药物置于穴位处，胶布贴敷固定，每次 4～6 h，1 次/d。

（3）穴位按摩

喘促：①穴位：风门、肺俞、合谷等。②方法：患者采取舒适体位，全身放松，暴露穴位，冬季注意保暖。采用点、按、揉等指法，进行柔和、平稳的按摩，至穴位有热麻酸胀感为止，每次每穴 1 min，3 次/d。

（4）中药足部泡洗

尿少肢肿：①部位：双足。②主要药物：气虚、血瘀者选用红花、金银花、当归、玄参、泽泻、生甘草等。阳虚、水停者选用经验方（足疗老中医袁海波）桂枝、鸡血藤、凤仙草、食盐、芒硝等。形寒肢冷者选用艾叶。③方法：水温以 37～40 ℃为宜，水位没至三阴交以上，时间 20～30 min/次，1 次/d，严防烫伤。

四、健康教育

1）保持病室环境安静，空气清新，温湿度适宜。慎起居，顺应气候变化，积极治疗原发病。

2）避免各种诱发因素，如外邪入侵（尤其是呼吸道感染）、过度劳累、情志过激、输液过快过多等。育龄妇女选择正确的避孕措施，在医师指导下决定是否可以妊娠。避免吸烟、饮酒。

3）饮食宜清淡、易消化、富营养，每餐不宜过饱，忌膏粱厚味，暴饮暴食。控制血压、血糖、血脂。

4）合理休息，适当减少活动。重度心衰患者需严格限制下床活动，取半卧位休息。轻中度患者根据病情选择合适的康复运动锻炼。运动方式以步行、快走、上下楼、太极拳等有氧运动为主，抗阻运动作为有氧运动的补充。运动过程中做好监测，随时调整运动量。

5）按医嘱正确服药，学会自我监测脉搏、血压，每天测量体重，若 3 d 内体重增加 2 kg 以上，应考虑已有水钠潴留（隐性水肿），需要利尿或加大利尿药剂量。若疲乏加重、水肿再现或加重、静息心率增加≥15～20 次/min、活动后气急加重等，应及时就诊。

6）注意精神调摄，避免七情过极及不良刺激，可以听轻柔舒缓的音乐，鼓励患者做力所能及的家务活动或社会活动，树立战胜疾病的信心。必要时教会主要照顾者掌握基础心肺复苏技术。

五、中医临床护理进展

（一）心衰慢病管理创新

容量超负荷是慢性心力衰竭患者病情加重、再入院的主要原因，《心力衰竭容量管理中国专家建议》指出，应该前移慢性心力衰竭患者的容量管理关口，及时发现瘀血征象并采取有效应对措施，避免患者因反复症状加重而住院。有学者研究了基于心力衰竭自我护理理论，利用移动健康应用程序对慢性心力衰竭患者进行居家容量管理，通过多学科团队制订个体化容量管理目标，在对患者全面评估的基础上，制定个性化、有重点的健康教育，通过移动健康程序对患者尿量、摄入液体量和体质量进行持续关注和监督，维持容量在相对稳定状态，提高了患者的干体重达标率和自我管理能力，降低了再入院率。

（二）心衰中医护理技术创新

有研究者在“春夏养阳，秋冬养阴”理论的指导下，将隔姜灸脐疗应用于慢性心力衰竭患者中，有效改善慢性心力衰竭患者的心功能、中医症状，并提高患者生活质量。具体方法：参照心功能纽约心脏病学会（NYHA）分级为Ⅱ～Ⅳ级、中医辨证分型具有“心阳虚”或“肾阳虚”的慢性心力衰竭患者，排除急性发作期患者。在心力衰竭标准药物治疗及护理的基础上辅以时令时段的隔姜灸脐疗。操作步骤：选取神阙穴，位于肚脐中央。将新鲜老姜切成直径 2～3 cm，厚 0.2～0.3 cm 的薄姜片，在姜片中心用毫针穿刺 6～8 个针眼，有利于热力渗透。患者取仰卧位，鲜姜片放置于神阙穴位上，随后放置艾炷于姜片上，点燃艾炷，随时观察并询问患者的灼热情况，如有灼热疼痛时，在原姜片下再隔垫 1 片姜片，待有灼热感后静候 5～10 min，更换艾炷点燃继续施灸。每日连续施灸 3 炷，施灸时间 20～30 min。实施疗程：每日 1 次，连续施灸 14 d 为 1 个疗程。施灸时间：每日 10:00～12:00 施灸，施灸时长 20～30 min。研究还发现，隔姜灸脐疗可以降低血浆 NT-proBNP 水平，该指标是反映心力衰竭程度的核心指标。

导入案例分析

1. 该患者目前所患何病？辨证属何证？

答：心衰（气虚血瘀证）。

2. 针对该患者胸闷、喘息不能平卧，临床应如何辨证施护？请用思维导图的形式呈现。

答：详见思维导图。

复习思考题

如何指导心衰患者日常生活起居护理?

（方菊花）

第十四节 胃 痛

导入案例

陈某，女，41岁，因“胃脘疼痛、胀气1年余，加重1周”就诊。1年前患者无明显诱因出现胃脘疼痛，胀气，时好时坏，1周前症状加重，遂来医院就诊。刻下：胃脘疼痛，喜按压，胀气，时打嗝，咽喉至胃时有堵塞感，消化力差，伴消瘦、疲乏，怕冷，大便溏。

既往史：胃脘疼痛、胀气1年余。

体格检查：体温36.6 ℃，脉搏82次/min，呼吸18次/min，血压124/70 mmHg，身高165 cm，体重46 kg，神清，精神可，营养欠佳，心肺正常，舌苔白微腻，脉沉迟。

请思考：

1. 该患者目前所患何病？辨证属何证？
2. 针对患者胃脘疼痛，临床如何辨证施护？请用思维导图的形式呈现。

胃痛又称胃脘痛，是以上腹胃脘部近心窝处疼痛为主症的一类病证。西医学慢性胃炎属本病范畴。有调查显示，我国成年人有80%以上患有轻重不一的慢性胃炎，发病率居消化系统疾病的首位。

一、病因病机

胃痛多因外邪犯胃、饮食不节、情志失调和脾胃虚弱所致。胃痛病位在胃，与肝、脾密切相关，“不通则痛”“不荣则痛”为基本病机，初病多为实证，常见肝气犯胃、寒邪内阻及湿热中阻等证型，久病多为虚实夹杂或虚证，以脾胃虚弱常见。

1）外邪犯胃：外感寒、热、湿之邪，内客于胃，致胃脘气机郁滞，不通则痛。其中，寒邪最易犯胃。

2）饮食不节：长期饮食不节，如暴饮暴食、饥饱无度，均可损伤脾胃，致胃失和调，不通则痛。若过食辛辣肥甘之品，易致中焦积热，伤及脾胃，则气机壅滞；若过食生冷，致寒积胃脘，则气血郁滞，胃寒作痛。

3）情志失调：肝为刚脏，性喜条达而恶抑郁。忧思郁怒皆能伤肝，肝失疏泄，横犯脾胃，致肝胃不和或肝脾不和，气机阻滞，而发为胃痛。若气滞日久，易致瘀血内结，或久痛入络，胃络血瘀，不通则痛。

4）脾胃虚弱：素体脾胃亏虚，或劳倦内伤，或久病不愈，致脾阳不振，中焦虚寒，或胃阴不足，胃失濡养，而致胃痛。

二、常见证候

1）寒邪伤胃证：胃脘痛突然发作，喜暖恶寒，疼痛得热则减，遇寒则重，舌淡、苔薄白，脉弦紧。

2）饮食停滞证：胃脘部疼痛，腹部胀满，拒按，便后稍舒，恶心、呕吐，呕吐物多为未消化食物，味臭，吞酸嗳腐，吐后胃痛减轻，不欲饮食，舌淡、苔厚腻，脉弦滑。

3）湿热内蕴证：胃脘部灼热疼痛，痛势较急，口干而苦，渴不欲饮，恶心，肢体倦怠，食少纳呆，小便色深黄，大便黏腻不爽，舌红、苔黄厚腻，脉滑或滑数。

4）瘀血内停证：胃脘部疼痛，痛处固定，如针刺状或刀割状，按之疼痛加剧，食后、夜间疼痛加剧，或见黑便，舌紫暗、苔薄少，脉涩。

5）肝气犯胃证：胃脘部胀痛，痛及两胁，嗳气或矢气后减轻，遇烦恼、情志不遂时加重，善太息，排便不畅，舌淡、苔薄白，脉弦。

6）胃阴不足证：胃脘部隐隐疼痛，口干咽燥，喜饮，五心烦热，饥而不欲食，倦怠乏力，身体消瘦，大便干，舌红少津，脉细数。

7）脾胃虚寒证：胃脘部隐隐疼痛，缠绵不止，遇寒或劳累后加重，喜温喜按，呕吐清水，神疲倦怠，畏寒，手足冷，大便溏，舌淡胖、舌苔白或白润，脉沉迟。

三、辨证施护

（一）辨证要点

1）辨寒热：主要根据起病原因、痛势、疼痛加重与缓解的因素、口渴情况等辨证。若外感寒邪或过食生冷而发病或症状加重，遇寒痛甚，得温痛减，口淡不渴或渴不欲饮，泛吐清水，多属寒证；若胃中灼热，痛势急迫，遇热痛甚，得寒痛减，泛吐酸水，多属热证。

2）辨虚实：主要根据起病、疼痛特点、病程、脉象等辨证。若见暴痛，痛势剧烈，痛处不移，痛而拒按，得食痛甚，体壮脉盛，多为实证；若见痛缓，痛势绵绵，痛处不定，痛而喜按，得食痛减，体弱脉虚，劳倦加重，病情缠绵难愈，多为虚证。

3）辨在气分、在血分：主要根据病程、疼痛特点、兼症和诱因等辨证。若为初病，胀痛，痛处游走不定，或攻冲作痛，或涉及两胁，或兼见恶心、呕吐、嗳气频作，与情志密切有关，病多在气分；若为久病，疼痛部位固定不移，痛如针刺或刀割，舌紫暗或有瘀斑，脉涩，或兼见呕血、便血，病多在血分。

（二）主要护理问题

1）胃脘疼痛：与邪犯胃腑、胃失和降及不通则痛有关。

2）营养失调（低于机体需要量）：与饮食不节、损伤脾胃和气血生化乏源有关。

3）焦虑：与胃痛反复发作迁延不愈有关。

4）潜在并发症：消化道出血，与热伤胃络、血不循经，或脾气虚弱、气不统血有关。

（三）护理措施

1. 病情观察

1）观察胃痛的部位、性质、程度、时间及规律，并做好记录。

2）观察诱发因素与饮食、气候、情志、劳倦的关系。

3）观察有无呕血、便血，及时做大便隐血试验。

4）密切观察患者的疼痛、面色、血压、脉搏等变化，注意出血先兆，若出现面色苍白、大汗淋漓、血压下降等表现，及时报告医生，并配合抢救。

5）中年以上患者，若胃痛经久不愈、经常便血、日渐消瘦，应考虑癌变的可能。

2. 生活起居护理

1）病室宜清洁、安静，保持空气流通，注意生活有规律。

2）胃脘痛剧或伴出血症状、急腹症者，应绝对卧床休息。平常可适当活动，注意劳逸结合，保证充足的睡眠。

3）保持口腔、皮肤卫生。

4）辨证起居：寒邪伤胃、脾胃虚寒者，病室宜温暖、向阳，慎风寒，防外感，可用热水袋温熨胃脘部；肝气犯胃者，病室宜凉爽，保证通风，痛剧时卧床休息，痛减时可适当参加活动，如做广播体操、打太极拳、练气功等；湿热内蕴者，病室宜凉爽，注意保持口腔卫生；胃酸过多、口舌生疮者，用淡盐水漱口；瘀血内停者，注意卧床休息；胃阴亏虚者，病室宜保持湿润、凉爽。

3. 饮食调护

1）以疏肝解郁，消食和胃为原则。饮食宜清淡、易消化、富含营养，少食多餐。食物宜细、软、烂、热、少渣；忌生冷、肥甘油腻、辛辣刺激性食物及质地较硬的食物，忌烟酒、浓茶、咖啡等。

2）辨证施食：寒邪伤胃证者，宜选食姜、葱、胡椒、芥末、大蒜等温热食物，食疗方如生姜红糖茶、高良姜粥；饮食停滞证者，应严格控制饮食，痛剧时暂予禁食，食物以宽中和胃、消食导滞之品为宜，如白萝卜、柑橘、山楂、麦芽等，食疗方如加味豆蔻粥、砂仁粥等；肝气犯胃证者，宜多食行气解郁之品，如香橼、萝卜、柑橘、月季花、佛手、玫瑰茶、金橘饼等，食疗方如土豆佛手汁、合欢花粥等；湿热内蕴证者，宜选疏肝理气、清热健脾之品，如绿豆汤、金橘饮、莲藕等，食疗方如薏苡仁莲子粥、栀子仁粥等；瘀血内停证者，宜食行气活血之品，如果茶、山楂等，忌煎炸、粗糙质硬之品，食疗方如桃仁莲藕汤、肉桂山楂红糖汤等；胃阴不足证者，应多食养阴生津之品，如百合、银耳、甲鱼、雪梨、莲藕、荸荠等，食疗方如麦冬粥、益胃汤等；脾胃虚寒证者，宜食温中散寒、健脾和胃之品，如猪肚、羊肉、黄鱼、鳗鱼、桂圆、莲子、生姜等，食疗方如姜汁羊肉汤、姜橘椒鱼羹。

4. 运动康复护理

1）疾病发作时，应尽量卧床休息，病情缓解后可适当进行有氧运动，如练习八段锦、打太极拳、游泳、练瑜伽、爬楼梯、散步等。

2）以餐后 0.5 h 运动为佳，每次 30 min，以微汗为宜，每周 4～5 次。

3）避免在空腹或饱餐的情况下运动。

4）避免剧烈运动，防止剧烈运动导致胃酸分泌增加，进而加重病情。

5. 用药护理

1）胃药、抑酸药宜饭前服用，消导药宜饭后服用。

2）慎用激素和非甾体抗炎药等。未查明原因前，慎用止痛剂，以免掩盖病情而加重对胃黏膜的损害。

3）辨证施药：寒邪伤胃者，中药汤剂宜热服，以祛寒止痛；肝气犯胃者，中药汤剂宜温服，若疼痛持续不解，可口服沉香粉、延胡索粉各 1 g，以理气止痛；饮食停滞者，中药汤剂宜温服，便秘者可用番泻叶泡水代茶饮或大黄粉 3～5 g 冲服；湿热内蕴者，中药汤剂宜凉服，痛甚者可用延胡索粉 3 g、黄连粉 1 g，温水送服；瘀血内停者，中药汤剂宜温服；痛如针刺者，可口服三七、延胡索粉各 1.5 g；出血者，加服白及粉 1.5 g，用温水或藕粉调服；胃阴亏虚者，中药汤剂宜久煎，凉服，少量频服，痛时可服炒川楝子粉 1 g、延胡索粉 2 g；脾胃虚寒者，中药汤剂宜热服，服药后宜进食热粥热饮，以助药力。

6. 情志护理

1）本病具有病程长、反复发作的特点，患者易出现焦虑、烦躁等不良情绪，医务人员和家属应帮助患者消除不良情绪，保持心态平和。

2）五行音乐疗法：选用中华医学会推荐的《中国传统五行音乐（正调式）》中的 15 首角调音乐，如《汉宫秋月》《渔舟唱晚》等，根据患者喜好播放，每日 1 次，每次播放时长以 30 min 为宜，音量控制在 40～60 dB，可于每日 19:00～23:00 聆听。

3）中医情志护理：根据中医情志相胜理论，如告知患者病情向好的方向发展，以稳定患者情绪；或为患者讲笑话、播放喜剧等方式，疏散忧伤情绪；或采取释疑解惑法，为患者讲解疾病发生的原因、治疗及预后状况，及时解答患者心中的疑惑，消除其抑郁情绪；或采取发泄解郁法，主动与患者沟通，叮嘱家属与亲朋多陪伴患者，引导患者疏泄郁结；或采取移情易性法，为患者提供多样化的文娱活动，如观看电影、听曲艺、看书、下棋、参加社会活动等。

7. 中医护理技术

（1）穴位贴敷

胃脘疼痛：①穴位：中脘、胃俞、脾俞、足三里、神阙等穴。②主要药物：选取吴茱萸、肉桂、丁香、附子、白芥子等。③方法：以上药物打磨成粉，用生姜汁或黄酒调成泥膏状，搓成 1.5 g 药团，贴敷于上述穴位，并用胶布固定，贴敷每次 4～6 h，每日 1 次。穴位贴敷见图 1-14-1。

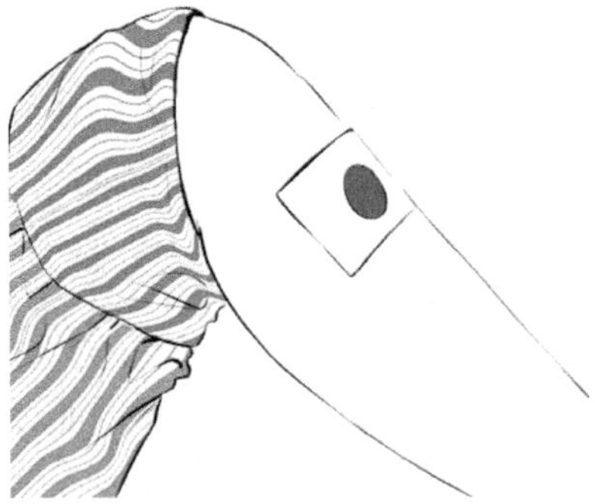

图 1-14-1　胃痛的穴位贴敷

（2）艾灸

1）胃脘胀满：①穴位：神阙、中脘、下脘、建里、天枢等穴。②方法：艾条点燃后，插入多孔艾灸盒，暴露施灸部位，施灸部位垫纱布棉垫，每日 1 次，每次 20～30 min。

2）嗳气、反酸：①穴位：肝俞、胃俞、足三里、中脘、神阙等穴。②方法：将艾条点燃后，插入艾灸盒，暴露施灸部位，施灸部位垫纱布棉垫。每日 1 次，每次 20～30 min。

（3）中药热熨

胃脘疼痛：①穴位/部位：上脘、中脘、下脘、神阙、天枢、气海、关元等穴及胃脘疼痛处。②方法：将干姜、花椒、党参、陈皮、肉豆蔻、藿香、附子等药物混合后打粉，放入 20 cm×15 cm 棉布袋内，用微波炉加热至 70～80 ℃，置于胃脘部来回移动或回旋运转敷于胃脘疼痛处及相应的穴位处，每次 15 min，每日 1 次。

（4）穴位按摩

1）嗳气、反酸：①穴位：足三里、合谷、中脘、内关等穴。②方法：用拇指或示指按顺时针方向按揉穴位，频率 60～80 次/min，每次连续按揉 5～10 min，每日 2 次。

2）纳呆：①穴位：足三里、丰隆、内关、合谷、中脘、阳陵泉等穴。②方法：每日早上 7:00～9:00，按揉穴位至有酸、痛感，且患者耐受为度，每穴每次 5 min。

（5）耳穴贴压

纳呆：①穴位：脾、胃、肝、小肠、三焦等穴。②方法：对按或向耳轮方向按压，以出现酸、麻、胀、痛等感，且患者耐受为宜，每 4～5 d 更换 1 次，两耳交替。

四、健康教育

1）平时注意饮食有节，加强体育锻炼，适当参加有氧运动，如八段锦、太极拳等，以增强体质；慎起居，适寒温，防劳倦，畅情志。

2）指导患者和家属了解本病性质，掌握控制疼痛的简单方法，遵医嘱按时服药。

3）胃痛期间注意饮食调摄，养成良好的饮食习惯，定时进餐，勿过饥过饱、过冷过热，少食生冷、油腻、辛辣、煎炸之物，戒烟酒，并注意饮食卫生。

4）病愈后需坚持合理饮食，查明胃痛原因，积极治疗原发病。若中年以上患者反复发作且迁延不愈，应定期检查，以防癌变。

五、中医临床护理进展

（一）胃痛慢病管理创新

压力管理干预是一种基于压力管理理论的新型干预方式，通过对患者的压力源进行了解并采取针对性的应对措施，可以将压力控制在合适的水平，实现对患者心理压力改善的目的。有研究证实，压力管理模式干预对慢性胃炎患者的应用效果显著，能改善患者的不良情绪，提升其健康行为水平，降低其知觉压力，有助于提高患者的生活质量，降低胃炎的复发率。

（二）基于象思维"炎癌转化"的创新应用

"象思维"源于《周易》，其显著特点就是"象"的流动和转化，从而构成其整体性和动态性。通过"立象取意""取象求因"解析出慢性萎缩性胃炎"炎癌转化"核心病位——胃、脾、肝，推演出胃阴逐渐不足这一核心病机，兼有气滞、血瘀、毒邪等病理产物。更进一步受"取象比类"之启发，提出分阶段防治结合的治疗策略，治疗时以"甘凉"调养胃阴为治疗大法，兼顾降胃气、健脾气、疏肝气，共同调畅气机，勿忘化瘀、解毒，谨防其病理进展。

（三）中医治疗方法创新

有学者对穴位埋线治疗慢性萎缩性胃炎的文献进行系统的整理，同时对临床选穴的规律进行归纳、总结。经研究发现，穴位埋线治疗该病所取腧穴频次前三位的为中脘、足三里、胃俞；经脉应用主要为足太阳膀胱经、任脉和足阳明胃经；所取特定穴属性主要为背俞穴、交会穴、募穴，主要分布于腹部、背部及下肢部。穴位埋线治疗慢性萎缩性胃炎的选穴规律体现在：重视背俞穴、募穴、下合穴的使用；重视局部取穴与循经远取相结合；本病的核心穴对主要为胃俞-脾俞-中脘-足三里，并重视疾病的本质和规律，对因对机治疗。为临床医生对胃痛的治疗提供了更好的循证支持和更多的参考。

（四）中医护理技术创新

有研究表明，采用艾灸盒联合中药加温外敷对脾胃虚寒型慢性胃炎患者具有明显疗效。具体操作如下：艾灸盒取穴中脘、神阙、足三里、三阴交；次日取脾俞、胃俞、大椎、涌泉；20 min/次，1 次/d，7 d 为 1 个疗程，共干预 2 个疗程。中药加温外敷将干姜、附子、砂仁、白豆蔻、延胡索、枳实、山楂、麦芽、神曲、鸡内金研成粉末加温水搅拌成膏状，将药膏均匀涂抹在纱布上，以中脘穴为中心外敷于患者上腹部，开启特定电磁波对准外敷中药局部照射保温。照射 20 min，1 次/d，7 d 为 1 个疗程，共干预 2 个疗程。结果证实，艾盒灸联合中药加温外敷疗法能够通过局部治疗与整体调节共同作用，协同发挥缓解患者胃脘疼痛的功效。

导入案例分析

1. 该患者目前所患何病？辨证属何证？

答：胃脘痛（脾胃虚寒证）。

2. 针对该患者胃脘疼痛，临床应如何辨证施护？请用思维导图的形式呈现。

答：详见思维导图。

复习思考题

如何对胃痛患者进行居家健康宣教？

（林　青）

第十五节 呕　吐

导入案例

张某，男，46岁，因“进食不洁食物后，出现恶心、呕吐”就诊。患者2 d前受凉，16 h前因进食不洁食物后出现恶心、呕吐，进食即吐，伴脐周疼痛、腹泻，于社区医院就诊，予甲氧氯普胺10 mg肌肉注射，症状无明显缓解，遂来医院就诊。刻下：进食后呕吐，呕吐物为胃内容物，脐周疼痛，腹泻，呈稀水样便，大便每日2～3次。

体格检查：体温37 ℃，脉搏106次/min，呼吸22次/min，血压138/75 mmHg，身高175 cm，体重72 kg，神清，精神差，倦怠乏力，脐周压痛（+），肠鸣音活跃，食欲、睡眠差。舌淡、苔薄白，脉濡。

请思考：

1. 该患者目前所患何病？辨证属何证？
2. 针对患者呕吐，临床应如何辨证施护？请用思维导图的形式呈现。

呕吐，是指胃气上逆，迫使胃中之物从口中吐出的病证。可分为3个阶段，即恶心、干呕和呕吐。一般以有物有声谓之呕，有物无声谓之吐，无物有声谓之干呕，合称为呕吐。

西医急性胃炎属本病范畴。近年来，随着人们生活节奏的加快，饮食结构的逐渐改变，急性胃炎的发病率呈逐年升高的趋势。

一、病因病机

本病多因外邪犯胃、饮食不节、情志失调和脾胃虚弱所致。

本病病位在胃，与肝、脾密切相关。其基本病机是胃失和降，胃气上逆。病理性质不外虚实两类，实证因外邪、食滞、痰饮、肝气等邪气犯胃，以致胃气痞塞，升降失调，气逆作呕；虚证为脾胃气阴亏虚，运化失常，不能和降。

1）外邪犯胃：外感风、寒、暑、湿、燥、火之邪或秽浊之气，侵犯胃腑，致胃失和降，水谷随气上逆而发为呕吐。

2）饮食不节：长期饮食不节，如饥饱无常、饮食不洁、偏嗜辛辣和过食生冷油腻，损伤脾胃，致食停不化，胃气不降，上逆而发生呕吐。

3）情志失调：肝气郁结，横逆犯胃，胃气上逆，或忧思伤脾，脾失健运，食停难消，胃失和降，发为呕吐。

4）脾胃虚弱：先天禀赋薄弱，脾胃素虚，或劳倦过度，耗伤中气，或久病中阳不振，胃虚不能受纳水谷，脾虚不能化生精微，以致积停为重，上逆成呕。若脾阳不振，不能腐熟水谷，寒浊内生，气逆而呕；亦可因胃阴不足，失其润降，而发呕吐。

二、常见证候

1）外邪犯胃证：突然呕吐，伴恶寒发热，全身疼痛，胸脘满闷，舌淡、苔白腻，脉濡缓。

2）饮食停滞证：呕吐酸腐，脘腹胀满拒按，嗳气厌食，得食更甚，吐后反快，大便或溏或结，气味臭秽，苔厚腻，脉滑实。

3）痰饮内停证：呕吐清水痰涎，胸脘满闷，不思饮食，头眩心悸，苔白腻，脉滑。

4）肝气犯胃证：呕吐吞酸，嗳气频作，胸胁胀满，每因情志不遂而加重，舌边红、苔白腻，脉弦。

5）脾胃虚寒证：饮食稍有不慎，即易呕吐，时作时止，胃纳不佳，脘腹痞闷，口淡不渴，面色少华，倦怠乏力，大便溏薄，舌淡、苔薄白，脉濡弱。

6）胃阴不足证：呕吐反复发作，时作于干呕，呕量不多，或仅吐唾涎沫，口燥咽干，胃中嘈杂，似饥而不欲食，舌红少津，脉细数。

三、辨证施护

（一）辨证要点

1）辨虚实：主要根据病因、起病、病程、呕吐的量及呕吐物的特点、兼症、脉象等辨证。若由感受外邪、饮食停滞所致，发病较急，病程较短，呕吐量多、呕吐物多有酸臭味，多为实证。若因内伤所致，常有气虚、阴虚之别，发病缓慢、病程较长，时作时止，呕吐物不多，酸臭不甚，常伴精神萎靡、倦怠乏力、脉弱无力等症，多为虚证。

2）辨寒热：主要根据呕吐物的气味、性状来反映病变的寒热虚实、病变脏腑等。如呕吐物酸腐难闻，多为宿食；呕吐黄水且味苦，多为胆热犯胃；呕吐酸水绿水，多因肝气犯胃；呕吐痰浊涎沫，多因痰饮中阻；泛吐清水，多属胃中虚寒，或有虫积；干呕嘈杂，或伴口干，似饥而不欲食，多属胃阴不足。

（二）主要护理问题

1）恶心、呕吐：与外邪、气滞、食积、脾虚有关。

2）饮食失调：与呕吐伤阴、生化乏源等有关。

3）潜在并发症：窒息、厥脱。

（三）护理措施

1. 病情观察

1）观察呕吐物的量、色、质、气味、次数，呕吐发生的诱因、时间、发作规律及与饮食的关系。

2）观察皮肤的弹性、光泽及口干、尿量情况及有无失水和亡阴、亡阳征象。

3）密切观察病情变化，如神志、面色、寒热、血压、脉象等，并做好记录。

4）若患者出现呕吐暴急，呈喷射状，伴剧烈头痛、呼吸深快、烦躁不安、嗜睡；或呕吐物为色鲜、咖啡色；或呕吐逐渐加重，暮吐朝食，朝食暮吐；或呕吐伴粪臭样物，伴腹痛拒按，大便不通，无矢气，为腑气不通，应留取呕吐物送检，并立即采取措施。

2. 生活起居护理

1）保持病室整洁、通风良好，及时清理呕吐物及被呕吐物污染的衣被。

2）患者应卧床休息，尽量少搬动或打扰患者，避免因体位改变而诱发呕吐。呕吐时，患者宜取坐位，半卧位或侧卧位。意识不清者，取去枕仰卧位，头偏向一侧。吐毕，予患者温水漱口，保持口腔清洁。

3）辨证起居：外邪犯胃、脾胃虚寒、痰饮内停者，病室宜温暖、向阳，注意胃脘部的保暖，避风寒；肝气犯胃者，病室宜凉爽、通风，光线宜柔和；胃阴不足者，病室宜凉爽，通风，保持一定的湿度。

3. 饮食调护

1）以消食导滞，降逆止呕为原则。饮食宜清淡、易消化，定时定量、少食多餐。呕吐期宜暂时禁食，恢复期宜进食清淡、细软、温热素食，如稀粥，面糊，缓解期可增加摄入少油的荤菜，忌过饱。

2）辨证施食：外邪犯胃者，饮食宜热，宜细软，食疗方选藿香粥；饮食停滞者，根据食滞轻重，控制饮食，轻者予半流质或流质素食，重者禁食 24 h，可多食消食导滞之品，如山楂、炒麦芽、陈皮、白萝卜等，食疗方如焦三仙粥；痰饮内停者，可多食化痰之品，如砂仁、白豆蔻、赤小豆、薏苡仁等，食疗方如复方薤白粥。

4. 运动康复护理

1）疾病急性发作期间，宜尽量卧床休息，症状缓解后可进行适当的有氧运动，如气功、太极拳、瑜伽、散步等，每次 20～30 min，每周 4～5 次。

2）随着病情的好转，可循序渐进地增加运动量，运动后心率宜控制在 170−年龄（次/min）左右，每天 20～40 min。

3）运动过程中，若发生恶心、呕吐症状，应立即停止运动，原地休息，通知医生，并配合处理。

4）以餐后 1 h 后运动为宜，若剧烈运动，建议餐后 2 h 再进行。

5. 用药护理

1）中药汤剂宜浓煎，少量频服，应避免油质多或有腥臭气味的药物，如桃仁、瓜蒌仁等，可选用刺激性气味小的药物。

2）呕吐频繁者，服药前后可在舌面上滴 2～3 滴姜汁，亦可在药液中加 3～5 滴姜汁；或服用玉枢丹 0.3 g，以降逆止呕。

3）呕吐量多可导致津伤，应注意及时补充液体，必要时遵医嘱予静脉补液。

4）辨证施药：外邪犯胃者，中药汤剂宜热服，少量渐进，若汤药不耐受者，配生姜止呕；饮食停滞者，中药汤剂宜温服，可予鸡内金粉、山楂粉各 1.5 g，用温水调服；若腹胀、大便不通者，可用枳实、生大黄粉各 1.5 g，用温水调服；痰饮内停者，无明显热证时，中药汤剂宜偏热服，少量频服；呕吐频繁者用竹沥水 30 mL，用温水调和，频服。

6. 情志护理

1）急性胃炎通常伴明显的胃部不适，易引起焦虑、紧张等负性情绪，医护人员应开展有效的心理护理。

2）言语开导疗法：通过语言交谈搭建通往患者内心深处的桥梁；“导之以其所便”“开之以其所苦”，通过语言启发、引导患者走出自我困惑区。

3）清心静神疗法：保持病房安静，在柔和的背景音乐中，引导患者平躺，放松身体，引导患者想象蓝天、白云、大海和小溪等让人放松的场景，每日 2 次，每次 10 min。

4）移情易性法：琴棋书画、太极拳等爱好可陶冶性情。患者可通过书法、绘画等舒畅气机、颐养心神，保持良好的心境，从而消除紧张、焦虑的情绪。

7. 中医护理技术

（1）穴位贴敷

1）呕吐：①穴位：中脘、足三里、内关、膈俞、脾俞、胃俞。②主要药物：干姜、紫苏子、砂仁、吴茱萸、炒芥子等。③方法：以上药材打磨成粉，用生姜汁、白醋按 1∶1 的比例制成药丸，每丸 1.5 g，贴敷穴位 4～6 h，每日 1 次。

2）脘腹胀满：①穴位：脾俞、胃俞、天枢、中脘。②主要药物：选取延胡索、丁香、木香、吴茱萸、附子等。③方法：将以上药物打磨成粉，用生姜汁或黄酒等调成泥膏状，搓制成 1.5g 药丸，贴敷于穴位并用胶布固定，每次 4～6 h，每日 1 次。

（2）艾灸

1）胃脘疼痛：①穴位：内关、足三里、中脘。②方法：将艾条点燃后，插入艾灸盒，暴露施灸部位，施灸部位垫纱布棉垫，每日 1 次，每次 20～30 min。

2）脘腹胀满：①中脘、天枢两穴。②方法：将艾灸点燃后，插入艾灸盒，暴露施灸部位。施灸部位垫纱布棉垫，每日 1 次，每次 20～30 min。艾灸见图 1-15-1。

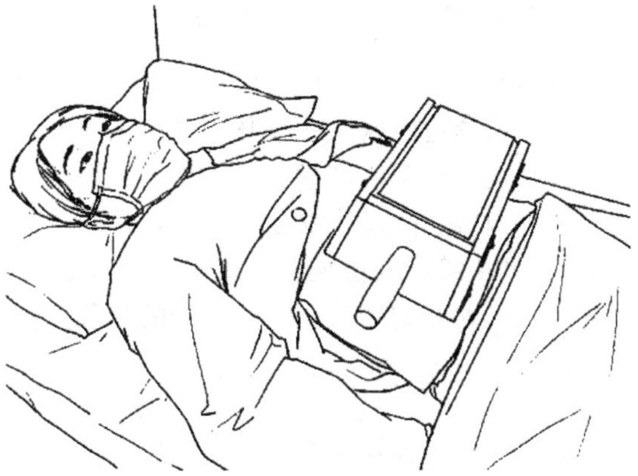

图 1-15-1 呕吐的艾灸疗法

（3）耳穴贴压

呕吐：①穴位：脾、胃、交感、神门、贲门。②方法：每日不拘时按压，对按或向耳轮方向按压，至患者出现酸、麻、胀、痛等反应，以患者耐受为宜，每 4～5 d 更换 1 次，两耳交替。

（4）中药热熨敷

腹胀、纳呆：①部位：上脘、中脘、下脘、神阙、天枢、气海、关元及胃脘疼痛部位。②药物：干姜、花椒、党参、陈皮、肉豆蔻、藿香、附子等。③方法：将以上药物混匀，打粉，放入 20 cm×15 cm 棉布袋内，用微波炉加热至 70～80 ℃，置于胃脘部来回移动、回旋运转地敷于胃脘疼痛处及脘腹穴位，其中疼痛部位和神阙穴是重点熨敷的部位。

（5）穴位按摩

胃脘疼痛：①穴位：中脘、胃俞、脾俞、足三里、梁丘和内关。②方法：用拇指或中指点按、揉按相应的穴位，力度遵循轻-重-轻的原则，以患者局部出现酸、麻、胀、痛为宜，每次每穴 2 min，每日按压 3 次。

四、健康教育

1）呕吐期间应适当休息，尽快恢复体力。慎起居，适温寒。冬春之季，需防寒保暖，尤其应注意胃脘部的保暖。久病体弱者，应卧床休息，劳逸适度。调摄精神，保持心情舒畅，避免情志刺激而诱发呕吐。

2）饮食宜清淡、富含营养、易消化，避免暴饮暴食、饥饱无度，忌食生冷，辛辣、香辣之品及腥秽之物。养成良好的饮食习惯，注意饮食卫生。

3）学会简便止呕的方法。如指按内关、合谷、中脘等穴，用生姜汁擦舌或咀嚼生姜，以降逆止呕。

4）注意锻炼身体，如选择慢跑、散步或太极拳、气功等，或以手掌自上而下按摩胃脘部。每次按摩 20 遍，每日数次，以增强脾胃功能。

五、中医临床护理进展

（一）中医多维管理创新

相关学者对于多维管理模式，基于中医方法的闻柠檬皮、按压内关穴对预防妇科老年患者术后恶心呕吐及生活质量的影响进行探究。首先术前利用多媒体进行集中健康宣教，指导患者术后恶心呕吐的防范及缓解措施。其次，患者术后返回病房后，在常规护理基础上，取新鲜柠檬外皮薄片 1 cm×3 cm 置于鼻孔前，让患者自主吸入，此后每 0.5～1.0 h 更换一次，持续 24 h。同时指导家属正确按压内关穴的位置、力度、频率等，按压的深度以患者舒适为宜，按压频率为每秒 2 次。结果发现基于中医方法的、多维管理模式可有效缓解妇科老年患者术后恶心呕吐的程度，并有效提高其生活质量。

（二）中医治疗方法创新

有学者应用止吐膏穴位贴敷以辅助治疗化疗后恶心呕吐。中药穴位贴敷疗法是通过渗透作用，将药之气味透过肌肤直达经脉，融化于津液之中，从而发挥药物归经之功效。止吐膏中姜半夏、黄连、吴茱萸、柿蒂、苏梗、丁香等具有降逆止呕的作用，与具有健脾益气功效之党参、白术合用，共奏健脾和胃、降逆止呕之功。对化疗后患者选择内关、神阙、中脘等穴位，于化疗第 1～4 天用药前 30 min 给予穴位敷贴，每贴持续 8 h，连续贴敷 4 d。研究发现应用止吐膏贴敷内关、神阙、中脘穴能达到宽胸理气、降逆止吐的目的。具有操作简便、经济、安全可靠的特点。

（三）中医护理技术创新

有学者针对神经母细胞瘤化疗患儿恶心呕吐的症状，采用中医芳香疗法。向干预组患儿发放吸入装置 Quease Ease（美国 Soothing Scents 生产，成分包括薰衣草、生姜、欧薄荷和荷兰薄荷），研究者指导患儿可随时或者出现恶心呕吐症状时将吸入剂置于鼻部深呼吸，然后缓慢经口呼出，吸入后平躺 10 min。研究发现中医芳香疗法可以缓解神经母细胞瘤患儿化疗期间呕吐严重程度。

导入案例分析

1. 该患者目前所患何病？辨证属何证？

答：呕吐（脾胃虚寒证）。

2. 针对该患者呕吐，临床应如何辨证施护？请用思维导图的形式呈现。

答：详见思维导图。

复习思考题

针对呕吐症状可采取哪些中医护理技术？

（林　青）

第十六节　消　　渴

导入案例

王某，女，70 岁，退休职工，因尿频量多、视物模糊一个月余就诊。6 年前无明显诱因出现小便频数、口干多饮、体重下降，近一个月来上述症状加重并觉视物模糊，间断性服用降糖药，效果不显，遂来院就诊。刻下：尿频量多、口干喜饮、视物模糊、腰膝酸软、倦怠乏力。

既往史：高血压病史 5 年，血压最高为 170/110 mmHg。

体格检查：体温 36.2 ℃，脉搏 72 次/min，呼吸 16 次/min，血压 160/88 mmHg，身高 163 cm，体重 59 kg，体质指数 22.2 kg/m^2，腰臀比 0.8，随机血糖 15.2 mmol/L，神清，精神可，心肺正常。舌淡体胖，苔薄白而干，脉虚细。

请思考：

1. 该患者目前所患何病？辨证属何证？
2. 针对该患者视物模糊，临床应如何辨证施护？请用思维导图的形式呈现。

消渴是以口渴多饮、多食易饥、多尿、乏力、消瘦，或尿有甜味为主要临床表现的病证，糖尿病属此范畴。近年来，我国消渴病发病率逐年升高，中国 18 岁及以上人群消渴病患病率 11.2%，患病数达 1.4 亿，总人数位居世界第一，其中 2 型糖尿病（T2DM）占人群 90%以上。具有遗传易感性，发病率男性高于女性，城市高于农村，好发于肥胖和超重人群。

消渴主症为三多一少，且伴有神疲乏力，三多症状多同时存在，但轻重不同，故许多医家根据症状对其进行命名，提出消渴又名脾瘅、消谷、消利、渴利。

一、病因病机

消渴病之病因多与禀赋不足、饮食不节、情志失调、劳逸过度等因素有关。

1）禀赋不足：肾为先天之本，寓元阴元阳，主藏精。先天禀赋不足是引起消渴病的重要内因。禀赋不足，先天肾精亏虚，五脏柔弱，虚火内生，消灼津液，发为消渴，其中以阴虚体质最易罹患。

2）饮食不节：长期过食肥甘厚腻、醇酒辛辣，或温燥壮阳之物，致脾胃运化失职，积热内蕴，化燥伤津，消谷耗液，发为消渴。

3）情志失调：长期过度的精神刺激，如郁怒伤肝，郁久化火，或劳心竭虑，心火内燔，消灼阴津而发为消渴。

4）劳欲过度：房室不节，劳欲过度，肾精亏损，虚火内生，则火因水竭而益烈，水因火烈而益干，终致肾虚肺燥胃热俱现，发为消渴。

本病病位主要在肺、胃、肾，尤以肾为关键。主要病机为阴虚燥热，而以阴虚为本，燥热为标，两者互为因果，阴愈虚则燥热愈盛，燥热愈盛则阴愈虚。病理性质主要为本虚标实，虚实夹杂。肺受燥热所伤，则津液不能敷布而直趋下行，随小便排出体外，故小便频数量多；肺不布津则口渴多饮。脾胃受燥热所伤，胃火炽盛，脾阴不足，则口渴多饮，多食善饥；脾虚不能转输水谷精微，则水谷精微向下流注，见小便频多，且有甜味；水谷精微不能濡养肌肉，故形体日渐消瘦。肾阴亏虚则虚火内生，上燔心肺则烦渴多饮，中灼脾胃则胃热消谷，又因肾失濡养，开阖固摄失权，则水谷精微直趋下泄，随小便而排出体外，故尿多味甜。消渴病虽有在肺、胃、肾的不同，但常常互相影响，如肺燥津伤，津液失于敷布，则脾胃不得濡养，肾精不得资助；脾胃燥热偏盛，上可灼伤肺津，下可耗伤肾阴；肾阴不足则阴虚火旺，亦可上灼肺胃，终至肺燥胃热肾虚，故“三多”之症常可相互并见。

消渴病日久，则易发生以下 2 种病变：一是阴损及阳，阴阳俱虚。由于阴阳互根，若病程日久，阴伤气耗，阴损及阳，则致阴阳俱虚，其中以肾阳虚及脾阳虚较为多见，严重者可因阴液极度耗损，虚阳浮越，而见烦躁，头痛、呕恶，呼吸深快等症，甚则出现昏迷，肢厥，脉细欲绝等阴竭阳亡危象。二是病久入络，血脉瘀滞。阴虚内热，耗伤津液，则血脉虚涩而成血瘀。气阴两虚或阴阳俱虚，血液运行无力，亦生瘀血。血瘀又进一步致血脉不畅，脏腑失养。

消渴病常病及多个脏腑，出现多种变证。如气阴双亏，肺失滋养，痨虫感染，日久可并发肺痨；肾阴亏损，肝失濡养，肝肾精血不能上承于耳目，则可并发白内障、雀目、耳聋；燥热内结，营阴被灼，脉络瘀阻，蕴毒成脓，则发为疮疖痈疽；阴虚津亏，久致血热，皮肤失养，则发为疮癣、痤痱；阴虚血瘀，气血不能达于四末，筋脉失养，则发为肢麻、肢痛；瘀毒阻塞，肢端失养，则发为脱疽；阴亏血瘀，心脉闭阻，则发为真心痛；阴虚燥热，炼液成痰，以及血脉瘀滞，痰瘀阻络，蒙蔽心窍，则发为中风偏瘫；阴损及阳，脾肾衰败，水湿潴留，泛溢肌肤，则发为水肿。热灼肺津，肺叶枯痿则发为肺痿；若津液极度耗损，阴竭阳乏，则可见阴阳离决危候。消渴病病变影响广泛，未及时医治以及病情严重的患者，常可并发多种病证，影响预后。

二、常见证候

1）肺热津伤证：口渴多饮，口干舌燥，尿频量多，烦热多汗，舌边尖红、苔薄黄，脉洪数。

2）胃热炽盛证：多食易饥，口渴，尿多，形体消瘦，大便干燥，苔黄，脉滑实有力。

3）气阴亏虚证：口渴引饮，多食与便溏并见，或饮食减少，精神不振，四肢乏力，体瘦；舌质淡红、苔白而干，脉弱。

4）肾阴亏虚证：尿频量多，混浊如脂膏，或尿甜，腰膝酸软，乏力，头晕耳鸣，口干唇燥，皮肤干燥、瘙痒，舌红、苔少，脉细数。

5）阴阳两虚证：小便频数，混浊如膏，甚至饮一溲一，面色黧黑，耳轮干枯，腰膝酸软，四肢欠温，畏寒肢冷，阳痿或月经不调，舌淡、苔白，脉沉细无力。

三、辨证施护

（一）辨证要点

1）辨病位：消渴病的“三多”症状多同时存在，但根据其表现程度的轻重不同，有上、中、下三消之分及肺燥、胃热、肾虚之别。若见烦渴多饮、口干舌燥、舌边尖红、苔薄黄、脉洪数者，多为肺燥，属上消；若见多食易饥、形体消瘦、大便干燥、苔黄、脉滑实有力者，多为胃热，属中消；若见尿频尿多、混浊如脂膏、或尿甜、头晕耳鸣、皮肤干燥、瘙痒、舌红少苔、脉细数者，多为肾虚，属下消。

2）辨标本：本病以阴虚为本，燥热为标，主要根据病程长短、兼症及病情轻重进行辨证。若为初病，伴见口舌干燥、烦热、舌红苔黄，多为燥热；若病程较长，伴见口舌干燥、烦热多汗、头晕耳鸣、舌红少苔，多为阴虚与燥热并见；若为久病，以腰膝酸软、头晕耳鸣、舌红少苔、脉细数为主要表现，多为阴虚；若伴见腰膝酸软、四肢欠温、畏寒肢冷、舌淡而干，苔白，脉沉细无力，多为阴损及阳，阴阳两虚。

（二）主要护理问题

1）口渴多饮、多食易饥：与燥热炽盛、耗伤津液有关。

2）焦虑：与对疾病认识不足、担心病久难愈或出现并发症等有关。

3）潜在并发症：低血糖、酮症酸中毒、皮肤感染。

（三）护理措施

1. 病情观察

1）密切观察患者口渴程度、饮水量、进食量、尿量等变化，并做好记录。

2）定期监测患者血压、体重、腰臀围、血糖、尿糖、尿比重、糖化血红蛋白及各项生化指标。

3）注意观察患者有无头晕、心慌、汗多、全身软弱无力等低血糖症状。若患者意识清楚立即口服含糖 15～20 g 糖类食物，15 min 后监测血糖。若患者出现意识障碍、烦躁不安、呼吸深快、血压下降、肢冷、脉微而摸不到脉搏时，应立即予患者静脉注射 50%葡萄糖 20～40 mL，并予其氧气吸入、升压药静滴等急救措施，可同时配合按压或针刺人中、十宣等穴位。

4）观察患者生命体征的变化，以及视力、皮肤和全身情况，有无雀盲、眩晕、耳鸣、皮肤瘙痒、水肿等的发生。

5）警惕患者出现头痛头晕、恶心呕吐、烦躁不安，皮肤干燥，或潮红、口渴、心慌，甚或出现嗜睡、呼吸深快、呼气有烂苹果味等酮症酸中毒的变证，配合医生做好抢救工作。

6）注意观察患者足部皮肤温度、感觉、触觉等的变化。

7）注意观察患者有无胰岛素过敏反应，如局部皮肤出现硬块、红晕、疼痛或全身出现荨麻疹等。如有，应及时报告医生。

2. 生活起居护理

1）起居有常，春季应“夜卧早起，广步于庭”，夏季应“夜卧早起，无厌于日”，秋季应“早卧早起，与鸡同兴”，冬季应“早卧晚起，必待日光”。

2）保持室内清洁，空气流通，顺应四时，防寒保暖。

3）劳逸适度，患者可根据自身情况选择适宜的运动，以不感疲劳为度。

4）保持口腔清洁，选用软毛牙刷，刷牙时动作轻柔。饭前饭后用生理盐水或银花甘草液漱口。指导患者注意皮肤和会阴部清洁，穿着宽松的棉质衣服，勤换衣物。清洗皮肤时，以温水为宜，避免用力擦搓。有皮肤瘙痒者，忌用刺激性强的皂液清洗衣物，洗澡后可涂抹润肤露护肤；瘙痒甚者，可选用清热燥湿洗剂，如选用苦参、苍术、黄柏、白花蛇舌草、连翘等煎汤外洗，亦可涂尿素乳膏防止皮肤干燥。

5）保持足部清洁，选择鞋底较厚而鞋内柔软无接缝的鞋子，以及透气性好的浅色棉袜。坚持每日温水洗足，水温维持在 37～40 ℃，足浴时间不超过 10 min，及时擦干，尤其注意擦干趾间的水分，检查双脚有无破损、烫伤、水泡等，不宜用热水袋、电热器等直接暖足；避免赤足；勿自行修剪或用化学制剂处理胼胝。穿鞋前，先检查鞋内有无异物或异常。定期按摩足部穴位，如涌泉、三阴交、足三里、阳陵泉等穴位。

3. 饮食调护

1）饮食控制是治疗消渴的基础，以合理控制总热能为原则。宜混合餐，细嚼慢咽，忌肥甘厚味、辛辣刺激之品，戒烟限酒。

2）辨证施食：肺热津伤者，以清热润肺、生津止渴为原则，宜食性凉之品，如银耳、麦冬、芦根、荸荠、枇杷等，可饮用五饮汁（《温病条辨》，麦冬 10 g，鲜芦根汁 25 g，梨汁 30 g，荸荠汁 20 g，藕汁 20 g，混合均匀，温服、冷饮均可），忌辛辣之品；胃热炽盛者，以清胃泻火，养阴增液为原则，宜食苦寒之品，如苦瓜、马齿苋、乌梅、冬瓜、豆腐等，可食竹茹饮（《圣济总录》，竹茹 30 g，乌梅 6 g，甘草 3 g，加水煎煮，取汁代茶饮，乌梅可食），忌肥甘厚腻之品；气阴亏虚者，以益气健脾、生津止渴为原则，宜食性平之品，如山药、鸡肉、胡萝卜、豆腐、黑木耳等，可食用野鸡羹（《饮膳正要》，野鸡肉 100 g）；肾阴亏虚者，以滋阴固肾，润燥止渴为原则，宜食性平之品，如栗子、黑枸杞、黑豆、甲鱼、山药等，可食用桑椹醪（《本草纲目》，桑椹 1000 g，糯米 500 g）；阴阳两虚者，以滋阴温阳，补肾固涩为原则，宜食温热之品，如羊肉、山药、韭菜、虾仁等，可食用滋膵饮（《医学衷中参西录》，黄芪 30 g，山药 30 g，生地黄 15 g，山茱萸 15 g）。

4. 运动康复护理

1）根据病情和生活习惯选择合适的有氧运动，如太极拳、气功、八段锦、五禽戏、慢跑、游泳等，循序渐进，持之以恒。

2）运动时间宜在饭后 1 h（进食第一口饭开始计时），每周运动 5 次左右，每次运动时间从 20～30 min 开始，逐渐增加，运动后心率宜控制在 170–年龄（次/min）左右。

3）血糖＞16.7 mmol/L 者，合并糖尿病急性代谢并发症及各种心、肾等器官严重慢性并发症者，或有恶心呕吐、发热、眩晕等不适者需监测血糖后方可运动。

4）血糖＜5.5 mmol/L 者，运动前需适当补充含热量食物如饼干、面包等，严防低血糖发生。

5）运动最好有人陪伴，随身携带糖块、低血糖急救卡等，注意观察有无不适。

5. 用药护理

1）遵医嘱用药，观察用药后反应；口服降糖药遵医嘱饭前或饭时第一口或饭后、定时、定量服用，防止低血糖发生，备水果糖以急用。

2）正确掌握短效、中效、长效胰岛素的使用方法，正确掌握胰岛素笔、二肽基肽酶 4（DPP-4）抑制剂注射笔或胰岛素泵的使用方法、部位选择及轮换、时间、无菌操作及储药方法等。

3）中药汤剂根据证型宜饭后 30 min 服；中西药服用时间间隔 30 min 以上。注意部分中药的特殊用法，如人参宜另炖、砂仁宜后下。若服药后出现头晕、心慌、乏力、汗出、饥饿甚至神昏等，立即汇报医生并配合抢救。

4）辨证施药：肺热津伤、胃热炽盛者宜偏凉服；气阴亏虚、肾阴亏虚者宜温凉服；阴阳两虚证者宜温服。

6. 情志护理

1）患者病程长易出现焦虑、悲观等情绪，医务人员及家属应劝慰开导患者，解除其思想顾虑，保持情绪平和。脾虚胃热证者可聆听《秋湖月夜》《春江花月夜》等宫调乐曲；肝胃郁热证者可聆听《蓝色多瑙河》《江南好》等角调乐曲。

2）应用中医七情归属，了解患者情志状态，指导采用移情易性的方法，保持平和情绪。

3）可采用放松疗法，改变患者的认知。患者舒适地靠坐在沙发或椅子上，闭目减少视觉刺激；从足部开始，顺次从小腿、大腿、腹部、胸部、上肢直至头顶部使全身肌肉完全放松；鼻呼吸，要意识到自己在呼吸，当呼气时可静静默念“一”，持续 10～20 min，每天放松 1～2 遍，睡前做 1 遍。

7. 中医护理技术

（1）耳穴贴压

1）尿频量多：①选穴：皮质下、内分泌、糖尿病点、脾、胰、肾等。②方法：每日不拘时按压，对按或向耳轮方向按压，以耐受为度，每 4～5 d 更换一次。

2）口干多饮：①选穴：皮质下、内分泌、糖尿病点、脾、胰、三焦等。②方法：每日不拘时按压，对按或向耳轮方向按压，以耐受为度，每 4～5 d 更换一次。

（2）温和灸

1）尿频量多：①选穴：脾俞、胰俞、肾俞、神阙、关元、中极等穴。②方法：温和灸，暴露施灸部位，背部及腹部用多孔艾灸盒，施灸部位垫纱布棉垫。1 次/d，每次 20～30 min。

2）肢体麻木、挛急、疼痛：①选穴：足三里、涌泉、三阴交等。②方法：可选择温和灸，评估无温度觉异常及禁忌后采用下肢单孔艾灸盒，暴露施灸部位，将点燃的艾条端距离患者皮肤约 2～3 cm，系好松紧带，1 次/d，每次 15～25 min（长期卧床、年老体弱、皮肤角质层薄弱者时间为 15 min）。

（3）穴位按摩

1）口干多饮：①选穴：照海、列缺、太溪、中府、承浆等穴。②方法：患者采取放松、舒服姿势，暴露按摩处皮肤。选用点按法进行按摩以透热为度，每次每穴 1 min，一日数次。

2）视物模糊：①选穴：睛明、丝竹空、四白、攒竹、鱼腰等。②方法：患者取坐位或仰卧位，双目微闭，用拇指或示指点按或点揉每穴，每穴 1 min，3 次/d 左右。

3）腰膝酸软：①选穴：脾俞、肾俞、膀胱俞、命门、腰骶部、八髎、三阴交、太溪等。②方法：患者采取放松姿势，暴露按摩处皮肤，冬季注意保暖。选用点按法进行按摩，每次每穴 1 min，3 次/d。用小鱼际斜擦八髎穴，用擦法在腰骶部治疗，以透热为度。

（4）中药足部泡洗

肢体麻木、挛急、疼痛：①主要药物：红花、川芎、细辛、川牛膝、丁香、鸡血藤、桂枝等。②方法：水温以 37～40 ℃为宜，水位没至三阴交穴位以上为宜，时间 20～30 min，1 次/d，严防烫伤。中药足部泡洗见图 1-16-1。

（5）中药眼部雾化

视物模糊：①药物：遵医嘱选用活血化瘀类中药注射剂，用 6～8 mL 生理盐水溶化。②方法：将配制好的雾化液注入雾化器下半部中，与雾化器的上半部分衔接好后出口处连接面罩，用空气导管一端连接中心供氧源或氧气筒，另一端插入喷雾器的底部接口。嘱患者尽量睁开双眼，将面罩佩戴在患者眼部，打开氧气，调氧流量为 2～4 L/min，调节氧流量可改变中药雾量大小。1 次/d，每次 15～20 min。中药眼部雾化见图 1-16-2。

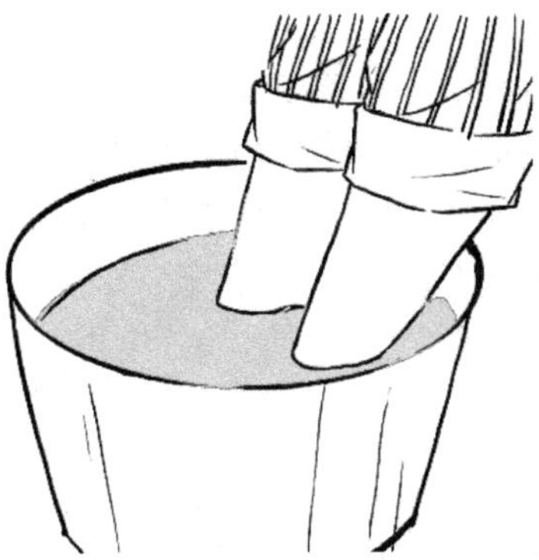
图 1-16-1 消渴的中药足部泡洗

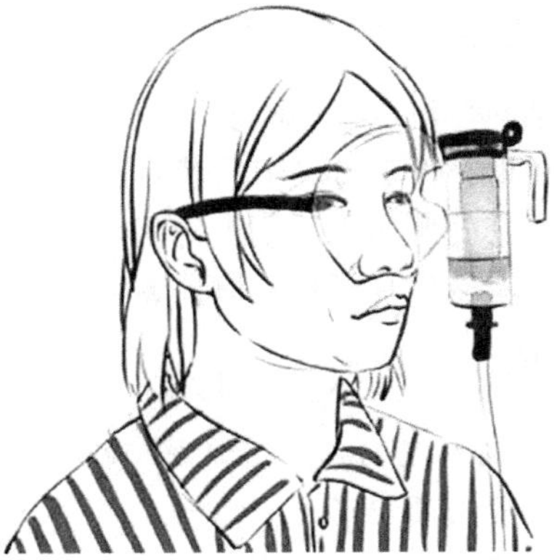
图 1-16-2 消渴的中药眼部雾化

四、健康教育

1）坚持长期治疗。规范监测血糖、尿糖、血压、体重、腰臀比等。每 3 个月检查 1 次糖化血红蛋白、心电图；每 6 个月检查肝肾功能、血脂、尿微量蛋白等；每年至少筛查 1 次眼底、外周血管、周围神经病变及足部检查等。患者及家属掌握危急并发症的表现、处理措施等。坚持按时按量正确用药，注意不良反应，随身携带低血糖急救卡。

2）平衡膳食，定时定量进餐，多饮白开水或淡绿茶水，少食坚果类、油炸类及甜食。戒烟限酒。

3）选择合适的有氧运动：推荐每周行 1～2 次抗阻运动，如拉弹力绳、举哑铃、划船等；也可适当平衡运动，如单腿站立等。运动强度判断以周身发热、微微出汗、微微气喘、精神愉悦为宜。

4）注意个人卫生：保持眼、口腔、会阴、皮肤等清洁干燥，注意足部护理，平剪趾甲。

5）调养情志，心境平和，积极参与糖尿病教育等活动，提高自我管理能力。

五、中医临床护理进展

（一）消渴慢病管理理念创新

糖尿病是一种长期慢性疾病，患者的日常行为和自我管理能力是影响糖尿病控制状况的关键因素之一，糖尿病的控制不仅是治疗疾病管理。糖尿病自我管理教育和支持致力于临床、教育、社会心理和行为方面的照顾，对糖尿病患者的临床、心理和社会行为方面都有明确的益处。糖尿病自我管理教育方案可有效促进自我管理，提高患者的知识、技能和动机，并最终改善生物医学、行为和心理社会结果。为了消除糖尿病症状和防止出现急性并发症、预防慢性并发症、提高患者生活质量和延长寿命，应建立完善的糖尿病教育管理体系，可推荐在糖尿病患者确诊后接受糖尿病自我管理教育，掌握相关知识和技能，以患者为中心，尊重个人爱好、需求和价值观，以此指导临床决策，并注重个体化。

（二）消渴治疗理论创新应用

谢红艳等基于“胰脾同源”理论研究表明，通过益气健脾，可促进胰岛 α-β 环路的交互对话，重构环路细胞命运，进而改善胰岛细胞功能，恢复正常气化，重建气精固散平衡统一，从而维持机体血糖稳定。

（三）中医治疗方法创新

黄连具有清热燥湿，泻火解毒之功效，在消渴病的治疗中占有重要地位。临床常将黄连与木香、人参、黄芩、葛根、天花粉等组成药对，在增强疗效的同时又可中和黄连的苦寒之性。药理研究表明，黄连单药及其配伍通过抑制糖异生、调节肠道菌群结构、改善胰岛功能、降低胰岛素抵抗等多重途径，标本兼治，实现降糖、降脂，延缓糖尿病进展之功效。

导入案例分析

1. 该患者目前所患何病？辨证属何证？

答：消渴（气阴两虚证）。

2. 针对该患者视物模糊，临床应如何辨证施护？请用思维导图的形式呈现。

答：详见思维导图。

复习思考题

消渴伴肢体麻木、挛急、疼痛患者如何护理？

（管玉香　杨国芳）

第十七节　积　　聚

导入案例

梁某，女，60岁，农民，因“反复右胁部疼痛5年余，加重1周”入院。患者5年前劳累后出现右胁部疼痛，伴有口干、口苦、乏力、纳差，在当地医院治疗后病情尚平稳。1周前再次出现右胁部胀痛加重，伴口干、口苦、恶心呕吐、乏力、纳差，遂来院进一步诊治。刻下：右胁部胀痛，乏力、纳差，口干、口苦，恶心呕吐，小便黄。

既往史：乙肝肝硬化史，2型糖尿病史5年余。

体格检查：T 36.2 ℃，P 70次/min，R 18次/min，BP 143/74 mmHg，身高151 cm，体重53 kg，神志清楚，双侧肝掌、蜘蛛痣（+），肝肋下未及，肝区叩击痛（−），墨菲氏征（−），移动性浊音（−），舌红、苔黄腻、脉弦滑。

辅助检查：生化：谷丙转氨酶22 U/L，谷草转氨酶42 U/L↑，总胆红素16.1 μmol/L，直接胆红素5.5 μmol/L，白蛋白46.4 g/L，葡萄糖8.8 mmol/L↑。糖化血红蛋白：糖化血红蛋白A1c 6.90%↑。血常规（BC 6800）：白细胞数目2.85×10^9/L↓，红细胞数目4.00×10^{12}/L，血红蛋白120.00 g/L，血小板数目40.00×10^9/L↓。免疫发光：乙型肝炎表面抗原298.208 IU/mL↑，乙型肝炎e抗体7.218PEI U/mL↑，乙型肝炎核心抗体14.720PEI U/mL↑。肝胆胰脾彩超：肝质地差、门静脉高压、脾大。肝纤维化无创诊断：CAP227 db/m，E19.1 kPa。

请思考：

1. 该患者目前所患何病？辨证属何证？
2. 针对该患者右胁部胀痛，临床应如何辨证施护？请用思维导图的形式呈现。

积聚是指腹内包块，或痛或胀的一类病证。积聚有形，乃日积渐累而成，结块固定不移，痛有定处，病在血分，是为脏病；聚属无形，包块聚散无常，痛无定处，病在气分，是为腑病。西医肝硬化属本病范畴。肝硬化居全球常见致死病因第11位，年死亡人数高达100万，男性多于女性，我国肝病患者人数超过 4 亿，肝硬化死亡人数占全球肝硬化死亡人数的 11%。

一、病因病机

本病多与情志失调、饮食所伤、感受寒邪和他病转归等因素有关。

1）情志失调：中医认为，怒伤肝，郁怒忧思，易致肝气不舒，导致气机阻滞经络，终致脏腑失和，日积月累而成积聚。

2）饮食所伤：患者长期酒食不节，嗜食肥甘厚腻、辛辣、生冷之品，或饥饱失常，导致脾胃受损，运化失健，水谷精微不布，食滞湿浊凝聚成痰或食滞、虫积与痰气交阻，致气机壅结，则成积聚。

3）感受寒邪：寒邪侵袭，脾阳不运，湿痰内聚，阻滞气机，气血瘀滞，积聚乃成。内外合邪也可形成本病，如外感寒邪或情志内伤，导致脉络不畅而成积聚。

4）他病转归：胁痛、黄疸等病后，因湿浊留恋致气血蕴结；或虫毒感染，肝脾不和致气血凝滞；或久泻久痢后，损及脾气致营血运行涩滞，均可导致积聚的形成。

本病病位主要在肝脾，基本病机为气机阻滞，瘀血内结。本病初起，气滞血瘀，邪气壅实，正气未虚，病理性质多属实；积聚日久，病势较深，正气耗伤，病理性质可转为虚实夹杂之证。病至后期，气血衰少，体质羸弱，病理性质则以正虚为主。

二、常见证候

1）湿热内阻证：皮目黄染，黄色鲜明，恶心或呕吐，口干苦或口臭，胁肋灼痛，或纳呆，或腹胀，小便黄赤，大便秘结或黏滞不畅，舌苔黄腻。

2）肝脾血瘀证：胁痛如刺，痛处不移，朱砂掌，或蜘蛛痣色暗，或毛细血管扩张，胁下积块，胁肋久痛，面色晦暗，舌质紫暗，或有瘀斑瘀点。

3）肝郁脾虚证：胁肋胀痛或窜痛，急躁易怒，喜太息，口干口苦，或咽部有异物感，纳差或食后胃脘胀满，腹胀，嗳气，乳房胀痛或结块，便溏，舌质淡红、苔薄黄或薄白。

4）脾虚湿盛证：纳差或食后胃脘胀满，便溏或黏滞不爽，腹胀，气短，乏力，恶心或呕吐，自汗，口淡不欲饮，面色萎黄，舌质淡或齿痕多、舌苔薄白或腻。

5）肝肾阴虚证：腰痛或腰酸膝软，眼干涩，五心烦热或低热，耳鸣，耳聋，头晕，眼花，胁肋隐痛，劳累加重，口干咽燥，小便短赤，大便干结，舌红、少苔。

6）脾肾阳虚证：五更泄，腰痛或腰酸腿软，阳痿，早泄，耳鸣，耳聋，形寒肢冷，小便清长或夜尿频数，舌质淡胖、苔润。

三、辨证施护

（一）辨证要点

1）辨癥积与瘕聚：根据腹内结块特点、疼痛特点、病程和病势进行辨证。腹内积块如固定不移，痛有定处，病属血分，多为脏病，病程较长，病情较重可辨为癥积；腹内积块如聚散无常，痛无定处，病在气分，多为腑病，病程较短，病情较轻，可辨为瘕聚。

2）辨虚实：积证初期，正气未虚，以邪实为主；中期积块较硬，正气渐伤，邪实正虚；后期日久，积块瘀结不去，以正虚为主。

3）辨初、中、后三期：初期，邪实而正气未虚，症状表现为积块较小、质地较软、胀痛较轻，一般情况稳定；中期，邪实正虚，症状表现为积块增大、质地较硬、疼痛持续，伴全身倦怠、乏力、纳食减少、形体日渐消瘦；后期，以正虚为主，积块进一步增大，质地坚硬，疼痛剧烈，伴神疲乏力、面色萎黄、形体消瘦、不思进食。

（二）主要护理问题

1）胁痛：与气机阻滞、瘀血内结有关。

2）腹胀：与肝、脾、肾三脏受损和水湿内停等有关。

3）纳差：与脾失健运、气机不畅有关。

4）焦虑：与积聚日久、迁延不愈有关。

5）潜在并发症：上消化道出血，与饮食不节、湿热或虚火灼伤血络有关。

（三）护理措施

1. 病情观察

1）密切观察患者腹痛的部位、性质、程度、发作时间和伴随症状，以及腹痛与气候、饮食、情志、劳倦的关系，避免腹痛的诱发因素，并做好记录。

2）定期测量患者腹围及体重，准确记录 24 h 出入量。

3）观察患者有无呕血、烦躁、头晕、心慌、多汗等症状。若患者出现大量呕血，应立即开通静脉通道，做好备血、吸氧等措施，并配合医生抢救。

4）密切观察患者有无黄疸及伴随症状，如患者出现黄疸迅速加深，伴高热、腹水、神志恍惚、烦躁等急黄证的表现，应及时报告医师，积极配合抢救。

5）观察患者有无睡眠倒错、性格行为异常等肝性脑病前驱表现。

2. 生活起居护理

1）注意保暖，以免寒湿损伤脾胃，凝滞气血，保持病室洁净、温湿度适宜、空气流通。

2）注意劳逸适度，避免劳累，胁痛发作时应严格卧床休息；鼓胀严重者，可取半卧位，必要时吸入氧气。

3）病情稳定期，患者可根据自身情况选择适宜的运动，以患者不感疲劳为度。

4）保持口腔卫生，选用软毛牙刷，刷牙时动作轻柔，避免引起牙龈出血，饭前饭后用生理盐水或银花甘草液漱口。穿棉质宽松透气的衣裤，保持个人卫生，修剪指甲，避免用力抓挠，防止皮肤破损，洗澡时禁用肥皂或浴液等碱性用品，可选用清热燥湿洗剂，如选用苦参、苍术、黄柏、白花蛇舌草、连翘等煎汤外洗。

3. 饮食调护

1）以低脂软食、易消化食物为主，不宜过于粗糙；有黄疸者，摄入适量的优质蛋白质；避免暴饮暴食，少食多餐；忌生冷、油腻、辛辣刺激、醇酒；少食人工合成和含防腐剂的食物。并发肝性脑病者予低蛋白饮食，禁食动物蛋白；长期使用利尿剂者，摄入含钾高的食物，如柑橘、橘汁、蘑菇等。

2）辨证施食：湿热内阻证者，宜食清热利湿之品，如西瓜、梨子、番茄、藕、冬瓜、苦瓜、黄瓜、薏苡仁、绿豆、赤小豆等，食疗方如薏苡仁百合炖雪梨；肝脾血瘀证者，饮食宜稀软，宜食理气活血化瘀之品，如金桔、柚子、橙子、萝卜、山楂、瘦肉、鱼肉、山药、扁豆等，食疗方如萝卜瘦肉汤；肝郁脾虚证者，宜食疏肝健脾之品，如莲藕、山楂、山药、扁豆、黑鱼、黑豆等，食疗方如小米山药粥等；脾虚湿盛证者，宜食健脾利湿之品，如红枣、山药、莲子、薏苡仁、甘薯、鲤鱼、鲫鱼、赤小豆等，食疗方如山药莲子薏苡仁粥；肝肾阴虚证者，宜食滋补肝肾之品，如枸杞子、栗子、木耳、百合、银耳、鸭肉、甲鱼、瘦肉等，食疗方如百合银耳汤等；脾肾阳虚证者，宜食温补脾肾的食物，如韭菜、胡桃、山药、羊肉、牛肉、鸡肉等，食疗方如当归生姜羊肉汤、韭菜炒核桃仁等。

4. 运动康复护理

1）根据病情选择合适的有氧运动，如太极拳、气功、八段锦、五禽戏或慢跑、慢走、游泳等，循序渐进，持之以恒，以增强体质。

2）运动量不宜过大，注意休息，劳逸结合。

3）在肝功能失代偿期或出现发热、黄疸、消化道出血时，患者需卧床休息，禁止运动。

4）运动时避免碰撞，以免引起皮下出血，出汗多时应及时更换内衣，避免着凉而感冒，运动后注意观察有无不适。

5. 用药护理

1）遵医嘱用药，观察用药疗效及不良反应。口服抗病毒药时，按时按量服用，不能少服、漏服。若发生过敏、肝损害等严重不良反应时，应及时告知医生。

2）口服利尿剂者，应适当进食黑木耳、橘子等富含钾的食物，记录 24 h 尿量，定期复查电解质。

3）中药汤剂宜饭后 30 min 服用，服用中西药应间隔至少 30 min。注意：人参宜另炖，砂仁宜后下。

4）辨证施药：合并食管静脉曲张者，中药汤剂宜温服；肝肾阴虚者，中药汤剂宜浓煎，少量频服；湿热内阻证者，中药汤剂宜温服；脾肾阳虚证者，中药汤剂宜热服。

6. 情志护理

1）调畅情志，保持正气充足，有助于气血流畅，积聚消散。患者由于病程迁延，经久不愈，易产生悲观、失望等情绪，因此，医护人员应在积极治疗疾病的同时，鼓励患者多与家属、朋友、病友交流，及时排遣不良情绪；嘱家属关心和照顾患者，配合医护人员的治疗和护理工作，耐心解答患者提出的问题，满足其合理需求，开展针对性的谈心，解除其思想顾虑。

2）根据中医基础理论，了解患者情志状态，指导其采用移情易性法保持情绪平和。角音属肝，角调乐曲旋律亲切爽朗，可使肝气舒展，故肝郁脾虚证者可聆听《蓝色多瑙河》《江南好》等角调乐曲。

3）采用放松疗法改变患者的认知。患者舒适地靠坐在沙发或椅子上，闭目，减少视觉的刺激；从足部开始，顺次从小腿、大腿、腹部、胸部、上肢直至头顶部，使全身肌肉完全放松；用鼻呼吸，患者要意识到自己在呼吸。当呼气时，可静静默念“一”，持续 10～20 min，每日 1～2 遍，睡前做 1 遍。

7. 中医护理技术

（1）耳穴贴压

胁痛：①穴位：肝、胆、胃、大肠、脾。②方法：每日不拘时按压，对按或向耳轮方向按压，以患者耐受为度，每 4～5 d 更换 1 次，双耳交替贴压。耳穴贴压见图 1-11-1。

（2）艾灸

1）腹胀：①穴位：中脘、天枢、神阙。②方法：艾盒灸，评估患者无温度觉异常及禁忌后，选用 4～6 孔艾灸盒，暴露施灸部位，将点燃的艾条端距离患者皮肤 3～4 cm，系好松紧带，每日 1 次，每次 15～25 min（长期卧床、年老体弱、皮肤角质层薄弱者，治疗时间为 15 min）。注意：湿热内阻者忌用此法。

2）纳差：①穴位：足三里、中脘、神阙、三阴交。②方法：艾盒灸，评估患者无温度觉异常及禁忌后，选用 4～6 孔艾灸盒，暴露施灸部位，将点燃的艾条端距离患者皮肤 3～4 cm，系好松紧带，每日 1 次，每次 15～25 min（长期卧床年老体弱、皮肤角质层薄弱者治疗时间为 15 min）。注意：湿热内阻者忌用此法。艾盒灸见图 1-15-1。

（3）穴位按摩

1）胁痛：①穴位：肝俞、期门、章门、太冲、行间等穴。②方法：患者取舒适体位，操作者用中指指腹按压穴位处，以顺时针方向按揉，每次每穴约 1 min，一日数次，手法用力宜适中；用擦法施于患者两侧胸肋部，以透热为度。

2）纳差：①穴位：足三里、内关、丰隆、合谷、中脘、阳陵泉。②方法：患者取舒适体位，暴露按摩处皮肤，用中指指腹按于穴位处，以顺时针方向按揉，每次每穴 2 min，一日数次，手法用力宜适中，以局部有酸、胀感和轻度温热感为度。

（4）芒硝敷脐

腹胀：①穴位：神阙。②方法：取芒硝 200 g，装入自制布袋铺平，平放于脐部，妥善固定，每次 4～6 h，每日 1 次。

四、健康教育

1）按时服药，定期复查。积极治疗胁痛、黄疸、疟疾、乙肝等原发性疾病。

2）饮食有节，以富含营养、清淡、易消化为原则，适量增加蛋白质的摄入，避免暴饮暴食，不宜进食山芋、土豆等产气食物。忌食生冷、油炸、辛辣、醇酒之品，禁烟酒。

3）根据病情合理运动，病情较重者，以卧床休息为主，避免剧烈活动；病情较轻者，可适当活动，有助于气血流通，减轻胀痛。

4）保持心情舒畅、心境平和、心态乐观，避免情志刺激。

5）养成良好的生活习惯，顺应四时，防寒保暖，起居有常，劳逸结合。

五、中医临床护理进展

（一）积聚慢病管理创新

多专业团队（医生、中医专科护士、营养师、心理指导师等）、多学科合作（内科学、康复医学、心理学、营养学、影像学等）提供专业性的治疗，通过个案管理，使患者掌握自我管理疾病的知识及技巧，提高患者的自我管理能力和自我效能，对患者进行定期随访监测，及时发现并处理并发症，对肝硬化患者每 3 个月至半年定期进行肝功能、肝脏超声和胃镜检查，以便了解肝功能状况，明确肝脏形态变化、门静脉高压和食管胃底静脉曲张状况。同时，应根据病情进行营养评估和并发症筛查。

（二）现代医学书籍中对积聚辨证分型的创新

中医诊疗方案指出：积聚是由于体虚复感外邪，情志饮食所伤以及他病日久不愈等原因引起正气亏虚，脏腑失和，气滞、血瘀、痰浊蕴结腹内而致，以腹内结块，或胀或痛为主要临床特征的一类病证。推荐临床上将积聚分为湿热内阻证、气滞血瘀证、肝郁脾虚证、肝肾阴虚证、气虚血瘀证。

（三）中医治疗方法创新

对积聚所致腹胀、水湿内停患者，在常规治疗基础上增加中药外敷、中药灌肠、针灸等治疗。方法如下：中药外敷治疗腹胀主要是敷脐疗法，神阙穴是五脏六腑之本，冲脉循行之地，元气归藏之根，利用中药敷脐疗法辅助治疗，有着单纯口服中药不及的优势。外敷于神阙穴，4～6 h 后取下，1 次/d。此外，穴位贴敷、肝区药敷等对缓解门静脉高压、减轻腹水均有疗效。脐疝患者、对治疗药物皮肤过敏者应避免使用外敷疗法。中药灌肠可以改善肠道环境，减少肠源性毒素的产生与吸收，促进腹水吸收。一般以健脾调肠、化湿解毒为主，也可配合通利泻水药。针灸疗法具有扶正祛邪、运行气血、通络活血之效，用于积聚辅助治疗亦可帮助消除腹水，并提高机体免疫力。

（四）中医护理技术创新

采用双侧穴位同步按摩治疗积聚伴失眠患者疗效显著，可提高患者睡眠质量。具体操作如下：护士剪短指甲，洗净双手，协助患者取舒适卧位，站于病人右侧，双侧大拇指指端同时依次按摩患者足三里、三阴交、阳陵泉、风池。由轻而重向下按压，使患者感觉酸、胀为度，后改为按摩，先顺时针按摩 30 次，再改为逆时针，每穴按摩 3 min，按摩过程中尽量保持按摩穴位准确，手指不可移动。以上操作每天 2 次，2 周为 1 个疗程。

导入案例分析

1. 该患者目前所患何病？辨证属何证？

答：积聚（湿热内阻证）。

2. 针对该患者右胁部胀痛，临床应如何辨证施护？请用思维导图的形式呈现。

答：详见思维导图。

复习思考题

针对积聚患者的胁肋部胀痛，中医特色治疗及护理调摄要点有哪些？

（孙海燕）

第十八节　水　　肿

导入案例

李某，男，21 岁，某高校大二学生，未婚。因“全身水肿反复发作 1 年，加重 1 周”入院。1 年前因全身水肿在某省级医院住院，诊断为肾病综合征。1 周前受凉后感冒，诱发病情加重，先出现眼睑及颜面水肿，伴恶风发热，肢节酸楚，随之四肢及全身水肿，小便不畅，咽喉红肿疼痛，口渴，遂来院就诊。

既往史：既往无其他内科疾病史。否认家族病病史，否认药物、食物过敏史。

体格检查：T 37.8 ℃，P 96 次/min，R 24 次/min，BP 128/76 mmHg，全身水肿，恶风发热，头身疼痛，肢节酸楚，咽喉疼痛，小便不畅。

相关检查：尿常规中尿蛋白（+++），24 h 尿蛋白定量 3.7 g；血常规中红细胞 4.5×10^{12}/L，血红蛋白 125 g/L，血浆白蛋白 27 g/L；肾功能检查中血肌酐 86 μmol/L，血尿素氮 7.9 mmol/L。

请思考：

1. 该患者目前所患何病？辨证属何证？
2. 针对该患者全身水肿，临床应如何辨证施护？请用思维导图的形式呈现。

水肿是体内水液潴留，泛溢肌肤，低蛋白血症或血管通透性改变导致肾脏不能正常代谢水液，而在组织疏松部位出现水肿，引起以头面、眼睑、四肢、腹背，甚至全身水肿为主要特征表现的一类病证。凡急、慢性肾小球肾炎、肾病综合征、继发性肾小球疾病等，以眼睑、头面、四肢、腹背甚至全身浮肿为主要表现者，均属此范畴。

一、病因病机

水肿的发生主要与风邪袭表、疮毒内犯、外感水湿、饮食不节及禀赋不足、久病劳倦五个方面有关。

1）风邪袭表：风为六淫之首，风寒或风热之邪，侵袭肺卫，以致肺失通调，风水相搏，泛溢肌肤，发为水肿。

2）疮毒内犯：身患痈疡疮毒，或咽喉肿烂，火热内攻，损伤肺脾肾，致津液气化失常，发为水肿。本型多见于青少年。

3）外感水湿：久居湿地，冒雨涉水，湿衣裹身过久，水湿内侵，困遏脾阳，导致脾胃失其升清降浊之能，水无所制，水溢肌肤，发为水肿。

4）饮食不节：过食肥甘，嗜食辛辣，久则湿热中阻，损伤脾胃；或饮食失于调摄，营养不足，脾气失养，以致脾运不健，脾失转输，水湿壅滞，发为水肿。

5）禀赋不足，久病劳倦：先天禀赋薄弱，肾气亏虚，膀胱开阖不利，气化失常，水泛肌肤，发为水肿。或因劳倦久病，脾肾亏虚，津液转输及气化失常，发为水肿。

本病病位在肺、脾、肾，而关键在肾。基本病机为肺失通调，脾失转输，肾失开阖，三焦气化不利，水液潴留，泛溢肌肤。病理因素为风邪、水湿、疮毒、瘀血。风邪犯肺，肺气失于宣畅，不能通调水道，风水相搏，发为水肿。脾主运化水液，若外感水湿，脾阳被困，或饮食劳倦等损及脾气，致脾失转输，水湿内停，乃成水肿。肾主水，有蒸腾气化、开阖作用。禀赋不足、久病劳欲，损及肾脏，则肾失蒸化，开阖不利，水液泛溢肌肤，则为水肿。总之，肺、脾、肾三脏相互联系，相互影响，三脏中无论哪一环节失调，都可引发水肿。三脏之中，以肺为标，以肾为本，以脾为制。由于致病因素及体质的差异，水肿的病理性质有阴水、阳水之分，并可相互转换或兼杂。阳水属实，多由外感风邪、疮毒、水湿而成，病位在肺、脾；阴水属虚或虚实夹杂，多由饮食劳倦、禀赋不足、久病体虚所致，病位在脾、肾。阳水迁延不愈，反复发作，正气渐衰，脾肾阳虚，或因不守禁忌、失治误治，损伤脾肾，阳水可转为阴水。反之，若阴水复感外邪，或饮食不节，或劳欲过度而使肿势加剧，呈现阳水证候，而成本虚标实之证。其次，水肿各证之间亦互有联系，如阳水的风水相搏之证，若风去湿留，可转化为水湿浸渍证。

水肿转归，一般而言，阳水易消，阴水难治。阳水患者若属初发年少，体质尚好，脏气未损，护理治疗及时，则病可向愈；阴水患者若先天禀赋不足，或他病久病迁延，或得病之后拖延失治，可致正气大亏，肺、脾、肾三脏严重受损，后期则能影响心、肝，则病难向愈。若水邪内壅或阴水日久，脾肾衰微，水气上犯，则可见水饮凌心犯肺之重证；若久病之后，肾阳衰败，气化不行，浊毒内闭，则由水肿发展为关格；若肺、脾、肾三脏功能失调，致膀胱气化无权，可见小便点滴或闭塞不通，则由水肿转为癃闭；若阳损及阴，导致肝肾阴虚，肝阳上亢，则可兼见眩晕之证。

二、常见证候

1. 阳水

1）风水相搏证：眼睑水肿，继则四肢及全身皆肿，来势迅速。可兼恶寒，发热，肢节酸楚，小便不利等症。偏于风热者，伴咽喉红肿疼痛，舌红，脉浮滑数；偏于风寒者，兼恶寒，咳喘，苔薄白，脉浮滑或浮紧。

2）湿毒浸淫证：眼睑水肿，延及全身，皮肤光亮，尿少色赤，身发疮痍，甚则溃烂，恶风发热，舌红、苔薄黄，脉浮数或滑数。

3）水湿浸渍证：全身水肿，下肢明显，按之没指，小便短少，身体困重，胸闷，纳呆，泛恶，起病缓慢，病程较长，苔白腻，脉沉缓。

4）湿热壅盛证：遍体水肿，皮肤绷急光亮，胸脘痞闷，烦热口渴，小便短赤，大便干结，舌红、苔黄腻，脉沉数或濡数。

2. 阴水

1）脾阳虚衰证：身肿日久，腰以下为甚，按之凹陷不易恢复，脘腹胀闷，纳减便溏，面色不华，神疲乏力，四肢倦怠，小便短少，舌淡、苔白腻或白滑，脉沉缓或沉弱。

2）肾阳衰微证：水肿反复消长不已，面浮身肿，腰以下为甚，按之凹陷不起，尿量减少或反多，腰酸冷痛，四肢厥冷，怯寒神疲，面色苍白，心悸胸闷，喘促难卧，腹大胀满，舌淡胖、苔白，脉沉细或沉迟无力。

3）瘀水互结证：水肿延久不退，肿势轻重不一，四肢或全身水肿，以下肢为主，或有皮肤瘀斑，腰部刺痛，或伴血尿，舌紫暗、苔白，脉沉细涩。

三、辨证施护

（一）辨证要点

1）辨阴阳：根据病因、发病缓急、病程长短及水肿开始部位等进行辨证。若有风邪、疮毒、水湿侵袭等诱因，且起病急骤，每成于数日之间，肿多由头面部开始，自上而下，继及全身，肿处皮肤绷紧光亮，按之凹陷即起，兼有寒热并见等，病程较短者，属表、属实，辨为阳水；若有饮食不节，脏腑亏损等诱因，肿多由足踝开始，自下而上，继及全身，肿处皮肤松弛、萎黄、灰滞，按之凹陷不易恢复，甚则按之入泥，病程较长者，属里、属虚或虚实夹杂，辨为阴水。

2）辨虚实：根据病邪及证候的阴阳属性辨证。若是风水相搏，水湿浸渍、湿热蕴结、湿毒浸淫等证，辨为阳水，属实证；若有脾阳不振、肾阳虚弱导致的瘀阻水停，多为阴水，属本虚标实证。此外，阳水病久，由实转虚，可形成阴水；阴水复感外邪而致水肿加剧，则兼夹阳水，但属本虚标实。

（二）主要护理问题

1）水肿：与肺失通调、脾失转输、肾失开阖，水液潴留有关。

2）纳差：与脾失健运，水液潴留有关。

3）皮肤完整性受损：与肺、脾、肾功能失调，水液潴留，泛溢肌肤有关。

4）气喘：与肾阳亏虚、水气上凌心肺有关。

5）潜在并发症：心悸，与肾阳亏虚、水气上凌心肺有关。

（三）护理措施

1. 病情观察

1）观察患者水肿的部位、程度、起始时间、消长规律及皮肤完整性，明确阳水和阴水。

2）观察患者小便的色、质、量、味等情况，尤其注意尿中泡沫消长及每日尿量的变化。准确记录 24 h 出入量，尤其是瘀水互结者需加强 24 h 出入量的观察，出现少尿或尿闭、血压升高、恶心呕吐、胸闷气急等症状时，通知医生进行处理。

3）定期测量血压和体重，如有腹水，定时测腹围；并观察各项理化检查的变化，及时记录以判断水肿消长情况。

4）辨证观察：肾阳衰微、瘀水互结者，需观察有无心悸、喘促、呕恶、尿闭等症。如患者出现每日尿量少于 400 mL 或尿闭；表情淡漠，腹胀，呼吸深长，胸满气喘，恶心、呕吐；气息短促，吐白色泡沫样痰，面白唇紫，冷汗肢厥，烦躁心悸等水气凌心之症状，出现上述情况之一者，应立即报告医生，及时进行处理。

5）进行肾组织活检者应注意观察有无血尿及腰痛等情况发生。

2. 生活起居护理

1）保持病室整洁舒适，定时开窗通风，保持空气清新。

2）调摄病室环境，避免外邪侵袭。随季节交替增减衣被，以预防感冒，遇感冒流行季节，要加强病室消毒，每日用醋熏1次，或用中西药消毒剂熏蒸或喷洒，防止交叉感染。

3）取舒适体位，眼睑及头面水肿较甚者应将头部抬高，下肢水肿明显者可适当抬高下肢，严重者取半坐卧位，适当抬高下肢，促进静脉回流，减轻水肿。

4）做好皮肤护理，保持床单位清洁、干燥、平整，衣着应宽大柔软，长期卧床或重度水肿患者应定时更换体位，在骨突出部位垫加海绵垫等，以防止皮肤擦伤及压疮的发生。每日用温水清洗皮肤；严重水肿者，清洗皮肤时动作一定要轻柔。勤剪指甲，皮肤瘙痒者注意防止患者抓破皮肤，以免感染。

5）会阴部水肿者，每日应做好会阴部护理，防止尿路感染；阴囊水肿时可用脱脂棉置于两侧腹股沟并且用托带托起阴囊，以免磨破发生交叉感染。尽量避免在水肿部位行各种穿刺和注射，以免流水不止，导致感染。

6）辨证起居：湿热壅盛者宜病室通风凉爽，安静。脾阳虚衰者病室宜温暖向阳，保暖防寒，预防外邪侵袭。

3. 饮食调护

1）以发汗、利尿、泻下逐水为原则，饮食宜清淡、易消化、富营养、低盐或无盐，少食多餐，戒烟限酒，宜食具有利尿作用的食物，如西瓜、冬瓜、薏苡仁等，忌辛辣、肥甘、海腥之物，尤忌发物，如海腥、鱼虾、鹅肉等，以防水肿复发。

2）限制盐的摄入，每日给予的食盐量应根据水肿程度而定。给予少盐饮食，每天以2～3 g为宜。尿闭者应限制摄入橘子、蘑菇等含钾较多的食物。

3）若患者血浆蛋白低下，而肾功能正常，应给予每公斤体重0.8～1.0 g/d的优质蛋白饮食，若患者肾功能明显减退，则应给予低蛋白饮食，以减轻肾脏负担。

4）摄入量根据水肿程度及尿量而定，每日尿量达1000 mL以上，一般不限制水的摄入；严重水肿或尿量＜500 mL者，每日摄入量不应超过前一天24 h尿量和不显性失水量（500 mL）之和；尿闭者控制钠钾的摄入，如橘子、香蕉等。

5）辨证施食：风水相搏证者给予半流质饮食，宜食疏风利水之品，如梨、马齿苋、玉米、荸荠等，食疗方如玉米须泡水、冰糖炖雪梨，马齿苋粥等；湿毒浸淫证者宜食解毒利湿之品，如赤豆、山药、冬瓜、扁豆等，食疗方如赤豆鲤鱼汤、麻黄连翘赤豆汤；水湿浸渍证者宜食利水渗湿之品，如薏苡仁、白术、鲫鱼、茯苓等，食疗方如薏苡仁粥、五豆汤、扁豆茯苓饮等；湿热壅盛证者宜食清热消肿之品，如冬瓜、绿豆、苹果、西瓜等，食疗方如冬瓜粥、鲤鱼冬瓜羹等；脾阳虚衰证者宜食健脾益气之品，如山药、大枣、枸杞子等，食疗方如薏苡仁粥、干姜粥、枸杞炖鸡等；肾阳衰微证者宜食温肾补阳之品，饮食宜温热，如鲤鱼、乳类、黑芝麻等，食疗方如黑豆鲤鱼汤等；瘀水互结证者宜食活血化瘀、化气行水之品，如茯苓、肉桂、芍药等，食疗方如茯苓山药粥、海带汤等。

4. 运动康复护理

1）水肿程度较轻者可适当运动，但避免劳累；重度浮肿者宜卧床静养，待病情允许后再适当锻炼，以不感疲劳为度；处于恢复期者可根据自身情况选择合适的运动，如散步、太极拳、八段锦、瑜伽等，行气活血，增强机体抵抗力。

2）根据自身情况一周3～5次即可，每次30 min，忌负重运动、剧烈运动。

5. 用药护理

1）遵医嘱用药，观察用药疗效及不良反应。

2）使用攻下逐水剂或利尿剂时，准确记录24 h尿量，并观察水肿及尿液有无变化，定期检查血清电解质、酸碱平衡有无异常。

3）服用降压药时，密切监测血压、尿量的变化，预防体位性低血压的发生。

4）辨证施药：阳水兼风者，中药汤剂宜热服，服后避风寒；阴水证者，中药汤剂宜温服；攻下逐水中药汤剂宜浓煎，空腹少量频服；风水相搏者，汤药不宜久煎，可用武火快煎。

6. 情志护理

1）护理人员应主动关心患者，答疑解惑，向其讲解水肿的相关知识及转归情况，使患者情绪稳定，积极配合治疗和护理。

2）鼓励患者多与病友沟通交流，消除负性情绪，保持平和的心境，树立康复信心。可采用顺情从欲、说理开导、移情易性、以情胜情等方法，解除焦虑、恐惧、抑郁等不良情绪。

3）水肿与肺脾肾关系密切，商音入肺，风格高亢悲壮、铿锵雄伟，代表曲目有《阳春白雪》等商音乐曲。宫音入脾，悠扬沉静、醇厚庄重，患者可聆听《月光奏鸣曲》《春江花月夜》等宫调式乐曲。羽音入肾，风格清纯、苍凉柔润，如《梅花三弄》等。

7. 中医护理技术

（1）耳穴贴压

高血压：①穴位：肝、肾、心、交感、降压沟、内分泌、神门等。②方法：每次按压 3 min，以耐受为度，3～5 次/d，双耳交替贴压，2 次/周。耳穴贴压图图 1-11-1。

（2）艾灸

水肿：①穴位：肾俞、脾俞、命门、足三里、涌泉、阴陵泉等穴。②方法：艾盒灸，暴露施灸部位，背部及腹部用多孔艾灸盒，施灸部位垫纱布棉垫。每次 20～30 min，1 次/d。

（3）中药熏洗

水肿：①穴位：足部或全身。②方法：将药物水煎取汁后进行足部或全身熏洗。水温在 46 ℃以下，每次 30 min，以全身微出汗为宜，1 次/d。面部浮肿甚者可用浮萍煎水熏蒸以促汗消肿。

四、健康教育

1）生活起居有常，不妄作劳，避免外邪。改变体位时动作宜缓慢，洗澡时间不宜过长、水温不宜过高。注意四时气候变化，少去公共场所，防外邪侵袭。注意个人卫生，保持皮肤清洁，防止因疖、疮痍而诱发水肿。避免冒雨涉水，或湿衣久穿不脱。

2）饮食宜清淡，富营养，易消化，忌食海鱼、虾、蟹及辛辣刺激之品，限制钠水摄入，避免暴饮暴食。

3）遵医嘱服药，不得随意减量和停服，注意观察药物不良反应。如有不适及时就医。

4）保持平和心态及愉悦的心情，保持心情愉悦，释放不良情绪。

5）选择合适的运动方式，如散步、太极拳、瑜伽等，防止劳累。

五、中医临床护理进展

（一）“从肝论治，肝肺同治”理论创新

国医名师潘澄濂辨治水肿病强调肝失疏泄是水肿病发病的基本病因之一。潘教授临证时详辨病机，审证求因，从“从肝论治，肝肺同治”理论出发，长于辛凉宣透、苦寒燥湿、淡渗泄化、活血利水。重用清热解毒以截断病邪进展。灵活运用风药发散透达、调血治气、引药入经。潘教授治疗水肿病以辨证论治为核心，重视病因病机特点，擅用风药，重药截断，重视地域及人群特点。

（二）病因病机辨治创新

水肿有阳水、阴水之分，叶天士认为："阳水者，因风因湿，因气因热。"阳水水肿多为有余之邪侵袭内扰，导致机体气机运行阻滞，气机运行与机体津液代谢密切相关，《血证论·阴阳水火气血论》言"气生于水，即能化水，水化于气，亦能病气，气之所至，水亦无不至焉"，故若气机运行障碍，水液代谢由此废积，乃成水肿。《素问·水热穴论》言："肾汗出逢于风，内不得入于脏腑，外不得越于皮肤，客于玄府，行于皮里，传为浮肿"，肺为气机运行之本，在体合皮，风邪侵袭，致皮肤腠理开合失司，或肺热壅滞，致肺气为闭，气机稽滞，水液代谢失常，则发为水肿。《素问·至真要大论》曰："诸湿肿满，皆属于脾"，若脾之运化功能失调，水液失其调运，津聚而成水肿；《素问·水热穴论》言："肾者，胃之关，关门不利，故聚水而从其类也，上下溢于皮肤，故为胕肿"，若肾失气化，水液代谢失常，亦可成水肿；肺气的运行为肺通调水道的基础，《类经·藏象类》言："凡肺气所及，则水精布焉"，故肺气有损，水运亦损，水肿由成；此外，肝之疏泄之能，可畅达气机以布散津液，心主血脉之功，可使血运而津行，三焦为决渎之官，主通利水道，为水液运行的通道，若肝失于疏泄、心主血脉之功不利，三焦通利水道之能失常，皆可导致水肿。

（三）中医护理技术创新

学者研究表明，实施中医综合护理干预在急性肾损伤治疗中疗效显著，有效减少其感染并发症的发生，缩短平均住院时间。具体操作如下：①按照标准进行体质辨识、针对性地生活方式和养生指导；②以患者的体质、年龄等作为依据，制定科学的饮食表，增加低蛋白、富含维生素食物的摄入量，指导以进食药膳的方式进补；③针对发生胃肠不适、容易腹泻或便秘、消化不良、腹部冷痛、恶心呕吐、饮食纳差的患者，选取神阙穴穴位贴敷；④按摩取穴内关、劳宫、关元、肾俞；⑤情志疏导：加强心理疏导，减少患者的负面情绪，使其积极配合药物治疗及护理，强化微笑服务及言语鼓励，增加患者康复的信心。⑥保留灌肠：适用于肌酐清除率较低、水肿、少尿者，操作需遵医嘱。

导入案例分析

1. 该患者目前所患何病？辨证属何证？

答：水肿（风水相搏证）。

2. 针对该患者全身水肿，临床应如何辨证施护？请用思维导图的形式呈现。

答：详见思维导图。

复习思考题

水肿的饮食调护中如何进行辨证施食？

（管玉香　胡仁霞）

第十九节　癃　　闭

导入案例

李某，男，68岁，退休工人。因小便点滴不利，小腹胀满4 d就诊。患者4 d前出现小便滴沥不通，短赤灼热，无小便涩痛，小腹胀满，遂来院就诊。刻下：小便点滴不通，短赤，灼热，小腹胀满疼痛，小便量少，咽干口苦，烦渴引饮。

既往史：高血压病史8年，血压最高为190/120 mmHg。

体格检查：T 36.2 ℃，P 82 次/min，R 20 次/min，BP 152/88mmHg，下腹膨隆，叩诊膀胱区充盈，腹水征（+）。舌质红、苔黄腻，脉数。

请思考：

1. 该患者目前所患何病？辨证属何证？
2. 针对该患者小便不利、小腹胀满，临床应如何辨证施护？请用思维导图的形式呈现。

癃闭是以小便量小，排尿困难，甚则闭塞不通为主要表现的病证，包括神经性尿闭、尿道结石、尿路肿瘤、尿道狭窄、前列腺增生症、脊髓炎等病所致的尿潴留以及各种肾功能不全引起的少尿、无尿。多见于 40 岁以上中老年男性，病程较为缓慢，人数逐年攀升。癃闭具有手术风险大，不易恢复的特点。但若病情轻浅，正气尚无大伤者，救治及时，尿量逐渐增多，可逐渐治愈。若病情深重，正气衰惫，邪气壅盛者，则可由“癃”至“闭”，出现喘证、心悸、关格、神志昏厥等各种变证，预后多差。

小便不畅，点滴而短少，病势较缓者称为癃；小便闭塞，点滴不通，病势较急者称为闭。癃和闭虽有程度上的区别，但均指排尿困难，故合称为癃闭。

一、病因病机

癃闭的发生多与外邪侵袭、饮食不节、情志内伤、瘀浊内停、体虚久病等因素有关。

1）外邪侵袭：下阴不洁，湿热秽浊，上犯膀胱，膀胱气化不利则为癃闭；或热毒犯肺，热邪壅滞，肺气闭塞，肃降失司，水道通调失职，津液不能下输膀胱；亦可因燥热犯肺，肺燥津伤，水源枯竭，而成癃闭。

2）饮食不节：过食辛辣香燥、肥甘厚味之品，或嗜酒过度，导致脾胃运化功能失常，湿自内生，酿湿生热，阻滞于中，下注膀胱，气化不利，乃成癃闭；或饮食不足，饥饱失调，脾胃气虚，中气下陷，无以气化则生癃闭。

3）情志内伤：七情所伤引起的肝气郁结，疏滞失利，三焦水液的运化及气化功能失常，则上焦肺不能敷布津液，中焦脾不能运化水湿，下焦肾不能蒸腾气化水液，致使水道通调受阻，形成癃闭。

4）瘀浊内停：瘀血败精阻塞于内，或痰瘀积块或砂石内生，尿路阻塞，小便难以排出，即成癃闭。

5）体虚久病：年老体弱或久病体虚，肾阳不足，命门火衰，气不化水，是以“无阳则阴无以生”，而致尿不得出；或因久病、热病，耗损津液，导致肾阴不足，所谓“无阴则阳无以化”，乃致水府枯竭而无尿。

本病病位主要在膀胱与肾，与三焦、肺、脾、肝密切相关。基本病机为膀胱气化功能失调。水液的代谢，以三焦为通道，依赖于肺的通调，脾的转输，肾的气化以及肝的疏泄。故肺、脾、肾、肝功能失调，均可致癃闭。若肾阳不足，命门火衰，气化不及州都，则膀胱气化无权，可发生癃闭。肺热壅盛，气不布津，通调失职；或热伤肺津，肾失滋源；或湿热壅阻，下注膀胱；或中气不足，升降失度；或肝气郁结，疏泄不及以及砂石、痰浊、瘀血阻塞尿路，均可导致膀胱气化失常，而成癃闭。其病理性质有虚实之分，膀胱湿热，肺热气壅，肝郁气滞，尿路阻塞，以致膀胱气化不利者为实证；脾气不升，肾阳衰惫，导致膀胱气化无权者为虚证。但各种原因引起的癃闭，常互相关联，或彼此兼夹。

二、常见证候

1）膀胱湿热证：小便点滴不通，或量极少而短赤灼热，小腹胀满，口苦口黏，或口渴不欲饮，或大便不畅。舌质红、苔黄腻，脉数或濡数。

2）肺热壅盛证：小便不畅，甚或点滴不通，咽干，烦渴欲饮，呼吸急促，或有咳嗽。舌红、苔薄黄，脉数。

3）肝郁气滞证：小便不通或通而不爽，情志抑郁，或多烦善怒，胁腹胀满。舌红、苔薄黄，脉弦。

4）瘀结阻塞证：小便点滴而下，时有排尿中断，或尿如细线，甚则阻塞不通，小腹胀满疼痛。舌紫暗，或有瘀点、瘀斑，脉涩。

5）脾气不升证：时欲小便而不得出，或量少而不畅，伴小腹坠胀，神疲乏力，食欲不振，气短而语声低微。舌淡、苔薄，脉细。

6）肾阳衰惫证：小便不通或点滴不爽，排尿无力，面白神委，神气怯弱，畏寒肢冷，腰膝冷而酸软无力。舌淡胖、苔薄白，脉沉细或弱。

三、辨证施护

（一）辨证要点

1）辨虚实：主要根据病因、起病缓急及病程长短等进行辨证。因脾气不升、肾阳亏虚、命门火衰、气化不及州都，起病较缓，病程较长，体质较弱，排尿无力，神疲乏力，舌质淡，脉沉细者，可辨为虚证；因湿热蕴结、浊瘀阻滞、肝郁气滞、肺热壅盛所致，起病较急，病程较短，体质较好，尿意急迫，小便短少色黄，涩滞不畅，苔黄腻，脉弦数者，可辨为实证。

2）辨轻重缓急：一般初起病“癃”，继之成“闭”者，为病势由轻转重；初起病“闭”，后转成“癃”者，为病势由重转轻。如见小腹胀满疼痛、胸闷、气喘、呕吐等症，则病情较重；如见神昏烦躁、抽风痉挛等症，则病情危笃。

（二）主要护理问题

1）小便不利：与膀胱气化不利有关。

2）尿闭：与肾脏气化失常有关。

3）腹胀：与尿液潴留、膀胱充盈有关。

（三）护理措施

1. 病情观察

1）观察小便的性状、颜色及有无混浊等，准确记录 24 h 排尿次数及小便量，如 24 h 小便量少于 100 mL 且伴有全身严重症状者为危险征象，应及时报告医生救护。

2）观察伴随症状，如小腹是否膨隆胀满疼痛，有无排尿感，尿道有无涩痛。并观察患者的神志、食欲及有无恶心呕吐等情况。

2. 生活起居护理

1）病室宜安静整洁，通风良好，保持室内空气新鲜。冬居温密，保暖防寒，预防感冒。夏居虚敞，远避温热燥邪侵袭，消除诱因。保护患者隐私，必要时应为患者提供私密的排尿环境，使患者在放松的环境下排尿。

2）劳逸结合，患者注意卧床休息，经常改变体位，避免劳累。一般不宜从事重体力劳动和剧烈活动，若病情许可，可选择适当的锻炼方式，循序渐进地增强体质。如散步、练习八段锦、太极拳等。卧床患者排尿时可略抬高上身或扶助患者坐起，尽量以其习惯的姿势排尿，以免因排尿姿势不习惯而致尿潴留。

3）排尿困难者可诱导排尿，如让患者听流水声、用温水冲洗会阴部、热敷会阴部及按摩膀胱法促使排尿。

4）保持会阴部清洁，术后、产后者尤其应该预防感染，每天用温水，或具有清热解毒功效的中草药进行会阴部冲洗。给予导尿或留置导尿术时，应严格执行无菌技术原则，严防感染。

5）辨证起居：膀胱湿热者，病室宜凉爽，避免对流风；肺热壅盛、肝郁气滞者，病室宜凉爽、湿润，避免强光射入；脾气不升、肾阳衰惫者，病室宜温暖向阳，慎避风寒。

3. 饮食调护

1）以清淡、富营养、易消化为原则。忌辛辣肥甘助火生湿之物，慎收敛、收涩之品。

2）急性发作期患者应给予流质饮食或软食，宜选低盐、低钠之品，如玉米糊、绿豆粥等，少食多餐；恢复期可适当进补，如奶制品、鱼、精瘦肉等强壮体质。

3）有尿不得解者应根据“量出为入”的原则，控制饮水量。每日摄水量为前一日小便量加 500 mL。

4）辨证施食：膀胱湿热者，以清热利湿、通利小便为原则，可食丝瓜、冬瓜皮、淡竹叶等，可用赤小豆粥（《本草纲目》赤小豆、粳米，煮粥服），亦可用萹蓄 10 g、淡竹叶 10 g 泡水代茶饮（《中医食疗学》）；肺热壅盛者，以清泄肺热，通利水道为原则，宜食清淡凉润之品，如西瓜汁、梨汁、白藕汁等，亦可食用蒲公英、鱼腥草、桑叶等，推荐食疗方桔荷茶（《中医食疗学》，桔梗 10 g，薄荷 5 g，泡水代茶饮）；肝郁气滞者，以疏利气机、通利小便为原则，可食玫瑰花、香橼等，可用陈皮瘦肉粥（《中国药膳学》陈皮 9 g，墨鱼骨 12 g，瘦肉 50 g，白米适量）或香皮汤（《中医食疗学》）；浊瘀阻塞者，以行瘀散结、通利水道为原则，应保证摄入充足水分，可用金钱草煎水代茶饮，配合核桃仁粥，取核桃仁 50 g，粳米 100 g，煮粥服食（《中国药膳学》），也可用通淋排石汤（《中医食疗学》，取车前子 15～30 g，小蓟 16～30 g，生甘草梢 10 g，鸡内金 15～30 g，藕节 100 g，冬瓜皮 50 g，煎煮饮用）；脾气不升者，以升清降浊、化气利水为原则，可食山药、黄芪、大枣等，可选用黄精粥（《饮食辨录》）或二黄山汤（《中医食疗学》，取黄精、黄芪各 15 g，山药 50 g，山楂 5 g，冬瓜皮 50 g，煎煮饮用）；肾阳衰惫者，以温补肾阳、益气通窍为原则，宜食温补之品，如桂圆、枸杞、羊肉等，忌食生冷寒凉之物，可选用桃豆茶（《中医食疗学》）泡水代茶饮。

4. 运动康复护理

1）根据患者的身体状况和能力制定合适的运动训练计划，帮助患者恢复膀胱、肠道控制能力。

2）通过与患者的沟通给予患者心理支持，鼓励患者尽早下床运动，帮助患者调整心态，提高生活质量。

5. 用药护理

1）注意观察服药后的排尿情况，并做好记录。

2）辨证施药：实证者中药汤剂宜饭前凉服；虚证患者服用补益药宜久煎、饭前温服；肝郁气滞者，除辨证用药外，可吞服粉剂，如沉香粉、琥珀粉各 1 g，每日 2 次；若小便点滴不通，小腹胀满难忍者，可另用麝香粉 0.15～0.3 g 吞服，以疏肝理气，通利小便；浊瘀阻塞者避免使用导致砂石结晶的药物。

6. 情志护理

1）医护人员应从专业角度给予释疑解惑，安慰疏导患者，消除其紧张、恐惧不良情绪，以保持情志调和。

2）向患者讲解七情对人体健康的影响，肝郁气滞者多因病情急而痛苦，难以名状而紧张不安，更加重病情，故当加强情志护理，避免不良刺激，抑郁者疏导，善怒者稳定其情绪。可采用以情胜情法，适当播放悲情影视剧，或聆听《江南丝竹乐》《春风得意》《碧叶烟云》等角调乐曲，以缓解恼怒之情。

3）可配合内养功和放松功，保持恬淡心境，也可通过听音乐、读书看报等方法移情易性，解除思想顾虑。

4）肺热壅盛者，适当听悲壮的音乐如《阳春白雪》《走西口》等商调乐曲。

7. 中医护理技术

（1）艾灸

1）小便不利：①选穴：中极、关元，双侧足三里、阴陵泉、双侧八髎等穴。②方法：以患者感到温热略烫可耐受为宜，灸至皮肤潮红，不起疱为度。每次 30 min，每日 1 次，每周 6 次。

2）排尿困难：①选穴：神阙、关元、气海、中极、足三里、脾俞、肾俞、膀胱俞、三阴交、阴陵泉等穴。②方法：采用艾盒灸，每次 20 min，每天 1～2 次；或艾条温和灸，每穴 3～5 min，每天 1 次。

3）腹胀：①选穴：关元、气海、肾俞等穴。②方法：温热疗法，以患者感到温热略烫可耐受为宜。

（2）刮痧

1）排尿困难：①选穴：中极、膀胱俞、三阴交、阴陵泉等穴。②方法：经脉直线刮拭，尽量拉长，穴位点压按揉，均以出痧为度，督脉用平补平泻法，其余经脉用泻法刮拭。

2）腹胀：①选穴：中极、膀胱俞、三阴交、阴陵泉等穴。②方法：先刮背部膀胱俞，再刮腹部中极穴，最后刮下肢阴陵泉至三阴交。

3）尿闭：①选穴：气海、血海、中极、膀胱俞等穴。②方法：先刮背部膀胱俞，再刮腹部气海至中极，最后刮血海。若用铜砭刮痧法，则首开大椎、大杼、膏肓、神堂四穴，刮拭经脉、穴位以及辨证选经取穴同上，以刮透为度。

（3）穴位贴敷

排尿困难：①选穴：神阙、关元、气海、中极、肾俞、膀胱俞、足三里等穴。②方法：主要药物为葱白、车前草、独头蒜、栀子仁、淡豆豉、冰片、朴硝等，盐少许，打碎成粉，摊纸贴敷，以利于小便通泄，为防止蒜头刺激皮肤后起水泡，可先用凡士林涂皮肤后再敷。每次贴敷 4～6 h，一日 1 次，共贴敷 5～7 次。穴位贴敷见图 1-14-1。

（4）穴位按摩

排尿困难：①选穴：取足三里、中极、三阴交、阴陵泉等穴。②方法：选用点按法、按揉法、摩法、一指禅法等进行按摩，以感酸胀透热为度，每穴按摩 1 min，1 d 数次。亦可采取少腹、膀胱区按摩法。

（5）热熨法

1）排尿困难：①选穴：脐腹、涌泉。②方法：用食盐 250 g，炒热，布包熨脐腹，冷后再炒热敷之；或用葱白 3 斤切细包布，炒热交替熨脐腹；亦可取白矾 30 g，研末，醋调包脚心，以通为度。

2）小便不利：①选穴：脐下。②方法：可用葱白 1.5 kg 切细，布包，炒热更替熨脐下。

四、健 康 教 育

1）起居顺应季节变化，适寒温，避时邪，改变忍尿不解、冷暖失宜、纵欲过劳等不良生活习惯。积极治疗水肿、结石、淋证等疾患，以防癃闭的发生。保持个人卫生，防止感染。保持乐观情绪，遵医嘱用药。

2）指导患者饮食有节，勿过饥饱，宜清淡、富营养、易消化，忌辛辣肥甘助火生湿之物。

3）指导患者恢复期应注意锻炼身体，生活起居规律，戒烟、限酒，减少复发。

五、中医临床护理进展

（一）“滑可利窍”理论创新应用

“滑可利窍”是指临床以滑味药物通利人体孔窍、治疗窍府津液不利疾病的重要理论，现代滑药理论通常以“以滑养窍”“去著通闭”论之。从理论发展、孔窍通利、阴窍应用等方面对“滑可利窍”理论进行论述，认为其作为滑药理论的重要分支，源于古代传统饮食文化，并受到“窍”理论的重要影响，与窍道理论、药物性味学说相互结合而逐渐完善。“滑可利窍”一方面应突出药物“利”的作用，将“利”与“养”相互联系，认为润养即利，非独养虚；另一方面，强调对“窍”理论进行细致分类，针对阴窍疾病采用滑利药物可通利水道，窍门乃开，从而有效治疗淋证、癃闭等疾病。

（二）中医治疗方法创新

韦慧麟等对脊髓损伤后神经源性膀胱的患者，在间歇导尿组基础上予电针治疗。取穴：第 1 组（取仰卧位）：中极、关元，双侧足三里、阴陵泉；第 2 组（取俯卧位）：双侧八髎穴。2 组穴位隔天交替进行，穴位常规消毒，采用 0.30 mm×40 mm 一次性无菌针灸针直刺第一组穴位 30 mm，采用 0.35 mm×75 mm 一次性无菌针灸针直刺第 2 组穴位 50 mm，行提插捻转平补平泻法，每次 30 min，每日 1 次，每周 6 次，临床疗效满意，电针可以通过调节逼尿肌-尿道括约肌的舒缩，缩短建立膀胱反射的时间，从而改善膀胱顺应性及功能平衡状态。

（三）中医护理技术创新

李玖利等研究表明，实施穴位按摩量化护理方案，准确的穴位刺激能够达到促进脊髓损伤性癃闭患者恢复自主排尿、尽早摆脱尿管、提高生活质量的目的。具体方法：患者取卧位，屈髋屈膝，放松腹肌，呼吸均匀，取中极、关元、石门、气海，侧卧位或者俯卧位取穴三焦俞、肾俞、膀胱俞，将穴位按摩针与按摩部位呈 90°，进行先点穴后振荡穴位的按摩方法，即首先使用穴位按摩针在穴位上上下起伏进行快速点穴刺激，以患者感觉得气为宜（局部有感觉者）或局部皮肤红晕为宜，再嘱患者深吸一口气，鼓起肚子，按摩针施加力度进行振荡，时间为 3～5 s，每天早、中、晚 3 次，直到患者恢复自主排尿或反射刺激后自行排尿，残余尿量小于 50 mL 时结束。

导入案例分析

1. 该患者目前所患何病？辨证属何证？

答：癃闭（膀胱湿热证）。

2. 针对患者小便不利、小腹胀满，临床应如何辨证施护？请用思维导图的形式呈现。

答：详见思维导图。

复习思考题

脾气不升之癃闭如何护理？

（管玉香　杨国芳）

第二十节　便　　秘

导入案例

王某，男，71 岁，因“反复便秘 4 年，再发加重伴腹痛 7 d”入院，平素大便 5～7 d 一行，粪质干结、排便费力。刻下：大便干结，腹胀腹痛，面红身热，口干口臭，心烦不安，多汗，时欲饮冷。

既往史：有肛门痔疮手术史。

体格检查：体温 36.6 ℃，脉搏 72 次/min，呼吸 18 次/min，血压 118/68 mmHg。腹部触软，全腹无压痛、反跳痛，叩鼓音，肠鸣音减弱。舌质红、苔黄、脉细滑数。

请思考：

1. 该患者目前所患何病？辨证属何证？
2. 针对该患者排便困难，临床应如何辨证施护？请用思维导图的形式呈现。

便秘，指粪便在肠内滞留过久，秘结不通，排便周期延长，或周期不长，但粪质干结，排出艰难，或粪质不硬，虽有便意，但便而不畅的病证。现代医学中的功能性便秘、便秘型肠易激综合征、药物性便秘、直肠及肛门疾病等均可以参照本病。

一、病因病机

便秘的发生多与饮食不节、情志失调、外邪犯胃、禀赋不足等因素有关。

1）饮食不节：饮食不节，损伤脾胃，或过食辛辣肥甘厚味，导致肠胃积热，大便干结；或恣食生冷，致阴寒凝滞，胃肠传导失司，造成便秘。

2）情志失调：忧愁思虑过度，或郁怒伤肝，肝失条达，七情不和，情志不舒，每致气机郁滞，不能宣达，于是通降失常，传导失职，糟粕内停，不得下行，“气内滞而物不行也”，故成便秘；或气郁不解，化火伤津，肠道失润，故大便干结不行；或气郁导致水津不布，肠道不润，故大便干结，或欲便不出。

3）年老体虚：素体虚弱，或病后、产后及年老体虚之人，气血两亏，气虚则大肠传送无力，血虚则津枯肠道失润，甚则致阴阳俱虚，阴亏则肠道失荣，导致大便干结，便下困难，阳虚则肠道失于温煦，阴寒内结，导致便下无力，大便艰涩。

4）感受外邪：外感寒邪可导致阴寒内盛，凝滞胃肠，失于传导，糟粕不行而成冷秘。若热病之后，肠胃燥热，耗伤津液，大肠失润，亦可致大便干燥，排便困难。

本病病位主要在脾胃、肝、肠道、胃肠、大肠，基本病机为饮食不节导致肠胃积热或阴寒凝滞，情志失调导致气机郁滞或化火伤津，年老体虚导致气血两亏或阴阳俱虚，感受外邪导致阴寒内盛或肠胃燥热。病理性质是饮食不节导致肠胃积热或阴寒凝滞，情志失调导致气机郁滞或化火伤津，年老体虚导致气血两亏或阴阳俱虚，感受外邪导致阴寒内盛或肠胃燥热。

二、常见证候

1. 实秘

1）热秘：大便干结，腹胀腹痛，面红身热，口干口臭，心烦不安，多汗，时欲饮冷，小便短赤，舌质红干、苔黄燥，或焦黄起芒刺，脉滑数，或弦数。

2）气秘：大便干结，或不甚干结，欲便不出，或便而不畅，肠鸣矢气，腹胀腹痛，胸胁满闷，嗳气频作，食少纳呆，舌苔薄腻，脉弦。

3）冷秘：大便艰涩，腹痛拘急，胀满拒按，胁下偏痛，手足不温，呃逆呕吐，舌淡、苔白，脉弦紧。

2. 虚秘

1）气虚秘：大便不干，虽有便意，却如厕努挣乏力，排便困难，汗出气短，便后乏力，面白神疲，懒言少动，舌淡、苔白，脉弱。

2）血虚秘：大便干结，排出困难，面色晦涩无华，头晕目眩，心悸短气，失眠健忘，口唇色淡，苔白，脉细。

3）阳虚秘：大便干或不干，排便困难，小便清长，面色㿠白，手足不温，或腹中冷痛，喜热怕冷，腰膝冷痛，舌淡、苔白，脉沉迟。

4）阴虚秘：大便干硬，状如羊屎，体形消瘦，头晕耳鸣，两颧红赤，心烦失眠，潮热盗汗，腰膝酸软，舌红、少苔，脉细数。

三、辨证施护

（一）辨证要点

1）辨虚实：大便干结，排便困难，腹胀拒按，伴嗳气频作、面赤口臭等症者为实秘；欲便不出，便下无力，便后乏力，伴有心悸气短、肢倦懒言、腰膝酸软等虚弱表现者属虚秘。

2）辨寒热：大便干燥坚硬，便下困难，面赤身热，心烦不安，肛门灼热，小便短赤，或两颧潮红，潮热盗汗，心烦少寐者属热；大便艰涩，难以排出，喜温恶寒，四肢不温，或面色㿠白、腹中冷痛拘急、腰膝酸冷者属寒。

（二）主要护理问题

1）便秘：与热结肠腑或气阴亏虚等导致肠道传导不利有关。

2）焦虑：与起病急、缺乏心理准备，或知识缺乏有关。

3）腹胀、腹痛：与肠腑热盛、肠燥便结、气机通降失常有关。

4）肛裂、脱肛：与大便干结、排出困难、损伤肛门组织及便秘日久、中气虚弱有关。

5）潜在并发症：虚脱。

（三）护理措施

1. 病情观察

1）密切观察排便情况：记录每日排便次数、每次排便时间、排便间隔时间、大便性状及颜色等。

2）评估影响排便的因素：包括心理因素、年龄、日常饮食、活动、疾病、药物使用以及治疗检查等。

3）观察伴随症状：如有无腹痛、腹胀、头晕、心悸或汗出、便后有无出血、腹部有无硬块等症状。

4）气虚患者注意防止因努责而出现虚脱。

5）老年患者注意防止出现疝气、虚脱或久蹲起立后跌倒，严重者可诱发中风、胸痹、心痛等发作。

2. 生活起居护理

1）保持安静，卫生间配有安全设施，如坐便器、扶手、防滑地板等，排便环境舒适、单独、隐蔽。对于需床上排便者，使用屏风或床帘遮挡，以保护患者隐私。

2）建立良好的排便习惯，纠正忍便的不良行为。定时排便，排便时应注意力集中，严禁久蹲及用力排便。

3）根据患者需要拟定规律的活动计划，并协助其从事适量的运动。

4）采取最佳的排便姿势。病情允许时让患者到卫生间取习惯姿势（蹲姿或坐姿）排便；气血虚弱或年老虚羸需要在床上排便者，除有特别禁忌外，最好采取坐式或酌情抬高床头为宜，以借助重力作用，增强腹内压力，促进排便。

5）保持肛周皮肤清洁。便后用软纸擦拭，温水清洗；有肛门疾病者便后可用 1∶2000 高锰酸钾溶液或五倍子、苦参煎水坐浴，肛裂者可于坐浴后用黄连膏、痔疮膏外涂。

6）实证患者，病室应凉爽通风，湿度偏高，光线柔和；虚证患者，病室应温暖向阳。注意防寒保暖，充分休息，勿使患者受到突然刺激，如巨响、惊吓、震动等。

3. 饮食护理

1）以清淡易消化、富含营养为原则。多饮水，常吃含纤维素多的食物，忌食辛辣炙煿之品，禁烟酒。

2）辨证施食：热秘者，饮食宜凉润，可多吃新鲜水果及蔬菜，如梨、香蕉、荸荠、火龙果等；津液耗伤者可用麦冬、生地黄煎水代茶，或连续数日食用麻油拌菠菜以润肠通便；气秘者，可多食调气之品，如柑橘、白萝卜、佛手等；气虚秘者，可多食益气润肠之品，如山药、白薯、白扁豆等；血虚秘者，可多食养血润燥之品，如黑芝麻、枸杞子、红枣等；燥热症状明显者，可用何首乌、玄参煎水代茶饮；阳虚秘者，可多食温阳润肠之品，如牛肉、羊肉、韭菜等，食疗方如：肉苁蓉粥，以补肾壮阳，润肠通便。

4. 康复护理

1）排便无力时可按摩腹部，在腹壁由右下腹顺结肠方向，向上、向下推，反复按摩 10～15 min。

2）鼓励适当锻炼，如做扩胸运动等，促使气血运行。鼓励患者多散步、做操、打太极拳等，定时进行锻炼腹肌和骨盆肌肉的特殊运动，避免久坐少动。指导患者顺时针方向按摩腹部以促进肠蠕动，每次 10～15 min，每日 2～3 次。

5. 用药护理

1）通便药物应在清晨或睡前服用，观察服药后大便的次数、性状、量、色等，观察有无腹泻或泻下不止的情况，并做好记录。如有腹痛难耐，腹泻严重时应立即停药，并通知医生处理。

2）辨证施药：热秘者，中药汤剂宜偏凉服，可每日用生大黄 6 g 或番泻叶 3～6 g 泡水饮用，以泻热通便；气秘者，可用陈皮或佛手泡水代茶饮，以行气通滞；气阴虚者，可用西洋参、黄芪、麦冬、沙参泡水代茶饮，以补气养阴，润肠通便。

6. 情志护理

1）患者因病久痛苦、情志多忧而与病证互为因果，形成恶性循环。关心体贴患者，观察其情绪变化，及时予以劝慰。

2）与患者多加交流，了解其饮食习惯及生活规律，共同分析便秘的原因，解除患者排便时忧虑、恐惧等心理因素的影响，消除紧张情绪。

3）对于气秘患者更应加强情志疏导，教会患者采用自我调适情志的方法，如音乐放松法、移情易性法等。

4）采用音乐疗法放松者可选择风格悠扬沉静的乐曲，如《春江花月夜》《月儿高》《月光奏鸣曲》等。此外，鼓励家属多陪伴患者，给予患者支持，避免不良刺激。

7. 中医护理技术

（1）耳穴贴压

1）便秘：①耳穴：大肠、小肠、直肠、皮质下。②方法：用王不留行籽、磁珠或其他药豆贴耳穴，每日不定时按压，对按或向耳轮方向按压，以耐受为度，每 4～5 d 更换一次。③辨证选穴：实秘者加肺、三焦、胃等；虚秘者加脾、肾、内分泌等。

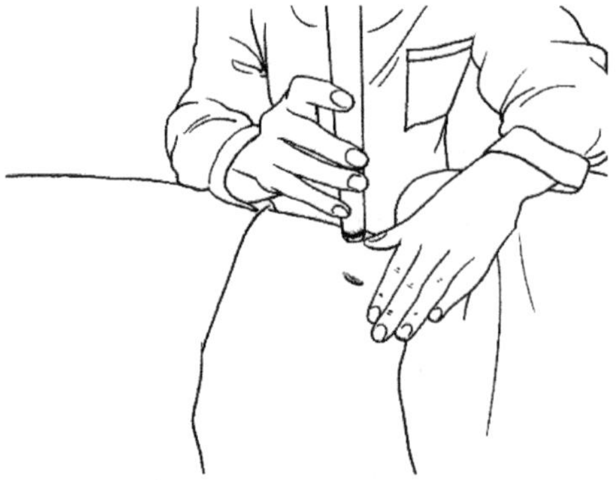

图 1-20-1　便秘的艾灸

2）腹胀：①耳穴：大肠、小肠、直肠、艇中等穴。②方法：用王不留行籽、磁珠或其他药豆，对准穴位紧贴其上，每日不定时按压，对按或向耳轮方向按压，以耐受为度，每 4～5 d 更换一次。③辨证选穴：实证加肺、三焦、胃等；虚证加脾、肾、内分泌等。耳穴贴压见图 1-11-1。

（2）穴位贴敷

便秘：①穴位：神阙、足三里、合谷、天枢等穴。

②主要药物：大黄。③方法：将大黄研为粉末，加甘油、醋或乙醇调成糊状，贴敷在穴位，每日 1 次，7 次为 1 个疗程。

（3）艾灸

便秘：①穴位：大肠俞、天枢、支沟、神阙等穴。②方法：温和灸，每次取 4～6 穴，每穴 10～15 min，每日 1 次，7～10 次为 1 个疗程。③辨证施灸：虚秘加脾俞、胃俞、足三里等穴；冷秘加肾俞、关元俞、气海俞等穴。艾灸见图 1-20-1。

四、健康教育

1）保持规律的大小便习惯，尽量在每天相同时间段排便，有助于训练肠道，提高排便效率。

2）饮食中增加高纤维食物，如谷类、蔬菜、水果和豆类，有助于增加肠道蠕动和促进排便。同时，适量饮水，有助于软化粪便。

3）适量的体育运动，如散步、跑步、游泳等，可以促进肠道蠕动，预防便秘。

4）遵医嘱用药，避免造成依赖性和肠道功能紊乱。

5）长期应激会导致肠道运动减慢，增加便秘的概率。保持情绪稳定，学会应对压力，有助于预防便秘。

五、中医临床护理进展

（一）便秘管理创新

通过个性化治疗方案、新型药物研发、非药物治疗方法、健康教育和生活方式干预、跨学科合作，可以为患者提供更全面、更专业的治疗方案。便秘管理创新旨在提高治疗效果，减少不良反应，降低复发率，提高患者的生活质量。

（二）理论创新应用

三焦气机理论：该理论认为，肺、脾、肠三者之间存在着密切的联系和相互作用。肺主气，脾主运化水谷精微，肠主吸收排泄废物。当肺、脾、肠功能失调时，会导致气血运行不畅、水湿停滞等问题，从而引发各种疾病。因此，中医治疗常常会从调节肺、脾、肠的功能入手，以达到平衡人体阴阳、调和气血的目的。

（三）中医护理技术创新

1）春分穴位贴敷：将传统中医穴位贴敷疗法与现代生物技术相结合，通过贴敷特定的中药贴片在人体穴位上，刺激经络气血运行，调节肠道功能，从而改善患者的排便情况，缩短排便时间，减轻排便困难等症状。相比于传统的口服药物或灌肠等方法，春分穴位贴敷治疗便秘不需要穿刺或注射等操作，安全性高，使用的中药成分均为天然植物提取物，不含任何化学合成物质，因此具有较高的安全性。

2）艾灸：对于便秘的治疗，艾灸可以选择以下几个穴位：天枢穴是大肠经的募穴，有调理肠胃、通便的作用。气海穴是任脉的穴位，有调理脾胃、益气的作用。关元穴是任脉的穴位，有调理脾胃、益气的作用。足三里穴是胃经的穴位，有调理脾胃、健胃消食的作用。

操作方法如下：

将艾条点燃，离皮肤 3～5 cm 的距离，对准选定的穴位进行熏灸。每个穴位熏灸时间约为 5～10 min。在熏灸过程中，如果感到皮肤过热，可以适当调整距离。如果感到疼痛，应立即停止熏灸。每天进行一次艾灸治疗，连续 7～10 d 为一个疗程。

导入案例分析

1. 该患者目前所患何病？辨证属何证？

答：便秘（实秘证，热秘证）。

2. 针对该患者排便困难，临床应如何辨证施护？请用思维导图的形式呈现。

答：详见思维导图。

复习思考题

针对便秘患者如何进行辨证施食？

（占婷婷）

第二十一节　腰　　痛

导入案例

李某，男，42岁，建筑工人，因“腰痛伴左下肢疼痛麻木2周”入院。

患者长期在工地久站，从事负重体力工作，近2周劳累后出现腰部酸痛、刺痛，伴左臀、左腘窝疼痛，痛处固定，左下肢麻木，腰部板硬，腿部肌肤甲错，翻身及弯腰受限，不耐久坐、久站，夜间疼痛明显。刻下：腰部刺痛，左臀及左腘窝疼痛，下肢麻木。

体格检查：体温36.6 ℃，脉搏72次/min，呼吸18次/min，血压140/82 mmHg。神清，精神可，腰椎生理弧度减小，腰肌紧张，L_3-L_4、L_4-L_5、L_5-S_1棘间压痛（+），L_3-L_4、L_4-L_5、L_5-S_1椎左旁压痛（+），并放射至左下肢达小腿后外侧，L_3-L_4、L_4-L_5、L_5-S_1椎右旁压痛（+），放射痛（–），击腰试验（+），直腿抬高试验左40°、右70°，加强试验左（+）、右（–），挺腹试验（+），视觉模拟评分法（VAS）疼痛评分为5分。舌暗红、苔薄白，脉弦涩。

请思考：

1. 该患者目前所患何病？辨证属何证？
2. 针对该患者腰痛，临床应如何辨证施护？请用思维导图的形式呈现。

腰痛，是以腰腿疼痛、肢体麻木、下肢活动受限为主要临床表现的一类病证。西医腰椎间盘突出症属本病范畴。随着社会生活节奏的加快，不良坐姿、长期体力劳动、工作负荷加重等不良的生活行为习惯均可导致腰椎间盘突出症发病率的升高。本病发病率为2%～3%，其中青壮年人群占比较大。

一、病因病机

本病多与感受外邪、跌仆闪挫和劳欲体虚等有关。

1）感受外邪：风寒湿热是外感腰痛的重要致病因素，其中以湿邪致病为多见。患者多由居处潮湿，或劳作汗出当风，衣着单薄，或冒雨着凉，湿衣裹身，或暑夏贪凉，腰府失护，风寒湿热之邪乘虚侵入，留着腰部，寒邪凝滞收引，湿邪黏聚不化，导致腰部经脉阻滞，气血运行不畅，故发生腰痛。或长夏季节，劳作于湿热交蒸之地，感受其邪，或膀胱湿热，由脏及腑，以及寒湿日久，郁而化热，则湿热内蕴，阻遏经脉，伤及腰府，亦可引起腰痛。

2）跌仆闪挫：暴力扭转，坠堕跌打，或体位不正，腰部用力不当，屏气闪挫，跌仆外伤，损伤肾和经络，劳损腰府筋脉气血，气血运行不畅，腰府气机壅滞，瘀血留着而致腰痛。

3）劳欲体虚：先天禀赋不足，加之劳累过度，或久病体虚，或年老体衰，或房事不节，或气郁化火，耗伤真阴，以致肾精亏损，无以濡养腰府筋脉而致腰痛。此外，外邪侵袭、外伤及劳累等，均可在肾虚的基础上诱发或加重本病。

本病病位在腰，与肾及足太阳、足少阴、任脉、督脉、带脉等经脉密切相关。腰为肾之府，赖肾之精气濡养，故肾病可致腰痛；足少阴肾经，贯脊，属肾络膀胱；足太阳膀胱经，挟脊抵腰中，入循膂，络肾，属膀胱，其支者，从腰中下挟脊贯臀；督脉贯脊上行；带脉起于季胁，绕身一周。若经脉气血运行不利或内伤及肾，均可发生腰痛。

二、常见证候

1）气滞血瘀证：腰腿痛剧烈，痛有定处，腰部僵硬，俯仰活动艰难，舌紫暗或有瘀斑，舌苔薄白或薄黄。

2）寒湿痹阻证：腰腿部冷痛重着，转侧不利，虽静卧亦不减或反而加重，遇寒痛增，得热则减，伴下肢活动受限，舌胖淡、苔白腻。

3）湿热痹阻证：腰筋腿痛，痛处伴热感，或见肢节红肿，活动受限，口渴不欲饮，苔黄腻。

4）肝肾亏虚证：腰腿痛缠绵日久，反复发作，乏力，劳则加重，卧则减轻；包括肝肾阴虚及肝肾阳虚证。阴虚者可见心烦失眠，口苦咽干，舌红少津；阳虚者可见四肢不温，形寒畏冷，舌胖淡。

三、辨证施护

（一）辨证要点

辨虚实：本病病理性质虚实不同，以虚证多见，或见本虚标实。若见病程短、起病急，腰痛剧烈、疼痛拒按、症状持续不减等症，多属实证；若见病程长、起病缓，腰痛呈隐隐作痛酸痛，痛势较轻、时有时无、时轻时重，按后可减轻，劳累后痛势加重、休息后缓解等症，多属虚证。凡因寒湿、湿热、瘀血等痹阻腰部，导致经脉不利、气血运行不畅者，属实证；因肾之精气亏虚，腰府经脉失养者，属虚证。腰痛以肾虚为主，因肾藏精，主封藏，若肾中精气亏虚，最易发生腰痛。

（二）主要护理问题

1）腰痛：与感受外邪、经脉受阻，或久病体弱、肝肾亏虚，或跌仆闪挫、损伤筋脉有关。

2）肢体麻木：与寒湿凝滞或筋脉损伤、气滞血瘀有关。

3）生活自理下降：与腰部疼痛、活动受限有关。

4）焦虑：与反复腰痛、对疾病认识不足及担心病久迁延有关。

（三）护理措施

1. 病情观察

1）急性发作期，观察、评估疼痛部位、时间、特点、性质及与体位改变之间的关系。

2）观察腰痛与气候变化的关系，腰痛是否与寒冷刺激和气候变化等有关，并做好记录。

3）评估麻木部位、程度及伴随症状，并做好记录。

4）评估患者双下肢肌力及步态，对肌力下降及步态不稳者做好安全防护措施，防止其跌倒或发生其他意外事件。如发现异常，应立即报告医生。

2. 生活起居护理

1）起居有常，顺应四时。春季应“夜卧早起，广步于庭”，夏季应“夜卧早起，无厌于日”，秋季应“早卧早起，与鸡俱兴”，冬季应“早卧晚起，必待日光”。

2）保持室内清洁、空气流通。

3）急性期，患者应卧硬板床休息，下床活动时必须佩戴腰托，加以保护和支撑，不宜久坐；缓解期患者可根据自身情况选择适宜的运动，以患者不感到疲劳为度。

4）腰部不可过度负重，改变体位时注意保护腰部。取放物品时，应避免大幅度弯腰或旋转，动作宜慢，养成屈膝下蹲的习惯保护腰部，指导患者正确咳嗽、打喷嚏的方法，注意保护腰部，避免诱发或加重疼痛。

5）防寒保暖，尤其是腰背部保暖，可适当按摩或拍打腰部，以促进血液循环，避免因感受外邪而诱发腰痛。日常物品应置于患者伸手可取的地方。

3. 饮食调护

1）饮食以行气活血、滋养肝肾为原则。急性发作期宜清淡饮食，多食富含纤维素的蔬菜和水果，防止便秘；慢性缓解期宜进食滋补类食物，禁烟酒，忌浓茶、咖啡等。

2）辨证施食：气滞血瘀证者，宜进食行气活血化瘀之品，如黑木耳、金针菇、桃仁等，食疗方如桃仁芍药粥；寒湿痹阻证者，宜进食温经散寒、祛湿通络之品，如砂仁、羊肉、蛇酒等，食疗方如肉桂瘦肉汤、鳝鱼汤、当归红枣煲羊肉；湿热痹阻证者，宜进食清热利湿通络之品，如丝瓜、冬瓜、赤小豆、玉米须等，食疗方如丝瓜瘦肉汤，忌食葱、蒜、胡椒等辛辣燥热之品；肝肾阴虚者，宜进食滋养肝肾之品，如黑芝麻、枸杞子、黑白木耳等，忌辛辣香燥之品，食疗方如莲子百合煲瘦肉汤；肝肾阳虚者，宜进食温壮肾阳、补精髓之品，如核桃、腰果、黑豆等，食疗方如干姜煲羊肉。

4. 运动康复护理

1）根据病情和生活习惯选择合适的有氧运动，如太极拳、气功、八段锦、五禽戏或慢跑、游泳等，循序渐进，持之以恒。

2）加强腰背肌的功能锻炼，注意持之以恒。主要锻炼方法有卧位直腿抬高、交叉蹬腿及飞燕式、五点支撑等。飞燕式功能锻炼，具体方法如下：患者俯卧位，双下肢伸直，两手贴在身体两旁，下半身不动，抬头时，上半身向后背伸，每日 3 组，每组 10 次。之后动作逐渐增加为：抬头，上半身后伸，双下肢直腿后伸，同时进行。腰部尽量背伸，形似飞燕，每日 5～10 组，每组 20 次。五点支撑锻炼，具体方法如下：患者取卧位，以双手叉腰作支撑点，两腿半屈膝 90°，脚掌置于床上，以头后部及双肘支撑上半身，双脚支撑下半身，成半拱桥形。当挺起躯干架桥时，膝部稍向两旁分开，速度由慢而快，每日 3～5 组，每组 10～20 次。适应后，增加至每日 10～20 组，每组 30～50 次，可锻炼腰、背、腹部的肌肉力量。

5. 用药护理

1）遵医嘱用药，观察用药疗效及不良反应。使用非甾体类药物时，注意观察患者有无胃脘部不适，避免空腹使用药物。勿随意增减药量或停药。

2）辨证施药：寒湿腰痛者，中药汤剂宜饭后热服；湿热腰痛及瘀血腰痛者，中药汤剂宜饭后温服；肾虚腰痛者，中药汤剂宜饭前空腹服用。

6. 情志护理

1）鼓励患者积极乐观，配合治疗。平常可多听轻柔、舒缓的音乐，如选择《二泉映月》《军港之夜》《春江花月夜》《假日的海滩》等，以转移对疾病的注意力，保持积极乐观的心态。

2）指导患者采用移情易性法，保持情绪平和。

3）采用放松疗法，改变患者的认知。患者舒适地靠坐在沙发或椅子上，闭目，完全放松全身肌肉，从足部开始，至小腿、大腿、腹部、胸部、上肢、头顶部；用鼻呼吸，要意识到自己在呼吸，呼气时静静默念“一”，持续 10～20 min，每日放松 1～2 遍，睡前再做 1 遍。

7. 中医护理技术

（1）耳穴贴压

腰痛：①穴位：腰骶、坐骨神经、神门、肾等穴。②方法：每日不拘时按压，对按或向耳轮方向按压，以患者耐受为度，每 3～4 d 1 次。

（2）砭石熨摩中药透入

腰痛：①穴位：腰阳关、命门、大肠俞、腰夹脊、委中、环跳。②方法：熨摩上述穴位 15 min 后，在穴位上残留的膏膜处覆盖纱布，再用保鲜膜包裹，神灯照射 20～30 min 后擦拭，每日 1 次。砭石熨摩中药透入见图 1-21-1。

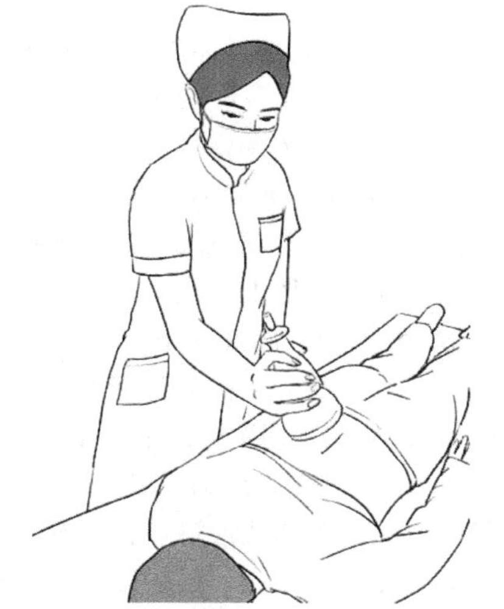

图 1-21-1 腰痛的砭石熨摩中药透入

（3）穴位按摩

肢体麻木：①穴位：神阙、天枢、足三里、上巨虚、下巨虚。②方法：患者取舒适姿势，暴露按摩处皮肤。用点按法按摩，以透热为度，每次每穴 1 min，每日数次。

（4）中药热奄包

肢体麻木：①穴位：大肠俞、肾俞、命门。②方法：暴露患者穴位，上垫纱布，将装好的热奄包放置于纱布上，每日 1 次，每次 20～30 min。

四、健康教育

1）注意腰背部保暖，避免因受风寒湿冷刺激而诱发疾病。

2）患者取舒适体位，日常生活与工作中提倡坐硬板凳、卧硬板床，控制体重。工作时，做到腰部姿势正确，劳逸结合，防止过度疲劳。

3）急性期，患者佩戴腰托，根据病情掌握佩戴时间。腰部症状较重时，应随时佩戴；症状轻时，患者可外出或较长时间站立、固定姿势坐位时佩戴腰托，睡眠及休息时取下，不可长期使用。

4）加强腰背肌功能锻炼，注意持之以恒。主要锻炼方法如下：卧位时，采用空中踩自行车、直腿抬高、飞燕式腰背肌功能锻炼法，根据患者具体情况进行指导。活动自如的患者可选择倒走、游泳、倒立等方法。

5）平衡膳食，调养情志，积极乐观，配合治疗，定期随访。

五、中医临床护理进展

（一）理论创新应用："厥阴之脉令人腰痛""肝肾-经筋"

1）通过梳理足厥阴肝经循行所过之处可以发现，肝经"交出太阴之后，上腘内廉，循股阴"，此附近的穴位与稳定腰椎的肌肉群有直接关联。在现代针灸教材中足厥阴肝经上共有 6 个腧穴具有治疗腰痛的作用，约占肝经全部腧穴总数的 43%。其中，中封、阴包、蠡沟和太冲均属于腰痛"同功穴"的二级穴位谱。尽管足厥阴肝经的循行主干线未直接经过腰部，但腰痛病属于足厥阴肝经的主治范畴。

2）腰痛以肝肾亏虚为内因，风寒湿邪侵袭为外因，经筋的损伤为发病的重要原因。肾主闭藏，肝主疏泄，肝肾功能的外在表现就是调节筋、骨的舒张及收缩运动。肝肾之间还通过足厥阴之筋与足少阴之筋在阴器相通。若肝肾亏虚、筋骨失养，则会出现肢体的异常，"筋骨作痛，肝肾之气伤也"。根据"肝肾-经筋"理论，在治疗腰痛时，可通过内调脏腑，为经筋提供气血动力，以充养经筋；外治经筋，去除顽固的经筋病理性改变，使经筋调达顺畅，内外结合，从根本上解决腰痛的根源。

（二）中医治疗方法创新

1）有研究者具体对比了外敷温经药酒和电磁波理疗配合中药穴位注射治疗气滞血瘀型腰痛病的短期效果，在常规治疗的基础上给予外敷温经药酒和电磁波理疗治疗。具体方法：①给予中药穴位注射治疗，选择相应节段的夹脊穴，患者取俯卧位，常规穴位消毒，以 7 号 5 mL 注射针筒抽取中药液 4 mL，垂直刺入穴位，提插得气，回抽无血后将中药液缓慢推入以患者产生酸胀感为佳，每次选 2 个穴，每穴 2 mL，每周 1 次。②电磁波理疗：用电磁波理疗灯直接照射患侧皮肤表面，照射 30 min，照射距离为 30～40 cm，每日 1 次。③外敷温经药酒治疗：取多种中药粉碎为末，纳入 60°以上的谷酒浸泡 10～15 d 制成药酒。理疗结束后取药酒 100～150 mL 外敷患侧部位，以腰腿部痛点为中心。外敷温经药酒和电磁波理疗配合中药穴位注射治疗气滞血瘀型腰痛病能提高疗效，缓解疼痛，其作用机制可能与提高腓神经传导速度有关。

2）有研究者认为，针刀联合腰背肌核心稳定性训练治疗腰痛能减轻疼痛症状，且作用显著。具体方法：①确认松解点，患者俯卧在操作床上，充分暴露腰部及部分骶部，术者用指压经络诊察法沿腰骶部足太阳、足少阳、督脉循行按压，取触及增厚或团块状、条索状病灶处（筋结点）及压痛点作标记。②以标记点为中心环形消毒后铺无菌巾，全程无菌操作，进行局部皮下浸润麻醉。③针刀穿刺与松解，采用一次性 3 号针刀，于标记处快速垂直进针刺破筋膜，达到病灶后进行邮票边孔样切割，松解病变处软组织，拔出针刀。④术后伤口处理，按压 1～2 min 后以无菌贴覆盖创面，嘱患者保持伤口洁净干燥。每周 1 次，连续治疗 2 周。

（三）中医护理技术创新

1）寒湿型腰痛是临床常见的腰痛类型之一。有研究表明在电磁波治疗仪（TDP 治疗仪）干预基础上，联合中医平衡火罐技术用于寒湿型腰痛病人的护理，提高了治疗效果。具体方法：①TDP 治疗仪预热 5～10 min，照射患处 30 min，根据病人对热的耐受程度和自身感觉，调整灯的高度，一般 30～40 cm，以病人感觉舒适为宜。然后选大肠俞、肾俞、腰阳关、阿是穴、委中等穴，交替使用 TDP 治疗仪照射（各部位照射 30 min）。②平衡火罐按闪罐、揉罐、抖罐、走罐、留罐依次进行。选取双侧腰俞、双侧大肠俞、双侧肾俞、双侧脾俞、双侧环跳等穴位留罐 5～10 min。每周 2 次，2 次为 1 个疗程。共治疗 4 个疗程。

2）一些研究者认为，在平衡火罐的基础上将中药泥灸技术应用于寒湿痹阻型腰痛病人的护理中效果更为显著。具体方法：①给予平衡火罐治疗。②将基础温度为 21～22 ℃的自制泥灸 500 g 放入微波炉大火加热 30～90 s 后（完全软化），将泥灸取出，待温度下降至 35～40 ℃时涂在选择的穴位上。③协助患者采取坐位或俯卧位，暴露背部，遵医嘱选取腰俞（双）、大肠俞（双）、肾俞（双）、脾俞（双）、环跳（双）等穴。④将甘油少许涂抹在病人腰部，范围以大于施灸部位边缘 2 cm 为宜，将泥灸均匀地涂在整个腰部穴位上，范围 35 cm×20 cm，厚度约 2 个 1 元硬币厚度，敷完后覆盖 PE 保鲜膜，取舒适体位，注意保暖。⑤30 min 后将泥灸取下，用无菌纱布轻轻擦拭施灸部位。每周 3 次，2 周为 1 个疗程。

导入案例分析

1. 该患者目前所患何病？辨证属何证？

答：腰痛（气滞血瘀证）。

2. 针对该患者腰痛，临床应如何辨证施护？请用思维导图的形式呈现。

答：详见思维导图。

复习思考题

中医药食同源在腰痛患者辨证施食中是如何体现的？

（杨艾影）

第二十二节 尪　　痹

导入案例

张某，女，51岁，农民，因反复四肢大小关节疼痛2年余，加重半年就诊。2年前因劳累后出现四肢大小关节疼痛，休息后改善不明显，遂至当地医院多次诊治，予甲泼尼龙、白芍总苷胶囊、柳氮磺嘧啶等药物口服，症状改善不明显。近半年，劳累后出现四肢大小关节疼痛加重，活动受限，遂来院就诊。刻下：四肢小关节疼痛伴活动受限、四肢大关节疼痛、双手晨僵感>1 h/d、乏力、口干。

既往史：既往无其他病史，否认“肝炎”“结核”病史，无药物及食物过敏史。

体格检查：体温36.3 ℃，脉搏74次/min，呼吸18次/min，血压123/76 mmHg，体重48 kg，疼痛评分5分，血沉40 mm/h，类风湿因子87 U/mL，C反应蛋白15.41 mg/L，抗环瓜氨酸多肽15 U/mL，神清，精神可，心肺正常。舌暗红、苔黄厚腻，脉濡。

请思考：

1. 该患者目前所患何病？辨证属何证？
2. 针对该患者关节疼痛，临床应如何辨证施护？请用思维导图的形式呈现。

尪痹是指具有关节变形、肿大、僵硬，不能屈伸，筋缩肉卷，身体羸瘦，骨质受损等为主要表现的病证。西医“类风湿关节炎”属此病范畴。尪痹是继“痹证”“历节”“鹤膝风”之后，中医对类风湿关节炎的进一步具体化表达。近年来，患病率占世界总人口的0.5%～1.0%。多发生于35～50岁，女性发病率比男性高，比例大约为3∶1。

一、病因病机

尪痹的病因包括内因和外因，内因多与禀赋不足、年老久病和劳逸不当等有关，外因多与外邪入侵、饮食不节等有关。本病病位主要在关节、肌肉和筋骨，与肝、肾关系密切。基本病机为风寒湿热之邪深入脏腑筋骨，精髓生化乏源，筋骨肌肉失养，痰浊瘀血凝滞，而出现关节肌肉的病变。病理性质是虚证居多，或虚实夹杂，为本虚标实之证。本虚以肾虚为主，久则肝肾两虚；标实以寒邪为主，兼有风湿热及痰瘀等邪。

1）禀赋不足：素体亏虚，卫外不固，或脾虚运化失常，气血生化乏源，易感外邪，而成尪痹。

2）外邪侵袭：久居湿地，睡卧当风，冷热交错，或风寒湿痹日久不愈，郁而化热，亦可由于阳虚之体而致风、寒、湿、热之邪乘虚侵袭人体，留注经络而成尪痹。

3）饮食不节：过食肥甘厚味，伤及脾胃，酿生痰热，痰瘀互阻，导致经络瘀滞，气血运行不畅，故发为尪痹。

4）年老久病：年老体虚，肝肾不足，肢体筋脉失养；或病后气血不足，腠理空疏，外邪乘虚而入而成尪痹。

5）劳逸不当：劳欲过度，精气亏损，导致卫外不固；或因激烈活动，耗损正气，汗出肌疏，外邪乘袭，而成尪痹。

二、常见证候

1）风湿痹阻证：肢体关节疼痛、重着，或有肿胀，痛处游走不定，关节屈伸不利，舌淡红、苔白腻。

2）寒湿痹阻证：肢体关节冷痛，肿胀、屈伸不利，局部畏寒，得寒痛剧，得热痛减，舌胖、舌淡暗、苔白腻或白滑。

3）湿热痹阻证：关节肿痛，触之灼热或有热感，口渴不欲饮，烦闷不安，或有发热，舌红、苔黄腻。

4）痰瘀痹阻证：关节肿痛日久不消，晨僵，屈伸不利，关节周围或皮下结节，舌暗紫、苔白厚或厚腻。

5）气血两虚证：关节肌肉酸痛无力，活动后加剧，或肢体麻木，肌肉萎缩，关节变形；少气乏力，自汗，心悸，头晕目眩，面黄少华，舌淡、苔薄白。

6）肝肾不足证：关节肌肉疼痛、肿大或僵硬变形，屈伸不利，腰膝酸软无力，关节发凉，畏寒喜暖，舌红、苔薄白。

三、辨证施护

（一）辨证要点

1）辨病邪：风、寒、湿、热为病，各有偏盛，可根据临床主症辨别。若疼痛游走不定者为行痹，属风邪盛；若疼痛剧烈，痛有定处，遇寒加重，得热则减者为痛痹，属寒邪盛；若关节酸痛、重着、麻木不仁者为着痹，属湿邪盛；若关节肿胀，肌肤焮红，灼热疼痛者为热痹，属热邪盛；若关节疼痛日久，肿胀局限，或见皮下结节者为痰；关节肿胀、僵硬，疼痛不移，肌肤紫暗或瘀斑等为瘀。

2）辨虚实：根据发病特点及全身症状辨别虚实。一般痹证新发或感受风、寒、湿、热之邪明显者，多为实证；经久不愈，耗伤气血，损及脏腑，肝肾不足者多为虚证；病程缠绵，日久不愈，常为痰瘀互结，肝肾亏虚之虚实夹杂证。

3）辨病位：早期病位在经脉，继则累及肢体、关节、肌肉、筋骨，日久损伤肝肾。

（二）主要护理问题

1）关节疼痛：与风、寒、湿、热之邪痹阻经络、气血运行不畅有关。

2）生活自理能力下降：与痹证久治不愈、肢体疼痛、关节畸形有关。

3）焦虑：与患者对疾病缺乏正确认识、担心疾病预后和肢体疼痛致活动困难而影响生活质量有关。

4）潜在并发症：骨质疏松、跌倒、废用综合征。

（三）护理措施

1. 病情观察

1）观察关节疼痛的部位、性质、程度、诱发因素及疼痛与气候变化的关系等，进行安全评估，如自理能力、跌倒/坠床等，并做好记录。

2）观察晨僵程度、持续时间和受累关节。

3）观察体温、脉搏、舌象、伴随症状等，定期监测血常规、肝肾功能、血沉、C 反应蛋白、类风湿因子、血清抗核抗体、骨密度等化验指标。

4）观察关节肿胀和活动受限的程度，根据患者受限的程度，协助患者洗漱、进食、如厕等，将经常使用的物品放在患者伸手可及之处。

5）观察皮肤和全身情况，是否有口腔和会阴溃疡、皮肤瘙痒、水肿等发生，以及有无双手雷诺现象。

6）观察有无心慌、胸闷、咳嗽、咳痰等症状，如有，应及时报告医生。

7）观察患者生命体征变化，若患者出现呼吸困难，胸痛等症状，应立即配合医生做好抢救工作。

2. 生活起居护理

1）尪痹的发生多与气候和生活环境有关，故居室环境宜温暖向阳、空气流通、顺应四时。春初、深秋和初冬之时，注意保暖，指导患者及时添加衣物，以防风寒湿邪；夏季、秋初天气炎热，避免空调风直吹。

2）鼓励患者晨起适当活动，如用力握拳再松开，交替进行 50～100 次（双手关节锻炼前可以先用 37～40 ℃的温水浸泡）；床上行膝关节屈伸练习 30 次；夜间睡觉时，可戴弹力手套和袜套保暖，预防晨僵；定期按摩四肢穴位，如天宗、曲池、肩髃、合谷、环跳、双膝眼、阿是穴等穴位，可以行气活血，滑利关节以改善肢体功能。

3）长期卧床患者应保持床单元整洁、平整，注意定时协助翻身，预防压疮，使关节保持功能位，并注意皮肤护理。

4）保持口腔清洁，选用软毛牙刷，刷牙时动作轻柔。饭前饭后用甘草、菊花与金银花等泡茶饮用，或者煮水后漱口。

5）指导患者注意皮肤和会阴部清洁，以温水为宜，沐浴时使用沐浴液，避免使用肥皂，尽量使用长柄式水龙头。

6）指导患者穿合适鞋袜，勿穿拖鞋；着宽松而不过踝关节的裤子，穿衣时先穿患侧，脱衣时先脱健侧。

3. 饮食调护

1）饮食以清热利湿、养阴生津为原则，宜以高热量、高蛋白、高维生素、易消化的食物为主，忌辛辣刺激、生冷和肥甘厚味之品。

2）辨证施食：风湿痹阻证者宜食祛风除湿、通络止痛之品，如鳝鱼、薏苡仁、木瓜等，食疗方如薏仁粥、葱豉汤等；寒湿痹阻证者宜食温经散寒、祛湿通络之品，如牛肉、山药、红枣、红糖、红小豆等，食疗方如红枣山药粥、黄酒烧牛肉等；湿热痹阻证者宜食清热祛湿之品，如薏苡仁、红豆、黄瓜、苦瓜、冬瓜、丝瓜、绿豆等，食疗方如丝瓜绿豆汤、冬瓜薏仁汤等；痰瘀痹阻证者宜食活血化瘀之品，如山楂、桃仁、陈皮、薏苡仁等，食疗方如薏苡仁桃仁汤、山芋薏仁粥等，女性患者经期禁止食用；气血两虚证者宜食益气养血之品，如大枣、赤小豆、山药、阿胶、鸡肉、牛肉、乌骨鸡、黑芝麻等，食疗方如乌鸡汤等；肝肾不足证者宜食补益肝肾之品，如甲鱼、山药、枸杞子、鸭肉、鹅肉、芝麻、黑豆等，食疗方如山药芝麻糊、枸杞鸭汤等。

4. 运动康复护理

1）根据病情选择适宜的运动方式、运动量和运动时间，以不感疲劳为度，应循序渐进，同时注意勿汗出当风。

2）急性期应卧休休息，减少关节活动，避免小关节长时间负重，可使用辅助工具，减轻对受累关节的负重，避免不良姿势，减少弯腰、爬高、蹲起等动作。

3）疼痛缓解后，鼓励和协助患者进行适度的有氧运动（运动后脉搏宜控制在最大心率的 60%～80%为宜），如步行、易筋经、床上八段锦、空中踏车等，从被动到主动、由少到多、由弱到强，循序渐进，持之以恒，以免肌肉萎缩或关节畸形。

4）尪痹患者中 90%以上最先累及腕关节，应鼓励患者行手腕关节功能锻炼操。其口诀为：一搓二焐三屈指，四伸五压六相对，压掌 5 次门打开，每次 15～30 min，2 次/d（晨起、午睡后），对患者的关节挛缩变形具有重要作用。

5）有氧运动时间宜在饭后 1 h（进食第一口饭开始计时），每周运动 5 次左右，每次运动时间

20～30 min，逐渐增加。

6）患者出现呼吸困难、心慌胸闷、咳嗽咳痰、发热、眩晕等不适，应立即停止运动。

7）运动最好有人陪伴，注意观察患者有无不适，预防跌倒。

5. 用药护理

1）遵医嘱用药，观察用药疗效和不良反应，注意给药的时间和剂量。

2）口服非甾体类消炎药时，宜饭后口服或同时服用胃黏膜保护剂，以减轻胃损害，用药期间不宜饮酒，否则会加重对胃肠道黏膜的刺激，不宜与抗凝药（如华法林）合用，以免增加出血的危险。

3）口服慢作用抗风湿药时，宜在2～4个月后复查肝功能、血常规等。

4）口服糖皮质激素时，按时按量服用，同时口服钙剂及维生素 D，适度增加运动，可减少糖皮质激素的不良反应，勿擅自增减药物剂量或停药，忌食腌制品，以免水钠潴留。

5）中药汤剂根据证型宜饭后 30 min 服用；中西药服用时间应间隔 30 min 以上。注意部分中药的特殊用法，如川乌、附子等有毒性的药物时，应从小剂量开始，逐渐增加，并先煎 60 min 后，再与其他药物合煎，如全蝎、蜈蚣等药性峻猛、毒副作用较大的虫类药物，可研末装入胶囊内吞服，若患者服药后出现唇舌发麻、头晕、心悸、脉迟、呼吸困难、血压下降等症状时，应立即停药，并报告医生配合抢救。

6）辨证施药：风寒湿痹者中药汤剂宜热服，热痹者汤剂宜偏凉服，观察服药后的效果及反应。

6. 情志护理

1）患者病程较长，缠绵难愈，易出现焦虑、抑郁，甚至悲观失望等情绪，医务人员和家属应积极给予劝慰、开导，消除悲观忧伤的情绪，增强信心，积极配合治疗。

2）应用中医七情归属理论，了解患者情绪状态，指导采用移情易性的方法，保持平和情绪。

3）五行音乐疗法：湿热痹阻证可聆听宫调、羽调乐曲；气血两虚证可聆听宫调、商调、徵调乐曲；肝肾不足证可聆听羽调、角调乐曲。患者在聆听的过程中要排除杂念、平心静气、全身放松，卧位以患者感觉舒适为宜；乐曲播放时间为每次 30 min，2 次/d，音量 30～40 db。

7. 中医护理技术

（1）中药涂擦

关节疼痛：①主要药物：芙蓉膏（由芙蓉叶、藤黄、天南星、冬绿油、薄荷油等调制而成）。②方法：用温水洗净患处，擦干水后，用芙蓉膏均匀敷于患面，厚度 3 mm 左右，然后用石膏棉纸包裹并以弹力绷带固定，1 次/d，每次 6～8 h，注意观察有无过敏反应，避免污染衣被。中药涂擦见图 1-22-1。

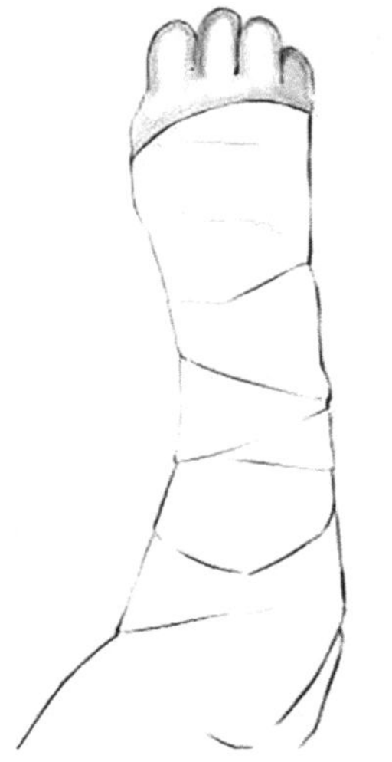

图 1-22-1　尪痹关节疼痛的中药涂擦

（2）中药熏蒸

关节疼痛：①主要药物：羌活、独活、威灵仙、伸筋草、透骨草、细辛、徐长卿、桂枝、制草乌、川芎等。②方法：将中药饮片装入布袋并将其浸入熏蒸锅内，接通电源，设定蒸汽浴的温度 45～50 ℃，时间 20 min，1 次/d，严防烫伤和跌倒。根据患者需求调整熏蒸锅的角度，协助患者入熏蒸锅躺好，用毛巾围住颈部，中药熏蒸见图 1-22-2。

（3）中药口腔雾化

口干：①主要药物：石斛、珍珠母、薄荷、麦冬、密蒙花等。②方法：将配置好的中药液 6～8 mL 置于雾化器储液槽内。连接口含器或面罩式雾化装置各部件与氧气流量表接好。将口含器或面罩放在患者口或口鼻部位。打开氧气流量开关为 3～4 L/min，1 次/d，每次 15～20 min。中药口腔雾化见图 1-22-3。

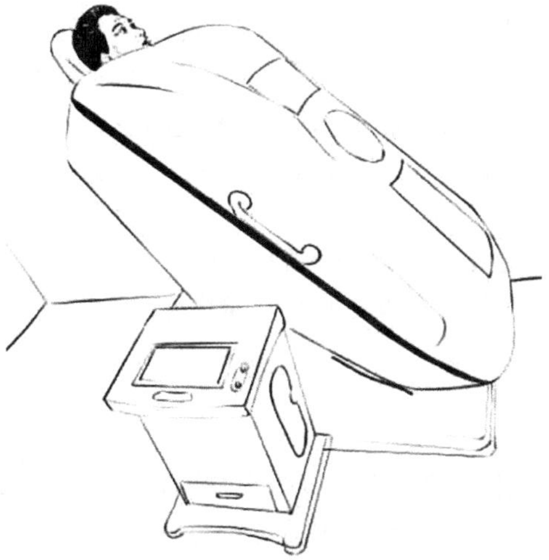

图 1-22-2 尪痹关节疼痛的中药熏蒸

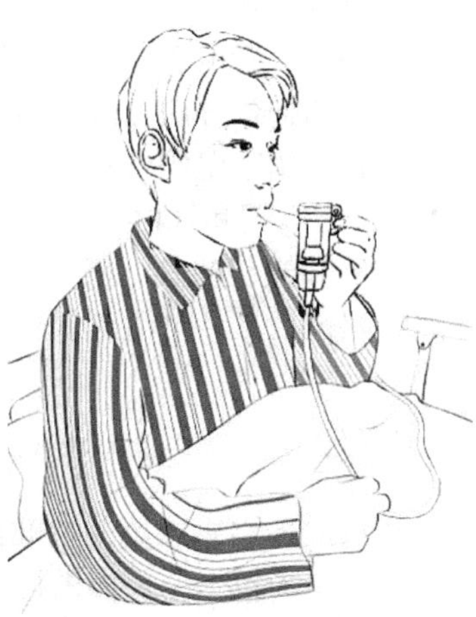

图 1-22-3 尪痹口干的中药口腔雾化

四、健康教育

1）生活起居有常，不妄作劳，避免外邪。避免感染、寒冷、潮湿、劳累等诱发因素，注意防寒保暖，随气温变化增减衣被。

2）进食高蛋白、高热量、易消化的食物，忌食辛辣刺激性、生冷、肥甘厚味的食物，戒烟限酒。

3）坚持按时按量正确用药，切勿自行停药、换药和增减药量，定期监测血尿常规和肝肾功能，一旦发生严重的不良反应，应及时就医。

4）保持平和的心态及愉悦的心情。加强疼痛管理，给予顺情疏导，鼓励家属多予亲情关怀，提升患者对疼痛的耐力；组织同伴进行经验交流，从而增强患者的自我管理能力。

5）学会利用大关节和强有力的关节去完成相应的动作，避免使用小关节和炎症关节，注意正确的姿态，关节保持功能位，鼓励和帮助患者对病变肢体进行功能锻炼，用最大肌力的 20%～30% 进行锻炼即可防止肌肉萎缩，如编织、刺绣、握球、写字、叠纸、绘画、书法等，亦可用弹性带、橡胶带或弹簧锻炼握力、捏力和拉力等。选择合适的有氧运动进行耐力的练习，如散步、游泳、体操、骑车等，运动强度判断以周身发热、微微出汗、微微气喘、精神愉悦为宜。

五、中医临床护理进展

（一）中医治疗方法创新

现代医学家由于临床经验不同，所掌握的中医学知识不同，所采用辨证论治的方法也有所不同。各家学说多有发挥，将类风湿关节炎分成 6 种类型：①寒痹：治疗用补肾驱寒汤，以补肾除寒、化瘀通络为主；②行痹：用防风汤加减治疗，以祛风除寒、温通经络为主；③湿热痹：采用四妙散合宣痹汤加减治疗，以清热利湿、疏通经络止痛为主；④痛痹：用桂枝芍药知母汤加减治疗，起到除风湿、散寒温经的效果；⑤热痹：用白虎桂枝汤加减治疗，起到散热疏通经络、除风湿的功效；⑥着痹：用薏苡仁汤加减治疗，起到疏通经络、祛风、除湿、散寒的效果。

（二）中医护理技术创新

亦有护理同仁采用中医辨证护理模式对尪痹患者进行护理，研究结果表明中医护理能够有效改善患者的症状，提高患者的生活质量。具体方法如下：湿热痹阻证的护理方法：在饮食上以清热利湿食物为主，忌温燥和辛辣、刺激性的食物；注意保持房间干燥、清凉。肝肾阴虚证的护理方法：在饮食上宜食用补益肝肾的食物，忌食寒凉生冷、不易消化的食物；注意保持房间湿度适中、光线柔和。寒湿痹阻证的护理方法：舒筋活络通过电针、熏洗、热敷和拔罐等方法；中药汤剂应温服或热服；在饮食上宜食用辛温的食物；注意保持房间温暖、干燥。瘀血痹阻证的护理方法：睡前用温水泡脚，按摩涌泉穴以调和气血；在饮食上宜以清淡和易消化为主，忌生冷辛辣、肥甘厚味等食物；注意保持房间安静和光线适宜。肾气虚寒证的护理方法：提高机体的免疫力，常按摩命门、关元、足三里、气海等穴位，且平时注意保暖；在饮食上宜食用高蛋白和高热量的食物，注意保持房间温暖和光线充足。

（三）“阳化气，阴成形”理论创新应用

类风湿关节炎的发病多因风寒湿邪伤卫阳、痰湿伤脾阳、先天肾阳禀赋不足以及后天肾阳亏耗，导致“阳化气”不足为根本，进而出现痰湿瘀血阻滞经脉骨节“阴成形”过盛的标证，随着病程推进，标本互及，渐成顽疾。审识病机，治疗时若阳化气不足，应以温阳为首，在温补剂中佐以温通之品；若阴成形过盛，当以通络为先，注重在方药中加入虫蚁、藤蔓之属通经活络，蠲邪除痹。将温阳通络贯穿于类风湿关节炎的治疗全程，温阳以补阳之不足，通络以助阳气通行肢节，寓通于补，阴阳并举，执简驭繁，以期骨节通利，力起沉疴。“阳化气、阴成形”为临床类风湿关节炎的形成及治疗提供了新的理论指导，应用“温阳通络”类方剂治疗类风湿关节炎进一步提高临床疗效。

导入案例分析

1. 该患者目前所患何病？辨证属何证？

答：尪痹（湿热痹阻证）。

2. 针对该患者关节疼痛，临床应如何辨证施护？请用思维导图的形式呈现。

答：详见思维导图。

复习思考题

对于尪痹（湿热痹阻证）患者在夏季如何进行生活起居指导？

（罗　曼）

第二十三节　骨　　痹

导入案例

周某，女，48岁，农民，因反复四肢大小关节疼痛5年，加重10 d余就诊。5年前无明显诱因出现左膝关节疼痛不适，活动不利，未予重视，自行购买膏药外贴，关节疼痛症状稍有缓解，2020年上述症状加重，并逐渐出现腰骶部疼痛，右膝关节疼痛，间断性服药，效果不显，近10 d四肢关节疼痛加重，遂来院就诊。刻下：双膝肿胀，伴活动不利。

既往史：既往有高脂血症1年余，否认高血压、糖尿病、脑卒中病史，否认“肝炎”“结核”病史，无药物、食物过敏史。

体格检查：体温36.5 ℃，脉搏83次/min，呼吸21次/min，血压118/78 mmHg，身高158 cm，体重65 kg，疼痛评分4分，X线提示：双膝关节间隙狭窄，骨质增生伴退行性改变。血沉27 mm/h，类风湿因子66.45 U/mL，C反应蛋白12.58 mg/L，神清，精神可，心肺正常。舌暗红，苔薄白，

脉沉细。

请思考：

1. 该患者目前所患何病？辨证属何证？
2. 针对该患者关节疼痛，临床应如何辨证施护？请用思维导图的形式呈现。

骨痹是以肢体关节酸重疼痛或伴肿胀，甚至挛急屈曲、畸形强直等为主要临床表现的一种退行性疾病。西医骨关节病属本病范畴。随着全球人口老龄化和肥胖症患者的增多，其发病率也随之增加，女性与男性的发病比例为 2∶1，致残率可高达 53%，本病好发于负重大、活动多的关节，尤其好发于膝关节。

一、病因病机

骨痹病因包括内因和外因，内因多与肝肾亏虚、气血亏虚、脾虚等有关；外因多与外邪侵袭、瘀血痰浊和劳损外伤等有关。本病病位在筋骨、肢体、肌肉，与肝、肾、脾等脏腑关系密切。基本病机为机体经络因感受风寒湿热等外邪引起的筋脉关节失于濡养，而致肢体及关节和肌肉疼痛、麻木或活动不利，甚至出现关节肿大、灼热。病理性质属于虚实夹杂，为本虚标实之证。

1）肝肾亏虚：嗜欲不节，或禀赋不足，或年老肾衰，而致肾精不足或肝血不足，进而不能滋养筋骨，以致筋挛骨痛、肢节失用，发为骨痹。

2）气血亏虚：气血亏虚，筋脉骨骼失于濡养，导致痹证的发生。痹证日久，内舍脏腑，往往伤及真阴，阴伤则致血脉涩滞不利，筋脉日益痹闭，邪气日益痼结，或素体阴血不足，经络蓄热，致风、湿、热邪入侵，而发为骨痹。

3）脾虚：脾虚则运化减弱，筋骨血脉失于调养，水湿不化，湿浊内聚，痰饮内生，流注于四肢关节，引起关节疼痛、重着、晨僵、关节肿胀等；脾虚亦可导致肌肉痿软无力，发为骨痹。

4）外邪侵袭：风、寒、湿、热等邪侵袭人体，留滞骨节，发为骨痹；或感受湿热之邪，湿热互结，发为骨痹；热盛亦可化火，或内生热毒，热毒腐蚀骨节，发为骨痹。

5）瘀血痰浊：外感湿邪，久而不去，聚湿生痰；或脾胃虚弱，痰湿内生；或因痹久血行迟缓，瘀血由生，痰瘀搏结，经络气血不得通畅，凝聚骨节而发为骨痹。

6）劳损外伤：脉络受损，血溢于外，阻塞经络，致气滞血瘀，不通则痛，久则肝肾亏损，脉络失和，发为骨痹。

二、常见证候

1）肝肾亏虚证：关节疼痛、肿胀、时轻时重，屈伸不利，或伴关节弹响，腰膝酸软，腰腿不利，屈伸运动时疼痛加剧；或伴关节变形，筋肉萎缩，形寒肢冷；或五心烦热、午后潮热，舌淡、或有瘀点瘀斑，苔白或白腻。

2）寒湿痹阻证：肢体、关节酸痛，或关节局部肿胀，屈伸不利，局部畏寒，皮色不红，触之不热，得热痛减，遇寒痛增，活动时疼痛加重；或伴腰膝酸软，四肢乏力；或纳食欠佳，大便溏薄、小便清长，舌苔薄白或白滑。

3）湿热阻络证：关节红肿热痛，活动不利，拒按，局部触之灼热，发热、口渴，烦闷不安；或伴腰膝酸软，四肢乏力，大便干结，小便黄，舌质红、苔黄腻。

4）痰瘀互结证：曾有外伤史，或痹痛日久，关节刺痛、掣痛，或疼痛较剧，入夜尤甚，痛有定处；或伴肢体麻木，不可屈伸，反复发作，骨关节僵硬、变形，关节及周围可见瘀色，舌质紫暗或有瘀点、瘀斑，苔白腻或黄腻。

5）气血两虚证：关节酸沉，隐隐作痛，屈伸不利，肢体麻木、四肢乏力；或伴形体虚弱，面色无华，汗出畏寒，时感心悸，纳呆，尿多便溏，舌淡、苔薄白。

三、辨证施护

（一）辨证要点

1）辨虚实：病有虚实，实证多为寒、湿、热、痰浊、瘀血等，虚证多为肝肾亏虚。实证多表现为肢体骨节疼痛剧烈，屈伸不利；虚证多表现为肢体酸胀、麻木、隐痛，甚则畸形。

2）辨寒热：寒证表现为疼痛固定，痛如刀割，畏风寒或阴雨天加重，肢体酸胀沉重，屈伸不利，昼轻夜重，舌淡红、苔薄白或白腻，脉弦紧，得热则舒；热证表现为肢体关节红肿热痛、沉重，舌质红，苔黄腻，脉滑数，得凉则舒。

3）辨病位：骨痹病位主要在骨，初起病位多在肢体、筋骨、关节，病久日深，则侵及肝、肾、脾等脏腑。

（二）主要护理问题

1）关节疼痛：与肾精不足、肝血不足，不能滋荣筋骨有关。

2）生活自理能力下降：与痹证久治不愈、肢体疼痛、关节畸形有关。

3）焦虑：与对疾病缺乏正确认识、担心疾病预后、肢体疼痛致活动困难而影响生活质量有关。

4）潜在并发症：跌倒、废用综合征。

（三）护理措施

1. 病情观察

1）观察关节肿痛的部位、性质、程度、诱发因素、与气候变化的关系等，进行安全评估，如自理能力、跌倒/坠床等，并做好记录。

2）观察体温、脉搏、舌象、体重、骨摩擦音等。

3）观察关节肿胀和活动受限的程度，每日定时、定位，用软尺测量肿胀部位周径，做好记录。根据患者活动受限的程度，协助患者洗漱、进食、如厕等，将经常使用的物品放在患者伸手可及之处。

2. 生活起居护理

1）关节部位保暖，防风寒、多接受阳光的照射，避免居住在潮湿阴暗环境中，出汗时切忌当风。

2）日常活动中要注意保护关节，必要时佩戴腰围、护膝、颈托等，避免出现关节扭挫、磕碰等意外损伤。病变在颈椎者应避免长时间低头，纠正不良姿势和体位，病变在腰椎、膝、髋关节者，避免久行、久立。

3）对从事重体力劳动、长期站立工作和具有骨性关节炎家族史的人群，生活中尤其要注意保护膝关节。

4）尽量减少长时间的屈膝、负重运动，以减少关节的磨损。

5）评估病人的合并症、偏好和行动能力后，选择适合的助行器，如手杖、拐杖和助步器等，可通过减少下肢负荷，以增强稳定性和辅助运动来帮助病人行走，从而降低跌倒风险。

6）肥胖者可通过规律科学的饮食干预和运动锻炼以降低体重指数。

7）选择有弹性的鞋，女性患者应避免穿高跟鞋，因穿高跟鞋会使身体重心前移，对膝关节压力较大。

3. 饮食调护

1）以补益肝肾、除湿通络、强筋健骨为原则，选择高蛋白高维生素低盐低糖、易消化的食物为主，忌辛辣刺激、生冷和肥甘厚味之品。

2）辨证施食：肝肾亏虚证者宜食补益肝肾之品，如枸杞子、山药、羊肉、韭菜等，食疗方如枸杞桑椹饮、山药羊肉汤等；寒湿痹阻证者，宜食温经散寒之品，如薏苡仁、韭菜、羊肉、干姜等，食疗方如健脾除湿八宝粥；湿热阻络证者，宜食清热利湿通络之品，如丝瓜、冬瓜、赤小豆、玉米须等，忌食辛辣、肥甘厚味等之品，鼓励患者多饮水，食疗方如冬瓜薏苡仁汤等；痰瘀互结证者，宜食化痰祛瘀之品，如萝卜、三七等，食疗方如三七蒸蛋等；气血两虚证者，宜食补益气血之品，如大枣、桂圆、阿胶，同时多食动物肝脏、菠菜等富含铁的食物，食疗方如七珍饮等。

4. 运动康复护理

1）根据疼痛的关节部位和病情选择适宜的运动方式、运动量和运动时间，以不感疲劳为度。注意关节保暖，避免寒凉刺激，同时注意勿汗出当风。

2）急性期或关节肿痛较甚者宜卧床休息，指导患者进行关节主动或被动运动，提高肌肉强度和耐力；症状缓解后可适当下床活动，应逐步或适当进行关节非负重运动锻炼，增强肌力和耐力；恢复期可循序渐进地进行有氧运动（或）阻力训练，如瑜伽、太极、五禽戏、步行和慢跑等，每次30～60 min，每周 2～3 次，注意减少关节负重。

3）根据患者关节病变部位、程度、症状，在医护人员的指导下选择适当的功能锻炼方法。如以双手小关节病变为主者，可做抓空法、持物法等动作；以脊柱关节病变为主者，可做扩胸、弯腰、飞燕等动作；以双膝关节病变为主者，可做骑自行车、游泳、散步等运动。

4）活动时动作应轻柔、缓慢，避免剧烈活动，应循序渐进，可配合使用辅助用具，如腰围、护膝、手杖等，以减轻关节的负重。

5. 用药护理

1）遵医嘱用药，观察用药疗效和不良反应，注意给药的时间和剂量。

2）口服非甾体类消炎药时，宜饭后口服或同时服用胃黏膜保护剂，以减轻胃部不适，用药期间不饮酒，否则会加重对胃肠道黏膜的刺激，不宜与抗凝药（如华法林）合用，以免增加出血的危险。

3）中药汤剂根据证型宜饭后 30 min 服用，中西药服用时间间隔 30 min，若患者服药后出现唇舌发麻、头晕、心悸、脉迟、呼吸困难、血压下降等症状时，应立即停药，并报告医生配合抢救。

4）辨证施药：寒湿痹阻者中药汤剂宜热服，热痹者汤剂宜偏凉服，观察服药后的效果及反应。

6. 情志护理

1）患者病程较长，缠绵难愈，易出现焦虑、抑郁，甚至悲观失望等情绪，医务人员和家属应积极给予劝慰开导，消除悲观忧伤的情绪，增强信心，积极配合治疗。

2）应用中医七情归属，了解患者的情绪状态，指导采用移情易性的方法，保持平和的情绪。

3）五行音乐疗法：肝肾亏虚证可聆听羽调、角调乐曲；湿热阻络证可聆听宫调、羽调乐曲；气血两虚证可聆听宫调、商调、徵调乐曲；患者在聆听的过程中要排除杂念、平心静气、全身放松，卧位以患者感觉舒适为宜，乐曲播放时间为每次 30 min，2 次/d，音量 30～40 db。

7. 中医护理技术

（1）穴位按摩

关节疼痛：①穴位：阴阳陵、双膝眼、血海、梁丘、伏兔、委中、承山、风市等。②方法：患者采取放松、舒服姿势，暴露按摩处皮肤，冬季注意保暖。先用手的大小鱼际自上而下、由外到内揉按整条患肢，来回 2～3 次；再用大拇指指腹点按穴位，以患者的酸胀感为宜，若施力的穴位出现刺痛或痛感，可进行多次点按，以患者耐受度为限；最后用空心掌帮患者拍打足少阴肾经、足阳明胃经、足少阳胆经、足太阳膀胱经等，自上而下、由内到外，每次拍打 5 min，使患者感到酸胀、舒服、微热即可，1 次/d，每次不低于 30 min。

（2）中药热奄包

关节疼痛：①主要药物：红花、透骨草、独活、鸡血藤、苏木、防风、延胡索等。②方法：将中药研末与海盐（1∶1）混合后置入布袋里，放入干燥箱里加热，温度控制在 50～60 ℃，外敷于患处，时间 20～30 min，1 次/d，严防烫伤。

（3）中药涂擦

关节肿胀：①主要药物：消瘀接骨散（主要由丹参、乳香、没药、川芎、荜茇、三七等）。②方法：用温水洗净患处，擦干水后，取药适量消瘀接骨散用蜂蜜和黄酒调成糊状，敷于肿胀的关节，肿胀的部位上下约 4 cm，厚度 3 mm 左右，敷药后用石膏棉纸包裹并以弹力绷带固定，1 次/d，每次 6～8 h，注意观察有无过敏反应，避免污染衣被。

四、健康教育

1）生活规律，饮食要适度，控制体重，防止肥胖。帮助患者及家属了解疾病的性质、病程和治疗方案，避免感染、寒冷、潮湿、劳累等诱发因素，注意关节保暖，避免风、寒及湿长期受袭。

2）多食富含硫、钙、胡萝卜素、黄酮类、维生素 C 和维生素 E 的食物，少服含铁的复合维生素。

3）减少不合理的运动，避免不良姿势，避免长时间跑、跳、蹲，减少或避免爬楼梯；不可长时间做同一动作或使关节固定于同一姿势。坚持关节功能锻炼，以保持关节活动度及柔韧度。防止滑倒、跌伤或扭伤。

4）加强疼痛管理，给予顺情疏导，鼓励家属多予亲情关怀，提升患者对疼痛的耐力；组织同伴进行经验交流，从而增强患者的自我管理能力。

5）对于老年患者，尤其绝经后妇女，适当预防和治疗骨质疏松。

6）遵医嘱用药，按时复诊。

五、中医临床护理进展

（一）现代医学书籍中对骨痹的辨证分型创新

《22 个专业 95 个病种中医诊疗方案（合订版）骨痹（骨关节炎）》诊疗方案中将类风湿关节炎分为 5 型：肝肾亏虚证、寒湿痹阻证、湿热阻络证、痰瘀互结证、气血两虚证；《中药新药临床研究指导原则》将其分为 3 型：肝肾不足、筋脉瘀滞证，脾肾两虚、湿注骨节证，肝肾亏虚、痰瘀交阻证；《中医风湿病学临床研究》将其分为 5 型：寒湿痹阻证、湿热痹阻证、痰瘀互结证、肝肾亏虚证、气血两虚证；《实用中医风湿病学》将其分为 5 型：肾虚髓亏证、肾阳亏虚证、寒凝瘀阻证、气血两虚证、肾虚血瘀证。

（二）中医治疗方法创新

《骨关节炎中西医结合诊疗指南》中指出：中药治疗对骨关节炎改善疼痛症状的疗效较好，应根据辨证选择使用，安全性较高。指南根据分型推荐方剂如下：①寒湿痹阻证：治宜祛风散寒，化湿通络。推荐方药：乌头汤《金匮要略》。乌头碱毒性较大，易导致神经系统和循环系统不良反应，应严格遵循炮制煎煮方法和剂量，从小剂量开始，推荐级别：Ia。②湿热痹阻证：治宜清热化湿，活血通络。推荐方药：宣痹汤（《温病条辨》），推荐级别：Ib。③痰瘀互结证：治宜活血祛瘀，化痰通络。推荐方药：身痛逐瘀汤（《医林改错》）加减，推荐级别：IIb。④肝肾亏虚证：治宜补益肝肾，强筋壮骨。推荐方药：独活寄生汤（《备急千金要方》），推荐级别：Ia。⑤气血两虚证：

治宜益气养血，活血通络。推荐方药：三痹汤（《校注妇人良方》），推荐级别：IIb。指南指出：对于非急性期患者，可根据个人情况，推荐选择太极拳、八段锦、五禽戏进行适度锻炼，改善患者疼痛及关节功能。

（三）中医护理技术创新

护理人员创新采用中医烫熨法+涂擦法+贴敷法三联序贯疗法应用于骨痹（膝骨关节炎），研究结果表明：三联序贯疗法治疗可有效缓解膝关节疼痛及肿胀程度，明显改善患者关节活动度及肝肾功能。有专家采用子午流注理论，择时取穴，中药离子导入对骨痹（膝骨关节炎）进行护理，该研究认为：中药离子导入法直接作用于膝关节局部，可有效地将穴位按摩、热疗以及药物相结合，增强了局部血液流通，起到消炎止痛，提高局部痛阈的作用。同时，基于子午流注理论，选择腧穴气血最强的时辰刺激穴位，从而提高穴位刺激的强度，增强治疗效果。此研究将该优势与中药离子导入相结合，增强了穴位补肾强膝、理气止痛的主治功能，比常规中药离子导入改善患者疼痛的效果更加明显。因此能有效缓解患者的关节疼痛症状，改善关节功能情况，提高日常生活能力和患者的生存质量。

导入案例分析

1. 该患者目前所患何病？辨证属何证？

答：骨痹（肝肾亏虚证）。

2. 针对该患者关节疼痛，临床应如何辨证施护？请用思维导图的形式呈现。

答：详见思维导图。

复习思考题

请为一位 Barther 指数评分为 60 分的骨痹患者制订运动康复措施？

（罗　曼）

课程思政

一、思政元素

中医药事业的传承与创新。

二、思政目标

激发中医护理学硕士研究生对中医药传统文化的兴趣与热爱，培养研究生的传承与创新精神，以及在中医护理研究中不断探索的钻研精神，树立弘扬中医药传统文化的责任担当，展现文化自信。

三、思政案例：太极拳传承中的创新——巡天太极拳

问题导入：2021 年 10 月 16 日，航天员翟志刚抽空打了一套“太空太极”，一招一式，阴阳相合，平稳柔顺，动作如行云流水，相关视频立即火遍全球，把太极拳带入新“高度”。古老的太极拳在浩瀚的太空中留下了永久的倩影。为什么选择太极拳作为航天员的运动项目？如何看待巡天太极拳呢？

内容讲解：巡天太极拳是由我国首位航天员杨利伟组织设计的一项实验项目，这套太极拳主要针对航天员设计，动作不受空间的限制，以基本功练习为主。巡天太极拳集众家之所长，分天、地两套，各十八式。

2012 年执行“神舟九号”任务的女航天员刘洋，在天宫一号上首次向全球展示了太极拳，这是太极拳首次亮相太空；2016 年“神舟十一号”航天员景海鹏和陈冬的“冬海组合”在天宫二号上完

成任务后，在太空中展示了巡天太极拳；2021年9月2日，“神舟十二号”航天员聂海胜在空间站为《开学第一课》的学生展示失重状态下的太极拳；2021年10月，“神舟十三号”航天员翟志刚在舱内打太极拳健身。不仅中国航天员爱打太极拳，外国航天员也是如此，美国是最早把太极拳设为宇航员训练项目的国家。

大量的科学研究证明，巡天太极拳是航天员适应太空环境最好的运动方式。宇航员在太空无重力环境下易出现骨质疏松，太极拳能有效刺激骨骼和肌纤维，有效防止骨质疏松。另外，巡天太极拳对宇航员重建正常步态、平衡身体、控制姿态、调节心理、增强免疫力等多方面都有效果。

太极拳作为中医药传统文化和世界非物质文化遗产，使我国的宇航员在太空习练的同时更是将“中国名片”带入太空，向海外、向全球讲述中国故事，可以更有效地展现中国的文化自信。

病案分析

病案一

（一）病案

王某，男，79岁，退休教师，因“突发言语不清，右上下肢无力2个月余”入院。

患者2个月前无明显诱因突然出现言语不清、右侧上下肢活动不利，表现为右手持物不稳，站立不稳，不能行走，伴有言语不清，无意识障碍、无抽搐、无恶心呕吐，于当地医院就诊，完善相关检查后，考虑“脑梗死”，经治疗仍遗留有右上下肢无力，言语欠流利，口角歪斜，遂来院行进一步治疗。刻下：右侧半身不遂，偏身麻木，言语謇涩，口角歪斜，口角流涎，面色㿠白，气短乏力，形体消瘦，自汗，纳差，夜寐欠安，大便三日未解，小便调。舌质暗淡，边有齿痕，舌下络脉青紫，舌苔白，脉沉细弱而涩。

既往史：高血压病史3年，平素血压最高时达190/95 mmHg。脑梗死病史2个月，现口服“阿司匹林肠溶片0.1g，每日1次、脑心通胶囊0.8 g，每日3次”。

过敏史：否认药物过敏史；否认食物过敏史。

体格检查：体温36.5 ℃，脉搏84次/min，呼吸20次/min，血压160/90 mmHg，身高170 cm，体重65 kg。

专科检查：神清，精神萎，语言欠流利，双瞳等圆，直径约3mm，对光反射灵敏，眼球活动灵活，右侧鼻唇沟变浅，口角左歪，伸舌右偏，右上下肢肌力I级，左上下肢肌力V级，右上下肢肌张力呈折刀样增高，左上下肢肌张力正常。右侧腱反射（+++），右侧巴氏征（+）。

辅助检查：颅脑CT示左侧基底节区低密度灶。颅脑MR示左侧基底节区T1低信号、T2高信号，Flair呈高信号。

（二）分析

本案例中患者右侧半身不遂，偏身麻木，言语謇涩，口角歪斜，口角流涎，神清，语言欠流利，结合专科检查、颅脑CT和MR检查结果，可诊断为中风之中经络。

患者面色白，气短乏力，形体消瘦，自汗，纳差，大便三日未行，舌质淡，边有齿痕，舌苔白，脉沉细弱，为气虚之象；舌质暗，舌下络脉青紫，脉涩，为血瘀所致。故辨证为气虚血瘀证。

1. 护理问题

1）半身不遂：与气虚血瘀导致肢体偏枯无用，脉络失养有关。

2）言语謇涩：与气虚血瘀不能上达清窍，脑窍失养致言语不利有关。

3）便秘：与气虚致肠道传导失司有关。

4）营养不良：与气虚血瘀、纳差有关。

2. 辨证施护

①病情观察；②生活起居护理；③饮食调护；④用药护理；⑤情志护理；⑥康复护理；⑦中医

护理技术应用：艾条灸、耳穴贴压、穴位按摩、火龙罐、刮痧。

病 案 二

（一）病案

金某，女，66岁，退休工人，因“双下肢水肿、气促4年，加重伴咳嗽咳痰3 d”入院。

现病史：患者4年前开始出现爬楼梯时气促，胸闷不适，伴双脚踝下水肿，就诊于当地医院，超声心动图：LVEF 35%，诊断为慢性心力衰竭，经强心、利尿、营养心肌治疗后，症状缓解，后心衰反复发作，予对症治疗后均能缓解。3 d前患者劳累后再次出现气促，双下肢水肿，伴有咳嗽咳痰，遂来院就诊。

既往史：冠心病史10年，无药物及食物过敏史。

刻下症：胸闷乏力，心悸气促，喜坐床边，不能平卧，口唇微绀，间有咳嗽痰白，双下肢中度水肿，尿少，纳差，睡眠差，大便3 d未行。舌淡胖，脉沉细。

体格检查：体温36.2 ℃，脉搏118次/min，呼吸26次/min，血压115/65 mmHg，身高156 cm，体重55 kg。

专科查体：神清，神萎困倦，颈静脉怒张，心界叩诊向左下扩大，双肺呼吸音粗，双下肺可闻及湿啰音，双下肢膝盖以下凹陷性水肿。实验室检查：血清BNP 1972 pg/mL，心电图：心率120次/min，频发室性期前收缩。

辅助检查：胸片示轻度肺淤血，心脏扩大。超声心动图示：LVEF 30%，LVDD（左室舒张末期内径）65 mm。

（二）分析

本案中患者年老，正气渐虚，脏腑功能亏虚，精神疲倦、乏力为阳气虚，机体失于濡养之象；胸闷气促为阳气虚不能推动血液运行，血行不畅，痹阻心脉之象；咳嗽咳痰为水湿阻肺，肺气失宣之象；双下肢水肿为水湿不得运化，蕴于肌肤；睡眠差为瘀血痹阻扰心之象；舌淡胖，脉沉细，均为气虚血瘀之征。辨证为气虚血瘀证。

结合相关辅助检查，本案中患者诊断为心衰，辨为气虚血瘀证。

1. 护理问题：

1）胸闷气喘：与心失所养，心肺气虚有关。

2）神疲乏力：与久病，心气、心阴、心阳虚耗有关。

3）尿少肢肿：与心血瘀阻，脏腑失养，水液内聚有关。

4）焦虑：与疾病反复发作，病久难愈，或担心预后等有关。

5）潜在并发症：厥脱。

2. 辨证施护

①病情观察；②生活起居护理；③饮食调护；④用药护理；⑤情志护理；⑥康复护理；⑦中医护理技术应用：耳穴贴压、穴位贴敷、穴位按摩、中药足部泡洗。

第二章　外科病证

本章数字资源

学习目标

知识目标：

1. 掌握外科常见病证的辨证施护要点和健康教育要点。
2. 熟悉外科常见病证的证候和中医临床护理进展。
3. 了解外科常见病证的病因病机。

能力目标：

1. 能应用辨证施护的中医护理思维，为外科常见病证患者实施中医护理，解决健康问题并进行评价。
2. 能通过查阅文献进行中医护理领域创新实践，探索中医护理新方法、新技术。
3. 能应用中医护理的科研思维，对临床问题进行研究。

素质目标：

1. 具有科学严谨、求实创新的工作态度和敬佑生命、救死扶伤的医者精神。
2. 树立中医护理文化自信，传承中医护理技术的精华并创新。
3. 培养批判性思维和创新性思维。

第一节　疖

导入案例

刘某，女，52岁，因“面部颈部反复疖肿1年余”入院。1年前患者面部出现3～5个结块，次第发生，散在分布，伴口干唇燥，大便干结，舌红、苔薄，脉细数。

既往史：患者有糖尿病病史3年余，口服降糖药治疗。

体格检查：体温37.5 ℃，脉搏96次/min，呼吸24次/min，血压150/76 mmHg。身高158 cm，体重48 kg，神清，精神可，心肺正常，舌苔黄微腻，脉微数。

请思考：

1. 该患者目前所患何病？辨证属何证？
2. 针对该患者面部疖肿，临床应如何辨证施护？请用思维导图的形式呈现。

疖，是指发生在肌肤浅表部位的范围小于3 cm的一类以突起根浅、肿势局限、局部皮肤红肿热痛为主要临床表现的急性化脓性病证，急性化脓性毛囊炎属此范畴。其临床特点为易脓、易溃、易敛。本病四季都可发生，尤以酷热夏秋季节多发。本病多见于面部、头部、枕部、臀部等，分有头疖、无头疖2种。

一、病因病机

疖多因湿火内郁、外感风邪或感受暑湿热毒邪所致。

1）感受外邪：因夏秋季节天气炎热或日光暴晒，感受暑湿、热、毒邪而生；或因天气闷热，汗出不畅，暑湿蕴结肌肤而生痱子，复经搔抓，破伤染毒所致。

2）湿火内郁：因素体肥胖，痰湿郁阻，或饮食不节，过食肥甘厚腻，内伤脾胃，脾失健运，湿浊内生，久而化火，蕴阻肌肤所致。

3）脓毒滞留：因素体虚弱，气血两亏，患疖后处理失当，疮口过小，脓毒潴留；或搔抓染毒，脓毒旁窜，蔓延腐蚀肌肉所致。

二、常见证候

1）热毒蕴结证：好发于项后发际、背部、臀部等部位。轻者可见一两个疖肿，多则可散发全身或簇集一处，或此愈彼起，常伴发热、口渴，小便黄赤，大便干结，舌苔黄，脉数。

2）暑热浸淫证：好发于夏秋季节，以小儿及产妇多见。局部皮肤红肿结块，根脚浅，疖肿局限，伴发热、口干，小便短赤，大便干结，苔薄腻，脉滑数。

3）阴虚内热证：疖肿常此愈彼起，次第发生。或散发全身各处，或固定一处，疖肿范围较大，易转变成有头疽，常伴口干、唇燥，舌红、苔薄，脉细数。

4）脾胃虚弱证：疖肿广泛发于全身各处，成脓收口时间较长，脓水稀薄，伴面色萎黄、乏力肢软、纳少便溏，舌淡或边有齿痕、苔薄，脉濡。

三、辨证施护

（一）辨证要点

1）辨虚实：根据疖肿大小、红肿热痛的程度及发热、口渴、舌苔脉象等辨证。若疖肿局限，红肿热痛症状明显，伴口渴烦热、小便短赤、大便干结，苔黄或苔腻，脉数或滑，多为实证。若疖肿散大，红肿热痛症状不明显，常时好时坏，迁延难愈，伴低热、口干，舌苔薄，脉细数或濡数，多为虚证。

2）辨表里：夏秋气候酷热、干燥，感受暑毒，或因天热时汗泄不畅，暑湿遏阻肌肤，导致局部皮肤出现红肿结块，根脚浅，疖肿范围小于 3 cm，出脓即愈或溃后迅速愈合多为表证。体质虚弱或伴消渴、习惯性便秘等慢性病者，多因阴虚内热、皮毛不固受外邪侵袭，可见疖肿几个到几十个，散发全身各处，常此愈彼起，反复发作，迁延不愈；或固定一处，疖肿范围较大，伴烦热、口干、肢软乏力，多为里证。

（二）主要护理问题

1）疼痛：与热毒蕴结、气血凝滞有关。

2）皮肤破损：与热毒蕴结、阻于肌肤有关。

3）焦虑：与疾病反复发作、缠绵不愈有关。

4）感染加重：与正气虚弱抗邪无力、卫表不固有关。

（三）护理措施

1. 病情观察

1）观察局部情况：主要观察疖的发生部位、数量、性质、颜色、范围、局部肿势、疼痛及溃后脓出情况。

2）观察全身情况：主要观察生命体征、舌苔、脉象及大小便情况。

3）观察辨证：观察头顶皮肉较薄之处的疖，如脓成，不可过早切开引流，以免切口太小致引流不畅，使头皮窜空，转变成蝼蛄疖；观察颜面部疖，如伴恶寒、发热、口渴、大便干结、小便短赤、肿势扩大、疼痛加剧，可能会转变成颜面部疔疮，应立即报告医生，并配合医生救治。

2. 生活起居护理

1）保持病室凉爽、整洁，保持温湿度适宜，注意通风，忌暴晒，尤其是夏秋季节。患者伴发热、头痛等不适或疖肿多发时，应卧床休息。

2）注意个人卫生，衣物宜柔软、舒适，选择棉质衣物。

3）忌用手挤压、搔抓疖疮处，尤其是颜面部的疖肿，以免因搔抓而致毒邪扩散，转为重症；若疖肿发于四肢、腰臀部位，应适当限制其活动。

3. 饮食调护

1）以清热解毒为主要原则。饮食宜清淡、易消化，宜多饮水及清凉饮品，忌食辛辣、肥甘厚腻、鱼腥之品，如葱蒜、辣椒、肥肉等；忌烟酒、浓茶、咖啡等。

2）辨证施食：热毒蕴结与暑热浸淫者，宜选择清凉流质及半流质饮食，如以金银花、菊花、生甘草等泡水代茶饮，暑天可饮西瓜汁、金银花露、菊花露等，食疗方如绿豆薏苡仁粥、蒲公英粥；脾胃虚弱者，宜食温热、富含营养之品，食疗方如莲子粥、山药粥；阴虚内热者，宜食富含纤维素及润肠通便之品，如新鲜蔬菜、水果等，食疗方如豆饭。

4. 运动康复护理

疖发于四肢、腰臀部位时，应适当限制活动。

5. 用药护理

1）清热解毒药煎煮时间宜短，一般武火煮沸后再煎煮 15～20 min 即可。

2）遵医嘱使用外用及口服药物（如抗生素和降糖药物）等。

3）辨证施药：热毒蕴结证者，中药宜凉服；脾胃虚弱证者，中药宜温服。

6. 情志护理

1）关心患者，疏导患者不良情绪。

2）指导其采用情志相胜法，或者移情易性法，保持情绪稳定。

3）对幼儿患者动作应轻柔，语言应温和，使其能积极配合医护人员治疗。

7. 中医护理技术

（1）中药涂敷

疼痛：①主要药物：芙蓉膏，由芙蓉叶、藤黄、天南星、冬绿油、薄荷油等调制而成。②方法：用温水洗净疖肿突起处，擦干，将芙蓉膏均匀地敷于患处，厚约 3 mm，再用石膏棉纸覆盖，以弹力绷带固定，每日 1 次，每次 6～8 h，注意观察有无过敏反应。中药涂敷见图 1-22-1。

（2）中药熏洗

皮肤破损：①主要药物：茵陈、苍耳子、紫花地丁、苦参、地肤子、蒲公英、千里光、大黄、土茯苓、白鲜皮，各取 20 g 制成药包。②方法：水煎煮成药汁熏洗患处，每日 2 次，每次 20～30 min。

四、健康教育

1）保持居住环境整洁、干燥、通风良好，注意个人卫生，勤洗澡、勤更衣，保护皮肤不受损伤。增强体质，提高机体免疫力，日常皮肤出现疖肿时，应及时就医，切忌自行搔抓、挤压。

2）患病期间注意休息，饮食宜清淡、易消化，忌食辛辣、温热、肥甘厚腻之品，糖尿病患者应严格控制血糖，科学饮食。

3）恢复期注意劳逸结合，遵医嘱用药。

五、中医临床护理进展

（一）基于“玄府理论”下的防风通圣散的创新应用

《黄帝内经》最早提出“玄府”即汗孔，后有学者扩展了玄府学说，认为“玄府”不仅是气的道路门户，而且也是精血津液与荣卫神机运行的通道，各部位的玄府是气机宣通、营卫调和、血液布达、津液渗灌的关口与场所。防风通圣散出自《黄帝素问宣明论方》，由防风、川芎、当归、芍药、大黄、芒硝、连翘、薄荷、麻黄、石膏、桔梗、黄芩、白术、栀子、荆芥穗、滑石、甘草组成。此方表里、气血、三焦并治，调节气机升降出入，用于玄府郁闭，郁而化热，表里同病，应用广泛。疖的基础病机是火热郁结，气血瘀滞。在玄府理论的指导下，防风通圣散从玄府闭郁入手治疗疖，使用麻黄、防风等风药畅通玄府，使用栀子、黄芩等清热解毒，宣、清、通诸法合用，往往可以事半功倍。

（二）中医治疗方法创新

有学者采用随机对照的方法纳入急性疮疡郁火毒结证患者 98 例，随机分为观察组与对照组各 49 例，对照组采用高锰酸钾溶液对疖的溃疡面进行清洗，并用 75%乙醇进行消毒。观察组在对照组的基础上给予复方蟾酥丸口服，每次 10 粒，每天 2 次，温开水送服。结果显示，观察组患者临床疗效、症状评分以及 WBC、NEU%与对照组患者相比有明显改善。说明复方蟾酥丸从湿、热、瘀毒角度对患者进行调治，有清热解毒、散结消肿之效，使热清毒解而肿痛止，结合西医治疗本病可以进一步提高疗效。

（三）中医护理技术创新

有文献证实，隔附子灸是隔物灸中较常用的一种，有隔附子片灸和隔附子饼灸两种。纵观中医古籍所载，隔附子饼灸治疗的病证多为中医外科病证，如痈疽、漏疮、溃疡、脑瘘、疮、疖等。艾叶可以“温中，逐冷，除湿”。灸火属阳，其性条畅开达，一方面引热外出，散结消肿，通透疮窍，使内毒由内发外；另一方面借火热温通行散之功，行气消瘀散结，使毒热随气血而散，对疖的治疗具有一定作用。

导入案例分析

1. 该患者目前所患何病？辨证属何证？

答： 疖（热毒蕴结证）。

2. 针对该患者面部疖肿，临床应如何辨证施护？请用思维导图的形式呈现。

答： 详见思维导图。

复习思考题

对于颜面部危险三角区的疖应如何进行护理？

（林 青）

第二节 丹 毒

导入案例

董某，女，62 岁，因“右下肢红肿、疼痛 8 日”就诊。8 日前无明显诱因出现发热、呕吐、腹泻、右下肢红肿伴疼痛，于外院就诊。治疗后症状缓解不明显，遂来医院就诊。刻下：下肢可见大片红肿，伴疼痛，皮温增高，凹陷性水肿。

既往史：平素健康状况一般，有“腔隙性脑梗死”病史，有慢性萎缩性胃炎病史 2 年，有食管炎病史 2 年；否认糖尿病、肺结核、肝炎；否认外伤史；否认输血史；无食物、药物过敏史。

体格检查：体温 37.5 ℃，脉搏 62 次/min，呼吸 16 次/min，血压 125/86 mmHg，神清，精神可，心肺正常，右下肢红肿，可见凹陷性水肿，无渗出，压痛（+），局部皮温稍高。舌质红、苔黄腻，脉滑数。

请思考：

1. 该患者目前所患何病？辨证属何证？
2. 针对该患者下肢肿痛，临床应如何辨证施护？请用思维导图的形式呈现。

丹毒是以局部皮肤红赤肿胀、灼热疼痛，伴恶寒发热、水疱、紫斑或结毒成脓为主要临床表现的一类病证。西医急性网状淋巴管炎属此范畴。近年来，丹毒患者日益增多，其患病率为 20%～25%，其中以下肢丹毒最为常见，约占患者的 86.8%。

一、病因病机

丹毒多因机体血热火毒所致，本病病位在表皮，与脾、心密切相关。其主要病机为血热内蕴，郁于肌肤，复感风热湿邪，内外合邪，热毒之气暴发于皮肤之间，不得外泄，蕴热为病。病理性质属于本虚标实之证，正气不足为致病之本，湿、毒、瘀为发病之标。

1）血分热毒：素体血分有热，外感风热毒邪，热毒搏结，郁阻肌肤而致。因所发部位、经络之不同，其火热有所差异。发于头面者，为风热火毒；发于腰髋者，为肝经火旺夹脾经湿热；发于小儿者，多由胎热火毒所致。

2）破损染毒：皮肤黏膜破损，如皮肤擦伤、脚癣糜烂，毒虫咬伤等，湿热火毒之邪乘虚而入。

二、常见证候

1）风热毒蕴证：多发于头面部，症见皮肤焮红灼热，肿胀疼痛，眼胞肿胀难睁；伴恶寒发热，头痛；舌质红、苔薄黄，脉浮数。

2）肝脾湿火证：多发于胸腹腰胯部，症见皮肤红肿蔓延，摸之灼手，肿胀疼痛，伴口干、口苦，舌红、苔黄腻，脉弦滑数。

3）湿热毒蕴证：多发于下肢，症见局部红赤肿胀、灼热疼痛，或见水疱、紫斑，甚则结毒化脓或皮肤坏死，或伴恶寒发热、胃纳不香，舌质红、苔黄腻，脉滑数。

4）胎火蕴毒证：多发于新生儿臀部，症见局部红肿灼热，可呈游走性，壮热烦躁，甚则神昏谵语、恶心呕吐。

三、辨证施护

（一）辨证要点

辨病位：丹毒因所发部位及经络之不同，可分为抱头火丹、内发丹毒、流火、赤游丹毒。若见颜面部焮红灼热，肿胀疼痛，舌红、苔薄黄，脉浮数，多由风热火毒所致，属抱头火丹；若见躯干皮肤红肿伴口干、口苦，舌红、苔黄腻，脉弦滑数，多由肝经火旺夹脾经湿热所致，属内发丹毒；若见下肢红赤肿胀、灼热疼痛，水疱、紫斑，甚至皮肤坏死，舌红、苔黄腻，脉滑数，多由湿热下注所致，属流火；若见新生儿臀部红肿灼热，壮热烦躁，神昏谵语，恶心呕吐，多由胎热火毒所致，属赤游丹毒。

（二）主要护理问题

1）疼痛：与湿毒内侵、血脉受阻，或风热毒邪侵袭肌肤有关。

2）肿胀：与经络阻塞、气血不畅有关。

3）壮热：与风热火炽、肝经郁火，或湿热火甚有关。

4）潜在并发症：皮肤完整性受损。

（三）护理措施

1. 病情观察

1）观察疼痛的性质、部位、程度、持续时间，及时汇报医生进行镇痛处理。

2）观察红赤肿胀的部位、性质、范围，每日定时、定位用软尺测量肿胀部位周径，做好记录。

3）密切观察患者神志、体温等生命体征，恶寒者注意保暖，高热者遵医嘱予物理或药物降温。

2. 生活起居护理

1）病室宜凉爽，环境安静，空气清新。每日开窗通风 2 次，每次 30 min。抱头火丹者切忌吹风、日晒。

2）急性期应卧床休息，病情稳定后可酌情下床活动。卧床期间，抱头火丹者应抬高床头，以利于静脉回流，防止颜面部水肿；流火者需抬高患肢 30°～40°，促进下肢静脉回流，以减轻水肿及疼痛。

3）保护患处皮肤，避免患处翻身时受压、摩擦。

4）保持局部皮肤清洁，清洗时宜用温水，选用温和的洗护液，避免强刺激沐浴品。

5）穿着宽松的棉质衣服，勤换衣物。

6）做好基础护理，抱头火丹者做好眼部及口腔护理。

3. 饮食调护

1）以清淡、易消化为原则。饮食宜清淡易消化，多饮水及清凉饮品，多食新鲜蔬菜、水果；忌食辛辣刺激、肥甘厚味及海腥发物。

2）辨证施食：风热毒蕴证者可饮清凉饮料，如绿豆汤、芦根汤代茶饮，或菊花、金银花泡水频饮，忌食生硬食物，减少咀嚼，避免刺激患部，食疗方如凉拌苦瓜、丝瓜炒鸡蛋等；湿热毒蕴证者宜食清热利湿，富含维生素、高蛋白和烟酸的食物，如芹菜、绿豆、冬瓜、丝瓜、苦瓜、猕猴桃、鲜油菜叶、蛋、奶、香菇、番茄等，忌食羊肉、鲐鱼、香椿、虾、蟹、葱、蒜、辣椒等，食疗方如冬瓜排骨汤、清炒丝苦瓜、番茄炒鸡蛋等；肝脾湿火证者宜食清肝泻火利湿之品，如苦瓜、番茄、莴苣、竹笋、芹菜、苹果、梨子等，食疗方如橘皮粥、菊花鸡肝汤等；胎火蕴毒证者宜食清热凉血之品，如鸭血、冬瓜、枸杞子、莲子、薏米等，食疗方如莲子薏米粥、清炒莲藕等。

4. 运动康复护理

1）忌长久站立，不要过度疲劳。

2）运动要适宜且温和，避免剧烈运动，牵拉伤口，同时运动期间注意观察患肢渗液及水肿等变化情况。

3）运动前先进行热身运动，大约 5～10 min，可以舒展肌肉，避免关节损伤。

4）每天运动时间不宜过长，一般控制在半小时左右即可。

5）疾病恢复期可以适度运动，增强机体抵抗力，如打太极拳、练习八段锦等。

5. 用药护理

1）遵医嘱用药，观察用药疗效及不良反应。使用抗生素类药物要做好药敏试验，输液过程中也要密切观察，以防迟发性过敏反应。

2）内服中药一般为一日一剂，分早晚 2 次餐后凉服，服用后注意观察红肿消退情况、退热效果及反应。

3）遵医嘱使用外敷药物，敷药面积应超过红肿部位 1～2 cm，药物涂抹厚度 1～2 mm，一般敷药时间为 4～6 h。

6. 情志护理

1）湿热毒蕴证患者病情反复发作，病程缠绵不愈，护士要多与患者沟通，帮助其树立战胜疾病的信心。

2）发放疾病健康教育手册，增加患者对疾病知识的了解。

3）对于紧张、焦虑的患者，则可根据其喜好，指导其听舒缓的音乐以放松心情。

4）组织形式多样的病友活动，鼓励病友间沟通交流，介绍成功案例，鼓励家属给予情感支持。

7. 中医护理技术

（1）耳穴贴压

下肢疼痛：①耳穴：神门、脑、交感、枕、肾上腺、皮质下等。②方法：每日不拘时按压，对按或向耳轮方向按压，以耐受为度，每 4～5 d 更换一次。

（2）中药外敷

下肢肿胀：①用药：遵医嘱选用缓解肿胀药物如金黄膏等。②方法：将药膏涂抹于患处，避开破溃部位，涂抹范围应超过红肿部位 1～2 cm，涂抹厚度 1～2 mm，4 h 后擦去药膏，洗净患部，每日 2 次，中药外敷见图 2-2-1。

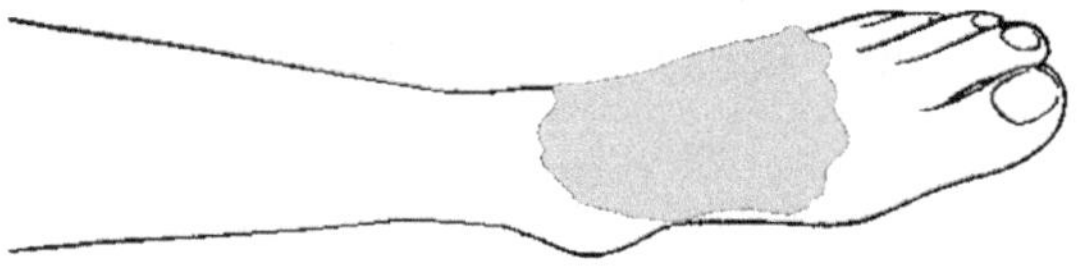
图 2-2-1　丹毒下肢肿胀的中药外敷

（3）中药泡洗

下肢肿胀：①主要药物：地肤子、白鲜皮、七叶一枝花、白花蛇舌草各 50 g。②方法：中药煎水 3000 mL，泡洗患肢，温度以 37～40 ℃为宜（以患者自感适宜为度），时间 20～30 min，每日 1 次，严防发生烫伤。

（4）耳尖放血

高热：①部位：耳尖。②方法：高热时，轻揉患者耳部使其充血，然后用 75%乙醇消毒，使用三棱针点刺耳尖放血，结束后用棉球按压点刺部位，以防止出血。

（5）刮痧

高热：①穴位：选取大椎、大杼、风府、风池、曲池、合谷、肺俞等穴。②方法：高热时，患者取坐位或俯卧位，操作者先重刮大椎穴，再刮两侧的膀胱经，从大杼刮至肺俞，刮拭手法以泻法为主，以患者耐受为度，每个部位刮拭 10 次，期间注意询问患者有无不适。如有，应立即停止操作。

四、健康教育

1）养成良好的生活习惯。不用手挖鼻孔，保持口腔卫生，防止诱发颜面部丹毒。有足癣者，可用白醋加温至 30 ℃，睡前泡脚 30 min，且注意洁具专用，注意与他人隔离，以防诱发下肢丹毒。

2）合理膳食。宜食清淡、易消化食物，少食荤腥及辛辣刺激之品。

3）遵医嘱服药，如有不适及时就医。

4）调畅情志。积极乐观面对疾病，避免情志内伤。

5）劳逸结合。下肢丹毒反复发作者，不宜从事长期站立工作；可适当练习太极拳、八段锦等保健操，以增强机体抵抗力。

五、中医临床护理进展

（一）中医治疗方法创新

有研究表明，根据丹毒病情进展程度的不同，可将其划分为络脉损伤期、络脉结滞期、络毒蕴结期与络脉空虚期。综观丹毒各期病机，临证当以益气托毒、祛瘀通络为治则贯穿治疗始终，方选四神煎化裁。①络脉损伤期、络脉结滞期：清热利湿，凉血解毒。若年老体衰，多予四神煎加减；若正气尚充，邪炽营卫出现发热、寒战等不适情况，则改用四妙散加减；丹毒好发于下肢部位，故可用四妙散将络脉火热毒邪从小便而去，运用四妙散时可配伍土茯苓、毛冬青等清利湿热之品。②络毒蕴结期：清热消痈，蠲痰逐瘀。此期痰瘀结滞络脉，毒邪逆于肉理而成痈肿，故治法上以活血化瘀通络为主，在四神煎基础上加用桂枝茯苓丸，配以忍冬藤、丹参、赤芍、三七等药物荡涤络脉中蕴结之痰瘀。③络脉空虚期：益气托毒，荡涤余邪。此期以丹毒迁延不愈或愈后复发为主要特征，治法应以扶正为主，可在四神煎基础上合用补中益气汤或八珍汤。

临床研究表明，采用桃红四物汤口服合清热解毒利湿方溻渍治疗下肢丹毒，不仅可显著缩小红肿面积，还可增强临床疗效，减轻炎症反应，且安全，可控制复发率。①桃红四物汤：桃仁 9 g，赤芍 9 g，当归 9 g，熟地黄 9 g，川芎 9 g，红花 6 g。每天 1 剂，早晚分服，共 14 d；②清热解毒利湿方：黄柏 30 g，蒲公英 30 g，金银花 30 g，紫花地丁 30 g，茵陈蒿 30 g，益母草 30 g，栀子 30 g。煎取 200 mL 药液待自然冷却后取药液对患处淋洗和浸泡，后取约 4～6 层纱布浸泡中药液，取出后稍拧干，以不滴水为宜，对患处冷敷，要求纱布面积大于患处边缘 1～2 cm，每次 30 min，每天 2 次，共 14 d。

（二）中医护理技术创新

有学者研究发现，通过中药外敷箍围于体表局部，能够避免外来刺激和感染，并通过抑制细菌的生长使得邪毒约束而不扩散，形成局部的护场，促进局部血液循环，有利于创面组织的修复和再生，具有简、便、廉、验的特点。丹毒的箍围方剂选择上，金黄散应用最为广泛，其主要组成为大黄、黄柏、姜黄、白芷、苍术、陈皮、天南星、天花粉、甘草等，有清热解毒、活血消肿之功，其中辛温药味较多，能够发散行气，可散邪外出，给邪以出路。箍围法可用散剂、膏剂、贴剂等剂型，一般在治疗下肢丹毒时多选用膏剂外敷，便捷有效；也可以制成纱条外用箍围，不易挥发也不容易沾染衣物。一般多采用盐水、蜂蜜、食醋、麻油等调制成糊状或膏状外敷。将患处洗净擦干，有创口者则应清创消毒后，把箍围药敷贴于患处，一般认为范围应超过皮损边缘约 1～3 cm，厚度一般为 0.3～1 cm，维持 4～6 h 后用温水洗净。

导入案例分析

1. 该患者目前所患何病？辨证属何证？

答：丹毒（湿热毒蕴证）。

2. 针对该患者下肢肿痛，临床应如何辨证施护？请用思维导图的形式呈现。

答：详见思维导图。

复习思考题

基于中医辨证施食原则的现代应用，探索丹毒患者护理中的个性化饮食调护方案。

（洪雅华）

第三节 乳 痈

导入案例

郝某，女，28 岁，已婚，因“左乳肿块伴疼痛一周余”就诊。患者产后 3 周余，1 周前出现左乳肿块伴疼痛，当时外院予头孢呋辛钠 1.5 g 静滴，症状未见明显好转，后予芙蓉膏外敷，并予中药汤剂口服，为求进一步治疗入院。刻下：左乳疼痛。

既往史：平素健康状况良好，正常预防接种，否认冠心病、高血压；否认肺结核、肝炎；有手术史，2019 年行“痔疮切除术”，否认输血史，无食物、药物过敏史。

体格检查：左乳皮色红，皮温高，左乳头上方可触及一大小约 4 cm×2 cm×2 cm 质韧肿块，压痛明显，局部有波动感，右乳未触及明显肿块。体温 36.1 ℃，脉搏 80 次/min，呼吸 20 次/min，血压 128/88 mmHg，神清，精神可，心肺正常，舌红、苔薄黄，脉弦数。

请思考：

1. 该患者目前所患何病？辨证属何证？
2. 针对该患者乳房疼痛，临床应如何辨证施护？请用思维导图的形式呈现。

乳痈是由热毒侵入乳房所引起的一种急性化脓性病证，其特点是乳房结块，红、肿、热、痛，伴有全身发热。西医急性化脓性乳腺炎属此范畴。好发于产后 1 个月以内的哺乳妇女，尤以初产妇为多见。发生于哺乳期的称“外吹乳痈”，占到全部乳痈病例的 90%以上；发生于妊娠期的称“内吹乳痈”；发生于非哺乳期和非妊娠期的称“不乳儿乳痈”，临床少见。

一、病 因 病 机

乳痈之病因主要是乳汁瘀积、肝郁胃热及感受外邪。本病病位在乳络，与肝、脾、肾密切相关，其主要病机为乳络不畅，败乳蓄积，气血瘀滞，久而化热酿脓所致。病理性质属于虚实夹杂之证，气血阴阳不足为致病之本，痰、瘀、郁为发病之标。

1）乳汁瘀积：乳汁瘀积是最常见的原因。初产妇乳头较易破碎，或乳头先天性畸形、内陷而影响充分哺乳，或哺乳方法不当，或乳汁多而少饮，或断乳不当，均可出现乳汁瘀积，导致乳络阻塞成块，郁久化热酿脓而成痈肿。

2）肝郁胃热：女子乳头属肝，乳房属胃，妇女产后情志失调，肝气郁滞，乳络不畅，乳汁瘀积成块；或产后饮食不节，脾胃运化失司，湿热蕴结于胃络，气血凝滞，阻塞乳络，而成乳痈。

3）感受外邪：产妇体虚汗出受风，或露胸哺乳外感风邪；或乳儿含乳而睡，口中热气从乳窍吹入，导致热邪郁结于肝胃之经，均可使乳络郁滞不通，化热成痈。

另外，妊娠期间，胎气上冲，气机失于疏泄，与邪热结于阳明之络而成内吹乳痈。女子在非哺乳期给儿女假吸可诱发不乳儿乳痈。

二、常 见 证 候

1）气滞热壅证：乳汁淤积结块，皮色不变或微红，肿胀疼痛，伴有恶寒发热，头痛，周身酸楚，口渴，便秘，舌红、苔黄。

2）热毒炽盛证：壮热，乳房肿痛，皮肤焮红灼热，肿块变软，有应指感，或切开排脓后引流不畅，红肿热痛不消，有“传囊”现象，舌红、苔黄腻。

3）正虚毒恋证：溃脓后乳房肿痛虽轻，但疮口脓水不断，脓汁清稀，愈合缓慢或形成乳漏，全身乏力，面色少华或低热不退，饮食减少，舌质淡、苔薄。

三、辨证施护

（一）辨证要点

辨分期：若乳房局部肿胀疼痛，或有结块，伴有压痛，皮肤不热或微热，肤色不红或微红，全身症状不明显，为乳痈初起；若患乳块不消或渐增大，呈持续性剧痛或搏动性疼痛，伴有明显的触痛，皮肤灼热，肤色焮红，并明显伴有壮热、口渴、便秘等全身症状，为乳痈成脓期；若急性脓肿成熟后，自行破溃出脓，或手术切开排脓，脓出通畅则局部肿消痛减，寒热渐退，疮口逐渐愈合，为乳痈溃后期。

（二）主要护理问题

1）疼痛：与乳络阻塞、不通则痛有关。

2）壮热：与乳汁淤积日久化热，或肝郁胃热，或感受外邪、郁久化热有关。

3）便秘：与热盛伤津、肠失濡润有关。

4）潜在并发症：传囊乳痈、乳漏。

（三）护理措施

1. 病情观察

1）密切观察痈的疮形、肿势、色泽、脓液、疼痛和全身症状的变化。

2）定时测量体温，并记录。

3）在溃后期要观察脓液的色、质、量、气味，注意是否有袋脓、传囊乳痈、乳漏的发生。如溃后脓出不畅，肿势不消，疼痛不减，身热不退，可能形成袋脓；若脓液波及其他乳络，可能形成传囊乳痈；若溃后乳汁从疮口溢出，久治不愈，则形成乳漏。

2. 生活起居护理

1）保持病室的空气清新，环境整洁，光线柔和，每日打开门窗通风换气至少 2 次，每次 30 分钟，产妇避免对风吹。

2）保持足够的休息和睡眠，避免劳累。

3）保持口腔、皮肤的清洁，可用淡盐水或金银花煎水漱口。

4）生病期间，患者应暂停哺乳，定时用吸乳器吸尽乳汁，防止乳汁淤积。

5）使用三角巾或宽松的胸罩托起患乳，减少上肢活动。

6）保持大便通畅，可顺时针按摩腹部。

7）病证起居：热毒炽盛者，病室温度宜稍低；正虚毒恋者，病室宜阳光充足，随气候变化增减衣被，在病室通风换气前宜先穿衣盖被，而后通风，时间不宜太长，以防受凉感冒。

3. 饮食调护

1）以清淡、低脂、易消化、富营养为原则。宜多食粥、面条、汤羹等，忌食生冷、辛辣、油腻及鱼腥之物，如肥肉、烟酒、鱼虾等。

2）多饮汤水，使乳源充足，又不至于乳汁浓稠，难以排出。

3）辨证施食：气滞热壅证者宜食疏肝理气、通乳消肿的食物，如白萝卜、白菜等，食疗方如萝卜丝汤；热毒炽盛证者宜食清热解毒、托里透脓的食物，如马兰头、鲜藕、绿豆、马齿苋等，食疗方如马兰头拌豆腐；正虚毒恋证者宜食益气合营托毒的食物，如鸡蛋、动物肝脏、豆制品、牛奶等。

4. 运动康复护理

1）在运动前做好热身活动，避免寒冷刺激导致血管收缩，加重乳腺炎症状。

2）选择适当的运动方式，推荐进行温和的有氧运动，如散步、慢跑、瑜伽等。避免剧烈运动和高强度训练，以免加重病情。

3）注意运动强度，运动时心率应保持在最大心率的 60%～70%，以不感觉过于疲劳为宜，如有不适，应立即停止运动并寻求医生建议。

4）每天进行 20～30 min 的运动，每周至少进行 3 次，长期坚持有助于改善乳腺炎症状。

5）注意乳房保护，运动时佩戴合适的运动文胸，以减少乳房震动和摩擦，避免在运动过程中挤压或碰撞乳房。

5. 用药护理

1）遵医嘱给药，注意观察药物的疗效和不良反应；疼痛剧烈者，遵医嘱给予镇痛止痛药物。

2）断乳可用炒麦芽 500 g，煎水代茶饮，连服 3 d，并做好断乳时间记录。刚开始断乳时，乳房会发生胀痛，此时应忍痛克服，不可挤奶，否则，乳房排空后会再生乳汁，影响回乳效果。

3）辨证施药：热毒炽盛者中药汤剂宜凉服，正虚毒恋者中药汤剂宜早晚温服，服药期间忌饮浓茶。

6. 情志护理

1）由于乳房疼痛，患者经常出现烦躁不安，焦虑恐惧等不良情绪，应劝慰开导患者，解除其思想顾虑，保持情绪平和。在 19:00～23:00，可聆听角调式乐曲，如《胡笳十八拍》《列子御风》《庄周梦蝶》等。

2）应用中医七情理论，指导忧思恼怒、恐惧紧张者采用移情易性法，如鼓励患者读书看报、看电视或与病友聊天、散步等，转移其注意力；指导焦虑或抑郁者，采用暗示疗法或顺情从欲法，保持平和情绪。

3）多关心体贴患者，指导其正确喂奶，介绍回乳等相关知识，鼓励家属多陪伴患者，给予心理支持，鼓励病友间多沟通，交流防治经验，增强治疗信心。

7. 中医护理技术

（1）耳穴贴压

1）疼痛：①选穴：胸、乳腺、内分泌、皮质下、肝、神门、心、交感、阿是穴等穴。②方法：每日不拘时按压，对按或向耳轮方向按压，以耐受为度，每 4～5 d 更换一次。

2）发热：①选穴：胸、乳腺、神门、皮质下、肾上腺、耳尖、交感、内分泌、热穴等穴。②方法：每日不拘时按压，对按或向耳轮方向按压，以耐受为度，每 4～5 d 更换一次。

（2）腕踝针

疼痛：①选穴：左右上 2 区（腕掌侧掌长肌腱与桡侧腕屈肌腱之间，腕横纹上 2 横指处）②方法：留针 30 min，7 d 一疗程。腕踝针见图 2-3-1。

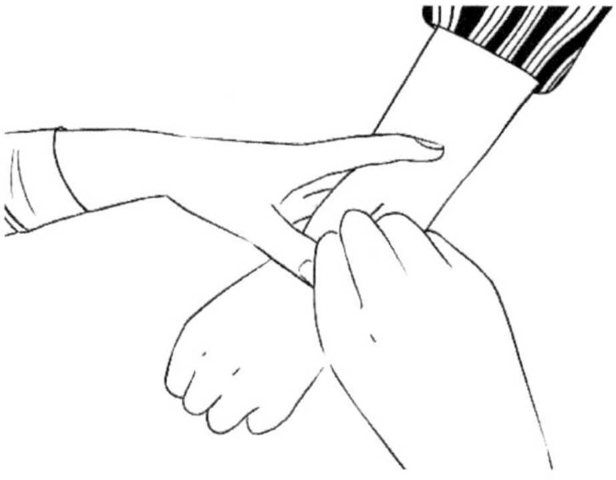

图 2-3-1　乳痈疼痛的腕踝针疗法

（3）手法排乳

肿胀：①部位：患侧乳房。②方法：患者仰卧位，取少量乳汁涂抹于乳房，术者左手托起乳房，右手五指顺着乳络方向，首先轻拿提拉乳头及乳晕部，后沿放射状从乳房基底部向乳晕方向按摩 3～5 min，切忌用力挤压或旋转挤压。待乳汁郁积于乳晕部时，再以右手拇指与示指夹持患侧乳晕及乳头部，不断轻拉揪提，将淤积的乳汁排出。

（4）穴位贴敷

便秘：①穴位：神阙穴。②主要药物：大黄、芒硝、蜂蜜。③方法：选用活血止痛膏将药丸贴敷于神阙穴，每次贴敷 4～6 h，1 次/d。

（5）刮痧

发热：①穴位：大椎、大杼、风府、风池、肩井、曲池、合谷、肺俞。②方法：高热时，患者取坐位，先重刮大椎穴，再刮两侧的膀胱经，部位从大杼刮至肺俞，刮拭手法以泻法为主，以患者能耐受为度，每个部位刮拭10次，期间注意询问患者有无不适。

四、健康教育

1）纠正乳头内陷：妊娠期或哺乳期每日挤捏、提拉乳头或用吸乳器吸引，使乳头突出，有利于婴儿吸吮乳汁。

2）防止乳头破损：哺乳初期发现有乳头皲裂者，应暂停哺乳，用吸奶器吸出乳汁，哺育婴儿，局部用温开水清洗后，外涂蛋黄油、麻油或橄榄油。

3）孕期佩戴大小合适、质地柔软的乳罩，怀孕6个月后，用木梳沿乳腺导管方向梳理，可预防乳痈。

4）养成良好的哺乳习惯：哺乳前后用温开水清洗乳头；按需哺乳，哺乳后要排空剩余乳汁，高热或脓肿形成时停止哺乳；不要让婴儿含乳头睡觉，注意婴儿口腔卫生，如有口腔炎症及时治疗；断乳前应逐渐减少哺乳次数，不宜突然断乳。

5）调理情志：哺乳期间应保持心情舒畅，情绪稳定；产后可用橘核泡水代茶饮，可理气行络，预防乳痈。

6）合理膳食：饮食宜清淡、易消化、富营养，少食肥甘厚腻之品；忌食海腥发物、辛辣炙煿之品。

7）注意休息，保证充足睡眠，可用宽松的胸罩或三角巾托起患乳，减少上肢活动。

五、中医临床护理进展

（一）乳痈管理方法创新

中医治疗乳痈临床积累了丰富经验，方法多，疗效显著，独具优势。

各医家都是在辨证论治的基础上以通为法，结合外治。中医内治方面，按临床分期的不同特点抓住主证辨证施治至关重要。外治方面，炎症早期配合采用揉抓排乳手法治疗，能通郁结之气、消瘀结之肿，达到理气散结、宣通乳络、以通为用的目的，可避免成脓之苦。成脓期准确掌握成脓时机，准确定位，及时切开引流，以防脓毒内陷，并发脓毒血症。脓肿期采用火针洞式刺烙引流排脓法，代替刀切引流，以针代刀，使脓腔内壁产生焦痂附着，形成内壁光滑的圆形通道，直达脓腔，并用五五丹药捻提脓拔毒祛腐，即使是深部与多房脓肿，均可达到引流通畅、不滞脓的效果，脓尽后改用生肌散收口。其优势在于切口小、损伤小、痛苦小、有药捻引流、可促使坏死组织液化排出、引流通畅、排脓彻底、疗程短、愈合快、瘢痕小且可避免形成乳漏及脓毒血症等优点，一次性治愈率高，优于刀切排脓。

（二）中医治疗方法创新

研究表明，芒硝与如意金黄散外敷联合中频脉冲治疗仪对气滞热壅型乳痈患者疗效显著，可用以缓解乳房疼痛，改善皮肤发红，减少肿块数量与面积，降低炎症水平。具体操作如下：①芒硝100 g磨碎成粉，待患者乳汁排空后行1 h外敷，1次/d；②如意金黄散涂抹患乳，厚度约2 mm，涂抹范围大于肿块周围2 cm，2次/d；③中频脉冲治疗仪刺激强度介于0～130 Hz，最终的刺激强度以产妇感受为准，治疗时间30 min，2次/d。以上3种方法结合连续治疗7 d。

（三）中医护理技术创新

研究表明，循经手法排乳治疗能有效改善哺乳期急性乳腺炎初期患者乳房疼痛、肿块、乳汁排泄不通畅等主要症状，同时还具有操作方便、无创伤、痛苦小等特点。按“先主穴后配穴”的原则，主穴为足阳明胃经上的足三里、乳根、乳中穴，足厥阴肝经上的太冲穴；配穴为任脉上的膻中穴，手太阳小肠经上的少泽穴和足少阳胆经上的肩井穴。

具体步骤如下。第 1 步：逆时针环形按摩以初步放松乳房。露出产妇一侧乳房，将双手拇指和四指分开置于乳房基部，应用摩法以逆时针环形方式于乳房基部按摩 1～2 min。另一侧乳房以相同方式推拿。第 2 步：指揉法通经。应用指揉法，用示指和中指螺纹面吸定某一穴位，腕部放松，以肘部为支点，前臂做主动摆动，带动腕部做轻柔缓和的摆动。第 3 步：梳法以疏通乳络排出底奶。应用梳法，在患乳上涂少量液态石蜡润滑，双手五指微曲，自然展开，以指掌面接触乳房，轻柔地从乳房基底部向乳头单方向滑动梳理，直至肿块及其周围组织硬块变软变小为止，由轻至重，以患者能耐受为度。第 4 步：拿法以排出乳头部乳汁。应用拿法，用拇指和示、中两指相对用力，做一松一紧的提捏乳头，向上提拉 3～5 次，重点刺激足阳明胃经上的乳中穴，使乳头部乳腺管口扩张、通畅，乳窦变软，挤出乳头部的乳汁。第 5 步：抖法以排出积乳。应用抖法，双手四指和拇指分开呈“C”型，从乳房根部共同托起乳房，做上下、左右抖动 1～2 min 后，两手拇指从肿块根部向乳晕部用力挤压，排出积乳，反复推压 4～5 次。每天 1 次，每次 20 min，3 d 为 1 个疗程。

导入案例分析

1. 该患者目前所患何病？辨证属何证？

答：乳痈（气滞热壅证）。

2. 针对该患者乳房疼痛，临床应如何辨证施护？请用思维导图的形式呈现。

答：详见思维导图。

复习思考题

从情绪管理与心理支持的多维度视角，谈谈乳痈患者情志护理的重要性及其在中医护理中的实践。

（洪雅华）

第四节　乳　　岩

导入案例

张某，女，58 岁，已婚，因“无意间发觉右乳内肿块”就诊。患者无意间发觉右乳内肿块，无明显不适，乳腺 B 超示：右侧乳腺低回声结节（BI-RADS4C 类），为求进一步治疗收治入院。刻下：右乳内肿块。

既往史：平素健康状况一般，正常预防接种，无冠心病、高血压病史；无肺结核、肝炎；有膝骨性关节炎病史，口服硫酸氨基葡萄糖胶囊；无输血史；无食物、药物过敏史。

体格检查：体温 36.6 ℃，脉搏 86 次/min，呼吸 18 次/min，血压 128/66 mmHg，专科检查：右乳房内触及 2 cm 大小肿块，质地坚硬，表面高低不平，推之不动，与皮肤粘连，双腋下及锁骨上下区域淋巴结未触及。神清，精神可，性情急躁，心肺正常。舌淡红、苔薄，脉弦。

请思考：

1. 该患者目前所患何病？辨证属何证？
2. 针对该患者右乳内肿块，临床应如何辨证施护？请用思维导图的形式呈现。

乳岩是指发生在乳房部的恶性肿瘤，其临床特点是乳房肿块质地坚硬、凹凸不平、边界不清、推之不移、按之不痛，或乳头溢血，晚期可见溃烂凸如泛莲或菜花，西医乳腺癌属此范畴。2020 年，全球有 68.5 万人死于乳岩，226 万新发乳岩病例，乳岩已成为世界上最常见的癌症，是女性最常见的恶性肿瘤之一，且发病率呈逐年上升趋势，其发病年龄一般为 40～60 岁，绝经期妇女发病率相对较高。

一、病 因 病 机

乳岩的发病是由情志失调、饮食失节、冲任不调或先天禀赋不足导致机体阴阳平衡失调、脏腑失和所致。本病病位在乳腺，与肝、脾、冲任密切相关，其主要病机为忧思伤脾，致运化失常，痰浊内生；郁怒伤肝，致肝失条达，郁久而气血瘀滞；或冲任不调，气血运行不畅，气滞、痰凝、瘀血互结而发病。病理性质属于虚实夹杂之证，正虚为致病之本，郁、痰、瘀为发病之标。

1）情志失调：女子以肝为先天，肝主疏泄，性喜条达而恶抑郁，肝属木，克脾土。情志不畅，所愿不遂，肝失条达，气机不畅，气郁则瘀；肝郁克犯脾土，运化失职则痰浊内生，肝脾两伤，经络阻塞，痰瘀互结于乳房而发病。

2）饮食失节：久嗜厚味炙煿则湿热蕴结脾胃，化生痰浊，随气流窜，结于乳中，阻塞经络，气血不行，日久成岩。

3）冲任不调：冲为血海，任主胞胎，冲任二脉隶属于肝肾。冲任失调则气血失和，月经不行，气郁血瘀，阻塞经络，结于乳中而成乳岩。乳岩多发于绝经期前后，故与冲任失调有密切关系。

二、常 见 证 候

1）气滞痰凝证：症见乳房肿块胀痛，两胁作胀，心烦易怒；或口苦，头晕目眩。舌苔薄白或薄黄。

2）冲任失调证：症见乳房肿块胀痛，两胁作胀，头晕目眩；或月经失调，腰腿酸软，五心烦热，目涩，口干。舌质红、苔少有裂纹。

3）毒热蕴结证：症见乳房肿块迅速增大，疼痛或红肿甚至溃烂翻花，分泌物臭秽等；或发热，心烦，口干，便秘。舌质暗红、舌苔黄白或黄厚腻。

4）气血两虚证：症见疲倦乏力，精神不振，食欲不振，失眠多梦，口干少津，二便失调。舌淡、苔薄白。

5）气阴两虚证：症见乏力、口干苦、喜饮，纳差，腰腿酸软，五心烦热。舌质干红、少苔或薄苔。

6）瘀毒互结证：肿瘤增长迅速，神疲乏力，纳差消瘦，面色晦暗；或伴有疼痛，多为刺痛或胀痛，痛有定处；或伴有乳房肿物坚韧，若溃破则腐肉色败不鲜。舌淡或淡暗、苔白。

三、辨 证 施 护

（一）辨证要点

若见乳房肿块胀痛，两胁作胀，心烦易怒，或口苦，头晕目眩，舌苔薄白或薄黄者，多为情志失调，肝失疏泄，属气滞痰凝证；若见两胁作胀，头晕目眩，或月经失调，腰腿酸软，五心烦热，目涩，口干，舌质红、苔少有裂纹者，属冲任失调证；若见疲倦乏力，失眠多梦，口干少津，二便失调，舌淡，苔薄白者，属气血两虚证；若见神疲乏力，纳差消瘦，面色晦暗，溃破则腐肉色败不鲜，舌淡或淡暗，苔白者，属瘀毒互结证；若乳房结块坚硬，经期紊乱，素有经前期乳房胀痛，或婚后从未生育，或有多次流产史，舌淡、苔薄，脉弦细，属冲任失调证；若见乏力，口干苦，喜饮，纳差，腰腿酸软，五心烦热，舌质干红、少苔或薄苔，属气阴两虚证。

（二）主要护理问题

1）乳房肿块：与气滞、痰凝、瘀血结聚于乳房有关。

2）心烦易怒：与担心治疗效果、预后，手术切除造成乳房缺失和术后瘢痕形成有关。

3）神疲乏力：与手术创伤、肿瘤消耗有关。

4）知识缺乏：缺乏术后患肢功能锻炼的知识。

5）潜在并发症：淋巴水肿。

（三）护理措施

1. 病情观察

1）观察患者因面对恶性肿瘤的生命威胁、乳房缺失导致的外形受损、痛苦的治疗过程、婚姻生活可能受到影响等问题而产生的心理反应。

2）术后要密切观察生命体征变化，观察伤口敷料渗血、渗液、皮瓣血液循环和患侧上肢远端血液循环及引流液的情况。

3）观察伤口和引流管的情况。绷带包扎松紧度适宜，以能容纳 1 手指为宜。管道连接要紧密，压力大小要适当。负压引流球应保持压缩（即负压）状态。引流管长度要适宜，防止受压和扭曲，定时挤压，避免堵塞。

4）注意观察患侧上肢肿胀的情况。避免在患侧上肢测血压、抽血、注射或输液等，患肢避免过度活动、负重和外伤。抬高患肢：平卧时患肢下方垫枕抬高 10°～15°，肘关节轻度屈曲；半卧位时屈肘 90°放于胸腹部；下床活动时用吊带托或用健侧手指将患肢抬高于胸前；需要他人扶持时只能扶健侧，以防腋窝皮瓣滑动而影响愈合；避免患肢下垂过久。

2. 生活起居护理

1）起居有常，春季应“夜卧早起，广步于庭”，夏季应“夜卧早起，无厌于日”，秋季应“早卧早起，与鸡同兴”，冬季应“早卧晚起，必待日光”。

2）保持室内空气新鲜，温湿度适宜，经常开窗通风。

3）劳逸适度，患者可根据自身情况适当进行体育锻炼，以使气血条达，脏腑气机通畅。

4）保持患侧皮肤清洁，洗涤时戴宽松手套，避免长时间接触有刺激性的洗涤液，避免蚊虫叮咬，衣着需宽松，佩戴首饰或手表时也应选择宽松款式，患侧手臂不要热敷，沐浴时水温不要过高，避免强光照射。

5）患侧上肢避免搬动或提拉过重物品，适当进行功能锻炼。

3. 饮食调护

1）以益气养血，理气散结为原则。宜食抗乳癌、增强免疫力的食物，如海带、芦笋、桑椹、南瓜、大枣、洋葱、香菇等，忌食霉变食物以及辛辣刺激、肥甘厚腻之品。

2）辨证施食：气滞痰凝证者宜食疏肝理气、化痰散结的食物，如陈皮、丝瓜、李子、海带、紫菜等，食疗方如海带汤；冲任失调证者宜食调理冲任、补益肝肾的食物，如红枣、甲鱼、桑椹、黑木耳等，食疗方如红杞鲫鱼汤；毒热蕴结证者宜食清热解毒、活血化瘀的食物，如莲藕、苦瓜、葡萄、柠檬、大白菜、茄子、香菇等，食疗方如菱角汤、菱角薏米粥等；气血两虚证者宜食益气养血、健脾补肾的食物，如龙眼肉、大枣、茯苓、山药、黑芝麻等，多食瘦肉、牛奶及蛋类等，食疗方如小米大枣粥；气阴两虚证者宜食益气养阴的食物，如黑木耳、银耳、鸭肉等，食疗方如莲藕小米粥；瘀毒互结证者宜食解毒化瘀的食物，如苦瓜、丝瓜、海带、海蜇、马蹄等，食疗方如绿豆粥。

3）恶心者，宜食促进消化、增加胃肠蠕动的食物，如生白萝卜捣汁饮用；呕吐者，宜食止呕和胃的食物，如频服姜汁（生姜汁 1 汤勺，蜂蜜 2 汤勺，加开水 3 汤勺调匀）；化疗期间，宜食促进消化、健胃开脾、补益气血的食物，如萝卜、香菇、陈皮、菠菜、桂圆、金针菇等，禁食辛辣及油炸食品；放疗期间，宜食生津养阴、清凉甘润的食物，如藕汁、雪梨汁、萝卜汁、绿豆汤、冬瓜汤、竹笋、西瓜、橙子、蜂蜜、甲鱼等。

4. 运动康复护理

1）根据病情和生活习惯选择适当的锻炼，如太极拳、八段锦、伸展运动等。

2）术后功能锻炼应遵守“7 日不上举，10 日不外展”、循序渐进的原则。术后 24 h 内，活动手指和腕部，可作伸指、握拳、屈腕等锻炼；术后 1～3 日，进行上肢肌肉等长收缩，可用健侧上肢辅助，或由他人协助，对患侧上肢进行屈肘、伸臂等锻炼，逐渐过渡到肩关节的小范围前屈、后伸运动（前屈小于 30°，后伸小于 15°）；术后 4～7 日，鼓励患者用患侧手洗脸、刷牙、进食等，并做以患侧手触摸对侧肩部及同侧耳朵的锻炼；术后 1 周开始做肩关节活动，以肩部为中心，前后摆臂；术后 10 日左右做抬高患侧上肢（将患侧肘关节伸屈、手掌置于对侧肩部，直至患侧肘关节与肩平）、手指爬墙（每日标记高度，逐渐递增幅度，直至患侧手指能高举过头）、梳头（以患侧手越过头顶梳对侧头发、扪对侧耳朵）等锻炼。

3）患肢功能锻炼，应根据患者的实际情况而定，一般以每日 3～4 次、每次 20～30 min 为宜，循序渐进，逐渐增加功能锻炼的内容。需注意的是，术后 7 日内限制肩关节外展，以防皮瓣移动而影响愈合；严重皮瓣坏死者，术后 2 周内避免大幅度运动；皮下积液或术后 1 周引流液超过 50 mL 时，应减少练习次数及肩关节活动幅度（限制外展）；植皮及行背阔肌皮瓣乳房重建术后要推迟肩关节运动。

5. 用药护理

1）本病疗程长，有化学治疗、放射治疗或内分泌治疗，告诉患者坚持治疗的重要性，并积极预防和处理不良反应，以提高治疗的依从性。

2）化疗期间遵医嘱用药并定期检查肝、肾功能，化疗前 1 日或当日查白细胞计数，化疗后 3 日复查，若白细胞计数$<3\times10^9$/L，需及时处理。

3）中药汤剂一般宜饭后 30 min 温服，以减少其对胃黏膜的刺激，有特殊治疗需要的应遵医嘱服用，中西药服用时间间隔 30 min 以上；用外敷药时要注意观察局部皮肤有无灼热、发红、瘙痒、刺痛等症状，若出现应及时报告医师并协助处理；若出现头晕、恶心、呕吐、心慌、气促等症状，应立即停药，同时采取必要的处理措施并报告医师。

4）辨证施药：气滞痰凝证者汤药宜三餐后温凉服；气血两虚证者汤药宜三餐后温热服。

6. 情志护理

1）利用各种有效交流方式与患者进行沟通，对待患者要细心、耐心、态度和蔼，使患者产生信任感、安全感。

2）了解患者的内心活动并做必要的解释，使其能够正确认识疾病，面对疾病不断调整心态，培养坚强意志。

3）提高患者的自信心，告知患者条件允许时可做乳房重建术，不愿做手术的患者可以佩戴义乳，指导患者正确面对自我形象的改变。

4）指导患者转移注意力，如阅读、聆听（音乐、广播）、写作、绘画、练书法等。让患者通过创作的过程，将潜意识内压抑的情感与冲突呈现出来，并且在这个过程中获得疏解与满足。

5）指导患者听轻音乐，舒缓情绪。焦虑患者听安静、柔和、婉约的乐曲，如《高山流水》《二泉映月》等，抑郁患者听冥想式的乐曲，如《沉思》《摇篮曲》等。

7. 中医护理技术

（1）中药外敷

1）肢体肿胀：①部位：患肢疼痛部位。②方法：患者取仰卧位，药物研成细末，以布包好，将药包加热至 50～60 ℃，将药包热敷患处，每天早晚各 1 次，每次 30 min。

2）疼痛：①部位：患肢肿胀部位。②方法：药物研成细末，以布包好，将药包加热至 50～60 ℃，将药包热敷患处，每天早晚各 1 次，每次 30 min。

（2）耳穴贴压

1）疼痛：①穴位：神门、乳腺、腋下、肝、交感、内分泌等穴。②方法：每日不拘时按压，对按或向耳轮方向按压，以耐受为度，每 4～5 d 更换一次。

2）心烦易怒：①穴位：心俞、肝俞、神门、脑、皮质下等穴。②方法：每日不拘时按压，对按或向耳轮方向按压，以耐受为度，每 4～5 d 更换一次。

3）恶心、呕吐（化疗期间）：①穴位：脾、胃、交感、膈等穴。②方法：每日不拘时按压，对按或向耳轮方向按压，以耐受为度，每 4～5 d 更换一次。

（3）穴位按摩

肢体麻木（化疗期间）：①穴位：足三里、手三里、太冲、阳陵泉、曲池、内关等穴。②方法：患者采取放松姿势，暴露按摩处皮肤，冬季注意保暖。选用点按法进行按摩，每次每穴 1 min，3 次/d。

（4）艾灸

恶心、呕吐（化疗期间）：①穴位：中脘、关元、气海、足三里、神阙等穴。②方法：取艾灸盒置于穴位进行熏灸，每穴 20～30 min，每日一次，化疗前 1 d 开始。

（5）中药泡洗

肢体麻木（化疗期间）：①部位：有麻木感的肢体。②方法：患者取舒适体位，将麻木的肢体置于中药液中泡洗。毒热蕴结证药液温度为 30 ℃，气滞痰凝证、冲任失调证、气血两虚证、气阴两虚证及瘀毒互结证药液温度为 37～40 ℃。每次 20～30 min，每日一次。

四、健 康 教 育

1）加强营养，多食高蛋白、高维生素、高热量、低脂肪的食物，忌食辛辣刺激、肥甘厚腻的食物。

2）嘱患者坚持治疗，放、化疗期间，少去公共场所，注意保护皮肤，如出现放射性皮炎时应及时就诊；内分泌治疗持续时间长，长期服药可导致胃肠道反应、月经失调、闭经、潮热、阴道干燥、骨质疏松和关节疼痛等不良反应。告知患者坚持用药的重要性，并积极预防和处理不良反应，以提高用药的依从性。

3）继续功能锻炼，重视上肢旋转运动、上肢后伸运动、扩胸运动等，1～3 次/d，每次 30min，避免过劳，循序渐进。

4）保持心情舒畅，教会患者保持乐观心态，树立信心。

5）健康及适度的性生活有利于患者的身心康复。术后 5 年内避孕，防止复发。避孕方法推荐物理屏障避孕法，避免使用激素类药物避孕。

6）对 20 岁以上妇女定期进行乳房自我检查，尤其是高危人群，术后患者也应每月自查一次。检查最佳时间为月经周期第 7～10 天或月经结束后 2～3 天，绝经女性应选择每月固定日期检查。40 岁以上女性或乳腺癌术后患者每年需进行一次钼靶 X 线检查。乳房自我检查方法为：①“看”：面对镜子双手下垂，查看乳房大小对称性有无不正常突起、皮肤凹陷或湿疹。②“触”：左手抬至头部后侧，用右手轻压左乳，手指指腹感受硬块。沿乳头顺时针方向环形检查，逐步向外扩展至整个乳房。同样方法检查右乳。③“卧”：平躺，左肩放枕头，右手弯曲至头下，重复触摸方法检查两侧乳房。④“拧”：检查乳房时注意腋下淋巴结有无肿大。最后用大拇指和示指压拧乳头，查看有无异常分泌物。

五、中医临床护理进展

（一）乳岩管理理念创新

2021年，由中国中西医结合学会肿瘤专业委员会、北京乳腺病防治学会中西医结合专业委员会、北京中西医慢病防治促进会乳腺癌整合防治全国专家委员会发布的《乳腺癌中西医结合诊疗共识》，较全面地总结了乳腺癌不同阶段的中医药应用共识。围手术期以扶助正气、减轻不良反应为主；放疗期间内服解毒养阴、凉血补气之剂，外用止血生肌药物治疗不良反应；化疗期间针对骨髓抑制、恶心呕吐、周围神经损伤等症状，根据中医辨证论治选择相应方剂，如气血两虚证推荐归脾汤加减等；内分泌治疗期间采用疏肝健骨、益肾健骨方案治疗骨关节症状。早期康复期扶助正气，增强免疫力，预防转移；晚期维持阶段在辨证论治基础上改善症状，以延长生存期，提高生活质量。

（二）中医治疗方法的创新

（1）增效减毒

在乳腺癌的治疗中，中医药与放射治疗（简称“放疗”）、化学药物治疗（简称“化疗”）、靶向治疗、内分泌治疗等协同治疗，可以提高疗效、减轻不良反应。有研究表明，加味生脉饮可以改善人表皮生长因子受体-2（HER-2）阳性乳腺癌患者因赫赛汀引起的心悸、气短等症状，还可以抑制左室射血分数下降，保护心肌，降低心脏毒性。另有研究表示采用四君子汤加减方剂可增强乳腺癌术后化疗患者的肠胃功能，调整肠道菌群，提升机体免疫力。其主要成分有茯苓15 g、白术15 g、党参30 g等，加水500 mL煎成200 mL，每日1剂，分2次服用。

（2）改善乳腺癌术后相关症状

研究表明，疏肝调神加减方可以一定程度上改善乳腺癌患者的焦虑情绪，提升患者的生活质量。用醋柴胡15 g、炒枳壳12 g、醋青皮9 g等水煎，每日1剂，早晚饭后温服。治疗8周。

潮热、盗汗等血管舒缩症状是乳腺癌相关围绝经期综合征最常见且最令患者困扰的症状。对此可采取非药物管理、保持生活环境及温度适宜、穿棉质衣服等措施；均衡饮食，控制体质量，戒烟限酒；也可采取针刺疗法来缓解潮热的症状；采用心理社会咨询、放松疗法、认知行为疗法、正念疗法或瑜伽疗法以改善潮热的症状。

失眠是乳腺癌相关围绝经期综合征常见的临床症状，严重影响患者的生活质量。有研究显示，柴胡加龙骨牡蛎汤、潜阳封髓丹等均对乳腺癌患者失眠有良好的临床疗效。

（三）中医护理技术创新

研究表明，中药熏洗联合加味金黄膏穴位贴敷治疗，既能减轻上肢淋巴水肿，又能改善上肢功能。其通络利水消肿方为当归尾15 g、红花15 g、伸筋草15 g、桃仁15 g等。煎煮取汁，熏蒸上肢30 min，待温度降至40～45 ℃后浸润患肢20～30 min。一天1剂，一天2次（早、晚）。加味金黄膏50 g均匀涂抹在防水油纸上，盖上纱布制成中医硬膏，再贴敷于手厥阴天泉、手阳明曲池、手太阴太渊等穴位，使用胶布固定，一天一次（中午），疗程为4周。

导入案例分析

1. 该患者目前所患何病？辨证属何证？

答： 乳岩（气滞痰凝证）。

2. 针对该患者右乳内肿块，临床应如何辨证施护？请用思维导图的形式呈现。

答： 详见思维导图。

复习思考题

探讨乳岩患者术后上肢淋巴水肿的中医护理技术创新与应用方法。

（洪雅华）

第五节 肺　积

导入案例

李某，男，70岁，因"咳嗽、咳痰、纳差、乏力数月余"入院。1年前患者无明显诱因出现咳嗽、咳痰，呈阵发性，痰少、色白、不易咳出，无咯血，无畏寒发热，无胸痛胸闷，无盗汗气促，无腹痛，未予重视。近来患者咳嗽加剧，易疲劳、乏力，体重呈进行性下降，遂来医院就诊。刻下：咳嗽、咳痰，痰少、色白、不易咳出，腹胀、纳呆，神疲乏力。

体格检查：体温36.7 ℃，脉搏58次/min，呼吸18次/min，血压120/64 mmHg，身高163 cm，体重48 kg，神疲，精神萎，消瘦面貌，舌淡红，边有齿痕，苔腻，脉细弱。

请思考：

1. 该患者目前所患何病？辨证属何证？
2. 针对该患者咳嗽、咳痰，临床应如何辨证施护？请用思维导图的形式呈现。

肺积，是指因正气亏虚、痰浊瘀毒胶结于肺所致的原发性恶性肿瘤，以咳嗽、咳痰、胸痛或痰中带血，伴气短、乏力为主要临床表现。西医原发性肺癌属本病范畴。我国是肺癌发病率最高的国家之一，2020年，我国肺癌新发及死亡人数分别约为82万例和71万例。

中医称肺癌为"肺积"。"积者，聚也"，有逐步堆集增多之意。因人体正气亏虚、阴阳失调等多种因素，致使肺失肃降、气机阻滞，血行不畅而成瘀；瘀血内阻，痰瘀交结，阻滞于肺，日久形成积块、肿块。因此，肺癌是因虚得病，因虚而致实，是一种全身属虚、局部属实的病证。

一、病因病机

本病多因正气亏虚、烟毒内蕴、邪毒侵肺、痰浊聚肺、情志失调和饮食不节等导致。

本病病位在肺，与脾、胃密切相关。其基本病机是正气内虚、邪毒外侵，痰浊内聚，气滞血瘀，蕴结于肺，以致肺失宣发与肃降导致肺积。病理性质是气阴两虚，本虚标实，因虚致实，痰瘀互结。虽然间有因时邪与里水相搏，或饮邪久郁化热，表现湿热之证，但证终属少数。

1）正气亏虚：久病体衰，气虚血瘀，日久成块或生活失于调摄，劳累过度，气阴耗伤，外邪每易乘虚而入，客邪留滞不去，气机不畅，终致血行瘀滞，结而成块。

2）烟毒内蕴：燥热之邪最易伤肺，如长期吸烟者，热灼津液，阴液内耗而致肺阴不足，终致气阴亏虚，加之烟毒之气内蕴，羁留肺窍，阻塞气道，导致痰湿瘀血凝结，形成瘤块。

3）邪毒侵肺：化学毒气、放射线、颗粒粉尘、工业废气等邪毒侵入肺脏，导致肺失宣降，邪毒长期盘踞于肺，不能外排，日久积聚成瘤。

4）痰浊聚肺：肺脏受邪，气机受阻，肺气郁结；病久致虚，子盗母气，导致脾失健运，不能运化水谷，酿生痰湿。痰饮阻肺，正虚祛邪不力，日久留滞，痰浊聚肺；肺为五脏之华盖，其气贯百脉而通他脏，故五脏之火，上炎于肺，火邪刑金，炼液为痰，痰阻肺络；痰愈黏稠，瘀血愈涩，痰瘀互结愈重，肺部积块愈固。

5）情志失调：过度悲忧，易致气机郁结而气滞血瘀，或气不布津，津凝成痰，血瘀、痰浊互结，渐而成块。

6）饮食不节：饮食不节，最先伤及脾胃，如《素问·痹论》曰："饮食自倍，肠胃乃伤。"若脾胃功能受损，则五脏六腑皆正气亏损，此乃发病之本，诚如"正气存内，邪不可干"。若脾气不升，水谷精微无法上输于肺，酿成痰浊而贮于肺，肺络瘀阻，气机郁滞，痰瘀互结胸中，则肿块渐成。

二、常见证候

1）肺脾气虚证：久咳痰稀，胸闷气短，神疲乏力，腹胀纳呆，水肿便溏，舌淡、边有齿痕、苔薄。

2）肺阴虚证：咳嗽气短，干咳痰少，潮热盗汗，五心烦热，口干口渴，舌赤、少苔，或舌体瘦小、苔薄，脉细数。

3）气滞血瘀证：咳嗽气短而不爽，气促胸闷，心胸刺痛或胀痛，痞块疼痛拒按，唇暗，舌紫暗或有瘀血瘀斑、苔薄，脉弦或涩。

4）痰热阻肺证：痰多咳重，痰黄黏稠，气憋胸闷，发热，舌红、苔黄腻或黄厚，脉弦滑。

5）气阴两虚证：咳嗽有痰或无痰，神疲乏力，汗出气短，午后潮热，手足心热，口干少饮，时有心悸，舌红、苔薄，或舌淡胖有齿痕，脉细弱。

三、辨证施护

（一）辨证要点

辨虚实：本病多因虚而病、因虚而实，是一种全身属虚、局部属实的疾病。初期邪盛而正虚不显，若出现气滞、血瘀、痰结、湿聚、热毒等，多为实证。中晚期由于癌瘤耗伤人体气血津液，若出现气血亏虚、阴阳两虚等病机转变，则邪愈盛而正愈虚，呈现出本虚标实、病变错综复杂、病势日益深重的特点。肺积之本虚以阴虚、气阴两虚多见，标实以气阻、瘀血、痰浊多见。

（二）主要护理问题

1）咳嗽咳痰：与正气亏虚、邪毒侵肺有关。

2）胸痛：与邪踞正虚、气机不畅等有关。

3）神疲乏力：与久病体衰、正气亏虚等有关。

4）焦虑：与患者对疾病认识不足、担心病久难愈，或担心并发症等有关。

5）潜在并发症：发热、咯血。

（三）护理措施

1. 病情观察

1）观察咳嗽的时间、节律、性质、声音，有无刺激性因素。

2）观察并记录痰液的颜色、性质、量、气味及有无肉眼可见的异物等，观察有无痰中带血或咯血，以及咯血的颜色、性质、量、次数及伴随症状。正确留取痰标本并及时送检。

3）观察胸痛的部位、性质、程度及加重或减轻的因素。

4）观察神志、体温、呼吸等生命体征变化，发热患者需注意热势变化，若出现呼吸困难、发绀、大量咯血，或胸闷、喘憋、头晕头痛、尿量减少等情况，应立即汇报医生，并配合抢救。

5）肺积晚期患者常因出现不同部位的转移而出现新的症状，故应密切观察，如腹部转移发生肠梗阻者，应注意观察有无腹胀、腹痛等症状；若突然出现昏迷、抽搐、视物不清等症状，警惕肝、脑转移；若出现水肿，观察血浆蛋白等指标。

2. 生活起居护理

1）患者应顺应四时调节阴阳，遵循“春夏养阳，秋冬养阴”的原则，做到起居有常、劳逸结合。

2）保持病室洁净、空气新鲜，避免灰尘及异味刺激，禁止吸烟，定时开窗通风，温度控制在18～22 ℃，湿度控制在50%～60%。

3）注意卧床休息，避免劳累及过量运动。少量咯血者，宜静卧休息；大量咯血者，应绝对卧床休息，采取头低脚高位，头偏向健侧，尽量少语、少翻身；水肿者，抬高下肢，减轻局部压力，定时变换体位，身体易受压部位可用气圈、软枕等垫起，以避免长期受压；咳嗽胸闷者，取半卧位或端坐卧位，尽量少语，背后放靠枕，持续低流量吸氧，氧流量为1～2 L/min。

4）避免用力吸气、屏气、剧咳，喉间有痰应轻轻咳出；家属协助患者翻身、拍背；咯血及有胸腔积液者，禁止翻身、拍背；教会患者有效咳嗽、咳痰及深呼吸，维持呼吸道通畅；气道分泌物较多者，可变换体位或行体位引流；痰液黏稠且不易咳出者，可频饮温水，在心肾功能正常的情况下，每日饮水1500 mL以上，或进行超声雾化，必要时予患者气道吸痰或经支气管镜吸出分泌物。

5）活动困难者，变换体位时，动作应缓慢，注意防止用力不当而引起病变部位疼痛或意外；指导和协助胸痛患者用手或枕头护住胸部，以减轻深呼吸、咳嗽或变换体位引起的疼痛；胸痛严重者，宜采取患侧卧位。

6）根据气候变化适当增减衣服，忌直接当风，防复感外邪。有发热症状的患者，注意及时擦干汗液，更换湿衣被。

7）保持口腔卫生，预防口腔感染，增进食欲，每日清洁口腔2次，选用软毛牙刷。刷牙时，动作轻柔，或用温水或淡盐水漱口，每日3～4次。

3. 饮食调护

1）以化痰解毒，补气养阴为原则。高蛋白高热量高维生素饮食，饮食宜易消化，少食多餐。多食用新鲜蔬果、粗纤维食物，忌食生冷、辛辣、产气及生痰之品，如冷饮、辣椒、洋葱、肥肉等，忌烟酒。

2）辨证施食：肺脾气虚证者，宜食补益肺脾之品，如糯米、山药、鹌鹑、乳鸽、牛肉、鱼肉、鸡肉、白扁豆、南瓜等，食疗方如糯米山药粥等；肺阴虚证者，宜食滋阴润肺之品，如蜂蜜、百合、银耳、梨、芝麻等，食疗方如雪梨汤等；气滞血瘀证者，宜食行气活血、化瘀解毒之品，如山楂、桃仁、芹菜、白萝卜等，食疗方如白萝卜丝汤等；痰热阻肺证者，宜食清肺化痰之品，如梨、白萝卜、荸荠等；气阴两虚证者，宜食益气养阴之品，如西洋参、莲子、瘦肉、蛋类、山药、海参、枸杞子等，食疗方如皮蛋瘦肉粥、桂圆山药羹、海参冰糖枸杞子粥等。

4. 运动康复护理

1）结合患者的年龄、身体素质和心肺情况为患者制订具体的运动计划，如练习简化太极拳、八段锦、五禽戏、六字诀或步行等，结合患者的实际情况调整运动的强度、形式和频率，循序渐进，以患者不感到疲乏为宜，保证患者运动后心率控制在170–年龄（次/min）左右，运动时间宜在饭后1 h，每周3～4次。

2）指导患者锻炼呼吸功能，如缩唇呼吸（呼气时嘴角呈吹蜡烛状），每日2～3次；或进行腹式呼吸，吸气时鼓起腹部，呼气时收缩腹部，并进行深呼吸；或者进行吹气球训练，选择容量为 800～1000 mL 的气球，深吸气后，吹尽为止，每日 3～6 次，每次 2～5 min。

3）运动功能的锻炼包括上下肢功能锻炼。其中，上肢功能锻炼顺序为握拳运动→肘部屈伸运动→梳头运动→上臂运动→肩膀运动→上肢负重运动；下肢运动顺序为无负重抬腿运动→扶栏杆踏步→平地行走→爬楼梯→快走→慢跑。

5. 用药护理

1）疼痛明显者，遵医嘱止痛，注意观察用药的效果及不良反应，如阿片类药物有便秘、恶心、呕吐和精神紊乱等不良反应，嘱患者多进食富含纤维素的蔬菜和水果，以缓解和预防便秘。

2）止咳糖浆不用水稀释，宜在饭后 0.5 h 用温水服用；应放于阴凉处避光存放，腹泻、咯血者忌用。

6. 情志护理

1）医务人员及家属应及时劝慰、开导患者，指导患者聆听商调音乐，如《阳春白雪》《春江花月夜》《平湖秋月》《鸟投林》《闲居吟》等，解除其思想顾虑，达到调理气血阴阳的作用，每日 1 次，每次 30 min。

2）应用暗示疗法、认知疗法、移情易性法，帮助患者建立积极的心理。对有悲观情绪的患者，采取以喜制忧的方法指导患者阅读一些轻松的文章或倾听一些欢快的音乐，以积极的心态面对疾病。

3）护理人员指导患者进行呼吸减压或放松训练。

7. 中医护理技术

（1）耳穴贴压

1）咳嗽、咳痰：①耳穴：皮质下、肺、气管、支气管穴。②方法：每日按压 3～5 次，每次每穴 1～2 min，每 4～5 d 更换 1 次，两耳交替。

2）神疲乏力：①耳穴：肺、肝、脾、三焦穴。②方法：每日自行按压 3～5 次，每次每穴 1～2 min，每 4～5 d 更换 1 次，两耳交替。耳穴贴压见图 1-11-1。

（2）穴位贴敷

1）咳嗽、咳痰：①穴位：肺俞、定喘，脾气虚者加足三里，痰多者加丰隆，肾虚者加肾俞。②主要药物：选取生白芥子、生细辛、生麻黄、延胡索、甘遂、冰片等，利用蜂蜜或白醋进行调和，搓成丸状。③方法：首选弹性透气的胶带在相应穴位上贴敷药物，每次贴敷 4～6 h，1 次/d。

2）胸痛：①穴位：大椎、肺俞、天突。②主要药物：白芥子、甘遂、川芎等，利用蜂蜜或白醋进行调和，搓成丸状。③方法：首选弹性透气的胶带在相应穴位上贴敷药物，每次贴敷 4～6 h，1 次/d。穴位贴敷见图 1-12-1。

（3）艾灸

1）腹胀、纳呆：①穴位：神阙、中脘。②方法：艾盒灸，暴露患者施灸部位，将点燃的艾条端距离患者皮肤 3～4 cm，系好松紧带，每次 15～25 min，1 次/d。

2）神疲乏力：①穴位：中脘、气海、关元、足三里。②方法：艾条灸，暴露患者施灸部位，将点燃的艾条端距离穴位正上方 2～3 cm 艾灸，灸至局部出现红晕、灼热、微有痛感即可，每次 15～25 min，1 次/d。

四、健康教育

1）嘱患者注意休息，保持良好的生活方式，劳逸适度，尽量减少外出。

2）饮食宜清淡、易消化，多食补血养血、补气的食物，以增强机体免疫力。

3）指导患者适当进行户外活动或体育锻炼，注意保暖，遵循春防风，夏防暑，长夏防湿，秋防燥，冬防寒的原则，以免六淫之邪侵袭机体而加重病情。

4）坚持治疗，按时服药，定期门诊随访和复查，如有不适应及时就诊。

5）陶冶情操，移情易性。保持良好的精神状态，增强治疗疾病的信心，消除恐惧心理，平时可通过看书、听音乐等方式转移注意力。

五、中医临床护理进展

（一）中医慢性管理创新

相关学者基于日间手术 APP 为患者提供从预入院到术后阶段的全流程健康教育。患者在每个阶段都可以阅读日间宣教、进行在线咨询和报告查询，可到保险中心进行日间手术意外险的投保。“互联网+”日间手术肺癌患者健康教育管理模式的应用，使日间手术就医流程信息实时、透明，患者可以在术前反复学习肺癌相关知识，通过在线沟通渠道满足患者对医疗、护理、用药等信息的需求，医患沟通形成良性互动，提高患者满意度。

（二）“三本两统”理论创新

“三本两统”理论源自《理虚元鉴》，系统总结虚劳病的病机、治则、方药和调护。《理虚元鉴》将“虚证”的发生系统归纳为“六因”，包括“有先天之因，有后天之因，有病后之因，有外感之因，有境遇之因，有医药之因”。现代医学认为，肺癌的发生变化是渐进、反复、不同阶段、不同基因积累和演化的过程，具有大量因素调控的复杂性。“虚劳六因”内容丰富，系统总结了虚劳的病因，应用于肺癌诊疗全程有助于系统认识致病原因。“三本二统”是针对虚证反复，缠绵难愈的特定疾病提出来的理论，肺癌本虚贯穿始终，与此关系紧密，“三本两统”理论为肺癌的论治开辟了一条新的途径，值得继续发掘整理。

（三）中医治疗方法创新

有学者采用改良穴位敷贴方（方药组成：延胡索、甘遂、细辛、白芷、黄芩、丁香、肉桂），比例为 3∶6∶3∶3∶3∶1∶1，用鲜姜汁将药物调成糊状，用于治疗肺癌脾虚痰湿型咳嗽。贴敷取患者大椎穴及天突穴。每周 3 次，每次贴敷 4～6 h，初次使用贴敷 2 h，共治疗 3 周。治疗 3 周后，观察患者咳嗽、气喘、气促症状及中医证候评分结果，研究结果证实穴位敷贴可有效缓解肺癌患者咳嗽、气喘等症状，调节机体免疫，对于临床治疗有确切的意义。

（四）中医护理技术创新

相关学者对肺癌化疗后存在疲乏及睡眠障碍的患者，在常规护理的基础上给予赵氏雷火灸进行恒温灸护理，点燃雷火灸条一端，患者取仰卧位或俯卧位，将灸具置于腧穴上，固定灸盒，施灸过程以病人感受皮肤温度舒适为准。取穴：中脘、关元、气海、神阙、双足三里、肺俞、脾俞，雷火灸距离皮肤 3～5 cm，每天 1 次，每次 20～30 min，从化疗第 1 天起至化疗结束后 5 d 为 1 个疗程，干预 3 个疗程。经研究发现赵氏雷火灸通过温热刺激和药力作用，可以达到温阳补虚、温通经络、平衡阴阳、调节脏腑气机的功效，有助于改善肺癌化疗患者的睡眠障碍。

导入案例分析

1. 该患者目前所患何病？辨证属何证？

答：肺积（气阴两虚证）。

2. 针对该患者咳嗽、咳痰，临床应如何辨证施护？请用思维导图的形式呈现。

答：详见思维导图。

复习思考题

肺积患者如何进行运动康复护理？

（林　青）

第六节 胃　癌

导入案例

曹某，男，65岁，农民，因“上腹部疼痛不适伴腹胀1个多月”就诊。1个多月前，无明显诱因出现上腹部疼痛不适伴腹胀、反酸，无恶心呕吐，无腹泻便秘，平素易疲劳、乏力。外院胃镜检查提示胃腺癌。为求进一步治疗前来就诊。刻下：腹痛，腹胀，反酸，疲劳，乏力。

既往史：平素健康状况良好，否认冠心病、高血压史；否认肺结核、肝炎史；否认外伤手术史；否认输血史；无食物、药物过敏史。

体格检查：体温36.2 ℃，脉搏89次/min，呼吸20次/min，血压111/85 mmHg，神清，精神可，心肺正常，腹软，上腹部轻压痛，无反跳痛。面色少华，舌淡红、苔白，脉沉细。

请思考：

1. 该患者目前所患何病？辨证属何证？
2. 针对该患者腹痛，临床应如何辨证施护？请用思维导图的形式呈现。

胃癌，临床以胃痛、嗳气、腹胀、乏力、消瘦等为主要症状，属中医学“胃脘痛”范畴。2020年，全球因胃癌死亡病例约76.9万例，居恶性肿瘤死亡人数的第4位，其中48.6%死亡病例发生在中国。我国胃癌发病率仅次于肺癌，居第2位，5年总体生存率仅为35.1%。近年来随着胃镜检查的普及，早期胃癌比例逐年提高，发病年龄一般为55～70岁，男性多于女性。

一、病因病机

胃癌的发病主要是由外邪犯胃、七情内伤、饮食失调、素体正虚等因素导致，脾胃虚弱，运化失司，气滞、痰凝、血瘀等病理因素胶结于胃，日久形成积块。本病的主要病位在胃窦，与肝、脾、肾密切相关，其主要病机为肝气郁结，失于疏泄，横逆犯胃，胃气上逆而为病，或脾虚不能运化水谷，气血运行不畅，痰湿凝聚体内，日久而成肿瘤。病理性质属于本虚标实之证，气血两虚，脾胃亏虚为致病之本，痰、瘀、毒为发病之标。

1）外邪犯胃：外感寒、热、湿诸邪，内客于胃，导致胃脘气机郁滞，不通则痛。

2）饮食不节：暴饮暴食或饥饱无度，均可损伤脾胃，令胃失和降，不通则痛。过食辛辣肥甘之品致中焦积热，伤脾碍胃，气机壅滞；若过食生冷，寒积胃脘，气血郁滞不通，致胃寒作痛、腹胀。

3）情志失调：肝脏性喜条达而恶抑郁，忧思郁怒皆能伤肝，肝失疏泄，横犯脾胃，致肝胃不和或肝脾不和，气机阻滞，气滞日久，而致瘀血内结，日久形成积块。

4）脾胃虚弱：素体脾胃虚弱，或劳倦内伤，或久病不愈，可致脾阳不振，中焦虚寒，或胃阴不足，胃失濡养，致使乏力、消瘦。

二、常见证候

1）脾气虚证：纳少、腹胀、便溏、气短、乏力，舌淡、苔白。

2）胃阴虚证：胃脘嘈杂、灼痛，饥不欲食，口干、口渴、便干，舌红、少苔，乏津。
3）血虚证：面色苍白、唇甲色淡、头晕乏力、全身虚弱，舌质淡。
4）脾肾阳虚证：久泄久痢、水肿、腰腹冷痛、肢冷、便溏、乏力，舌淡胖、苔白滑。
5）热毒证：胃脘灼痛、消谷善饥、面赤、口渴喜冷饮、便干，舌红、苔黄。
6）痰湿证：脾胃纳运功能障碍及胸脘痞闷、纳差，苔腻。
7）血瘀证：固定疼痛、肿块、出血，舌质紫暗，或见瘀斑瘀点。
8）肝胃不和证：脘胁胀痛、嗳气、吞酸、情绪抑郁，舌淡红、苔薄白或薄黄。

三、辨证施护

（一）辨证要点

1）辨寒热：根据起病原因、痛势、疼痛加重与缓解因素、口渴情况等进行辨证。若因外感寒邪或过食生冷而发病或加重，遇寒痛甚，得温痛减，口淡不渴或渴不欲饮者，多属寒证；若胃中灼热，痛势急迫，遇热痛甚，得寒痛减者，多属热证。

2）辨虚实：主要根据起病、疼痛特点、病程、脉象进行辨证。若见痛势剧烈，痛处不移，痛而拒按，得食痛甚，脉盛，多为实证；若见痛缓，痛势绵绵，痛处不定，痛而喜按，得食痛减，劳倦加重，脉虚，病情缠绵难愈，多为虚证。

（二）主要护理问题

1）胃脘痛：与邪犯胃腑、胃失和降、不通则痛有关。
2）腹胀：与外邪损伤脾胃、食停不化有关。
3）吞酸、嗳气：与脾胃损伤、食停难消、胃气不降有关。
4）神疲乏力：与脾胃虚弱运化失司、营养缺乏、肿瘤消耗有关。

（三）护理措施

1. 病情观察

1）密切观察患者疼痛、腹胀的部位、性质、程度、时间、诱发因素及伴随症状，出现厥脱先兆症状时应立即汇报医生并采取急救处理措施。

2）观察排便次数及性状，腹泻者有无里急后重感、是否虚脱无力；便秘者排便是否费力，是否正确使用缓泻剂。

3）恶心呕吐者，注意观察其呕吐物的色、质、量，谨防肿瘤破溃大出血。

4）观察吞酸、嗳气的频率、程度、伴随症状及与饮食的关系。

2. 生活起居护理

1）虚寒型患者宜住向阳病室，阴虚者室温宜略低，凉爽湿润。
2）做好安全评估，防止呕吐窒息、昏厥摔伤、自杀倾向等意外。
3）指导患者注意保暖，避免腹部受凉。
4）呕吐后及时漱口，保持口腔清洁。
5）血瘀证者，病室宜安静舒适，避免噪声；卧床休息，勿令过劳。

3. 饮食调护

1）以软、烂、营养丰富、易消化、少食多餐为原则。呕吐剧烈、便血量多者暂禁食，胃脘部疼痛发作时宜进清淡而营养丰富的流质或半流质，如米汤、藕粉、牛奶等；恢复期改为软食，如面条、馄饨等。忌生冷、油腻、辛辣、香燥、坚硬食物，忌烟、酒、茶，忌暴饮暴食。

2）辨证施食：脾气虚证者宜食补中健脾的食物，如鸡蛋、瘦猪肉、羊肉、大枣、桂圆、白扁豆、山药、茯苓，食疗方如红枣桂圆莲子羹、羊肉汤；胃阴虚证者宜食滋补胃阴的食物，如莲子、山药、百合、大枣、薏苡仁、枸杞等，食疗方如木耳炒山药、西芹炒百合；血虚证者宜食补气养血的食物，如大枣、桂圆、山药等，食疗方如红枣赤豆糊；脾肾阳虚证者宜食温补脾肾的食物，如羊肉、桂圆、肉桂、生姜等，食疗方如红糖生姜汤、清炖羊肉汤；热毒证者宜食疏肝清热的食物，如海带、紫菜、杏仁、绿豆、藕粉、菊花、蒲公英、金银花等，食疗方如紫菜蛋汤、菊花茶；痰湿证者宜食清热除湿的食物，如荸荠、马齿苋、赤小豆等，食疗方如清炒荸荠、凉拌马齿苋；血瘀证者宜食活血祛瘀的食物，如桃仁、山楂、大枣、赤小豆等，食疗方如赤豆粥；肝胃不和证者宜食疏肝和胃的食物，如山楂、山药、萝卜、生姜、桂花等，食疗方如萝卜汤、桂花糕；便秘者，指导患者进食富含膳食纤维的食物，如蔬菜、水果、粗粮等；腹胀者，指导患者进食增加肠动力的食物，如苹果、番茄、白萝卜等，避免产气食物的摄入；吞酸、嗳气者，应避免产酸的食物，如山楂、梅子、菠萝等。

4. 运动康复护理

1）胃脘痛急性发作者，应绝对卧床休息，平常可适当活动，注意劳逸结合，不做剧烈运动。

2）疼痛发作时，可自上而下按摩胃部，使气顺而痛缓。

3）疾病恢复期应参加活动，如练八段锦、打太极拳、练气功等。

4）胃阴亏虚者，应适当休息，减少活动。

5）合理安排运动时间和强度，运动应避免在饭后立即进行，以免加重胃部负担。运动强度应根据患者的身体状况和耐受能力进行调整，以不感到疲劳和不适为宜。

5. 用药护理

1）遵医嘱用药，应用化疗药时注意观察患者有无胃肠道反应。

2）健胃药、抑酸药宜饭前服，消导药宜饭后服。

3）辨证施药：脾胃虚寒者，中药汤剂宜热服；肝胃不和者，汤药宜温服；血瘀者，中药汤剂宜温服；热毒证者，汤剂宜凉服；胃阴亏虚者，中药汤剂宜久煎、凉服，少量频服。

6. 情志调适

1）针对患者忧思恼怒、恐惧紧张等不良情志，指导患者采用移情相制疗法，转移其注意力，主动参加社会及文娱活动，多下棋、读书等怡情放怀，以使气机顺畅。

2）针对患者焦虑或抑郁的情绪变化，多与患者沟通，了解其心理状态，可采用暗示疗法或顺情从欲法，安慰患者，树立信心。

3）增强社会支持系统，指导患者和家属掌握缓解疼痛的简单方法，减轻身体痛苦和精神压力，多陪伴患者。

7. 中医护理技术

（1）艾盒灸

1）胃脘痛：①穴位：中脘、天枢、足三里等穴。②方法：准备艾盒灸，暴露施灸部位，施灸部位垫纱布棉垫，每日 2 次，每次 20～30 min。

2）腹胀：①穴位：神阙、关元、气海、中脘等穴。②方法：患者取平卧位，暴露施灸部位，冬季注意保暖患者，施灸部位垫纱布棉垫，每日 2 次，每次 20～30 min。艾盒灸见图 1-15-1。

（2）耳穴贴压

1）胃脘痛：①耳穴：脾、胃、交感、神门等穴。②方法：每日不拘时按压，对按或向耳轮方向按压，以患者耐受为度，每 4～5 d 更换 1 次。

2）吞酸、嗳气：①耳穴：脾、胃、交感、神门等穴。②方法：每日不拘时按压，对按或向耳轮方向按压，选取以患者耐受为度，每 4～5 d 更换 1 次。

（3）穴位按摩

吞酸、嗳气：①穴位：天突、合谷、足三里等穴。②方法：患者取舒适体位，暴露按摩处皮肤。

用点按法按摩，以透热为度，每次每穴 1 min，一日数次。

（4）中药热奄包

腹胀：①中药：粗海盐 250 g、小茴香 500 g、莱菔子 100 g、紫苏子 100 g、白芥子 50 g、吴茱萸 50 g。②方法：使用恒温干燥箱将热奄包加热到 60～70 ℃，再将热奄包热敷于患者腹部神阙、关元、气海、中脘等穴，每次 20～30 min，每日 2 次，严防发生烫伤。

四、健康教育

1）饮食有节，养成良好的生活习惯。定时进餐，少食生冷、辛辣、煎炸、烟熏食品，戒烟酒。放化疗期间饮食宜清淡、易消化，防止诱发恶心、呕吐现象。

2）加强体育锻炼，增强体质。根据自身实际情况练习太极拳、八段锦、瑜伽、健美操等健身活动。

3）定期体检，防患于未然。慢性胃炎、胃息肉、胃溃疡等疾病者，及时治疗，防止癌变发生。

4）调畅情志，积极乐观面对生活困难。

五、中医临床护理进展

（一）胃癌管理理念创新

1）早期胃癌筛查方法的改进：传统的胃癌筛查方法主要依赖于上消化道造影和胃镜检查。近年来，随着科技的发展，一些新的筛查方法逐渐应用于临床如血清胃蛋白酶原检测、幽门螺杆菌抗体检测、胃泌素 17 检测等。这些新方法具有无创、简便、经济等优点，有助于提高早期胃癌的检出率。

2）腹腔镜胃癌手术的普及和推广：与传统开腹手术相比，腹腔镜胃癌手术具有创伤小、恢复快、住院时间短等优点。近年来，随着腹腔镜技术的不断发展和普及，越来越多的胃癌患者接受了腹腔镜手术治疗。研究表明，腹腔镜胃癌手术在肿瘤根治性、术后并发症等方面与传统开腹手术相当，但在生活质量方面具有明显优势。

3）多学科诊疗（MDT）的推广：胃癌的治疗涉及多个学科，如外科、内科、放疗科、病理科等。近年来，MDT 在胃癌治疗中得到了广泛应用。MDT 模式通过多学科协作，为患者制定个体化的治疗方案，有助于提高治疗效果和生活质量。

4）精准医疗在胃癌管理中的应用：精准医疗是一种基于基因组学、蛋白质组学等技术的新型医疗模式，旨在为患者提供个性化的治疗方案。在胃癌管理中，精准医疗通过对患者基因、蛋白质等生物信息的分析，为患者制定更为精确的治疗方案，有助于提高治疗效果和减少不良反应。

5）人工智能在胃癌管理中的应用：人工智能技术在胃癌管理中的应用主要体现在辅助诊断和治疗决策方面。通过深度学习和大数据分析，人工智能可以帮助医生更准确地识别胃癌病变，为患者提供更合适的治疗方案。

（二）中医治疗方法创新

有研究表明，气畅血行汤保留灌肠配合热敏灸有利于胃癌根治术后患者胃肠功能的恢复，促进免疫功能的恢复。气畅血行汤组方：丹参 15 g、牡丹皮 10 g、赤芍 10 g、大黄 15 g、枳实 10 g、厚朴 10 g。每天 1 剂，加水浓煎至 150 mL，晾凉至 37 ℃左右予以保留灌肠。热敏灸取穴关元、天枢，点燃艾条，每穴首先回旋灸 2 min，再施以雀啄灸 1 min 加强敏化。再循经往返灸 2 min，再施以温和灸 30 min。热敏灸 1 天 1 次，连续治疗 1 周。

（三）中医护理技术创新

研究表明，全息刮痧疗法可促进胃癌术后患者肠功能恢复，降低肠内营养不耐受症状发生，缩短肠内营养输注达目标量的时间，促进患者术后康复。于每日首次输注肠内营养前 30 min 行全息刮痧疗法 1 次。刮痧部位：选择双侧合谷、太冲穴；双手第二掌骨上腹区，肝穴和胃穴；胸椎 9～12（督脉）及双侧夹脊穴；双侧内关、足三里；头部前发际双侧额部 2 带；头顶部额顶带中 1/3。刮痧疗程：术后第 1 天开四关+左手第二掌骨上腹区、肝穴和胃穴；术后第 2 天开四关+右手第二掌骨上腹区、肝穴和胃穴；术后第 3 天开四关+胸椎 9～12（督脉）及双侧夹脊穴；术后第 4 天开四关+双侧内关、足三里；术后第 5 天开四关+头部前发际双侧额部 2 带、头顶部额顶带中 1/3，5 d 为一个疗程。

全息刮痧疗法是以经络学说和生物全息理论指导刮痧疗法的选经配穴，经络学说是刮痧选经配穴的理论基础，生物全息理论是现代刮痧选取刮痧部位的新理论依据。与普通刮痧相比，全息刮痧疗法多部位取穴，增加了可刮拭的部位，可提高刮痧疗效。全息刮痧疗法弥补了传统刮痧同一部位 2 次刮痧之间应间隔 5～7 d，而不能连续治疗带来的不足，有利于推动大肠腑气，疏通腠理而驱邪外出，行气活血从而通调营卫、疏通经络、和谐脏腑。

导入案例分析

1. 该患者目前所患何病？辨证属何证？

答：胃癌（血虚证）。

2. 针对该患者腹痛，临床应如何辨证施护？请用思维导图的形式呈现。

答：详见思维导图。

复习思考题

谈谈胃癌患者术后胃肠功能恢复的中医辨证施护策略。

（洪雅华）

第七节 胆 胀

导入案例

张某，女，42 岁，会计，因间断右上腹疼痛 2 年，加重 2 d 就诊。2 年前出现间断右上腹疼痛，每于进食油腻或情志不畅时加重。2 d 前因过食油腻导致右上腹疼痛发作，持续不减，刻下：右胁胀痛，胃脘部胀满不适，嗳气，纳差，大便黏滞不爽，口干口苦。

既往史：既往体检，否认高血压、糖尿病病史，否认“肝炎”“结核”病史，无药物食物过敏史。

体格检查：体温 36.2 ℃，脉搏 78 次/min，呼吸 19 次/min，血压 108/78 mmHg，身高 160 cm，体重 65 kg，疼痛评分 3 分。腹平坦柔软，右上腹压痛（+），墨菲征（+），无反跳痛及肌紧张，腹部叩诊呈鼓音。血常规示：白细胞计数 12×10^9/L，中性粒细胞百分比 75%，B 超提示胆囊壁毛糙增厚。神清，精神可，舌质暗红、苔黄厚腻，脉弦滑。

请思考：

1. 该患者目前所患何病？辨证属何证？
2. 针对该患者右上腹痛，临床应如何辨证施护？请用思维导图的形式呈现。

胆胀以上腹正中或右上腹隐痛、腹部胀痛，进油腻食物时发病或加重，疼痛可向右肩胛下区放射为主要临床表现的病证。西医慢性胆囊炎属此范畴，随着人们生活水平的提高和饮食习惯的改变，慢性胆囊炎临床发病率呈明显上升趋势，据报道，成年人慢性胆囊炎患病率为0.78%～3.91%。

一、病因病机

本病病位在胆腑，与肝、脾、胃等脏腑密切相关，病因多为饮食不节、虫石阻滞、外感内伤、情志失调。基本病机是气滞、湿热、胆石、瘀血等导致胆腑气郁，胆液失于通降而致瘀积。病理性质是急性发作期以实证为主，慢性或缓解期以本虚标实为主。

1）饮食不节：过食肥甘厚味，日久而生湿热、痰浊，影响胆之通降，阻滞气机，脾胃气机失调，肝失疏泄，胆失通降，而成胆胀。

2）虫石阻滞：肝胆气机不畅，失于疏泄，致胆汁瘀滞，日久形成湿热，而成胆胀。

3）外邪侵袭：外邪侵袭，邪犯肝胆，肝胆气机不畅，失于疏泄，胆汁瘀滞，导致气血郁滞，寒邪内停或湿热蕴结于中焦，胆失和降引发胆胀。

4）劳伤过度：因久病体虚而致内伤，阴血不足，胆络失养不荣则痛，亦可发为胆胀。

5）情志失调：情志不畅引起肝失疏泄，胆气受阻，不通则痛，表现为胆胀。

二、常见证候

1）肝胆郁滞证：右胁胀满疼痛，痛引右肩，遇怒加重，胸闷脘胀，善太息，嗳气频作，吞酸嗳腐。舌红或淡红、苔白腻。

2）肝胆湿热证：右胁胀满疼痛，胸闷纳呆，恶心呕吐，口苦心烦，大便黏滞，或见黄疸。舌红、苔黄腻。

3）气滞血瘀证：右胁刺痛较剧，痛有定处而拒按，面色晦暗，口干口苦。舌质紫暗或舌边有瘀斑。

4）肝郁脾虚证：右胁胀痛，倦怠乏力，情绪抑郁或烦躁易怒，腹胀，善叹息，口苦，恶心呕吐，食少纳呆，便稀溏或便秘。舌淡或暗、苔白。

5）胆腑郁热证：右胁灼热疼痛，或绞痛或胀痛或钝痛或剧痛。疼痛放射至右肩胛，脘腹不舒，恶心呕吐，大便不畅或见黄疸或伴发热。舌红、苔黄。

三、辨证施护

（一）辨证要点

1）辨病位：病位在肝胆，尤重在胆腑，胆腑通降失常，胆汁瘀滞不畅，影响中焦脾胃功能，日久化源亏乏，脉络瘀阻；胆与脾胃相关，可由饮食不节、情志失调、劳逸失当、脏腑传变等引起肝胆气机不利，湿热瘀滞，久则致阴阳、气血失调，胆汁瘀滞而不通则痛，发为胆胀。

2）辨虚实：实证多起病急，病程短，可有畏寒发热或寒热往来，右上腹胀痛或刺痛，口苦，小便黄赤，大便秘结，舌红，苔黄，脉弦滑；虚证病程长，病情反复，表现为右上腹疼痛绵绵，喜按，倦怠乏力，纳差，寐差，口苦，善太息，大便不调，舌淡，苔黄白或薄白，脉沉弦。

（二）主要护理问题

1）疼痛：与肝胆湿热致肝失疏泄、胆气受阻，不通则痛有关。

2）焦虑：与担心疾病预后、右胁疼痛反复发作有关。

3）体液不足：与不能进食或手术后需要禁食有关。

4）潜在并发症：胆囊穿孔。

（三）护理措施

1. 病情观察

1）观察疼痛的部位、性质、程度、持续时间、诱发及缓解因素。

2）观察有无寒战高热、上腹部饱胀、恶心、呕吐、厌食油腻等；观察有无皮肤黏膜、巩膜及皮肤黄染。

3）检测血常规、血清胆红素、转氨酶、碱性磷酸酯酶和淀粉酶有无升高；B 超检测胆囊是否增大或结石。

4）若腹痛进行性加重，且出现压痛、反跳痛、肌紧张等，同时伴有寒战高热的症状，提示胆囊穿孔或病情加重，立即报告医生。

2. 生活起居护理

1）病室安静、整洁、空气清新，温湿度适宜。

2）胆胀急性发作时宜卧床休息，协助患者采取舒适的体位，指导患者进行有节律的深呼吸，达到放松和减轻疼痛的目的。

3. 饮食护理

1）以清热利湿、疏肝利胆为原则，宜食优质低蛋白、高维生素、易消化的食物，忌辛辣刺激、生冷和肥甘厚味之品。

2）辨证施食：肝胆瘀滞者宜食疏肝利胆之品，如苦瓜、芹菜、白菜、丝瓜等，忌食产气之品，如豆类、红薯、南瓜等，食疗方如紫花地丁瘦肉汤；肝胆湿热者宜食清热利湿之品，如薏苡仁、黄瓜、芹菜、冬瓜等，食疗方如蒲公英泥鳅汤、薏仁红豆粥等；气滞血瘀者宜食疏肝理气，活血祛瘀之品，如山楂、大枣等，食疗方如萝卜炖牛肉等；胆腑郁热致疼痛剧烈者予暂禁食。

4. 运动康复护理

1）根据病情和生活习惯选择合适的有氧运动，如太极拳、气功、八段锦、五禽戏、慢跑、游泳等，循序渐进，持之以恒。

2）运动宜在饭后 1 h（进食第一口饭开始计时），每周运动 5 次左右，每次运动时间从 20～30 min 开始，逐渐增加，运动后心率宜控制在 170–年龄（次/min）左右。

5. 用药护理

1）遵医嘱用药，观察用药疗效和不良反应，注意给药的时间和剂量。

2）肝胆瘀滞证者中药宜温服，伴有恶心呕吐者宜浓煎频服；气滞血瘀证者中药汤剂宜热服，服药期间需观察腹痛、腹胀情况，避免受凉；肝胆湿热证者中药宜温服，服后密切观察小便、水肿、舌苔情况；肝胆气郁证者不宜久用疏肝理气药，以免耗津伤液；服攻下药后，观察大便次数，如出现水泻不止应及时报告医生；服含有柴胡的中药汤剂，应避免与含金属离子的碳酸钙、硫酸镁、铁剂等药合用，以免降低疗效。

3）若疼痛如钻顶样，或呕吐蛔虫，可能为胆道蛔虫症，可服少量食醋，或用乌梅煎水服用，以安蛔止痛；伴有恶心、呕吐者，可用丁香、柿蒂煎水代茶饮；伴有嗳气的患者，指导其在饭后尽可能适当运动，服药时可将生姜汁滴于患者舌面。

4）中药汤剂根据证型宜饭后 30 min 服；中西药服用时间间隔 30 min 以上。

6. 情志护理

1）劝慰开导患者，解除其思想顾虑，保持情绪平和。

2）了解患者情志状态，指导采用移情易性的方法，保持平和情绪。肝胆瘀滞证者可聆听角调和宫调乐曲；肝胆湿热证可聆听角调乐曲。播放时间为每次 30 min，每日 2 次，7 d 为一疗程，连续 3 周，音量 30～40 dB，每天 9:00～11:00 倾听宫调音乐，19:00～21:00 倾听角调音乐。

3）组织形式多样的病友活动，鼓励病友间多交流，介绍成功案例。

7. 中医护理技术

（1）穴位按摩

1）右胁疼痛：①穴位：右侧肝俞、右侧胆俞、太冲、侠溪等穴。②方法：患者取坐位或仰卧位，暴露按摩处皮肤，冬季注意保暖，用拇指或示指点按或点揉每穴，每穴 1 min，3 次/d 左右。

2）右胁胀满：①穴位：神阙、中脘、天枢、胆囊等穴位。②方法：患者取坐位或仰卧位，暴露按摩处皮肤，冬季注意保暖，用拇指或示指点按或点揉每穴，并适当按摩腹部，每穴 1 min，3 次/d 左右。

（2）穴位贴敷

右胁疼痛：①主要药物：茵陈、生大黄、芒硝各 100 g、白术、金钱草、青皮各 60 g。②方法：用温水洗净胆囊穴、章门、期门等穴位部位的皮肤，擦干水后，将上述中药研制成粉剂，然后用蜂蜜和黄酒调成糊状，敷于胆囊穴、章门、期门等穴位，厚度 3 mm 左右，敷药后用敷料覆盖并固定，1 次/d，每次 6～8 h，注意观察有无过敏反应，避免污染衣被。

（3）耳穴贴压

右胁胀满：①耳穴：肝、胆、脾、大肠、交感等穴。②方法：每日不拘时按压，对按或向耳轮方向按压，以患者耐受为度，每 4～5 d 更换一次。

（4）艾灸

嗳气：①穴位：胃俞、脾俞、中脘、足三里等穴位。②方法：艾盒灸，暴露施灸部位，背部及腹部用多孔艾灸盒，施灸部位垫纱布棉垫。1 次/d，每次 20～30 min。

四、健 康 教 育

1）生活起居有常，保证充足的休息和睡眠，避免过于劳倦。帮助患者及家属了解疾病的性质、病程和治疗方案，避免寒冷、潮湿、劳累等诱发因素，注意防寒保暖，随气温变化增减衣被。

2）规律饮食，忌暴饮暴食，保证胆囊收缩正常，使胆汁排泄通畅，去除引起胆汁淤滞的因素，抑制胆石的生成。食疗的基本原则是控制脂肪摄入，适量摄取蛋白质，少吃辛辣刺激之品，禁饮酒，多吃蔬菜、水果，保持大便通畅，控制与维持体重。

3）症状轻者可适当活动，如散步、打太极拳等，活动中不要用力过猛，避免碰撞伤及胁肋。选择合适的有氧运动；推荐每周进行 1～2 次抗阻运动，如拉弹力绳、举哑铃、快步走等，也可适当进行平衡运动，如单腿站立等。运动强度以周身发热、微汗、微微气喘、精神愉悦为宜。

4）保持心情舒畅，戒烦躁，禁忧郁。

5）遵医嘱用药，若出现腹痛、发热、黄疸，应立即复诊。

五、中医临床护理进展

（一）中医治疗方法创新

由于胆胀的发病病因多样，病机转化多变，故治疗上首要治病求本，明确病因，详细分析发生发展过程，探求与相关脏腑间的关系。随着近年来的诊疗经验积累，现代医家中医药论治理论与经验也日益丰富。多位医家认为胆胀（慢性胆囊炎）以气机郁滞最为关键，故调畅气机显得尤为重要，除疏肝利胆外，脾胃作为人体气机升降的枢纽，疏利气机、和降通腑，使气机升降正常而湿热不生，终达标本兼顾。气滞而血瘀，不通则痛，可采用化瘀通络止痛之法以治标。虚实相参，权衡正虚与邪实分别调治。

（二）中医护理技术创新

护理人员采用四黄水蜜外敷配合中医护理干预对胆囊炎患者进行护理，研究结果显示此方法有助于快速缓解其临床症状，减少或避免并发症的发生，促进患者生活质量的改善。方法如下：将四黄水蜜散（黄连 80 g，黄柏 80 g，黄芩 80 g，大黄 80 g）加入适量温开水与蜂蜜调制成药糊，将药糊平摊在 20 cm×40 cm 的保鲜膜上，覆盖于患者上腹部，使药糊与皮肤充分接触，药糊停留时间为 4～6 h，每日外敷 2 次。中医护理辅以情志护理及辨证饮食调护：针对饮食停滞者，予以理气消食、和胃导滞；对肝气犯胃者，应以疏肝理气；针对肝胃郁热者，当以疏肝解热、行气止痛。

导入案例分析

1. 该患者目前所患何病？辨证属何证？

答：胆胀（肝胆湿热证）。

2. 针对该患者右上腹痛，临床应如何辨证施护？请用思维导图的形式呈现。

答：详见思维导图。

复习思考题

请为胆胀（肝胆郁滞）患者进行围手术期全周期饮食指导。

（罗　曼）

第八节　肠　　积

导入案例

李某，男，教师，56 岁，因右腹部隐痛不适 1 个月，大便带血一周入院。出现腹部疼痛不适，呈间歇性隐痛。一周前发现大便带血，刻下：右下腹时有隐痛不适，大便次数增多并伴里急后重感，便中带血。

既往史：既往有高血压病史，最高血压 150/100 mmHg。

体格检查：体温 36.4 ℃，脉搏 72 次/min，呼吸 18 次/min，血压 135/80 mmHg。疼痛评分：1 分。查体：腹平坦柔软，右下腹压痛（+），无反跳痛及肌紧张。肠镜检查：结肠肿瘤；病理检查：（结肠）中分化腺癌。神清，精神可，发育正常，浅表淋巴结未扪及肿大。舌质淡胖，苔薄白，脉沉细弱。

请思考：

1. 该患者目前所患何病？辨证属何证？
2. 针对该患者腹部疼痛不适，临床应如何辨证施护？请用思维导图的形式呈现。

“肠积”是指以排便习惯与粪便性状改变、腹痛、肛门坠痛、里急后重，甚至腹内结块为主要临床表现的病证。西医结直肠癌属此范畴。是常见的消化道的恶性肿瘤之一，近年来全球结直肠癌的发病率、死亡率较前有明显提升。2020 年中国癌症统计报告显示，我国结直肠癌发病率和死亡率在全部恶性肿瘤中分别位居第 2 和第 5 位，其中新发病例 55.5 万例，死亡病例 28.6 万例。

一、病因病机

本病病位在肠，但与脾、胃、肝、肾关系尤为密切。病因多为外感湿邪、饮食不节、情志失调、正气亏虚等。基本病机是忧思郁怒，饮食不节，久痢久泻，脾失健运，气机不畅，毒邪入侵，湿热蕴结，下注大肠，滞留积聚，凝结成积所致。病理性质是正邪交争正气更虚，常呈本虚标实、虚实夹杂之证。

1）外感湿邪：外感湿热或久居湿地，导致水湿困脾，脾失健运，终致内外之水湿日久不去，引发本病。

2）饮食不节：恣食膏粱厚味、酒酪之品，或过食生冷，或暴饮暴食，损伤脾胃，滋生水湿，水湿不去，化热而下迫大肠，与肠中之糟粕交阻搏击，或日久成毒，损伤肠络而引发本病。

3）情志失调：情志不畅致肝气郁结，脾失健运，水湿内生，郁而化热，湿热合邪，下迫大肠，引发本病。

4）正气亏虚：先天不足或年高体虚之人，脾虚肾亏，两脏虚损，导致水湿内停，郁久化热，日久引发本病。

二、常见证候

1）脾肾阳虚证：腹胀隐痛，久泻不止，大便夹血，血色黯淡，或腹部肿块，面色萎黄，四肢不温。舌质淡胖、苔薄白。

2）肝肾阴虚证：腹胀痛，大便形状细扁，或带黏液脓血或便干，腰膝酸软，失眠，口干咽燥，烦躁易怒，头昏耳鸣，口苦，胁肋胀痛，五心烦热。舌红、少苔。

3）气血两亏证：体瘦腹满，面色苍白，肌肤甲错，神疲食少，乏力，头昏心悸。舌质淡、苔薄白。

4）痰湿内停证：里急后重，大便脓血，腹部阵痛。舌质红或紫暗，苔腻。

5）瘀毒内结证：面色暗，腹痛固定不移，大便脓血，血色紫暗。口唇黯紫，或舌有瘀斑。

三、辨证施护

（一）辨证要点

1）辨病位：本病病位在肠，常因大肠传导变化功能失常，出现便秘、泄泻甚则下痢赤白脓血便等，若经久不愈，毒邪蕴结肠道，损伤肠络，形成结直肠癌；脾胃上受水谷，传化精微，为后天之本，若因饮食失宜、情志失调等损伤脾胃，导致后天气血生化无源，正气受损，使外邪易于侵入而内邪易于滋生，造成食积、痰湿、气滞、瘀热下迫大肠，邪气与大肠糟粕相蕴结，最终日久成毒，损伤肠络；年老体虚，久病损伤肝肾，阴液亏虚，或因七情内伤，肝郁化火伤阴，最终导致肝肾阴虚，肠络燥热津亏，血虚失于濡养，大肠传导失司，以致大便燥结，排便困难，肠道久失濡润而致损失肠络。

2）辨虚实：本病早期以湿热、瘀毒邪实为主，症见腹部阵痛，或腹内结块，大便带血，血色鲜红，常伴大便不爽，肛门灼热，舌质红、苔黄腻，脉滑数。晚期则多为正虚邪实，正虚又以脾肾阳虚、气血两虚、肝肾阴虚多见，症见腹痛隐隐，得温可减，或痛则汗出，大便久泻久痢，肠鸣而泻，泻后稍安；泻下稀薄，泻后气短头晕，舌质淡胖有齿痕，脉沉细弱。

（二）主要护理问题

1）焦虑：与对癌症治疗缺乏信心及担心肠造口影响生活、工作等有关。

2）营养失调：与癌肿慢性消耗、手术创伤、放化疗反应后营养缺失等有关。

3）体象紊乱：与肠造口及排便方式改变有关。

4）知识缺乏：缺乏有关术前准备及术后注意事项的知识。

5）潜在并发症：皮肤受损。

（三）护理措施

1. 病情观察

1）评估疼痛部位、性质、程度、持续时间及伴随症状，并进行疼痛评分和记录。

2）观察排便次数、量、性质及有无里急后重感，有无诱发因素。

3）观察大便性质、出血程度和排便时间。

4）如出现腹痛剧烈、痛处拒按、冷汗淋漓、四肢不温、呕吐不止等症状，提示肠穿孔的可能，立即报告医师并协助处理。

2. 生活起居护理

1）保持室内环境整洁安静，温湿度适宜。

2）保证充足的睡眠和休息，防止外感风邪而致感冒。

3）指导患者保持个人卫生，定时洗澡更衣。保持口腔清洁卫生，尤其是放化疗和手术期间，饭前饭后可用盐水或金银花液漱口。

4）指导患者进行慢跑、八段锦等锻炼，告知运动宜循序渐进。

3. 饮食护理

1）以温阳健脾，补益气血兼补肝肾为原则，宜清淡易消化，忌烟酒、肥甘厚味、甜腻和易胀气的食物，可适当增加粗粮与水果、蔬菜的摄入。

2）辨证施食：脾肾阳虚者宜食温阳健脾益肾之品，如山药、桂圆、大枣、南瓜等，忌生冷瓜果、寒凉食物，食疗方如桂圆大枣粥；肝肾阴虚者宜食滋阴补肝肾之品，如芝麻、银耳、胡萝卜、桑椹等，忌温热之品，食疗方如银耳羹；气血两亏者宜食益气养血之品，如大枣、桂圆、莲子、鸡蛋等，食疗方如桂圆莲子汤；痰湿内停者宜食化痰利湿之品，如白萝卜、莲子、薏苡仁、赤小豆等，忌大温大热之品，食疗方如赤小豆薏苡仁粥；瘀毒内结者宜食化瘀软坚之品，如桃仁、紫菜、苋菜、油菜等，禁食酸敛类果品，食疗方如桃仁紫菜汤。

3）急性腹痛患者诊断未明确时应暂禁食。

4. 运动康复护理

1）根据病情和生活习惯选择合适的有氧运动，如太极拳、八段锦、五禽戏、慢跑等。

2）根据疾病的不同阶段选择合适的抗阻运动，如利用自身体重的功能活动如弹力绳、坐站转换等，亦可选择抗阻器械进行运动。

3）运动宜循序渐进，持之以恒，运动时间宜在饭后 1 h（进食第一口饭开始计时）。

4）有氧运动每周 3～5 次左右，运动时间从 20 min 开始，逐渐增加。抗阻运动每周 2～3 次，每次至少一组（8～12 次）。运动后心率宜控制在 170–年龄（次/min）左右。

5. 用药护理

1）遵医嘱用药，观察用药疗效和不良反应，注意给药的时间和剂量。

2）肿瘤患者的中药大部分是扶正祛邪的药物，宜温服，具有增强补益的功效。使用化瘀药者，服药后观察是否有牙龈出血，皮下出血点等情况，便血者慎用。

3）伴有恶心呕吐者，中药宜浓煎频服。

4）结直肠癌患者脾胃功能虚弱，中药汤剂宜饭后 30 min 口服；中西药服用时间间隔 30 min 以上。

5）中药注射剂使用前应认真询问患者药物过敏史，并使用中心静脉置管给药，按照药品说明书推荐的调配要求、给药速度予以配置及给药。

6）中药注射剂应单独使用，现配现用，严禁混合配伍。中西药注射剂联用时，应将中西药分开使用，前后使用 0.9%生理盐水间隔或更换输液器，除有特殊说明，不宜 2 个或 2 个以上品种同时共用一条静脉通路。

7）对老人、儿童、肝肾功能异常等特殊人群和初次使用中药注射剂的患者尤应加强巡视和监测，出现异常，立即停药，报告医生并协助处理。

6. 情志护理

1）劝慰开导患者，解除其思想顾虑，保持情绪平和，及时予以心理疏导和情感支持。

2）了解患者情志状态，指导采用移情易性的方法建立积极的情绪状态。脾肾阳虚、痰湿内停和气血两亏者可听宫调乐曲；肝肾阴虚者可听《梁祝》《二泉映月》等羽调乐曲，播放时间为每次30 min，每天2次，7 d为一疗程，连续2周，音量30～40 dB，不超过70 dB。

3）人工造瘘患者自我形象紊乱突出，帮助患者重新认识自我并鼓励其参加社会活动。

7. 中医护理技术

（1）穴位按摩

腹胀：①穴位：中脘、合谷、足三里等。②方法：患者取坐位或仰卧位，双目微闭，暴露按摩处皮肤，冬季注意保暖，用拇指或示指点按或点揉穴位，每穴1 min，3次/d左右。

（2）中药灌肠

腹胀：①患者取侧卧位胸膝位。②方法：中药浓煎至150 mL后冷却至40 ℃放入灌肠袋中备用，连接输液皮条，以液状石蜡将待插入管端润滑后，将该管自肛门口缓慢插入至少30 cm，以输液控制阀控制滴速为60滴/min，以输液方式缓慢将中药滴入，并尽可能使中药在肠中保留时间延长（大于2 h），1～2次/d。

（3）穴位贴敷

腹痛、腹胀：①主要药物：甘遂、大戟、芫花、商陆、麝香（或冰片）。②方法：将上述中药研制成粉剂，然后用蜂蜜和黄酒调成糊状，敷于神阙、关元等穴位，厚度3～5 mm左右，敷药后用敷料覆盖并固定，3 d更换一次，注意观察有无过敏反应，避免污染衣被。

（4）耳穴贴压

化疗后胃肠道反应：①耳穴：恶心呕吐者取内分泌、胃；食欲不振取胃、内分泌、交感；呃逆者取食道、贲门。配穴：上述各症分别取肾、贲门、食道；脾俞、胃。②方法：每日不拘时按压，对按或向耳轮方向按压，以耐受为度，每4～5d换一次。

四、健康教育

1）居住环境整洁干燥，避免潮湿、劳累等诱发因素，随气温变化增减衣被。生活起居有节，保证充足的休息和睡眠，避免过于劳倦。

2）据病情适当参加活动，如散步、太极拳、八段锦等。

3）平衡膳食，饮食宜清淡易消化，富含营养，忌食肥甘厚腻、辛辣刺激之品，戒烟酒。

4）保持心情舒畅，既病之后，要使患者树立战胜疾病的信心，积极配合治疗。

5）加强普查工作，做到早期发现、早期诊断、早期治疗。

6）积极争取社会和家庭的支持，帮助患者及家属了解疾病的性质、病程和治疗方案，最大限度地延长患者生存期，减少痛苦，提高生活质量。

7）遵医嘱服药，若再次出现腹痛、腹胀，便血等症状应立即复诊。

五、中医临床护理进展

（一）肠积多团队管理创新

结直肠癌诊疗过程可能涉及手术、化疗、放疗、影像学评估、病理学评估、内镜等诊疗手段。研究表明，多学科综合治疗（multi-disciplinary treatment，MDT）的模式可改善结直肠癌诊疗水平。规范结直肠癌诊疗行为，提高医疗机构结直肠癌诊疗水平，改善结直肠癌患者预后，保障医疗质量和医疗安全。中国结肠癌诊疗规范（2023 版）指出：在治疗过程中，必须及时评价疗效和不良反应，并在多学科指导下根据患者病情及体力评分适时地进行治疗目标和药物及剂量的调整。重视改善患者生活质量及合并症处理，包括疼痛、营养和精神心理等。有专家通过研究认为基于 MDT 的快速康复（Enhanced Recovery After Surgery，ERAS）护理模式可减轻结直肠癌造瘘术患者术后的炎性反应与应激水平，ERAS 旨在通过有效的护理措施减少应激和并发症。基于 MDT 的 ERAS 的干预模式组建包括专科医师、专科护士、康复医师、营养师等多学科成员，从多方面提供护理专业指导，能有效减少结直肠癌造瘘术患者的并发症，促进其快速康复。

（二）中医治疗方法创新

护理人员认为吴茱萸穴位贴敷或热敷能够缓解腹胀、促进肛门排气、排便，采用此方法能够有效促进结直肠癌术后患者胃肠功能恢复，减少并发症，改善了患者生活质量，提高了护理满意度。具体方法如下：取单纯吴茱萸或吴茱萸加粗盐，装入自制双层棉质小布袋内，扎紧袋口，放于恒温箱中加热，取出后待温度适宜时于患者中下腹部顺时针热熨 30 min，先快后慢；或将吴茱萸粉使用白醋混合均匀，搓丸贴于中脘关元神阙等穴位，5～6 h 后取下。如辅以穴位按摩，刺激足三里、天枢等穴位，可有效调动气血运行，帮助调节脏腑功能，能进一步降低术后并发症的发生风险。

（三）中医护理技术创新

护理人员通过辨证了解患者的病情特点，并给予有针对性的情志干预、按摩、饮食、运动等方面的干预措施，调节患者机体气血阴阳，使机体达到阴平阳秘的健康状态，提高结直肠癌术后化疗患者的自理能力，缓解患者负性心理，从而整体提升患者的生活质量。陈雪将穴位按摩、耳穴疗法、中药敷脐等中医护理方法应用于结肠癌术后化疗患者，以达到调节脾胃、宁心定悸、疏肝解郁，减轻了化疗引起的胃肠道反应，而且能养心理气、调理机体，改善机体疲乏状态和患者睡眠质量。情志护理能有效疏通焦虑、抑郁情绪，帮助患者保持舒畅情志、抵御邪气、调节肺腑，从而提高身心舒适度，促进身心健康，减轻机体癌因性疲乏。

导入案例分析

1. 该患者目前所患何病？辨证属何证？

答：结肠癌（脾肾阳虚证）。

2. 针对该患者腹部疼痛不适，临床应如何辨证施护？请用思维导图的形式呈现。

答：详见思维导图。

复习思考题

肠积患者在不同的疾病时期应如何选择相应的五行音乐进行情志调护？

（罗　曼）

第九节　脱　　疽

导入案例

李某，男，68 岁。因“双下肢麻凉痛伴间歇性跛行 1 年余，加重 2 周”入院。患者 1 年余前无明显诱因出现双下肢时有凉感、麻木、伴间歇性跛行和疼痛，2 周前因天气变冷，间歇性跛行加重，甚则不能行走，麻凉感较前严重，遂来院就诊。

既往史：糖尿病病史 10 余年，随机血糖 13.1 mmol/L。

刻下症：双下肢麻木发凉疼痛，尤以足部为重，抱膝而坐，双足皮色苍白，皮温较足踝以上部位降低，部分足背呈紫暗，皮肤干燥有皮屑，双足足背动脉搏动明显减弱，纳食尚可，夜眠不宁，大便正常，小便频多。舌质暗红、苔白，脉涩。

查体：体温 36.2 ℃，脉搏 70 次/min，呼吸 17 次/min，血压 140/80 mmHg。

请思考：

1. 该患者目前所患何病？辨证属何证？

2. 针对患者足部麻、凉、痛，间歇性跛行甚至不能行走，临床应如何辨证施护？请用思维导图的形式呈现。

脱疽是指四肢末端疼痛、坏疽，严重时可出现趾节脱落的一种慢性周围血管病证，又称脱骨疽。临床上以下肢多见。初起患肢末端发凉、苍白、麻木，可伴间歇性跛行，伴疼痛剧烈，日久患趾坏死变黑，甚至脱落。本病具病程长、疼痛剧烈、易致残的特点。好发于有吸烟史的男性青壮年、老年人或消渴病患者。

一、病因病机

脱疽主要由于脾运不健，肝阳肾阳不足；加之寒湿外侵，病久致气血凝滞、经脉瘀滞，肢节失养，红肿溃脓，甚至坏死脱落。本病发展缓慢，病邪由表入里，可引起疽毒内陷甚至死亡。

病位主在血脉，基本病机为先天禀赋不足或劳伤虚损，肝肾不足，饮食不节，情志失调，疾病日久，损伤脾气，致脾运不健，化生不足；加之肝气郁结，肝血不足，气血不充，则不能温煦濡养四肢。亦可为寒湿侵袭，凝滞脉络，阳气不能达于四末，寒邪深客络脉，气血运行不畅，不通则痛，皮肉枯槁，坏死脱落。寒邪郁久化热，湿热浸淫，脉道失养。病理性质以脾肝肾亏虚为本，寒湿外侵为标。虚实夹杂，见病程长短及个体差异。

二、常见证候

1）寒湿阻络证：患肢肤色苍白，触之冰凉，麻木疼痛，喜暖怕冷，遇冷痛剧，步履不利，多行走则小腿酸胀，疼痛加剧，稍歇则痛缓，足背动脉搏动减弱或消失，舌淡、苔白腻，脉沉细。

2）血脉瘀阻证：患肢酸胀疼痛加重，彻夜难寐，肤色暗红，下垂时更甚，抬高则见苍白，步履艰难伴乏力，活动时小腿可有游走性红斑、瘀斑、结节，皮肤干燥，肌肉萎缩，足背动脉搏动消失，舌暗红或有瘀斑，脉弦或涩。

3）湿热毒盛证：患肢剧痛，日轻夜重，喜凉怕热，局部皮肤可见紫暗，肿胀，渐变紫黑，溃破腐烂，气秽，疮面肉色不鲜，甚则五趾相传，波及足背，或伴发热等症，舌红、苔黄腻，脉弦数。

4）热毒伤阴证：患肢皮肤干燥，毳毛脱落，肌肉萎缩，趾甲增厚变形，趾多呈干性坏疽，舌红、苔黄，脉弦细数。

5）气阴两虚证：面容憔悴，形体消瘦，倦怠乏力，五心烦热，坏死组织脱落后疮面久不愈合，肉芽暗红或淡红而不鲜，舌淡尖红、少苔，脉细无力。

三、辨证施护

（一）辨证要点

1）辨寒热：患肢麻木疼痛，苍白冰凉，遇冷加重，舌苔白腻，脉沉细，多属寒证；患肢红肿热痛，或伴发热，烦躁不安，口渴欲饮，便秘，溲赤，舌红、苔黄，脉数，多属热证。

2）辨虚实：一般初病多实，久病多虚。疼痛剧烈，或伴有肢体肿胀多为实证；面容憔悴，萎黄消瘦，神情倦怠者，患肢痛势不剧，皮肤干燥，毳毛脱落，趾甲增厚变形，肌肉萎缩，趾呈干性坏疽，坏死组织脱落后，疮面久不愈合，多属虚证。

（二）主要护理问题

1）趾端疼痛：与气血凝滞、经络阻塞有关。

2）不寐：与肢体不舒适有关。

3）活动受限：与趾端疼痛、肢体功能障碍有关。

4）焦虑：与久病迁延不愈有关。

5）知识缺乏：缺乏疾病相关防护知识。

（三）护理措施

1. 病情观察

1）询问患者肢体疼痛、麻木的具体部位、性质、程度及持续时间。记录间歇性跛行距离，了解疾病转归变化，若间歇性跛行症状逐渐加重，或突然出现肢体剧痛伴皮色苍白、发凉，应及时报告医生，遵医嘱采取紧急措施。

2）观察患肢皮肤色泽、凉热变化和局部毛发情况，有无溃疡及脓腐颜色、气味及坏死；观察患肢肌肉是否萎缩，触诊比较双侧肢体动脉搏动情况以判断血脉是否流通。足背动脉、胫后动脉、腘动脉、股动脉的搏动情况，注意有无广泛病变，警惕高位大面积坏疽。

3）观察神志、体温、脉搏、呼吸、血压、舌苔、脉象等变化及其他伴随症状，如发生头晕、头痛、神昏、谵语或烦躁不安、脉细数，血压下降，及时报告医生，做好急救准备。

2. 生活起居护理

1）病室宜安静向阳，光线柔和，室内清洁，注意通风换气，季节变换注意肢体保暖。伴肢体红肿热痛者，衣被不宜过暖，汗后及时更换衣物。

2）慢性期根据病情适当运动，劳逸结合，不宜做剧烈运动，禁用冷水浴。

3）急性期应卧床休息，抬高患肢。

4）注意远端肢体保暖，但切不可用电暖器、暖宝宝、暖水袋等给患肢直接加温，严防烫伤。可着厚袜，棉鞋，棉裤保暖，鞋袜以宽大、柔软、透气为宜。棉被宜软、轻，必要时放置保护架，避免患肢受压。每天检查肢体有无损伤。日常活动时，避免外伤，如擦伤，挤压伤，碰伤而引发患趾溃疡感染坏死。

5）注意患肢卫生，保持局部清洁，定期修剪趾甲及清除趾间的污垢，保持足部干燥。

6）寒湿阻络者，室温宜温，注意御寒；血脉瘀阻者，避免潮湿和寒凉，随气候变化及时增减衣服，适当功能锻炼以活血化瘀；湿热毒盛和热毒伤阴者，病室光线宜偏暗，居室凉爽，每日可用紫外线灯照射空气物体表面消毒 1 次，消毒时，人不可在室内，避免患肢感染或感染加重；气阴两虚者，病程日久，应注意休息，做好皮肤护理，避免抵抗力下降，复感其他病症。

3. 饮食调护

1）以温阳健脾，活血通络为原则。饮食宜低脂肪、适当热量、高蛋白、高维生素、高膳食纤维、富含营养为原则，忌辛辣、肥甘、生冷食物，禁烟忌酒；糖尿病患者应低热量、规律进餐、注意进食顺序。

2）辨证施食：寒湿阻络者，宜食温补之品，如羊肉、生姜等，但皆不可过量摄入；血脉瘀阻者，宜食行气通络之品，如黑木耳、黄鳝、泥鳅、萝卜、金橘等；湿热毒盛者，宜食清利湿热之品，如赤小豆、薏苡仁、茯苓等；热毒伤阴者，宜食清热解毒养阴之品，金银花、菊花、绿豆、百合等，鼓励适当多饮水；气阴两虚者，宜食益气养阴之品，如海参、银耳、莲子肉、麦冬等，亦可用人参、黄芪、西洋参炖汤等。

4. 运动康复护理

1）运动锻炼：每日协助患者平卧，抬高患肢 45°～60°，维持 2～3 min，然后患足下垂 3～5 min，再回归水平位 2～3 min。另可作双足及足趾向下、上、内、外等方向伸屈运动 4 次，休息 2 min，如此循行 3～5 次，根据个体差异，每日 3～5 次，防止关节强直，保护患者关节功能。局部坏死溃烂的热毒证者，卧床休息，暂勿锻炼。

2）脱疽早期或恢复期卧床患者。可指导患者自行按摩患肢，做肌肉收缩与放松活动，每日 3～4 次。并可用红花油涂擦或适度揉搓，以促进肢体血液运行，防止失用性肌萎缩。

5. 用药护理

1）中药汤剂一般饭后 1 h 服用，滋补类空腹服，服药后每天观察患肢疼痛、麻凉症状有无缓解情况。

2）使用扩血管药物如前列地尔、通塞脉片等需观察疗效及有无头晕心慌等不良反应，非甾体类、阿片类止痛剂时观察有无胃肠不适等不良反应，发现异常立即报告医生。应用溶栓剂时，严密观察有无出血倾向，定期监测出凝血时间。根据细菌、真菌培养和药敏试验结果，针对性用药，防止感染扩散。

3）合并高血压患者应按时定量服药，不可随意中断，定时监测血压，如有异常，应立即报告医生，及时处理。

4）寒湿阻络者，汤剂宜热服，服后盖被，服药期间如出现咽喉疼痛、舌红、咽干等症，防虚火上炎，应及时观察处理；血脉瘀阻者，汤剂宜热服，注意观察有无出血倾向；湿热毒盛者，汤剂宜凉服，服药期间忌食辛辣、焦燥、助火、油腻之品；热毒伤阴者，汤剂宜凉服，服药期间观察大便次数和性状；气阴两虚者，汤剂宜空腹温服，若服用后见纳差，舌苔厚腻，可能为脾胃虚弱，运化乏力，应及时遵照医嘱调整药物。

6. 情志护理

1）嘱患者保持舒畅乐观的情绪，避免忧思恼怒，或情志过激。可应用中医移情相制，以情制情法。

2）做好健康教育，护患沟通和谐；常常安慰和鼓励患者，使其消除悲观、失落情绪，树立战胜疾病的信心；注意观察患者情绪变化，防止意外发生。

3）对于换药或血管介入、植皮，甚或截肢者，术前应讲解必要性和注意事项，减轻患者顾虑，取得配合，帮助患者逐步适应、病情好转以至生活部分自理，自理能力提升。

7. 中医护理技术

（1）中药足浴

足部麻凉痛：适用于寒湿阻络型或血脉瘀阻型患者未溃期。可遵从医生建议选择芳香活血、走窜散寒的中药如当归、独活、桑枝、威灵仙、红花、苍术、丁香等，煎煮后取中药液 300 mL 加适当温水泡足，水温以 37～40 ℃为宜，药液没过足内踝以上。泡足时间以 15～30 min 为宜，避免时间过长致足部脱水或破坏皮肤角质层（注意观察有无对部分中药成分过敏）。泡足后可饮杯温开水补充水分，以吸水性好的浅色毛巾擦干，特别是趾间和足趾下方，用趾甲刀将足趾甲剪平，避免剪得过深导致皮肤破损、甲沟炎等。中药足浴见图 1-16-1。

（2）中药换药

1）足部未溃：重在保护，防止坏死，局部可选用四味黄连洗剂外敷收敛解毒或红灵丹油膏保护皮肤。

2）已溃：对于干性坏疽，消毒后包扎，预防继发感染，择期手术。感染创面可以黄柏液湿敷处理。溃疡面积较大，可用如湿润烧伤膏或八二丹液化去腐；难以液化者，采取蚕食清创方法，先清除远端再清除近端坏死组织，先清除液化后清除未液化的坏死组织，坏死皮肤、肌腱等软组织先清除，死骨后清除；待炎症完全消退或控制，坏死与健康组织分界明显后，再彻底清除。清创后以生肌散或康复新液帮助创面修复。中药换药见图 2-9-1。

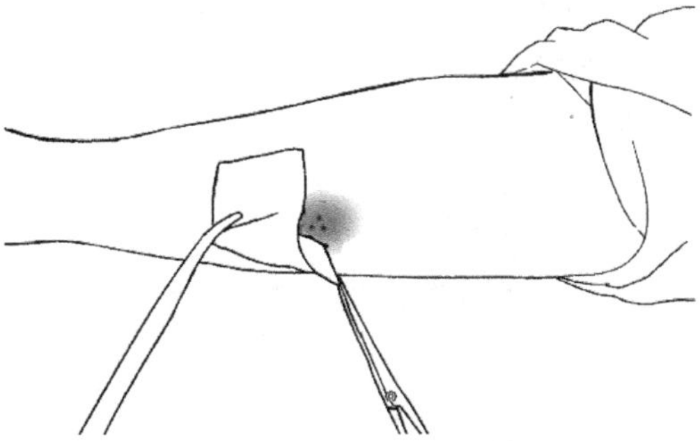

图 2-9-1　脱疽已溃的中药换药

四、健康教育

1）居室安全，温湿度适宜。保护患肢，避免受寒，鞋袜合适，穿鞋前要仔细检查鞋内有无异物。及时处理胼胝避免压力性损伤，积极治疗足癣、甲病等，预防感染。局部出现皮肤破损、溃疡和坏疽应及时就医，不可在家自行处理。告知患者创面减压、清除坏死组织、控制感染、改善局部循环、促进组织再生修复、正规治疗护理的重要性。

2）饮食清淡、易消化，忌食肥甘、辛辣、炙煿之品。禁烟限酒。

3）重视中老年人动脉粥样硬化的防治，积极治疗糖尿病、高脂血症、高血压等原发病。

4）避免负面情绪。

5）恢复期对患者进行康复锻炼指导，协助共同制订训练计划。劳逸适度，避免长时间维持同一姿势，如久坐久立等，保持关节功能位，避免创面受压。

五、中医临床护理进展

（一）足部中药换药技术创新

活血生肌膏联合负压封闭引流术（vacuum sealing drainage，VSD），伤口清创后，采用专用的敷料，再将透明贴膜封闭伤口，定量负压引流渗出物，促进血管内皮增殖，改善局部创面血供，VSD 术后观察创面情况，再用活血生肌膏外用，促进肉芽生长，创面愈合。对改善老年糖尿病足足背动脉的内径、血流量效果显著，创面完全愈合时间、换药次数有显著优势，值得临床进一步探索应用，促进足溃疡愈合。

（二）足部清创术创新

有创新技术采用医用无菌蛆虫进行足部创面清创，通过虫体不断爬行可刺激肉芽生长，且蛆虫食入伤口处的腐烂坏死组织。临床用于坏死组织和正常组织之间界限不清的伤口、间隙，具有抗感染、清创、促进创面生长等作用。可以降低抗菌药物的使用时间和患者的住院费用。为足部溃疡治疗提供了新的选择。

（三）足部光动力疗法创新

光动力疗法是指在有氧存在的前提下，伤口组织在特定波长的光照射后，通过光反应产生多种活性氧物质，高选择性损害腐烂的伤口，加速靶组织和靶细胞发生凋亡，具有不良反应少、对细菌无耐药性和可重复性治疗等独特清创优势，是一种有前景的技术。

导入案例分析

1. 该患者目前所患何病？辨证属何证？

答：脱疽（血脉瘀阻证）。

2. 针对患者足部麻、凉、痛，间歇性跛行甚至不能行走，临床应如何辨证施护？请用思维导图的形式呈现。

答：详见思维导图。

复习思考题

如何对脱疽患者进行健康教育？

（王　静）

第十节　精　　癃

导入案例

史某，男，68岁，退休教师，因“反复排尿困难5年，小便点滴而出2 d”就诊。患者5年前无明显诱因出现尿线变细，排尿淅沥，排尿次数增多，夜尿每晚5~6次。近一年来上述症状加重，近2 d小便点滴而出、下腹胀痛不适，伴大便干结。刻下：小便点滴而出、下腹胀痛不适、大便干结。

既往史：高血压病史5年，吸烟史20余年。

体格检查：体温36.6 ℃，脉搏88次/min，呼吸21次/min，血压155/83 mmHg，身高173 cm，体重63 kg，神清，精神可，心肺正常。舌暗红、苔黄腻，脉数，下腹胀满隐痛。

请思考：

1. 该患者目前所患何病？辨证属何证？
2. 针对该患者小便点滴而出，临床应如何辨证施护？请用思维导图的形式呈现。

精癃是以尿频、夜尿次数增多、排尿困难为主要临床表现的病证，甚者可发生小便闭塞、点滴不通。西医良性前列腺增生症属此范畴。精癃是中老年男性的常见疾病之一，发病率随年龄的增长而增加，60岁男性人群中的发生率高于50%。

一、病因病机

精癃病与年老肾气虚衰、肾脏和膀胱的功能失调有关，多由脾肾两虚、外邪侵袭、饮食不节、情志内伤、瘀浊内停等导致。

本病病位主要在膀胱与肾，与三焦、肺、脾、肾、肝密切相关，病理性质有虚实之分，膀胱湿热、肝郁气滞以致膀胱气化不利为实证；脾气不升，肾阳衰惫致膀胱气化失权者为虚证，常互相关联，或彼此兼夹。

1）外邪侵袭：下阴不洁，湿热秽浊，上犯膀胱，膀胱气化不利或湿热毒邪犯肺，热邪壅肺，肺气闭塞，水道通调失司，不能下输膀胱，诱发本病。

2）饮食不节：患者长期饮食不节、过食辛辣肥甘厚腻，或恣饮醇酒均可导脾胃运化功能失常，湿自内生，酿湿生热，瘀阻于中，下注膀胱，气化不利，乃成精癃。

3）情志内伤：七情所伤引起肝气郁结，疏泄失常，从而影响三焦水液的运化及气化功能，可致水道通调受阻，形成精癃。

4）瘀浊内停：憋尿过久，瘀血败精停聚不散，凝滞于溺窍，致膀胱气化失常而发为本病。

5）年老体虚：肾为先天之本，主藏精。年老之人，气虚阳衰，推动乏力，不能运化水湿，不能运行气血，致痰湿瘀血聚于水道而生本病。

二、常见证候

1）湿热下注证：小便频数，色黄，尿道灼热或涩痛，排尿不畅，甚或点滴不通，小腹胀满；或大便干燥，口苦口黏；舌暗红、苔黄腻，脉滑数或弦数。

2）中气不足证：尿频，滴沥不畅，尿线细，甚或夜间遗尿或尿闭不通或见小便混浊如米泔；或肢体浮肿；神疲乏力，纳谷不香，面色无华，便溏脱肛；舌淡，苔白，脉细无力。

3）气滞血瘀证：小便不畅，尿线变细或点滴而下；或尿道涩痛，闭塞不通；或小腹胀满隐痛，偶有血尿；舌质暗或有瘀点瘀斑，苔白或薄黄腻，脉弦或涩。

4）肾虚瘀阻证：尿频尿急，夜尿增多，排尿无力，尿线细，排尿时间延长，伴腰膝酸痛，小腹胀痛；舌淡紫、苔白，或有齿痕，脉细涩或细滑。

三、辨证施护

（一）辨证要点

1）辨虚实：精癃病的病位虽在膀胱和肾，但与肺、脾、肝关系密切，其基本病理变化为膀胱功能失调，根据临床表现和病程长短有虚实之分。若见神疲乏力、面色无华、肢体浮肿、小便滴沥不畅、尿线细、舌淡、苔白、脉细，多为年老体弱、脾气不升、肾阳不足，病程较长，可辨为虚证。若见小便频数、尿黄、尿道灼热或涩痛、舌暗、苔黄、脉数或弦涩，多为湿热蕴结、肝郁气滞、瘀浊阻滞，起病较急，病程较短，可辨为实证。引起精癃的各种原因，常互相关联，或彼此兼夹。如肝郁气滞，化火伤阴；湿热久恋，灼伤肾阴；脾肾虚损日久，气虚无力运化而兼气滞血瘀等，可表现为虚实夹杂之证。

2）辨病情缓急：主要根据腹部特征和小便情况进行辨证。若见小腹胀满膨隆，小便欲解不得或点滴而出，伴见舌暗、苔黄，脉数或弦涩，为水蓄膀胱，多为急证；若小腹外形如常，尿闭或尿量少，伴见面色无华、肢体浮肿、舌淡、苔白，脉细，多为缓证。

（二）主要护理问题

1）小便不利：与膀胱气化失调有关。

2）尿闭：与肾脏气化失常、液浊阻滞尿道有关。

3）疼痛：与湿热蕴结、导管刺激等有关。

4）焦虑：与对疾病认识不足、担心病久难愈，或担心并发症等有关。

5）潜在并发症：尿路感染。

（三）护理措施

1. 病情观察

1）密切观察患者排尿困难的程度、排尿次数、时间、每次尿量、尿色并做好记录。

2）观察伴随症状，如小腹是否膨隆胀满疼痛，有无尿意，尿道有无涩痛。

3）观察患者生命体征的变化，并观察患者的神志、食欲、有无恶心呕吐情况；定期监测患者血压、体重、肾功能及各项生化指标。

4）手术治疗患者需了解患者手术与麻醉方式，术后注意观察患者生命体征是否平稳，神志是否清楚，伤口是否有渗血、渗液，膀胱持续冲洗是否通畅，冲洗液的颜色等。若患者出现意识障碍、烦躁不安、血压下降、脉搏缓慢等，应立即予氧流量 3～4 L/min 吸入，减慢输液速度，遵医嘱给予利尿剂、脱水剂，静脉滴注3%氯化钠溶液纠正低钠血症，有脑水肿征象者遵医嘱行降低颅内压治疗。

5）如患者自觉尿道烧灼感、疼痛，强烈的便意或尿意，伴见尿道口血液或尿液、引流液为血性，持续膀胱冲洗逆流等膀胱痉挛的表现，应及时配合医生做好应急处理。

2. 生活起居护理

1）起居有常，顺应四时。要遵循“春夏养阳，秋冬养阴”的原则，患者多为年老之人，顺应四时还应顺应一日中的阴阳变化，应在白昼阳气隆盛之时从事日常活动，在夜晚阳气衰微的时候安卧休息，可以达到促进气化生精的作用。

2）保持室内安静、空气新鲜。湿热下注者，病室宜干燥、凉爽；中气不足、肾虚瘀阻者病室宜温暖向阳。要经常通风换气，通风要根据四时气候和病证不同而异。注意保护患者隐私，为患者提供放松的排尿环境。

3）居住环境宜简单、整洁，病室内的物品分类放置有序，夜尿次数较多的患者，白天宜多饮水，睡前少饮水。夜间睡前在床边为患者准备便器，如需起床如厕，应有家属或护士陪护，以防跌倒。

4）病中应适当休息，劳逸结合，经常变换卧位。卧床患者排尿时可视情况抬高上半身或扶助患者坐起，尽量以习惯的姿势排尿，以免因排尿姿势不习惯而出现尿潴留。

5）保持外阴部清洁，每日用温开水或生理盐水清洗会阴部，术后患者、留置导尿患者尤其应该预防感染。

3. 饮食调护

1）以清淡、富于营养、易消化为原则。忌辛辣肥甘、助火生湿之物，如肥肉、火锅等，慎收敛、固涩之品，如白果、乌梅、柿子等。急性发作期患者应给予流质饮食或软食，且宜低盐低钠、少食多餐，如米粥、藕粉等；恢复期可适当进补，如瘦肉、鸡蛋等以强壮体质；有尿不得解者，应根据“量出为入”的原则，适当控制饮水量；手术患者术后6 h若无恶心、呕吐等症状，可进流质饮食，逐步恢复至普食，适当增加纤维素摄入，以防便秘。

2）辨证施食：湿热下注者饮食选偏凉润、滑利渗湿的食物，如菠菜、空心菜、黄瓜、苦瓜等，忌辛辣肥甘，助火生湿之物，食疗方凉拌黄瓜、清炒苦瓜等；亦可用竹叶、芦根、车前草煎汤代茶饮以清热利尿。热病后期，因肺热津伤所致者，可饮用生梨汁、荸荠汁或西瓜汁等。中气不足者，饮食宜富营养、易消化，宜食温通利湿、健脾益气之品，如山药、茯苓、大枣、莲子等，忌辛辣肥甘及过量饮酒，食疗方如参芪冬瓜汤、山药汤圆等。气滞血瘀者饮食宜清淡、有节制，宜食疏肝理气活血之品，如佛手、山楂、萝卜、麦芽、黑木耳等，忌食生冷、油腻、胀气之物，如冰淇淋、冷冻饮料等，以免加重血瘀，食疗方如佛手姜茶、山楂内金粥等。肾虚瘀阻者饮食宜补，宜食温肾健脾、扶阳益精之品，如莲子、山药、龙眼肉、枸杞等，忌食生冷之物，食疗方如桂心粥、杜仲炖腰花等。

4. 运动康复护理

1）根据病情和生活习惯增加站立活动，如太极拳、八段锦、五禽戏、慢跑等，以增加会阴部的运动量，减少盆腔充血的症状。

2）尽可能少骑自行车和摩托车，避免压迫尿道上段的前列腺部位，以免加重病情。

3）盆底肌功能锻炼，站立坐卧位均可，随着自己的自主呼吸，吸气时收小腹，缩紧肛门3 s，呼气时放松，每组至少20个动作，每日2～3组，循序渐进、持之以恒。

4）运动最好有人陪伴，注意安全防护，注意观察有无不适。

5. 情志护理

1）患者病程长易出现焦虑、抑郁等消极情绪，医务人员及家属应了解患者情志状态，劝慰开导，引导患者正视现状，如疾病本身带来的躯体问题，以及因此产生的不良情绪问题，保持情绪平和。

2）采用五音疗法，气滞血瘀证者可聆听角调乐曲；肾虚瘀阻证者可聆听羽调式乐曲。

3）根据患者的文化程度和接受能力通过图片、视频，用通俗易懂的语言讲解精癃病发病因素和主要治疗方式，解除患者的思想顾虑，指导患者采用移情易性的方法，如欣赏音乐、种花养鸟、弈棋垂钓等改变消极情绪。

4）采用放松疗法，结合患者的实际情况选择肌肉放松法或想象放松法。可让患者舒适地靠坐在沙发或椅子上，找出一个曾经经历过的、给自己带来愉悦的感觉，有着美好回忆的场景，可以是海边、草原、高山等，用自己多个感觉通道（视觉、听觉、触觉、嗅觉、运动觉）去感觉、回忆，每天练习 1～2 次，每次 5 min 左右。

6. 用药护理

1）遵医嘱用药，观察用药疗效及不良反应。口服 α_1 受体阻滞剂应睡前服用，用药后卧床休息，改变体位时动作要慢，预防跌倒，同时与其他降压药分开服用，避免对血压的影响。若发生不良反应，及时告知医生。

2）5α-还原酶抑制剂起效缓慢，一般在 3～6 个月左右见效，停药后症状易复发，需坚持长期服用，主要副作用为勃起功能障碍、性欲低下、男性乳房女性化等。

3）中西药服用时间间隔 30 min 以上。注意部分中药的特殊用法，如人参宜另煎、大黄宜后下、车前子和菟丝子宜包煎。若患者服药后出现头晕、心慌、乏力甚至神昏等症状时，立即汇报医生并配合抢救。

4）辨证施药：根据中医辨证的不同，实证者中医汤剂宜饭前凉服；虚证者中药汤剂宜久煎，饭前温服。注意观察服药后的排尿情况，并做好记录。

7. 中医护理技术

（1）艾灸

1）小便不畅、尿潴留：①穴位：关元、中极、气海、八髎、三阴交等穴。②方法：艾盒灸，暴露施灸部位，腹部用多孔艾灸盒，其他部位用单孔艾灸盒，施灸部位垫纱布棉垫。1 次/d，每次 20～25 min（长期卧床、年老体弱、皮肤角质层薄弱者时间为 15 min）。艾盒灸见图 2-10-1。

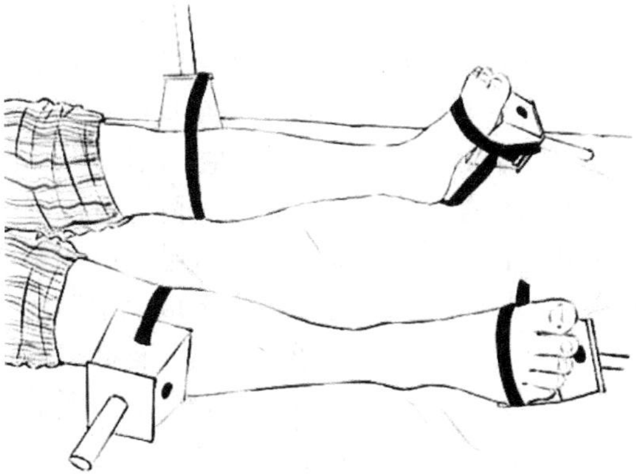

图 2-10-1　精癃的艾盒灸

2）尿道灼痛：①穴位：肾俞、命门、三阴交等穴。②方法：艾盒灸，暴露施灸部位，腹部用多孔艾灸盒，施灸部位垫纱布棉垫。1 次/d，每次 20～30 min。

3）尿频、余沥不尽：①穴位：足三里、三阴交、阴陵泉等穴。②方法：艾盒灸，评估无温度觉异常及禁忌后采用下肢单孔艾灸盒，暴露施灸部位，将点燃的艾条端距离患者皮肤约 3～4 cm，系好松紧带，1 次/d，每次 20～25 min。

（2）揿针埋针

尿道灼痛：①穴位：三阴交、足三里等穴。②方法：穴位常规消毒后，将揿针（0.9 mm）埋在上述穴位，去除尾部贴纸，并采用胶布固定。告知患者埋针期间可自由活动，可做膝关节的屈伸运动，但要注意对揿针的保护，隔日 1 次，5 次为 1 个疗程。

（3）穴位按摩

1）尿频、余沥不尽：①穴位：足三里、三阴交、阴陵泉等穴。②方法：患者采取放松、舒服姿势，暴露下肢皮肤，冬季注意保暖。采用点、按、揉等指法，进行柔和、平稳的按摩，至穴位有热麻酸胀感为止，每次每穴 1 min，3 次/d 左右。

2）腰膝酸痛：①穴位：肾俞、膀胱俞、命门、腰骶部、八髎、三阴交等穴。②方法：患者采取放松姿势，暴露按摩处皮肤，冬季注意保暖。肾俞、膀胱俞、命门、三阴交选用点按法，每次每穴 1 min，3 次/d。用小鱼际摩八髎穴，用揉法在腰骶部治疗，以透热为度。

四、健康教育

1）起居顺应季节变化，冬天要避寒就温，预防感冒；夏季要注意远避湿热燥邪侵袭。消除诱因，改变忍尿不解、冷暖失宜等不良生活习惯。

2）保护脾胃运化之能，饮食有节，勿过饥饱，戒除烟酒，注意平衡膳食，宜清淡、富营养、易消化，忌辛辣肥甘助火生湿之物，防止湿热酿生。

3）劳逸结合，注重保护肾气，不纵欲房劳，规律房事；手术后 3 个月内不骑自行车，不走远路，不用力排便，避免久坐和剧烈运动，防止前列腺长期充血刺激；注意个人卫生、保持口腔、皮肤清洁，每日用温水清洗会阴 1～2 次。

4）定期进行尿液检查、复查尿流率及残余尿量。

5）自我观察指导：手术后若尿线逐渐变细，阴囊肿大、疼痛，发热等症状及时去医院就诊。

6）调养情志，心境平和，提高自我管理能力。

五、中医临床护理进展

（一）中医辨治创新

有学者认为精癃的病机为三焦气机不利，上焦不降，下焦不通，中焦转运不利，皆可导致小便不通。治在调理三焦气机。病在少阳三焦，患者常见胸胁痛、善太息，满闷不舒，水肿，舌红、苔黄，脉弦等症状，治宜疏利为主，以柴胡、黄芩这一药对疏利少阳三焦，柴胡体质轻清，气味俱薄，与苦寒之黄芩合用，二药一升一降，一散一泻，开郁泄热并行，交通内外。病在上焦，患者临床中除精癃外常常伴有外感，咳嗽气喘、胸闷等症状，治宜提壶揭盖。提壶揭盖是指通过开宣肺气来通调水道的一种治法，是“病在上取之下”的一种治法。药用桑白皮、杏仁、苏叶、桔梗等。病在中焦，常症见乏力气短、语声低微，食欲不振，小便无力，舌淡，脉弱，治宜补中益气。方用补中益气汤化裁，此方药升阳而固表，健脾而补虚。病在下焦，临床常见排尿无力，乏力，面色白，畏寒，舌淡，脉沉等特点，治宜温肾化气，方用金匮肾气丸加减。

（二）中医护理技术创新

有研究者采用督脉药饼灸法治疗肾虚血瘀型良性前列腺增生疗效显著。督脉上选取命门穴至长强穴之段，选穴：命门、腰阳关、腰俞、长强。药饼制备：以金匮肾气丸合少腹逐瘀汤加减组成，熟地黄：山茱萸：山药：蒲黄：附子：小茴香：桂枝：干姜按照 8：4：4：3：3：3：1：1 的比例配置，将配置好的药粉混合后用黄酒调匀成糊状，制成直径为 3 cm，厚为 0.5 cm 的圆柱形药饼并用三棱针扎数个小孔。艾炷制备成底面直径 2 cm、高 1.5 cm 的圆锥形艾炷。操作方法：嘱患者俯卧位并充分暴露腰骶部所选穴位，用 75%乙醇消毒皮肤，待皮肤干燥后将药饼置于所选穴位上，再将艾炷置于药饼上并点燃，待艾炷燃尽后或患者主观感觉局部灼热不能耐受时更换艾炷，每穴灸 3～5 壮，每次约 30 min，每周治疗 2 次，2 次间隔时间约 2～3 d，4 周为 1 个疗程，共治疗 2 个疗程。操作完毕后嘱患者用衣物及时护住腰骶部以防寒邪侵入。

导入案例分析

1. 该患者目前所患何病？辨证属何证？

答：精癃（湿热下注证）。

2. 针对该患者小便点滴而出，临床应如何辨证施护？请用思维导图的形式呈现。

答：详见思维导图。

复习思考题

精癃患者如何进行用药指导？

（谢 莉 胡 芬）

第十一节 尿 石 症

导入案例

刘某，男，48岁，厨师，因“突发左腰腹部疼痛3 h”就诊。患者3 h前骑自行车途中突发左腰腹部疼痛，阵发性绞痛，逐渐加重，伴尿频尿急，恶心欲吐。刻下：左腰腹部阵发性绞痛、尿频尿急、恶心欲吐。

既往史：既往身体健康，平素喜肉食。

体格检查：体温36.8 ℃，脉搏92次/min，呼吸23次/min，血压145/93 mmHg；尿常规：白细胞（++），红细胞（+）；神清，急性病容，心肺正常。舌暗红有瘀点、苔薄，脉弦数，左肾区叩击痛阳性。

请思考：

1. 该患者目前所患何病？辨证属何证？
2. 针对该患者左腰腹部阵发性绞痛，临床应如何辨证施护？请用思维导图的形式呈现。

尿石症是以腰腹部绞痛、小便频数短涩、淋沥刺痛、尿血为主要临床表现的病证，泌尿系结石属此范畴。尿石症男性多于女性，男女发病率约为3∶1，近年来，我国尿石症的发病率有增加趋势，南方高达5%～10%。

一、病因病机

尿石症的影响因素很多，多由外感湿热、饮食不节、气滞血瘀、体虚劳倦等导致，病位在肾、膀胱和溺窍，病理性质为本虚标实之证。肾虚为致病之本，湿热、气滞血瘀为发病之标，两者常互相关联，互为因果。

1）外感湿热：下阴不洁，湿热秽浊上犯聚于膀胱，煎熬尿液而成石。

2）饮食不节：患者长期饮食不节、过食辛辣肥甘厚腻，或恣饮醇酒均可伤及脾胃，积湿生热，蕴结膀胱，煎熬尿液，结为砂石。

3）气滞血瘀：邪气或瘀血阻滞，致气机不利，郁而化火，气火郁于下焦，久则熬液灼津结而成石。

4）体虚劳倦：先天禀赋不足，或劳伤过度致膀胱气化失常而发为本病。

二、常见证候

1）湿热蕴结证：腰痛或小腹痛，或尿流突然中断，尿频，尿急，尿痛，小便混赤，或为血尿；口干欲饮；舌红、苔黄腻，脉弦数。

2）气血瘀滞证：发病急骤，腰腹胀痛或绞痛，疼痛向外阴部放射，尿频，尿急，尿黄或赤；舌暗红或有瘀斑，脉弦或弦数。

3）肾气不足证：结石日久，留滞不去，腰部胀痛，时发时止，遇劳加重，疲乏无力，尿少或频数不爽；或面部轻度浮肿；舌淡、苔薄，脉细无力。

4）肾阴亏虚证：腰腹隐痛，便干尿少；头晕目眩，耳鸣，心烦咽燥，腰膝酸软；舌红、苔少，脉细数。

三、辨证施护

（一）辨证要点

1）辨虚实：尿石症的病位在肾、膀胱和溺窍，根据临床表现和病程长短有虚实之分。若见腰腹胀痛或绞痛、尿频、尿急、尿痛、小便混赤，或为血尿，舌暗红、苔黄，脉数或弦，多为湿热蕴结、气滞血瘀，发病急骤，可辨为实证。若结石日久，留滞不去，伴见腰腹隐痛、疲乏无力、面色浮肿或头晕目眩，耳鸣，心烦咽燥，便干尿少，舌淡苔薄、脉细，多为体虚劳倦、肾气不足，病程较长，可辨为虚证。引起尿石症的各种原因，亦可互相关联，彼此兼夹。如湿热久恋，灼伤肾阴；肾虚日久，气化失权而兼气滞血瘀等，可表现为虚实夹杂之证。

2）辨标本：本病以肾虚为本，湿热、气滞血瘀为标，主要根据病程长短、兼症及病情轻重进行辨证。若见口干欲饮、舌红、苔黄腻、脉弦数，多为湿热；若见腰腹绞痛、尿频、尿急、舌暗红或有瘀斑，多为气滞血瘀；若腰部胀痛遇劳加重、疲乏无力、伴见舌淡苔薄、脉细无力，多为气虚；若为久病，以腰膝酸软、心烦咽燥、头晕耳鸣、舌红少苔、脉细数为主要表现，多为阴虚。

（二）主要护理问题

1）腰腹疼痛：与下焦湿热、结石阻滞有关。

2）尿频、尿急、尿痛：与湿热蕴结、膀胱气化不利有关。

3）焦虑：与对疾病认识不足、急性疼痛等有关。

4）潜在并发症：尿路感染。

（三）护理措施

1. 病情观察

1）密切观察患者疼痛的部位、程度、性质并做好记录。

2）观察伴随症状，如小便色、质、量的变化，血尿的特点，有无活动后血尿，排尿时有无疼痛，是否通畅、有无中断等。

3）观察患者生命体征的变化，并观察患者的神志、食欲、有无恶心呕吐情况；定期监测患者血常规、尿常规、肾功能及各项生化指标。

4）了解影像学检查结果，如腹部平片、B 超、CT 等；观察结石排出情况。

5）手术治疗患者需了解患者手术与麻醉方式，术后注意观察患者生命体征、神志、伤口情况，并注意观察患者肾造瘘管和导尿管是否通畅，引流液的颜色、性状和量等。若患者术后短时间内肾造瘘管内引出大量鲜红色血性液体，须警惕出血，应立即嘱患者卧床休息，再次夹闭造瘘管，遵医嘱予止血、抗感染处理。

6）观察是否并发尿路感染，如患者体温升高，尿频、尿急、尿痛，伴见血常规、尿常规白细胞数升高等表现，应及时配合医生做好处理。

2. 生活起居护理

1）保持室内安静、空气新鲜。湿热蕴结者，病室宜干燥、凉爽；肾气不足、肾阴亏虚者病室宜温暖向阳。

2）居住环境宜简单、整洁。

3）急性发作期应卧床休息，经常变换卧位；肾实质切开取石者应卧床休息 2 周；体外冲击波碎石后应采取有效体位，促进排石：肾下盏结石宜取头低位、左肾结石宜取右侧卧位、右肾结石宜取左侧卧位；膀胱镜碎石后适当变换体位。放置双 J 管患者，拔除导尿管后定时排空膀胱，避免突然下蹲及剧烈运动。

4）保持外阴部清洁，穿棉质内裤，每日用温开水或生理盐水清洗会阴部，及时治疗尿路感染。

3. 饮食调护

1）以清淡、富于营养、易消化为原则。忌辛辣肥甘、助火生湿之物，宜少食菠菜、土豆、动物内脏、草莓、蛋类等含钙磷较高的食物，有条件可做结石成分分析，针对结石性质给予相宜饮食。含钙结石者应合理摄入钙量；草酸盐结石者应限制浓茶、菠菜、巧克力、草莓、芦笋和各种坚果；尿酸结石者不宜食用含嘌呤高的食物，如动物内脏，限制各种肉类和鱼虾等高蛋白的食物；胱氨酸结石者，限制富含蛋氨酸的食物，包括蛋、奶、花生等。

2）多饮水，每日饮水量宜 2500～3000 mL，分多次进行。

3）辨证施食：湿热蕴结者饮食选清热利湿的食物，如芹菜、黄花菜、慈菇、茭白、冬瓜等，并可选用莲藕、荸荠、菱角、雪梨、西瓜等水果，忌辛辣刺激、温补之物，食疗方如杏梨石韦饮或玉米须煎水代茶饮。气滞血瘀者饮食宜清淡，宜食疏肝理气活血之品，如白萝卜、柑橘、大蒜、桃仁、油菜、黑豆等，忌食生冷、油腻、胀气之物，如冷冻饮料、奶油、甘薯等，食疗方如黑豆红花饮、赤小豆内金粥等。肾虚者饮食宜清补，宜食温肾益精之品，如莲子、山药、桂圆、大枣等，忌食生冷之物，食疗方如桂圆莲子粥、海参炖乌鸡等。

4. 运动康复护理

1）疼痛发作时应卧床休息，指导患者做深呼吸、放松以减轻疼痛。

2）留置双 J 管的患者，避免体力活动强度过大，不宜进行剧烈腰部运动和下蹲运动。

3）结石最大直径（均由其最长轴决定）≤1.0 cm 的上尿路结石，在病情允许的情况下，适当做一些跳跃运动，有助于结石的排出。如中医导引排石操，该套排石操分为 5 节：第 1 节踮震涌泉；第 2 节为拍摩肾俞；第 3 节为单提重震；第 4 节为定位按揉；第 5 节为跳跃运动。每节往复 16 次，每次 4 拍，宜在有排尿感觉时憋尿做。

5. 情志护理

1）患者因为肾绞痛的剧烈疼痛会出现恐惧、焦虑等不良情绪，同时疼痛的感知是综合性因素作用的结果，患者的心理状态与疼痛会相互作用，增加患者的不适感。医务人员及家属应了解患者心理状态，引导患者理性正视疾病本身带来的躯体问题，以及因此产生的不良情绪问题，保持情绪平和。

2）采用五音疗法，根据相应、相生、相胜的原则，选择宫调音和羽调音联合应用，宫调式的音乐具有土性中和、宽厚的特点，入脾经，有助于调和脾胃、平和气血；羽调式的音乐具有水性奔放、哀怨的特点，入肾经，能够助养肾气，促进人体气机的下降。

3）根据患者的文化程度和接受能力通过图片视频，用通俗易懂的语言讲解尿石症的发病因素和主要治疗方式，解除患者思想顾虑。

6. 用药护理

1）遵医嘱用药，观察用药疗效及不良反应。肾绞痛的治疗以解痉止痛为主，常用止痛药物包括非甾体镇痛抗炎药物及阿片类镇痛药物；解痉药包括 M 型胆碱受体阻断剂、钙离子通道阻滞剂等。糖皮质激素和非甾体镇痛抗炎药物合用时，消化道出血和溃疡的发生风险会增高，应避免合用并加强观察；使用阿片类镇痛药物时，应注意观察胃肠道反应并注意药物的成瘾性。

2）结石＜0.6 cm、表面光滑、结石以下尿路无梗阻的患者，采用药物排石治疗时需保持 24 h 尿量 2500 mL 以上。

3）中西药服用时间间隔 30 min 以上。注意部分中药的特殊用法，如大黄宜后下，车前子、滑石、海金沙宜包煎，孕妇忌用瞿麦。若患者服药后出现头晕、心慌、乏力、汗出甚至神昏等症状时，立即汇报医生并配合抢救。

4）辨证施药：根据中医辨证的不同，实证者中医汤剂宜温服或凉服；虚证者中药汤剂宜久煎，饭前温服。注意观察服药后的排石情况，并做好记录。

7. 中医护理技术

（1）腕踝针

腰腹疼痛：①穴位：病症所在区域同一侧的下 2 点、下 5 点，必要时可加下 1 点及下 6 点。②方法：患者仰卧位，足处于外展位，取下 1、下 2 点；患者侧卧位，踝部外侧面朝上，取下 5、下 6 点。严密观察患者疼痛缓解的情况，注意观察有无出血、晕针、折针等情况，起效后留针 30 min，最长不超过 24 h。腕踝针见图 2-11-1。

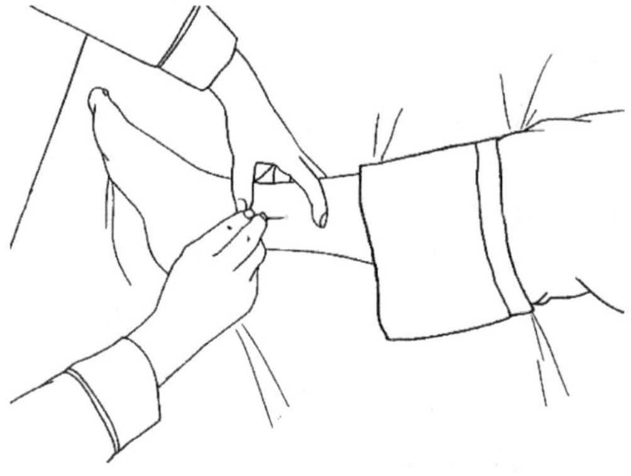

图 2-11-1　尿石症腰痛的腕踝针疗法

（2）艾灸

尿频、尿急、尿痛：①穴位：气海、关元、中极、三阴交、阴陵泉等穴。②方法：艾盒灸，评估无温度觉异常及禁忌后采用下肢单孔艾灸盒，暴露施灸部位，将点燃的艾条端距离患者皮肤约 3～4 cm，系好松紧带，1 次/d，每次 15～25 min（长期卧床、年老体弱、皮肤角质层薄弱者时间为 15 min）。

（3）穴位按摩

尿频、尿急、尿痛：①穴位：水道、中极、关元等穴。②方法：患者采取放松舒服姿势，暴露下肢皮肤，冬季注意保暖。采用点、按、揉等指法，进行柔和、平稳的按摩，至穴位有热麻酸胀感为止，每次每穴 1 min，3 次/d 左右。

四、健康教育

1）增强体质，提高机体防御能力，改变忍尿不解、嗜酒肥甘等不良生活习惯。

2）调节饮食，每天饮水量 2500～3000 mL；合理摄入蛋白质饮食，避免进食过多钙质，有助于上尿路结石的预防；饮食有节，戒除烟酒，宜清淡富营养、易消化，忌辛辣肥甘助火生湿之物，防止湿热酿生。

3）注意个人卫生，尤其是孕期和月经期，更要注意外阴部清洁；及时治疗尿路感染，解除尿路梗阻。

4）自我管理指导：部分患者手术后须带双 J 管出院，若出现排尿疼痛、尿频、血尿，多为双 J 管膀胱端刺激所致，一般通过多饮水、减少活动和对症处理均能缓解，术后 4 周返院复查并拔除双 J 管；若出现无法缓解的膀胱刺激征、尿中有血块、发热等症状，应及时就诊。

5）劳逸结合，注重保护肾气，节制房事；定期进行 B 超或 X 线检查，观察有无残余结石或结石复发，若出现腰痛、血尿等症状，及时就诊。

6）特殊预防：伴甲状旁腺功能亢进者，必须治疗原发疾病；长期卧床者需适度活动，防止骨脱钙，减少尿钙排出。

7）积极参加有益的文娱活动，切忌忧思恼怒，保持平和心境，提高健康管理能力。

五、中医临床护理进展

（一）中医理论创新

中医理论认为泌尿系结石的生成以脾肾阳虚为本，“阳化气”不足是结石生成之本源，“阴成形”太过是结石凝结之标因，“阳化气”不足导致精血津液无法正常生成及运行；痰浊、水饮、瘀血等病理产物为标，精血精微生成异常化生痰浊，运行不畅化生水饮瘀血，造成“阴成形”太过的局面。对于泌尿系结石，现代医家多采用手术及中药治疗，虽然治疗效果明确，但容易复发是困扰众多医家的难题。治疗上当扶阳化气为主，同时兼顾化痰活血通淋之法，以期提高临床疗效的同时，避免泌尿系结石的反复发作。

（二）中医治疗方法创新

（1）专利中药组合创新

研究者通过在“国家知识产权局”网站中检索关于泌尿系结石的内服中药复方专利，进行药物关联组合及关联规则分析，并提取核心药物组合和潜在的新方组合，其中常用药物组合为“鸡内金，金钱草”“海金沙，金钱草”“鸡内金，海金沙”“石韦，金钱草”；挖掘得到核心药物组合 23 个以及潜在新方组合 8 个。新方组合 1 包括茜草、石斛、火炭母、覆盆子；新方组合 2 包括皂角刺、莪术、三棱、胡桃仁；新方组合 3 包括木通、萹蓄、栀子、海金沙、金钱草、鸡内金、滑石；新方组合 4 包括白茅根、猫须草、地肤子、玉米须、仙茅。新方组合 5 包括金银花、丹参、半边莲、猪苓、延胡索；新方组合 6 包括肉桂、鹿角霜、干姜、附子、狗脊；新方组合 7 包括香附、川楝子、柴胡、白芍、当归；新方组合 8 包括小蓟、路路通、空心莲子草、倒提壶。挖掘得到的新方组合可为防治和延缓石淋病变的发生发展提供参考。

（2）联合治疗创新

有学者采用通淋排石方联合针刺三阴交治疗泌尿系结石性肾绞痛疗效显著。通淋排石方处方为：金钱草、白芍、威灵仙各 40 g，丹参、薏苡仁各 30 g，鸡内金、焦山楂、神曲、茯苓、车前子（包煎）、石韦、海金沙（包煎）各 20 g，郁金、三棱、莪术、乌药、甘草各 10 g。水煎服，1 剂/d，每次 20 mL，3 次/d。针刺三阴交方法：取仰卧位，选取双侧三阴交，常规消毒后，采用一次性无菌毫针（0.3 mm×25 mm）直刺进针，采用平补平泻手法，快速提插捻转，行针 1～2 min，得气后留针 25 min，期间每 5 min 行针 1 次，1 次/d。

导入案例分析

1. 该患者目前所患何病？辨证属何证？

答：尿石症（气滞血瘀证）。

2. 针对该患者左腰腹部阵发性绞痛，临床应如何辨证施护？请用思维导图的形式呈现。

答：详见思维导图。

复习思考题

尿石症患者如何进行运动指导？

（谢　莉　胡　芬）

第十二节　肛　　瘘

导入案例

孙某，男，35 岁，公司职员，因“肛旁肿痛不适伴流脓水 2 年，加重一周”就诊。患者于 2 年前无明显诱因始发肛旁肿痛不适，平素大便规律，日行一次，质软成形，量中等，无便后出血，无腹痛腹胀，无黏液脓血便等症。近一周上述症状加重，为求进一步诊治，遂来院就诊。刻下症：肛旁肿痛不适伴流脓水。饮食睡眠可，小便正常。

体格检查：神清，痛苦面容，体温36.3 ℃，脉搏70次/min，呼吸18次/min，血压112/75 mmHg，应用视觉模拟评分法（VAS）评估疼痛，评分为4分。专科检查：膝胸卧位：5点位距肛缘3 cm处见一溃口；指诊：自溃口可触及条索状硬结通向肛内，直肠距肛缘5 cm内未及肿块，指套退出无染血；镜检：5点隐窝深大凹陷，余未见明显异常。舌质红、苔黄腻，脉弦。

请思考：

1. 该患者目前所患何病？辨证属何证？

2. 针对该患者肛旁肿痛不适伴流脓水，临床应如何辨证施护？请用思维导图的形式呈现。

肛漏是指直肠或肛管与肛门周围皮肤相通所形成的异常通道，也称为肛管直肠瘘，简称肛瘘。古代文献又称痔漏、漏疮、穿肠漏等。一般由原发性内口、瘘管和继发性外口三部分组成，也有仅具内口或外口者。内口为原发性，绝大多数在肛管齿线处的肛窦内；外口是继发的，在肛门周围皮肤上，常不止一个。肛瘘多是肛痈的后遗症。临床上分为特异性或非特异性两类。其临床特点是以局部反复流脓、疼痛、瘙痒为主要症状，并可触及或探及瘘管通向肛门或直肠。发病率在肛门直肠疾病中位居第四，在我国占肛肠病发病患者数的0.2%，发病高峰年龄在25～64岁，婴幼儿发病亦不少见。

本病相当于西医学的肛瘘。

一、病因病机

肛痈溃后，余毒未尽，留连肉腠，疮口不合，日久成瘘；或因肺脾两虚，气血不足，以及虚劳久嗽，肺肾阴虚，湿热乘虚流注肛门，久则穿肠透穴为瘘。

1）湿热蕴阻：肛痈溃后，湿热未清，蕴结不散，留连肉腠而为瘘患。

2）正虚邪恋：病久正虚，不能托毒外出，湿热留恋，久不收口，形成瘘患。

3）阴液亏虚：肺、脾、肾三阴亏虚，邪乘下位，郁久肉腐化脓，溃破成瘘。

二、常见证候

1）湿热下注证：肛周经常流脓液，脓质稠厚，肛门胀痛，局部灼热，肛周有溃口，按之有索状物通向肛内，舌红、苔黄腻，脉弦或滑。

2）正虚邪恋证：肛周流脓液，质地稀薄，肛门隐隐作痛，外口皮色暗淡，瘘口时溃时愈，肛周有溃口，按之质较硬，或有脓液从溃口流出，且多有索状物通向肛内，伴神疲乏力，舌淡、苔薄，脉濡。

3）阴液亏损证：肛周溃口，外口凹陷，瘘管潜行，局部常无硬索状物可扪及，脓出稀薄，可伴有潮热盗汗，心烦口干，舌红、少苔，脉细数。

三、辨证施护

（一）辨证要点

辨虚实：主要根据脓液性质和病情轻重辨证。若脓液稠厚，肛门胀痛，局部灼热，舌红、苔黄腻，脉弦滑，多为湿热下注之证，辨为实证；若脓液稀薄，肛门隐痛，病程反复，舌淡、苔薄，脉濡，多为正虚邪恋之证，辨为虚证；若疮口凹进，脓液清稀，潮热盗汗，舌红、少苔，脉细数，多为阴液亏虚之证，辨为虚证。

（二）主要护理问题

1）肛周破溃流脓：与邪热日久不解、热盛肉腐即成脓有关。

2）疼痛：与肉腐成脓有关。

3）肛周瘙痒：与脓液不断刺激肛门周围皮肤有关。

4）排尿困难：与湿热或气虚阻碍气化运行、水道不利有关。

（三）护理措施

1. 病情观察

1）密切观察脓液的颜色、性质、量，保持肛周皮肤的清洁、干燥。

2）观察肛周疼痛的部位、性质、程度、持续时间，做好疼痛评分，应用视觉模拟评分法（VAS）评分，记录疼痛具体分值。

3）观察患者肛周皮肤瘙痒情况，嘱其便后清洗肛门及周围，保持局部清洁、干燥，忌抓挠。

4）观察舌象、脉象、脓液等情况，为辨证提供依据。

2. 生活起居护理

1）顺应四时，遵循“春夏养阳，秋冬养阴”的基本原则。起居有常，春夏季应夜卧早起，以生阳气；秋季应早卧早起；冬季应早卧晚起，以养阴气。

2）保持室内空气流通，病室整洁。湿热下注证、阴液亏虚证者，病室光线可稍暗，温度可控制在 16～20 ℃。

3）保持患者大便通畅。指导患者养成每日定时排便的习惯，每次排便时间不宜超过 10 min。可顺时针按摩腹部。保持肛周皮肤清洁、干燥。

3. 饮食调护

1）饮食以清热利湿、扶正祛邪、养阴生津为原则。宜食清淡、富含维生素之品，忌食生冷、辛辣、肥甘厚腻之品，戒烟禁酒。

2）辨证施食：湿热下注证者，宜食清热利湿之品，如薏苡仁、冬瓜等，食疗方如粟米粥等；正虚邪恋证者，宜食扶正祛邪之品，如大枣、西洋参等，食疗方如大枣滋补粥等；阴液亏虚证者，宜食养阴生津之品，如百合、银耳、梨等，食疗方如百合银耳羹等。

4. 运动康复护理

1）劳逸适度，患者可根据自身情况选择适宜的运动，以不感疲劳为度，忌久坐、久立或久蹲，坐位时最好选用“O”形软坐垫。

2）术区结扎线完全脱落后，指导患者进行提肛运动。具体方法为：深吸气时，收缩并提肛门；呼气时，将肛门缓慢放松，一收一放为 1 次，每日晨起及睡前各做 20～30 次。

5. 用药护理

1）遵医嘱用药，观察用药疗效及不良反应。

2）中药汤剂宜饭后 30 min 服用，服用中、西药应间隔至少 30 min。注意部分中药的特殊用法。

3）中药熏洗时，防止发生烫伤，水温以 60～70 ℃为宜，每次熏洗 15～20 min，每日不超过 2 次，防止过度熏洗而引起伤口水肿。

6. 情志护理

1）多与患者沟通，对患者进行劝慰、开导，宣传疾病知识，分析病因病机，解除其思想顾虑，提高其信心，促进康复。

2）疼痛不适时，可通过琴棋书画等方式转移患者注意力，根据患者证型，依据五音疗法选择对应乐曲。

3）鼓励家属多陪伴、支持和帮助患者，给予患者心理支持。

7. 中医护理技术

（1）耳穴贴压

疼痛：①耳穴：神门、肛门、直肠、皮质下等穴。②方法：每穴每次按压 20～30 s，每日按压 3～4 次，以患者耐受为度，每 3～4 d 1 次，两耳交替贴压耳穴。

（2）中药熏洗

1）肛周破溃流脓：①药物：痔瘘洗剂。②方法：熏洗药液温度以 60～70 ℃为宜，熏洗 15～20 min，防止发生烫伤。先熏后洗，其中熏蒸和坐浴各 5～10 min 为宜，坐浴水温不宜过高以可耐受为宜。

2）肛周潮湿瘙痒：①主要药物：黄柏、苦参、花椒、冰片、樟脑、玄明粉等，制成水剂。②方法：同肛周破溃流脓的中药熏洗方法。

3）疼痛：①主要药物：痔瘘洗剂。②方法：同肛周破溃流脓的中药熏洗方法。

（3）腕踝针

排尿困难：①部位：双侧踝部下 1 区、下 6 区。②方法：患者取舒适卧位，常规消毒相关部位皮肤，选用 0.3 mm×25 mm 毫针，左手拇指、示指绷紧皮肤，右手拇指、示指和中指持针柄，使针尖与皮肤成 30°，刺入皮下，一般朝向症状端针刺。尽可能在皮下表浅处进针，且不引起患者产生酸、麻、胀、痛等感觉，不刺伤血管。用一次性无菌敷贴固定针柄，留针 30 min，也可根据病情适当延长留针时间至 1～2 h 或更长，但最长不应超过 24 h。迅速拔针，用棉球压住针刺部位，一般很少出血。

（4）中药热奄包

排尿困难：①穴位：气海、关元、中极、水道穴。②方法：将热奄包放至恒温箱内加热，温度一般在 50～70 ℃，暴露患者下腹部，垫好毛巾，以防发生烫伤，每日 1～2 次，每次 20～30 min。

四、健康教育

1）保持肛门清洁，养成良好的卫生习惯。

2）发现肛痈，宜早期治疗。可以防止后遗肛瘘。

3）肛瘘患者应及早治疗，避免外口堵塞而引起脓液积聚，排泄不畅，引发新的支管。

五、中医临床护理进展

（一）中医治疗方法创新

有研究者将肛瘘切除术后的患者纳为研究对象，将其分为对照组和治疗组。对照组给予常规治疗，治疗组在对照组基础上加中药汤剂红萸饮口服，连续服用 10 d。红萸饮处方：大血藤 15 g，败酱草 30 g，白头翁 15 g，生黄芪 30 g，太子参 15 g，山茱萸 15 g。统一代煎，温服 1 袋/次，2 次/d。红萸饮方中红藤为君药，性温平，归肝、胃、心包、大肠诸经，具有清热解毒、理气活血、消肿散结、止痛、通经等作用。该研究表明红萸饮可以改善术后创面早期的炎症反应，缓解肛瘘术后创面渗液多及疼痛等问题。新生血管增多后血液循环被改善，能够避免炎症反应中产生的一些代谢产物在创面局部的堆积，从而改善创面水肿、渗液多和疼痛的问题，纵观整个过程，红萸饮动态参与了创面愈合的整个过程，多环节、多靶点地发挥了作用，这正是中药口服促进创面愈合的优势。有研究者采用祛腐生肌液熏洗联合红光照射治疗肛瘘术后患者，中药熏洗联合红光照射组创面愈合率高、并发症发生率低，血清学炎症因子如前列腺素、白细胞介素、P 物质等降低更加显著，在促进愈合上发挥了协同作用，疗效更好。

（二）中医技术创新

有研究将电针和穴位埋线两种治疗方法相结合，对肛瘘术后疼痛的镇痛效果进行评价。研究结果表明，电针治疗具有直接、迅速的优点，但作用时间短、疗效不持久；穴位埋线治疗起效慢，疗效温和，可实现长效止痛。因此，针埋联合治疗对于肛瘘术后疼痛的镇痛效果更加确切显著，对肛瘘术后恢复起到了全程镇痛的作用。

有研究者通过随机对照试验评估了电针八髎穴结合阴部神经阻滞在肛瘘手术中的应用效果，结果显示这种方法能显著降低术后疼痛并缩短恢复时间，同时减少并发症。研究证实了该技术的安全性和有效性，建议进一步研究其在其他手术中的应用。

导入案例分析

1. 该患者目前所患何病？辨证属何证？

答：肛瘘（湿热下注证）。

2. 针对该患者肛旁肿痛不适伴流脓水，临床应如何辨证施护？请用思维导图的形式呈现。

答：详见思维导图。

复习思考题

肛瘘患者如何进行辨证施食？

（杨艾影）

第十三节　肛　　痈

导入案例

胡某，男，30岁，公司职员，因“反复肛旁肿痛7 d，再发加重2 d”入院。患者7 d前无明显诱因出现肛旁肿痛不适，伴发热。平素大便规律，日行一次，质软成形，量中等。2 d前饮酒后疼痛加剧，活动受限，坐卧不安，为求进一步诊治遂来医院。刻下症：肛旁肿痛不适，饮食睡眠尚可，二便正常。

体格检查：神清，痛苦面容，体温37.7 ℃，脉搏88次/min，呼吸18次/min，血压125/82 mmHg，应用视觉模拟评分法（VAS）评估疼痛，评分为6分；专科检查：膝胸位：7点距肛缘约1 cm处见一大小约3 cm×2 cm的红色肿块；指诊：肿块触痛明显，皮温升高，同位齿线处直肠黏膜肿胀，指套退出无血染，舌质红、苔黄，脉弦滑。

请思考：

1. 该患者目前所患何病？辨证属何证？
2. 针对该患者反复肛旁肿痛，临床应如何辨证施护？请用思维导图的形式呈现。

肛痈是指肛管直肠周围间隙发生急、慢性感染而形成的脓肿。在古代医学文献中，因发病部位的不同而有不同的称谓，如脏毒、悬痈、坐马痈、跨马痈等。

其临床特点是多发病急骤，疼痛强烈，伴寒战高热，破溃后大多形成肛漏。本病可发生于任何年龄，但以20～40岁的青壮年居多，婴幼儿也时有发生，男性多于女性。

本病相当于西医学的肛门直肠周围脓肿，简称肛周脓肿。由于其发生的部位不同而有不同的名称，如肛门旁皮下脓肿、骨盆直肠间隙脓肿，直肠后间隙脓肿等。

一、病因病机

1）火毒蕴结：感受火热邪毒，随血下行，蕴结于肛门，经络阻隔，瘀血凝滞，热盛肉腐而成脓。

2）湿热壅滞：过食醇酒厚味及辛辣肥甘之品，损伤脾胃，酿生湿热，湿热下注大肠，阻滞经络，气血壅滞肛门而成肛痈。

3）阴虚毒恋：素体阴虚，肺、脾、肾亏虚，湿热瘀毒乘虚下注魄门而成肛痈。西医学认为，本病多系肛隐窝感染后，炎症沿肛门腺导管延至肛门腺体，继而向肛门直肠周围间隙组织蔓延所致。其致病菌多为大肠埃希菌，其次为金黄色葡萄球菌，偶有厌氧细菌和结核杆菌。

二、常见证候

1）热毒蕴结证：肛门周围突然肿痛，持续加剧，肛周红肿，触痛明显，质硬，皮肤焮热；伴有恶寒、发热、便秘、溲赤；舌红、苔薄黄，脉数。

2）火毒炽盛证：肛周肿痛剧烈，持续数日，痛如鸡啄，难以入寐；肛周红肿，按之有波动感或穿刺有脓；伴恶寒发热，口干便秘，小便困难；舌红、苔黄，脉弦滑。

3）阴虚毒恋证：肛周肿痛，皮色暗红，成脓时间长，溃后脓出稀薄，疮口难敛；伴午后潮热，心烦口干，盗汗，舌红、少苔，脉细数。

三、辨证施护

（一）辨证要点

辨虚实：主要根据脓液性质及病情轻重辨证。若脓液稠厚，肛门胀痛，局部灼热，舌红、苔黄腻，脉弦滑，多为热毒蕴结证，辨为实证；若脓液黄稠，肛门剧痛，恶寒发热，舌红、苔黄，脉弦滑，多为火毒炽盛证，辨为实证；若脓液稀薄，潮热盗汗，舌红，少津，脉细，多为阴虚毒恋证，辨为虚证。

（二）主要护理问题

1）肛门肿痛：与肉腐成脓有关。

2）发热：与热毒内壅、气血瘀滞有关。

3）便秘：与肛周肿痛剧烈、恶寒发热，导致大便秘结惧怕排便有关。

4）排尿困难：与肛周肿痛剧烈、恶寒发热，导致小便黄赤、排尿疼痛有关。

（三）护理措施

1. 病情观察

1）观察皮肤红、肿、热、痛的程度及范围，做好疼痛评分，应用视觉模拟评分法（VAS）评估疼痛，记录具体疼痛分值。

2）观察患者体温、汗出情况。

3）观察患者排便情况。

2. 生活起居护理

1）保持肛周皮肤清洁、干燥，勤换内裤，脓肿部位不宜挤压、碰撞。

2）保持大便通畅。指导患者养成每日定时排便的习惯，每次排便时间不宜超过 10 min。

3）按顺时针方向按摩腹部，促进肠蠕动。燥热内结者，可用生理盐水灌肠或将开塞露纳入肛门，帮助排便。

3. 饮食调护

1）饮食宜清淡、少渣，忌食辛辣刺激性食物，忌酒。

2）辨证施食：热毒蕴结证者，可多食清热泻火解毒之品，如薏苡仁、丝瓜、莲子心等，食疗方如凉拌鲜蒲公英等；火毒炽盛证者，多食清热利湿解毒之品，如苦瓜、冬瓜、丝瓜等，食疗方如冬瓜薏苡仁汤等；阴虚毒恋证者，宜食滋阴降火之品，如生梨、百合、黄瓜等，食疗方如绿豆粥等。

4. 运动康复护理

劳逸结合，加强体育锻炼。多做提肛运动。方法如下：深吸气时，收缩并提肛门；呼气时，缓慢放松肛门，一收一放为 1 次，每日晨起及睡前各做 20～30 次。

5. 情志护理

1）医护人员与患者多沟通，解除其思想顾虑，增强其信心，促进康复。

2）疼痛不适时，可通过琴棋书画等方式转移患者注意力，或根据患者证型依据五音疗法选择对应乐曲。

3）鼓励家属多陪伴、支持和帮助患者，给予其心理支持。

6. 用药护理

1）遵医嘱用药，观察用药疗效及不良反应。

2）中药汤剂宜饭后 30 min 服用，服用中西药应间隔至少 30 min。注意部分中药的特殊用法。

3）用清热解毒、消肿止痛、除湿止痒类中药熏洗时，水温应控制在 60～70 ℃，每次熏洗时间 15～20 min 左右，每日不超过 2 次，防止过度熏洗而引起伤口水肿，防止发生烫伤。

7. 中医护理技术

（1）耳穴贴压

1）肛门肿痛：①耳穴：肛门、神门、直肠、皮质下等穴。②方法：每穴每次按压 20～30 s，每日按压 3～4 次，以患者耐受为度，每 3～4 d 1 次，两耳交替贴压耳穴。

2）便秘：①耳穴：大肠、便秘点、脾、直肠、三焦、皮质下。②方法：每穴每次按压 20～30 s，每日按压 3～4 次，以患者耐受为度，每 3～4 d 1 次，两耳交替贴压耳穴。

（2）中药熏洗

肛门肿痛：①主要药物：黄柏、苦参、花椒、冰片、樟脑、玄明粉等，制成水剂。②方法：熏洗药液温度以 60～70 ℃为宜，熏洗 15～20 min，防止发生烫伤。先熏后洗，其中熏蒸和坐浴各 5～10 min 为宜，坐浴水温不宜过高，以可耐受为宜。

（3）耳尖放血

发热：①穴位：双侧耳尖穴。②方法：患者取坐位，暴露双侧耳朵，予 75%乙醇棉签消毒后，用大拇指和示指指腹按摩患者耳郭，至耳郭充血发热为度。再将患者耳朵折耳向前并固定耳尖放血部位，再次予 75%乙醇棉签消毒并待干后，用 6 号一次性无菌针头对准耳尖穴点刺，深度约 1～2 mm。操作者一手从患者耳根部向耳尖部按摩，一手用无菌干棉球擦拭血液。放血量在 10～20 滴，每滴直径约 5 mm，每日 1 次。

（4）穴位贴敷

便秘：①穴位：神阙。②主要药物：大黄、芒硝、蜂蜜。③方法：用活血止痛膏将药丸贴敷于神阙穴，每次贴敷 4～6 h，每日 1 次。

（5）中药热奄包

排尿困难：①穴位：气海、关元、中极、水道。②方法：将热奄包放至恒温箱内加热，温度一般在 50～70 ℃，暴露患者下腹部，垫好毛巾，以防发生烫伤，每日 1～2 次，每次 20～30 min。

四、健康教育

1）保持大便通畅，注意肛门清洁。
2）积极预防肛门病变，如肛隐窝炎、肛腺炎、肛乳头炎、直肠炎、痔等。
3）患病后应及早治疗，防止炎症范围扩大。

五、中医临床护理进展

（一）肛痈学术思想创新

历代医家对肛痈的治疗积累了丰富的经验，《外科证治全书·痈疽证治统论》云："初起者，审其症而消之，成脓者，因其势而逐之；毒尽者，益其所不足而敛之，此治痈之大旨也。"于是乎，未出脓前，痈则宣其阳毒之滞，疽则解其阴寒之凝；已出脓后，痈则毒滞未尽宜托，疽有寒凝未解宜温。目前"消、托、补"被认为是外科疮疡疾病的诊治总则。国医大师陈民藩认为肛门的缺损、移位、畸形，则更容易导致肛门失禁、组织外翻及术后漏液、漏气的发生，因此维护和重塑肛门形态是肛肠手术的重点，提出了"存体寡损"的治疗原则。"存体寡损"强调对肛门形态的保护以及通过精细的手术减少创伤，内保功能，外保形态，则形神兼备，形有所存，神有所居。"存体"一为维护，二为重塑，"寡损"一为少损伤，二为重修复。陈老在论治阳证肛痈时，在前人"消、托、补"三大治法的基础上，结合福建当地特色内治、外治联合运用，初期则以湿热论治，陈老在二妙散基础上研制黄术合剂、清毒饮、清肛饮、清草饮等效验方，以达内消作用，在阳证肛痈初起之时发挥重要作用。内外并重，同时使用金黄散、三黄散等局部外敷可以解毒散结消肿使邪热外散。成脓期术药并用，注重把握排脓时机及手术方法，根据不同情况使用补托法及透托法，当邪盛而正气未衰之时，可使用透托法，使用透散加减治疗。邪盛正衰者，用补托之法，常用四君子汤加减、托里消毒散等以扶正祛邪、托毒外出。后期邪去而正虚，气血亏虚，脏腑受累，需以扶正为主，扶正尤以补益脾土为先，选用四君子汤、补中益气汤等用以补益脾土，使气血生化有源。

（二）中医技术创新

查阅相关文献获悉，使用揿针耳穴压豆联合艾灸治疗的患者相较于仅进行局部揿针治疗的患者，其肛痈术后疼痛时间、疼痛程度均有所改善，且并发症发生率更低。

有学者将78例肛周脓肿术后患者纳为研究对象，对照组39例患者进行常规干预，如换药、饮食指导、生活指导、并发症预防等；联合组39例患者采用艾灸联合中医干预，后者包括情志干预、睡眠干预、饮食干预、便后干预等。结果显示，联合组疗效优于对照组，且联合组创面愈合时间、创面水肿消失时间均短于对照组。

导入案例分析

1. 该患者目前所患何病？辨证属何证？

答：肛痈（火毒炽盛证）。

2. 针对该患者反复肛旁肿痛，临床应如何辨证施护？请用思维导图的形式呈现。

答：详见思维导图。

复习思考题

如果肛痈患者出现了排便困难的症状，我们该如何进行护理？

（杨艾影）

第十四节 混 合 痔

导入案例

江某，女，38岁，公司职员，因“肛门肿物脱出一年”就诊。

患者一年前无明显诱因开始出现便后肛门肿物脱出，自行回纳，无肛门瘙痒；平素大便每日1～2次，质软成形，量中等，无便后出血，无黏液脓血便，无腹痛腹胀等症。1周前肛门肿物脱出伴疼痛，难以回纳，现为求进一步诊治入院。刻下症：肛门肿物脱出伴疼痛。饮食睡眠可，小便正常。

体格检查：神清，体温36.5 ℃，脉搏78次/min，呼吸17次/min，血压122/78 mmHg，应用视觉模拟评分法（VAS）评估疼痛，评分为3分。专科检查：膝胸位检查可见7点痔核脱出伴肿胀。指诊触及7点痔核触痛（+），色紫暗，直肠距肛缘5 cm内未及肿块，指套退出无染血；肛门镜检示环肛管直肠齿线上黏膜充血隆起，尤以3点、6点、9点为重。舌质红、苔黄腻，脉滑数。

请思考：

1. 该患者目前所患何病？辨证属何证？
2. 针对该患者肛门肿物脱出，临床应如何辨证施护？请用思维导图的形式呈现。

混合痔是指内、外痔静脉丛曲张，相互沟通吻合，使内痔部分和外痔部分形成整体的病症。临床表现兼具内痔与外痔的双重症状。

一、病 因 病 机

本病多因Ⅱ、Ⅲ期内痔反复脱出，或妊娠分娩，负重努挣，负压增加，致使筋脉横解，瘀结不散而成。

1）风伤肠络：风善行而数变，又多夹热，风热伤于肠络，导致血不循经而溢于脉外，所下之血色泽鲜红，下血暴急且呈喷射状。

2）湿热下注：多因饮食不节，恣食生冷、肥甘之物，伤及脾胃而滋生内湿。湿与热结，下迫大肠，导致肛门部气血纵横、经络交错而生内痔。热盛则迫血妄行，血不循经则血下溢而便血；湿热下注大肠，肠道气机不畅，经络阻滞，则肛门内有肿物脱出。

3）气滞血瘀：气为血之帅，气行则血行，气滞则血瘀。热结肠燥，气机阻滞而运行不畅，气滞则血瘀阻于肛门，故肛门内有肿物脱出，坠胀疼痛；气机不畅，统摄无力，则血不循经，导致血栓形成。

4）脾虚气陷：老人气虚，或妇人生育过多，以及小儿久泻久痢，均可导致脾胃功能失常。脾虚气陷，导致痔核脱出不得回纳。气虚则无以生化，无力摄血；气虚又致血虚，气血两虚，故下血量多、色淡。

二、常 见 证 候

1）风伤肠络证：大便带血，呈滴血或喷射状出血，血色鲜红，大便秘结或有肛门瘙痒，舌红、苔薄黄。

2）湿热下注证：便血色鲜，量较多，肛内肿物外脱，可自行回纳，肛门灼热，重坠不适，舌红、苔黄腻。

3）气滞血瘀证：肛内肿物脱出，甚或嵌顿，肛管紧缩，坠胀疼痛，甚则内有血栓形成，肛缘水肿，触痛明显，舌暗紫、苔白。

4）脾虚气陷证：肛门松弛，似有便意，内痔脱出不能自行回纳，需用手法回纳，便血色鲜或淡，伴头晕，气短，面色少华，神疲自汗，纳少，便溏，舌淡、苔薄白。

三、辨证施护

（一）辨证要点

辨虚实：主要根据便血颜色及病情轻重辨证。大便带血，呈滴血或喷射状出血，血色鲜红，大便秘结或有肛门瘙痒，舌红、苔薄黄，多为实证；肛门松弛，似有便意，内痔脱出而不能自行回纳，需用手法回纳，便血色鲜或淡，伴头晕，气短，面色少华，神疲自汗，纳少，便溏，舌淡、苔薄白，多为虚证。

（二）主要护理问题

1）便血：与热毒伤络、迫血妄行有关。

2）疼痛：与热毒内壅、气血瘀滞、不通则痛有关。

3）肿物脱出：与水饮内停、日久化热有关。

4）便秘：与久卧少动、饮食不当等有关。

5）肛周潮湿瘙痒：与湿毒内郁肌肤有关。

（三）护理措施

1. 病情观察

1）观察排便频次，便血的色、质、量及伴随症状。若患者出现面色苍白、脉搏加快、血压下降、头晕、心慌等，应及时报告医师，并协助处理。

2）密切观察患者疼痛的部位、性质、程度、持续时间，应用视觉模拟评分法（VAS）做好疼痛评分，记录疼痛具体分值。

3）观察脱出物的大小、颜色，以及脱出的痔核表面有无糜烂、分泌物或坏死。

2. 生活起居护理

1）顺应四时，遵循“春夏养阳，秋冬养阴”为四时调摄的基本原则。起居有常，春夏季应夜卧早起，以生阳气；秋季应早卧早起，冬季应早卧晚起，以养阴气。

2）保持病室整洁、空气流通。湿热下注证者，病室光线可稍暗，温度宜偏凉（可控制在16～20 ℃），定时通风换气。嘱咐患者随气候变化及时增减衣服，避免直接吹风。

3）术后24 h内不宜排便，次日后每日排便1次，保持大便通畅。指导患者养成每日定时排便的习惯，每次排便时间不宜超过10 min。按顺时针方向按摩腹部，促进肠蠕动。

4）保持肛门及会阴部清洁，指导患者每日便后及每晚用温水清洗肛门及会阴部。

5）避免刺激肛门局部皮肤，不穿紧身裤。

3. 饮食调护

1）饮食以清热凉血、清热利湿、理气活血、益气养血为原则。饮食定时定量，避免暴饮暴食，宜食清淡、富含维生素之品，忌食生冷、辛辣、肥甘厚腻之品，如辣椒、胡椒、炒花生、炒瓜子等。

2）辨证施食：风伤肠络证者，宜食清热凉血之品，如绿豆、苦瓜、芹菜、马蹄等，食疗方如凉拌苦瓜；湿热下注证者，宜食清热利湿之品，如绿豆、莲子、蒲公英等，食疗方如绿豆莲子汤、金银花茶或蒲公英煎水代茶饮；气滞血瘀证者，宜食理气活血之品，如山楂、黑木耳、桃仁、陈皮等，食疗方如陈皮山楂饮；脾虚气陷证者，宜食升举中气之品，如山药、牛肉、鸡肉、黄芪等，食疗方如人参黄芪炖鸡。

4. 运动康复护理

劳逸适度，患者可根据自身情况选择适宜的运动，以不感疲劳为度；忌久坐、久立或久蹲，坐位时最好选用“O”形软坐垫。

5. 情志护理

1）针对患者不同的心理状态，因人制宜，实施情志护理，经常与患者沟通，耐心倾听，与患者建立良好的护患关系。

2）疼痛不适时，可通过琴棋书画等方式转移患者注意力，依据五音疗法根据患者证型选择对应乐曲。

6. 用药护理

1）遵医嘱用药，观察用药疗效及不良反应。

2）中药汤剂宜饭后 30 min 服用，服用中西药应间隔至少 30 min。注意部分中药的特殊用法。

3）中药熏洗时，注意防止发生烫伤，水温以 60～70 ℃为宜，每次熏洗 15～20 min，每日不超过 2 次，防止过度熏洗而引起伤口水肿。

7. 中医护理技术

（1）中药熏洗

1）便血：①主要药物：黄柏、苦参、花椒、冰片、樟脑、玄明粉等，制成水剂。②方法：熏洗药液温度以 60～70 ℃为宜，熏洗 15～20 min，防止发生烫伤。先熏后洗，其中熏蒸和坐浴各 5～10 min 为宜，坐浴水温不宜过高，以可耐受为宜。

2）肿物脱出：①主要药物：黄柏、苦参、花椒、冰片、樟脑、玄明粉等，制成水剂。②方法：同便血的中药熏洗方法。

3）肛周潮湿瘙痒：①主要药物：黄柏、苦参、花椒、冰片、樟脑、玄明粉等，制成水剂。②方法：同便血的中药熏洗方法。

（2）耳穴贴压

1）疼痛：①耳穴：神门、肛门、直肠、皮质下等穴。②方法：每穴每次按压 20～30 s，每日按压 3～4 次，以患者耐受为度，每 3～4 日 1 次，两耳交替贴压耳穴。

2）便秘：①耳穴：大肠、脾、胃、直肠、皮质下、三焦。②方法：每穴每次按压 20～30 s，每日按压 3～4 次，以患者耐受为度，每 3～4 日 1 次，两耳交替贴压耳穴。

（3）穴位贴敷

便秘：①穴位：神阙。②主要药物：大黄、芒硝、蜂蜜，调制成丸剂。③方法：每次贴敷 4～6 h，每日 1 次。

（4）腕踝针

疼痛：①部位：双侧踝部下 1、下 6 区。②进针：患者取舒适卧位，常规消毒所取部位处皮肤，选用 0.3 mm×25 mm 毫针，用左手拇指、示指绷紧皮肤，用右手拇指、示指和中指持针柄，按针尖与皮肤成 30°刺入皮下，针刺方向一般朝向症状端。针尖刺破皮层后，尽可能在皮下表浅进针，且不引起酸、麻、胀、痛等感觉，不刺伤血管。留针：用一次性无菌敷贴、固定针柄，留针 30 min，也可根据病情适当延长留针时间至 2 h 或更长，但最长不应超过 24 h。拔针：迅速拔针，用棉球压住针刺部位。

四、健康教育

1）保持大便通畅。养成每天定时排便的习惯，蹲厕时间不宜过长。

2）避免久坐久立，勿负重远行。

3）保持肛门局部清洁卫生，防止便秘或腹泻的发生。

4）饮食宜清淡，多喝开水，多食蔬菜水果，忌食辛辣刺激性食物。

5）进行适当的活动和肛门功能锻炼。有痔核脱出时应及时复位，可用热敷、卧床休息、外涂润滑剂、提肛等方法。便血量较多时应停止排便，可用棉球填塞压迫止血，出血不止或复位困难者及时应及时到医院诊治。

五、中医临床护理进展

（一）中医治疗方法创新

有学者将 30 例混合痔患者纳为对照组，将其采用常规多模式镇痛管理方案进行镇痛治疗：①术毕给予亚甲蓝+罗哌卡因注射液行肛周切口封闭；②术后 3 h 给予酮咯酸氨丁三醇注射液 30 mg，肌注；术后 1～3 d，每日给予 1 次同剂量的酮咯酸氨丁三醇注射液，肌注；③普门（Carnation）光子治疗，每次 20 min，每日 1 次；④参考“三级阶梯止痛”原则，轻度疼痛采用解热镇痛药，中度疼痛采用盐酸曲马多片，重度疼痛采用肌注盐酸曲马多注射液或盐酸哌替啶注射液。治疗组 30 例患者采用中医药多模式镇痛管理方案，在对照组基础上加入以下中医药特色治疗：①中药熏蒸，术后第 1 天起，在大便后将中药浓缩液（药物组成：野菊花 30 g，苦参 30 g，蛇床子 30 g，千里光 30 g，黄柏 30 g，大黄 30 g，紫草 30 g，甘草 30 g 等）50 mL+康复新液 50 mL 混合倒入专用熏蒸座椅，进行雾化熏蒸及冲洗治疗，每日 2 次；②中药热奄包（药物组成：小茴香 100 g，吴茱萸 100 g，桂枝 100 g，艾叶 50 g 等），术后 6 h 给予中药热奄包加热后置于中极、关元两穴 20 min；③灸神阙穴，每次 20 min，从术后第 1 天开始，每日 1 次；④中药换药，消毒伤口后，予丁卡因凝胶麻醉肛门肛管 5 min，采用黄连消炎止痛膏及紫草油纱条置入肛管内及肛周切口处。结果显示，中医药多模式镇痛管理方案能够有效降低术后第 2～7 天活动状态时的肛门疼痛程度，减少术后阿片类药物的使用量。

（二）中医技术创新

查阅相关文献发现，将腕踝针联合商调音乐应用于混合痔术后患者时，相较于采用腕踝针治疗患者，联合疗法可减轻患者痛苦，改善术后便秘、便血、肛缘水肿等并发症，增强排尿功能。

有学者将 110 例混合痔患者纳为临床研究对象，其中对照组 55 例进行常规治疗，观察组 55 例行祛毒汤坐浴联合针灸疗法治疗，结果发现，观察组总有效率显著高于对照组，排便困难程度显著减轻，首次排便和创口愈合时间显著短于对照组。

导入案例分析

1. 该患者目前所患何病？辨证属何证？

答：混合痔（湿热下注证）。

2. 针对该患者肛门肿物脱出，临床应如何辨证施护？请用思维导图的形式呈现。

答：详见思维导图。

复习思考题

如果混合痔患者发生了尿潴留，我们该如何进行护理？

（杨艾影）

第十五节 毒蛇咬伤

导入案例

张某，女，70岁，农民，因“右手虎口处毒蛇咬伤5 h”入院。患者昨日19时左右在田间劳作时不慎被土公蛇咬伤右手虎口处，为两点状伤口，局部出血，疼痛剧烈，自行予白酒冲洗毒蛇咬伤伤口，后患者右手虎口处出现肿胀和血泡，并逐渐向上肢蔓延，疼痛剧烈，今日凌晨1点左右拨打120急救，120予以肘关节下结扎处理，并送至我院急诊科就诊。刻下：右上肢肿胀、疼痛、皮肤瘀紫、局部数个血泡。

既往体健。

体格检查：体温36.5 ℃，脉搏76次/min，呼吸19次/min，血压130/82 mmHg，身高153 cm，体重 50 kg，神清，精神可，心肺正常，右手虎口可见两点状咬痕，局部青紫肿胀，右上肢肿胀至肘关节上5 cm。舌质暗、苔黄腻，脉滑。

请思考：

1. 该患者目前所患何病？辨证属何证？
2. 针对该患者肢体肿胀、疼痛，临床应如何辨证施护？请用思维导图的形式呈现。

毒蛇咬伤是指人体被毒蛇咬伤后，其毒液由伤口进入人体内而引起的一种急性全身中毒性病证。根据蛇毒的成分将毒蛇分为神经毒（风毒）类、血循毒（火毒）类和混合毒（风火毒）类。神经毒（风毒）蛇有银环蛇、金环蛇和海蛇；血循毒（火毒）蛇有蝰蛇、尖吻蝮蛇、竹叶青蛇和烙铁头蛇；混合毒（风火毒）蛇有蝮蛇、眼镜蛇和眼镜王蛇。据统计，我国每年有10万～30万人被蛇咬伤，病死率高达5%，致残而影响生产劳动者高达25%～30%。

一、病因病机

毒蛇咬伤是由风火邪毒侵入人体而导致的急性全身中毒性疾病。中医认为毒蛇咬伤后，蛇毒从伤口侵入，侵犯肌腠经络，入于营血，内犯脏腑而发病。

1）风毒生风：风毒侵入人体，阻遏经络，生风化火，上扰清窍，侵犯脏腑；若蛇毒走窜，热毒炽盛，阻滞经络，则犯肺凌心，蒙闭清窍。

2）火毒化火：火毒壅盛，阻滞气血，郁闭阳气，生热化火，热盛肉腐，或伤津耗气，生风动血；火毒鸱张，内陷厥阴而闭，凌心则心气不足，甚至心阳虚脱，若出血不止则失血亡阳。

3）风火相煽：风火毒邪流窜经络，壅塞气血，生风化火，风火相煽，伤津耗气，入营动血，扰乱心神，甚则毒邪内陷，蒙闭清窍，导致肺气衰竭，心阳虚脱，亡阴亡阳。

二、常见证候

1）风毒证：症见局部不红、不肿、不出血，疼痛轻微，咬伤3 h后可出现麻木感觉，眼睑下垂，视物不清，重听，语言謇涩，口角流涎，呼吸急促或麻痹，甚则神志昏愦，厥脱，舌红、苔薄白，早期脉浮弦，晚期脉细数。

2）火毒证：症见伤口剧烈疼痛，出血，可有血泡及瘀斑，伤肢肿胀明显，心悸头晕，烦躁不安，鼻衄，肌衄，血尿，血便，舌质红绛、苔黄燥，脉洪数或滑数，晚期脉细数或结代。

3）风火毒证：症见局部肿胀较重，一般多有伤口剧痛，或有水泡、血泡、瘀斑或伤处溃烂；全身症状有头晕，头痛，眼花，恶寒发热，胸闷心悸，恶心呕吐，大便秘结，小便短赤或无尿，严重者烦躁抽搐，甚至神志昏愦，舌质红、苔白黄相兼，后期苔黄，脉弦数。

4）蛇毒内陷证：因毒蛇咬伤后失治误治所致，症见高热、躁狂不安、惊厥抽搐或神昏谵语。局部伤口由红肿突然变成紫暗或紫黑，肿势反而稍减，舌质红绛，脉细数。

三、辨 证 施 护

（一）辨证要点

1）辨寒热：蛇毒之风火邪毒皆为阳邪，风毒会化火，火毒易生风，阳热之邪，伤阴耗津。蛇毒侵袭人体，常常导致经络、气血、脏腑受累。风毒致经络瘀阻、气血凝滞、经脉运行受阻而发生麻痹，故伤口肿痛麻木；火毒入侵局部，灼热疼痛，焮红赤肿，故有血、水泡，热盛则肉腐，见坏死溃烂。

2）辨虚实：蛇毒侵入人体，疾病早期，正气尚存，毒邪壅盛，则局部证候表现为风毒之麻木感及火毒之肿胀、坏死溃烂，舌质多为红或红绛，舌苔薄白或黄燥，脉浮弦或滑数。蛇毒暴烈，毒盛则正必伤，若其入里内传脏腑，蛇毒内陷，生风动血，伤津耗气。风毒犯肺则肺失宣通，火毒凌心则心气不足，甚至心阳虚脱，若出血不止则失血亡阳，因此蛇伤后期常表现为虚证。

（二）主要护理问题

1）肿胀疼痛：与火毒炽盛、煎熬肌肤、气机不利、血运瘀滞有关。

2）头晕、视物模糊：与风毒上扰清窍有关。

3）潜在皮肤感染：与蛇毒浸淫、热毒壅结、热盛肉腐有关。

4）潜在多脏器功能衰竭：与毒邪内陷、蒙蔽清窍、侵犯脏腑有关。

5）便秘：与蛇毒内结、热盛伤津有关。

6）焦虑、恐惧：与发病急骤、传变迅速、担心预后等有关。

（三）护理措施

1. 病情观察

1）严密观察患者有无全身中毒反应，包括患者的意识、生命体征，如出现意识障碍、烦躁不安、血便、皮肤出血甚至厥脱等症状，立即通知医生并配合抢救，可按压或针刺人中、十宣等穴位等。风毒证患者观察有无头晕、视物模糊、眼睑下垂、重听、语言謇涩、口角流涎等风毒上扰清窍的表现。火毒证的患者观察有无心悸头晕、烦躁不安、血尿、血便、皮肤出血等表现。

2）密切观察局部伤口情况，检查伤口内是否有毒牙残留，观察伤口红肿、疼痛程度，流血、渗液情况；有无麻木等感觉障碍。

3）观察毒蛇咬伤肢体是否有水泡、血泡、瘀点瘀斑，患肢皮肤温度、颜色，测量患肢肿胀的程度、范围等。

4）并发症的观察：风毒证者注意观察患者呼吸的频率、节律，血氧饱和度等，痰液多时及时给予吸痰，出现呼吸肌麻痹时，立即给予气管插管，呼吸机辅助呼吸。火毒证者注意观察有无皮肤、伤口出血，呕血、咯血、黑便、血尿，监测凝血常规等，警惕发生弥漫性血管内凝血。观察患者有无心悸、脉搏细速、血压下降、四肢湿冷发绀等休克的表现。观察患者有无头晕、乏力、恶心、呕吐、腹痛、腹胀、水肿、少尿或无尿等急性肾功能衰竭的表现。

5）危重患者准确记录 24 h 出入量，观察二便情况：是否有黑便，腹泻或便秘，观察小便的颜色，是否有血尿、少尿、无尿等表现。

6）监测患者的血常规、尿常规、凝血功能，以及心、肝、肾、电解质等各项生化指标。

2. 生活起居护理

1）蛇毒属风毒、火毒，均为阳热之邪，病室内宜保持温度凉爽、湿度适宜、空气流通。

2）急性期卧床休息，尽量减少伤肢活动，发病 24 h 内患肢稍下垂，24 h 后适当抬高患肢，约相当于胸骨角水平或略高，有利于促进血液和淋巴回流，以及肿胀部位组织间隙的液体吸收，减轻疼痛和局部压力，促进肿胀消退和疼痛缓解。

3）恢复期可逐渐轻微活动，以不感觉疲劳为宜。毒蛇咬伤多发生在夏秋季节，夏季应"夜卧早起，无厌于日"，秋季应"早卧早起，与鸡同兴"。

4）保持口腔清洁，选用软毛牙刷，刷牙时动作轻柔，饭前饭后漱口。

5）正确处理伤口，先用生理盐水清洗，然后用 3%过氧化氢溶液消毒伤口，最后再用生理盐水反复冲洗，用 0.5%碘伏消毒伤口及周围皮肤，1 次/d，渗血渗液多时，应及时清洗。患肢如果有血泡、水泡，较小的，无需处理；较大的，可以用 0.5%碘伏消毒后，用注射器抽吸出泡液，或开小口引流，不宜剪切或撕去泡膜。清洗患侧肢体皮肤时，避免用力擦搓，以防损伤皮肤。遵医嘱应用清热解毒、消肿止痛的中药外敷患肢，但要避开毒蛇咬伤的伤口处。

3. 饮食调护

1）以清热泻火、凉血解毒、养阴生津为原则。宜选择富含营养、高维生素、高纤维素的清淡、易消化的食物，忌食辛辣、肥甘、厚腻之品以及发物。

2）辨证施食：风毒证、火毒证者可多食清热泻火、凉血解毒、利尿之品，如苦瓜、冬瓜、丝瓜、莲藕、绿豆、香蕉、西瓜等，食疗方如苦瓜山药烧豆腐、冬瓜菠菜羹等；蛇毒内陷证者可多食清热解毒、养阴生津之品，如马蹄、莲藕、黑木耳、甘蔗、桑椹等，食疗方如莲藕排骨汤、莲藕雪梨马蹄汁等。

3）在病情允许的情况下，鼓励多饮水、适量进食牛奶、果汁，如西瓜汁、荸荠汁等，促进毒素由尿液排出。

4）眼镜蛇咬伤患者少食或禁食豆类制品，以免加重疼痛。

4. 运动康复护理

1）急性期应卧床休息，尽量减少活动，患肢制动，使血液循环减慢，以减慢蛇毒在体内扩散。健侧下肢可床上进行踝泵运动，以防止形成下肢静脉血栓。

2）恢复期根据肢体肿胀的情况，患肢可进行轻度的屈曲、内旋、外展活动，随着水肿的消退，逐渐增加关节活动的范围，进行手部指间关节、足部趾间关节的活动，按摩手指、足趾末端，促进血液循环，加快水肿的消退。肿胀的肢体避免长时间下垂，上肢肿胀者避免用患侧肢体提重物，下肢肿胀者避免长时间站立、行走，以免水肿加重。

5. 用药护理

1）遵医嘱用药，观察用药疗效及不良反应。抗蛇毒血清是治疗毒蛇咬伤切实有效的抗蛇毒药，被毒蛇咬伤后越早使用抗蛇毒血清，疗效越好，恢复越快，愈后越佳，最好在毒蛇咬伤后 24 h 以内（尤以 6 h 以内为佳）使用。抗蛇毒血清是异种血清，易发生过敏或不良反应，因此在使用前应做过敏试验，皮试结果阴性者进行静脉滴注，滴速应先慢后快；阳性者进行脱敏注射，使用过程中、使用后均应密切观察过敏或血清病表现，如皮疹、畏寒、发热、恶心、呕吐、腹痛、肌痛、关节痛等，常规备用肾上腺素等抢救药物和器具，一旦发生过敏反应，立即停止使用，配合医生进行抢救。

2）毒蛇口腔及毒牙可能带有破伤风梭菌，应 24 h 内常规使用破伤风抗毒素（TAT）或马破伤风免疫球蛋白，但破伤风皮试应避开抗蛇毒血清使用过程，至少在抗蛇毒血清使用 1 h 后再开始皮试和用药，以避免过敏或不良反应重叠。

3）辨证施药：中药汤剂宜饭后 30 min 温服，中西药服用时间间隔 30 min 以上。

4）肿胀的肢体可使用清热解毒类的中草药外敷，注意观察敷药的部位有无过敏反应。

6. 情志护理

1）毒蛇咬伤患者因事件发生突然、剧痛、病情发展迅速等原因易出现紧张、恐惧等情绪，医务人员应及时安慰患者，妥善处理伤口，消除其恐惧心理。

2）耐心向患者介绍疾病相关的知识及治疗成功的案例，采用移情解惑法，消除患者的顾虑，使患者积极配合治疗。

3）根据五音调五脏的原理，可让患者聆听徵调的音乐，以调心养神。

4）可采用中医六字诀吐纳养生法，通过声音引起振动，促进全身气血经脉通畅，调和脏腑。用口呼气、用鼻吸气；呼气有意，吸气无意。呼吸重点在于呼气时间的延长，通过口腔吐字，呼出脏腑浊气后，大自然之清气会自然由鼻腔吸进，小腹无需用力而自然隆起。口腔呼气的同时吐字“嘘、呵、呼、呬、吹、嘻”，“呵”字加强。对六字诀的6个字，要求“呵”字每轮读6次，其余每个字每轮读3次，一个循环读完，继续下一个循环，持续30 min。每天练习1～2遍，可与五行音乐疗法同步进行。

7. 中医护理技术

（1）刺络放血

患肢肿胀疼痛：①穴位：八风、八邪、阿是穴（肿胀最明显的部位）等穴。②方法：用0.5%碘伏消毒刺络放血的部位，用三棱针、7号或12号注射器针头刺入皮肤2～3 mm，1次/d，被尖吻蝮蛇、蝰蛇咬伤时应慎用，以防出血不止。

（2）拔火罐

患肢肿胀疼痛：①部位：阿是穴或毒蛇咬伤伤口处。②方法：在刺血的部位或毒蛇咬伤伤口处拔火罐，留置5～10 min，负压吸出蛇毒和血液混合物约50～100 mL，起罐，检查拔罐部位的皮肤，消毒局部创面，早期1～2次/d，后根据肿胀情况，改为隔日一次。

（3）中药外敷

患肢肿胀疼痛：①部位：伤口周围及红肿处，超过肿胀处2～3 cm或超过关节，避开伤口及破溃处。②主要药物：蛇伤膏（组成：白花蛇舌草、半枝莲、徐长卿、重楼等）。③方法：用生理盐水和双氧水清洗伤口及周围，并用碘伏消毒，将蛇伤膏均匀涂抹在肿胀的肢体上，厚度为2～3 mm，避开伤口周围、针刺处及破溃处，用敷料包裹敷药部位，伤口处予开窗，时间6～8 h，1次/d。

（4）穴位按摩

头晕、视物模糊：①穴位：百会、四神聪、太阳、印堂、风池、风府、睛明、丝竹空、攒竹、鱼腰等穴。②方法：患者采取放松、舒服姿势，暴露按摩处皮肤。选用点按法进行按摩，以透热为度，每次每穴1 min，一日数次。

（5）耳穴贴压

1）头晕、视物模糊：①耳穴：耳尖、神门、皮质下、肝、脾、肾、心、内分泌、眼等穴。②方法：按压3～5次/d，对按或向耳轮方向按压，力量以耐受为度，每穴每次1～2 min，每4～5 d更换一次，两耳交替。

2）便秘：①耳穴：耳尖、神门、皮质下、脾、胃、三焦、肺、大肠、便秘点等穴。②方法：按压3～5次/d，对按或向耳轮方向按压，力量以耐受为度，每次每穴1～2 min，每4～5 d更换一次，两耳交替。

（6）穴位贴敷

便秘：①穴位：神阙。②主要药物：大黄、芒硝等。③方法：用黄酒将大黄、芒硝按照1∶1比例调制做成药丸，按照穴位贴敷操作流程把药丸敷于神阙穴，最后用弹性透气胶带妥善固定，每次贴敷6～8 h，1次/d，7 d为一个疗程。此法为泻法，疗程不宜过长。

四、健康教育

（1）向患者及家属宣传预防毒蛇咬伤的方法

1）做好环境卫生，清除杂草，填塞洞穴。废弃房屋以及洞穴、草丛、溪流边等地容易藏蛇，不要随便进入，在雨前、雨后、洪水过后应特别注意防蛇。

2）在野外旅行或工作时，应穿长裤，穿厚靴及厚帆布绑腿，不要有皮肤暴露在外面。

3）夜行时应持手电筒照明，并持竹竿在前方左右拨草“打草惊蛇”，以将蛇赶走。

4）选择宿营地应避开草丛、石缝、树丛等阴暗潮湿的地方。

（2）向患者及家属宣传毒蛇咬伤后的现场急救方法

1）将伤者带离现场：立即带伤者远离被蛇咬的地方，防止再次被蛇咬伤，若蛇咬住不放，可用棍棒或其他工具促使其松口。

2）对蛇进行识别：尽量记住蛇的基本特征，如蛇形、蛇头、蛇体和颜色等，有条件者拍摄蛇的照片。

3）解压：去除受伤部位的各种受限物品，如戒指、手镯、脚链、手表、较紧的衣袖、裤袖、鞋子等，以免因后续的肿胀导致无法取出，加重局部伤害。

4）镇定：尽量保持冷静，避免慌张、激动。

5）制动：尽量全身完全制动，尤其受伤肢体，可用夹板固定伤肢以保持制动，伤口相对低位（保持在心脏水平以下）。

6）缚扎：可用止血带或绷带，在伤口近心端上方超过一个关节处或 5～10 cm 处缚扎，每隔 15～20 min 放松 1～2 min，以免肢体因缺血而坏死。

7）禁忌：除采取有效的负压吸毒和破坏局部蛇毒的措施外，避免使用成分不明的草药或其他未经证实、不安全的急救措施。

8）尽快将伤者送至医院。

（3）生活习惯

毒蛇咬伤治疗期间避免饮酒及含酒精的饮料。坚持合理用药，注意药物的不良反应。保持局部伤口清洁，以防伤口感染。避免患肢下垂，上肢咬伤者避免提重物，下肢咬伤者避免长时间站立、行走，以防加重水肿。

五、中医临床护理进展

（一）中医治疗方法创新

有学者对毒蛇咬伤后的患肢采用持续中药湿润箍围疗法治疗。方法如下：将季德胜蛇药片研成粉末，用 5%食用白醋和生理盐水（按 100 g 药物+20 mL 食用白醋+80 mL 生理盐水的比例）配制成糊剂，调匀外涂患处。每隔 1 h 用食用醋及水加湿，保持 24 h 湿润，敷药范围应大于肿胀范围 10 cm。研究发现毒蛇咬伤后持续湿润箍围疗法较传统的自然干燥外敷疗法，可以明显减轻患者的局部疼痛、肿胀等症状，缩短住院时间。

（二）护理方法的创新

有学者对毒蛇咬伤患者在常规护理基础上实施情志管理、患肢管理、辨证施技、辨证施膳、辨证施教等系统化整体护理干预，可有效提高患者生活质量和护理服务满意度。临床研究发现，蛇药敷贴联合循证护理干预能够提高毒蛇咬伤患者的治愈率，减轻创面疼痛和肿胀，促进功能康复，减少并发症的发生。

（三）毒蛇咬伤伤口治疗方法的创新

近几年，国外的负压封闭引流技术（vacuum sealing drainage，VSD）被广泛用于普外科及骨科，近年来有学者将 VSD 技术应用于毒蛇咬伤伤口，取得了良好的效果。李星等应用 VSD 治疗下肢被毒蛇咬伤的患者，结果显示，与传统生理盐水纱布条引流相比，临床疗效更好，其二期缝合时间、住院时间明显缩短，但其住院费用较高。也有学者将 VSD 联合三氧疗法应用于竹叶青属毒蛇咬伤的救治，研究发现该疗法可有效改善患者凝血功能，加速消肿，减轻疼痛，提高临床治疗效果。有学者应用创面菱形分布切开联合 VSD 治疗毒蛇咬伤指（趾）患者，该疗法能最大限度地解除组织肿胀后皮肤张力，缓解远端供血不足导致的溃烂、坏死、截指（趾），挽救缺血性肌挛缩损害后的关节功能，更利于创面管理，可缩短肿胀的消退时间。

导入案例分析

1. 该患者目前所患何病？辨证属何证？

答：毒蛇咬伤（火毒证）。

2. 针对该患者肢体肿胀、疼痛，临床应如何辨证施护？请用思维导图的形式呈现。

答：详见思维导图。

复习思考题

毒蛇咬死的饮食调护中如何进行辨证施食？

（刘芝修　胡　芬）

课程思政

一、思政元素

增强中医传统文化自信，传承开拓，守正创新。

二、思政目标

1. 感受博大精深的中医传统文化，增强文化自信。
2. 树立在中医护理研究中不断探索的钻研精神。
3. 激发学生对中医药传统文化的兴趣与热爱。

三、思政案例：拔罐印记的探索

问题导入：在 2016 年里约奥运会上，美国游泳名将迈克尔·菲尔普斯（Michael Phelps）的背部吸引了全世界的目光，不是因为他的成绩，而是因为他背上的拔罐印记。拔罐疗法，这一古老的中医技术，不仅在菲尔普斯身上留下了印记，也在国际舞台上留下了深刻的影响。

内容讲解：拔罐疗法的历史非常悠久，早在马王堆汉墓出土的帛书《五十二病方》中，就有用兽角治病的记载，晋代医学家葛洪所著《肘后备急方》记载了“角”法，唐代的太医署将角法单列一科，明代开始应用药罐，清代《医宗金鉴》记载拔罐配合中医、针刺治疗的方法，赵学敏《本草纲目拾遗》记载了用拔罐疗法治疗风寒头痛、眩晕、风痹、腹痛等。

拔罐疗法（cupping therapy）也称吸筒疗法，古称角法。是以罐为工具，利用加热、抽吸等方法排除罐内空气，形成负压，使罐吸附于腧穴或应拔部位的体表，使局部皮肤充血、瘀血，以调整机体功能，达到防治疾病目的的方法。现代有多种罐具和多种拔罐方法，主要有玻璃罐、竹罐、抽气罐和多功能罐；方法主要有留罐法、走罐法、闪罐法、刺络拔罐法和留针拔罐法，治疗多科疾病。

党的二十大报告强调“推进健康中国建设，把保障人民健康放在优先发展的战略位置”，并提出“促进中医药传承创新发展”。拔罐疗法作为中医护理的重要组成部分，不仅是中国传统医学的瑰宝，也是现代健康理念的重要组成部分。它不仅在国内得到广泛应用，更在国际舞台上受到越来越多的关注和认可。菲尔普斯选择拔罐，因为它能调整脏腑功能，强身健体。此外，其他顶级运动员，如美国体操运动员艾利克斯·纳杜（Alex Naddour）和 NBA 球员勒布朗·詹姆斯（LeBron James）

也公开表示使用拔罐疗法来缓解肌肉疼痛和促进恢复。拔罐疗法在现代社会的广泛应用和影响力，已体现在国际医疗机构和诊所也开始提供拔罐服务。

拔罐疗法为何能在现代社会，特别是在顶级运动员中流行起来？是因为它能够缓解肌肉疼痛、促进血液循环和加速恢复。从中医理论来看，拔罐能通过调整气血和脏腑功能达到治疗、保健强身健体的效果。在现代医学中，尽管拔罐疗法的科学性仍有待进一步研究，但其在缓解疼痛和促进身体恢复方面的实际效果已经得到了许多运动员的认可。此外，随着人们对自然疗法和替代医学的兴趣增加，拔罐疗法作为一种非药物疗法，其在现代社会的应用和影响力将进一步扩大。

在新时代背景下，我们应以党的二十大精神为指引，进一步推动中医药文化的传承与创新，增强文化自信，为健康中国建设贡献中医护理的力量。

病案分析

病 案 一

（一）病案

路某，男，47 岁，教师，因反复右上腹疼痛 2 年，加重 2 d 就诊。患者 2 年前出现反复右上腹疼痛，多于进食油腻或情志不畅时加重。2 d 前因外出进餐后导致右上腹疼痛发作，伴右肩背部放射痛，恶心、呕吐胃内容物，厌食油腻，但约 2 h 后可自行缓解，未予特殊处理。今上述症状再次发作，患者来院就医。刻下：右胁胀痛，胃脘部胀满不适，嗳气，纳差，大便干结，口干口苦，舌暗红、苔黄腻，脉弦滑。

既往史：高血压病史 1 年。

体格检查：体温 36.2 ℃，脉搏 88 次/min，呼吸 20 次/min，血压 140/95 mmHg，身高 160 cm，体重 65 kg，疼痛评分：3 分。神清，精神可，皮肤、巩膜无黄染；腹平坦柔软，全腹未扪及包块，右上腹压痛（+），墨菲征（−），无反跳痛及肌紧张，叩诊：移动性浊音阴性，肠鸣音存在，4 次/min。血常规示：白细胞计数 12×10^9/L，中性粒细胞百分比 80%，B 超提示胆囊壁毛糙增厚。

（二）分析

本案中患者右胁胀痛，胃脘部胀满不适，嗳气，纳差，大便干结，口干口苦可辨证为肝胆郁滞证。肝胆之气不和，引发湿邪阻滞，胆汁淤滞而不通则痛，可见右胁胀痛，胃脘部胀满不适；肝胆互为表里，肝郁气滞，脾胃不和，故见厌恶油腻、纳差，甚至呕吐。肝郁气滞，日久容易化火生热，津液疏布失常，可见大便干结、口干。胆气失和，胆汁上犯于口，可见口苦。舌红、苔黄腻，脉弦均为肝郁气滞之表现。

1. 护理问题

1）疼痛：与肝胆湿热致肝失疏泄、胆气受阻，不通则痛有关。

2）焦虑：与担心疾病预后，右胁疼痛反复发作有关。

3）有体液不足的危险：与不能进食或手术后需要禁食有关。

4）潜在并发症：胆囊穿孔。

2. 辨证施护

①病情观察；②生活起居护理；③饮食调护；④用药护理；⑤情志护理；⑥康复护理；⑦中医护理技术应用：穴位贴敷、耳穴贴压、穴位按摩、艾灸。

病 案 二

（一）病案

章某，男，61 岁，退休职工，因“肛旁肿痛不适 2 个月余，伴流脓水 7 d”入院。

现病史：患者 2 个月前在无明显诱因下出现肛旁肿痛不适，无恶寒发热。近一周肿块破溃，溃口处可见少许脓水样物流出，色黄质黏稠，局部灼热，伴瘙痒症状。平素大便规律，1～2次/d，质软成形，无腹痛腹胀，无便血，无黏液脓血便等症，现为求进一步诊治，来院治疗。现患者饮食睡眠尚可，小便正常。

既往史：平素健康状况良好，无药物过敏史，无食物过敏史。

刻下症：肛旁肿痛不适，饮食睡眠尚可，大小便正常。舌质红、苔黄腻，脉弦。

体格检查：体温36.5 ℃，脉搏84次/min，呼吸20次/min，血压125/73 mmHg，身高177 cm，体重73 kg。

专科检查：膝胸位下，3点位距肛缘约3 cm处见一溃口，周围肉芽组织增生；指诊时，自溃口可触及条索状硬结通向肛内，肛直环变硬，直肠距肛缘5 cm内未及肿块，指套退出无染血；镜检显示，3点肛窝深大凹陷，余未见明显异常。

辅助检查：盆底磁共振平扫显示，盆底水平截石位3点方向可见内瘘口，瘘管向下行至左侧皮肤，左侧肛周软组织稍增厚；肛管壁稍增厚。

（二）分析

本案中患者肛旁肿痛不适伴流脓水，色黄质黏稠，肛门胀痛局部灼热均为湿热下注之证。湿热之邪蕴于肛门，气血壅滞，日久不去，郁久化热，肉腐成脓，故见肛周流脓，色黄质稠。肛门灼热，舌质红、苔黄腻，脉弦或滑皆为湿热之象。辨证为湿热下注。

结合辅助检查，本案中患者诊断为肛瘘，辨为湿热下注证。

1. 护理问题

1）肛周破溃流脓：与邪热日久不解、热盛肉腐即成脓有关。

2）疼痛：与肉腐成脓有关。

3）肛周瘙痒：与脓液刺激肛门周围皮肤有关。

4）排尿困难：与湿热或气虚阻碍气化运行、水道不利有关。

2. 辨证施护

①病情观察；②生活起居护理；③饮食调护；④排便护理；⑤情志护理；⑥用药护理；⑦中医护理技术应用：耳穴贴压、中药熏洗、腕踝针、中药热奄包。

第三章 妇科病证

本章数字资源

学习目标

知识目标：

1. 掌握妇科常见病证的辨证施护要点和健康教育要点。
2. 熟悉妇科常见病证的证候和中医临床护理进展，如中医护理技术创新、中医治疗方法创新等。
3. 了解妇科常见病证的病因病机。

能力目标：

1. 能应用辨证思维为妇科常见病证患者实施相应的中医护理，解决健康问题并进行评价。
2. 能通过查阅文献进行中医护理领域创新实践，探索中医护理新方法、新技术。

素质目标：

1. 树立中医传统文化自信。
2. 具有科学严谨、求实创新的工作态度和敬佑生命、救死扶伤的医者精神。
3. 培养评判性思维和创新思维。

第一节 带 下 病

导入案例

王某，女，35岁，因“间歇性下腹酸胀感1年余，逐渐加重伴肛门坠胀感10余天”就诊。10余天前无明显诱因，下腹痛逐渐加重伴坠胀感、发热。刻下：腹痛不缓解伴坠胀感，发热。无尿频、尿急、尿痛。

既往史：2年前曾行人工流产，后有高热病史，其后开始有间歇性下腹痛，痛经。

体格检查：体温36.5 ℃，脉搏72次/min，呼吸19次/min，血压110/70 mmHg；神清，精神可，舌暗、苔白腻，脉沉迟。妇科检查：外阴已婚经产式，阴道分泌物多、白带色白质稀；宫颈正常大小；宫体后位、稍大、质中、活动尚可、压痛明显，双附件未触及明显肿块。实验室检查：白细胞 9.61×10^9/L，红细胞 4.17×10^9/L，血红蛋白138 g/L。

请思考：

1. 该患者目前所患何病？辨证属何证？
2. 针对该患者下腹痛，临床应如何辨证施护？请用思维导图的形式呈现。

带下病是指带下量多或减少，色、质、气味异常，或伴全身，或伴局部症状，盆腔炎性疾病属此范畴。最近统计数据显示带下病呈逐年上升趋势，占性成熟女性的1%～2%。

一、病因病机

带下病发生多与脾虚、肾阳虚、阴虚夹湿、湿热下注、热毒蕴结等因素有关。病位在胞宫，与任脉、带脉、脾、肾、肝关系密切，其主要病机为任脉不固，以致带脉失约或失养。病理性质属于本虚标实之证，脾肾亏虚、肝肾亏损为致病之本，湿为发病之标，包括内湿和外湿。内湿源于脏腑功能失调，水湿内停，流注任带；外湿自外而侵，乘虚而入，或摄生不慎，感受湿邪，蕴为湿热、热毒。

1）脾虚：素体脾虚，或饮食所伤，或劳倦过度，或忧思气结，损伤脾气，脾虚运化失司，聚而成湿，流注下焦，伤及任带，以致任脉不固，带脉失约，而致本病。

2）肾阳虚：素体肾气不足，或房劳多产，或年老体虚，或久病伤肾，命门火衰，气化失常，水湿停聚，下注任带，以致任脉不固，带脉失约；或肾气不固，封藏失职，阴液滑脱，而致本病。

3）阴虚夹湿：素体阴虚，或年老真阴渐亏，或久病失养，暗耗阴津，肾阴不足，相火偏旺，阴虚失守，复感湿邪，伤及任带而致本病。

4）湿热下注：淋雨涉水，或久居湿地，感受湿邪，蕴而化热；或经行产后，摄生不洁，湿邪乘胞脉空虚而入，湿滞体内，日久化热，伤及任带；或肝郁化热，肝气乘脾，脾虚失运，肝火挟脾湿流注下焦，伤及任带而发病。

5）热毒蕴结：经期产后，胞脉空虚，房事不节；或手术损伤，致湿热乘虚直犯阴户、胞宫，酿而成毒；或因热甚化火成毒，或湿热遏久成毒，热毒损伤任带，以致任脉不固，带脉失约，发为本病。

二、常见证候

1）湿热瘀结证：下腹胀痛，带下量多，色黄，舌质红、苔黄腻。

2）气滞血瘀证：下腹刺痛，带下量多，经行不畅、有块，情志不畅，舌质暗红，或有瘀斑瘀点，苔白或黄。

3）寒湿瘀滞证：腰腹冷痛，带下色白、质稀，伴月经量少或后期痛经，舌质暗、苔白腻。

4）肾虚血瘀证：下腹绵绵作痛，腰骶酸痛，带下色白、质清稀，头晕耳鸣，舌质黯淡、苔白腻。

5）气虚血瘀证：下腹坠痛，带下量多，色白，经期延长或月经量多，舌淡暗、苔白。

三、辨证施护

（一）辨证要点

辨寒热虚实：根据带下量、色、质、气味和伴随症状，以及舌脉辨别寒热虚实。若带下量多、色淡、质稀薄，舌淡、苔薄白、脉沉细者为虚寒；带下量多、色黄、质稠、有秽臭，舌红、苔黄为实热；带下量多、色淡黄或白、质稀、无气味，舌质胖、苔薄腻，脉缓弱多为气虚；带下量多、色白、质清稀如水，多为阳虚；带下量多、色黄或赤白、质稠、有气味，舌红、苔少，脉细数多为阴虚；带下量多、色黄或白、黏稠、有臭气，舌苔黄腻，脉滑数多为湿热；带下量多、色黄或赤白相兼，或五色带下、质稠如脓样、秽臭难闻，舌红、苔黄腻，脉滑数者，多为湿热毒。

（二）主要护理问题

1）疼痛：与气机血行不畅，瘀血阻滞冲任、胞宫有关。

2）带下异常：与湿热下注、任带失约、气虚津液不化、肾虚有关。

3）月经异常：与瘀血阻滞、血不循经、寒凝血滞、气虚摄血无力、血行不畅有关。

4）焦虑：与对疾病认识不足、担心疾病反复有关。

（三）护理措施

1. 病情观察

1）观察患者带下色、量、质、气味。

2）观察月经的量、色、质，月经周期及伴随症状。

3）观察患者有无腹痛及发热症状，如有腹痛应了解疼痛的部位、性质、程度等，如有发热及时测量体温，根据结果及时上报医生予以处理。

4）观察患者情绪改变情况，若出现焦虑或抑郁症状，应及时予以疏导并与家属沟通。

2. 生活起居护理

1）病室整洁，空气流通，切忌潮湿。

2）劳逸适度，患者可根据自身情况选择适宜的运动，以不感疲劳为度，急性期应卧床休息。

3）指导患者注意个人卫生，保持外阴清洁。每日温水清洗外阴，勤换内裤，尽量选用纯棉内裤。

4）治疗期间避免房事，经期及月经干净 3 d 内禁房事、盆浴、游泳，经期避免涉冷水或淋雨。

5）避免不洁性交，性伴侣有性病者需一同治疗。

3. 饮食调护

1）饮食以健脾、升阳、除湿为原则，宜清淡、富营养、易消化；忌过食生冷、寒湿、肥甘厚味及辛辣之品，以免损伤脾胃、蕴湿生热。

2）辨证施食：湿热瘀结者宜食清热利湿的食物，如苦瓜、冬瓜等，食疗方如冬瓜赤小豆汤；气滞血瘀者宜食疏肝行气、化瘀止痛的食物，如乌梅、柠檬等，食疗方如佛手玫瑰花汤；寒湿瘀滞者宜食祛寒除湿、化瘀止痛的食物，如桃仁、荔枝等，食疗方如桃仁粥；肾虚血瘀者宜食补肾化瘀的食物，如黑豆、玫瑰花等，食疗方如黑豆粥；气虚血瘀者宜食益气健脾化瘀的食物，如桃仁、山药等，食疗方如山药桃仁粥。

4. 运动康复护理

1）根据病情和生活习惯加强体育锻炼，可练气功、太极拳、八段锦、盆腔康复操等，循序渐进，以不感疲劳为宜。

2）运动时间宜在饭后 1 h（进食第一口饭开始计时），每周运动 5 次左右，每次运动时间从 20～30 min 开始，逐渐增加，运动后心率宜控制在 170–年龄（次/min）左右。

5. 用药护理

1）遵医嘱用药，观察用药疗效及不良反应。根据病原体类型选择敏感抗生素，可口服或静脉用药，告知患者及时、足量使用抗生素治疗的重要性，嘱其坚持治疗。

2）局部用药护理：指导患者阴道后穹隆塞药，睡前洗净双手后，用一手示指将药片或药栓向阴道后壁推进，推至示指完全深入为止；中药熏蒸 1～2 次/d，药液温度 38～43 ℃，每次 15～20 min。

3）中药汤剂宜饭后 30 min 服；中西药服用时间间隔 30 min 以上。注意部分中药的特殊用法，如三七粉应冲服。若患者服药后出现头晕、心慌、乏力、汗出、饥饿甚至神昏等症状时，立即汇报医生并配合抢救。

4）辨证施药：湿热瘀结者中药宜凉服，气滞血瘀、寒湿瘀滞、肾虚血瘀、气虚血瘀者宜温服。

6. 情志护理

1）疾病迁延不愈，易反复，患者多有焦虑、抑郁情绪。护理人员应多与患者交流，疏通其情志，调节其心理，消除患者的焦虑、抑郁等负面情绪，使其情志舒畅，更利于疾病康复。可聆听悠扬沉静的宫调式乐曲缓解压力。

2）放松训练。每天中午和晚上入睡前 30 min，指导患者配合音乐，取舒适的卧位，循着身体自上而下的顺序，依次对各部位的肌肉先收缩 5～10 s，同时深吸气；然后放松 30～40 s，同时深呼气。训练时注意力集中，排除杂念。

3）根据患者个体情况采用说理开导法、以情胜情法，与患者多沟通、多交流，帮助患者转移注意力，保持平和情绪。

7. 中医护理技术

（1）中药热熨敷

1）疼痛：①部位：下腹部、腰骶部。②方法：患者取仰卧位或俯卧位，暴露按摩处皮肤，用棉签在药熨部位涂一层凡士林，中药袋加热至 60～70 ℃，将药袋放到患处来回推熨，药袋温度过低时，及时更换药袋或加温。1～2 次/d，每次 15～30 min，经期不宜操作。

2）月经异常：①部位：下腹部、腰骶部。②方法：患者取仰卧位或俯卧位，暴露按摩处皮肤，用棉签在药熨部位涂一层凡士林，中药袋加热至 60～70 ℃，将药袋放到患处来回推熨，药袋温度过低时，及时更换药袋或加温。1～2 次/d，每次 15～30 min，经期不宜操作。中药热熨敷见图 3-1-1。

（2）艾灸

1）疼痛：①穴位：气海、关元、八髎等穴。②方法：艾盒灸，暴露施灸部位，施灸部位垫纱布棉垫。1 次/d，每次 20～30 min。

2）月经异常：①穴位：关元、血海、三阴交等穴。②方法：艾盒灸，暴露施灸部位，施灸部位垫纱布棉垫。1 次/d，每次 20～30 min。

（3）火龙罐

疼痛：①部位：腹部（重点穴位：关元、气海、归来、子宫等）、带脉、腰骶部（重点穴位：肾俞、八髎等）。②方法：火龙罐，暴露操作部位，用棉签在操作部位涂一层凡士林，运用旋、推、震、扣、按等手法施罐。3d/周，每个部位 10 min，每次 30 min。火龙罐见图 3-1-2。

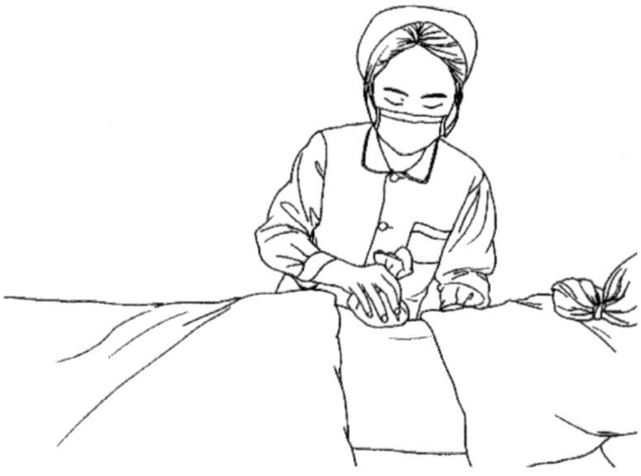

图 3-1-1　带下病月经异常的中药热熨敷

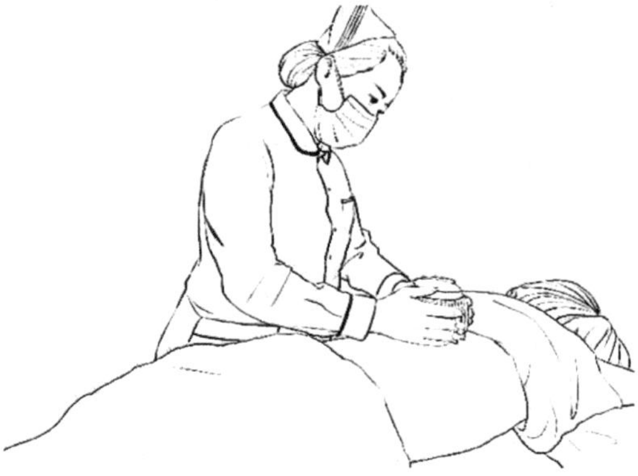

图 3-1-2　带下病疼痛的火龙罐疗法

四、健康教育

1）注意劳逸结合，保证睡眠时间。适当体育锻炼，可选择气功、太极拳、八段锦、盆腔康复操等。

2）饮食以清热利湿的食物为宜，忌食辛辣、生冷、寒湿、肥甘厚腻之品。

3）遵医嘱服药，如有不适及时就医，治疗期间禁止性生活。

4）坚持经期、产后、流产后的卫生保健，提倡淋浴，避免盆浴，经期勤换经垫及内裤，并用温水清洗外阴。保持外阴清洁，勤换内裤，另设专用盆，毛巾、袜子、内裤要分开洗，养成良好的卫生习惯。

5）避免不洁性交及滥交，做好计划生育措施，避免人工流产等手术操作。

6）外阴瘙痒者，勿用手指搔抓，以防感染。

7）解除思想顾虑，积极配合坚持治疗，减少复发的概率。

五、中医临床护理进展

（一）中医认识创新

现代医家认为带下病多由湿邪化热、夹痰、结瘀所致，而脏腑功能失调是导致带下病产生的重要因素。在病因病机方面，湿为阴邪，易阻气机，损伤阳气，可影响脏腑运化气血的功能。带下病缠绵不愈，在疾病后期易发展为湿邪化热，或痰湿互结，或湿瘀壅滞。现代中医多强调脏腑功能失调导致带下病，其中以肝、脾、肾三脏为主，相互影响。从与肝的关系来看，女子以肝为先天，素体善抑郁，肝的疏泄功能是否正常与湿邪的产生密切相关；从与脾的关系来看，脾胃为气血之源，任带是否得以充养也密切关乎湿邪的产生；从与肾的关系来看，肾主水，水液代谢是否平衡关乎湿邪的产生，从而导致带下病的发生发展进程。带下病在治疗上虽以祛湿为主，但也应重视健脾，兼顾疏肝，不忘温肾。

（二）中医治疗方法创新

有学者认为气、血、水三者同源且相互转化，带下虽为津液代谢失常的表现，亦与气血失调密切相关。针对带下病气血失调、湿热下注的主要病机，提倡应用"中和"思想，形成了独特的诊治方法——"子母方"，即以母方内调气血、扶助正气，子方外清湿热、杀虫止痒、收涩止带。内治方中，以黄芪-丹参-生晒参/西洋参/党参/太子参、香附-益母草、月季花-红花等为核心药对或核心药组。其中，黄芪补中益气，升举脾气；丹参养血活血，生新血，行宿血；西洋参、生晒参、党参、太子参四参，三因制宜，择一而用，补益气阴。外治方中，以蛇床子-百部-白花蛇舌草、甘草-蒲公英、白鲜皮-地肤子、薏苡仁-芡实、煅龙骨-煅牡蛎为核心药对或核心药组。其中，蛇床子和百部苦温燥湿杀虫止痒，白花蛇舌草功善清热利湿，三药寒温并用，共为君药组；此外，蒲公英和生甘草，或萆薢和金银花，清热利湿与清热解毒为伍，以助白花蛇舌草药力。若带下臭秽，多用紫苏叶、鱼腥草，寒温并用，抑菌散浊祛味。针对气血失调、湿热下注的核心病机，内治法重在调理气血，外治法重在以坐浴的形式清热除湿，杀虫止痒。

（三）中医护理技术创新

有学者采用十字灸疗法治疗带下病，疗效显著。十字灸疗法是在中脘穴至中极穴的任脉部分与双侧带脉穴的中间部分进行施灸，达到滋补肝肾、益气固表、培元固本的功效。具体方法如下：患者排空膀胱后取仰卧位暴露腹部，施灸部位为中脘至中极的任脉段及双侧带脉之间，施灸部位用75%乙醇棉球消毒3遍，再涂抹适量姜汁，将灸疗粉（黄芪、人参、柴胡、白芍、熟地黄、山萸肉、肉桂、山药、白术、菟丝子等各2 g组成，研末过筛后使用）填满神阙穴后再均匀撒在施灸部位使其成十字，然后将2张桑皮纸十字交叉覆盖在灸疗粉上，将备好的姜泥铺在桑皮纸上呈梯形（宽约6 cm，高约3 cm），在姜泥中间压一凹槽并将橄榄状艾炷放置在凹槽中，摆成长条状，点燃上、中、下3点，待其自燃自灭，连灸3壮。施灸结束后将姜泥、艾灰和灸粉移除，用温热的湿毛巾清理干净。每周治疗1次，共治疗6周。

导入案例分析

1. 该患者目前所患何病？辨证属何证？

答：带下病（寒湿凝滞证）。

2. 针对该患者下腹痛，临床应如何辨证施护？请用思维导图的形式呈现。

答：详见思维导图。

复习思考题

如何对带下病患者进行健康教育？

（谢　莉　胡　芬）

第二节　崩　　漏

导入案例

钱某，女，28岁，已婚，“月经淋漓不净20余日，量多5d（1～2h湖至一片卫生巾），伴头晕乏力”入院。刻下：阴道出血量多，色红，夹血块。

既往史：有“多囊卵巢综合征”病史，14岁初潮，月经周期16d，量时多时少，夹血块。否认其他疾病史。

体格检查：体温36.5℃，脉搏72次/min，呼吸18次/min，血压99/66 mmHg；神清，精神可，面色少华，舌淡暗，苔薄白，脉涩。妇科检查：因阴道出血量多未行妇科检查。实验室检查：白细胞3.34×10^9/L，红细胞2.12×10^9/L，血红蛋白43g/L。

请思考：

1. 该患者目前所患何病？辨证属何证？
2. 针对该患者月经过多，临床应如何辨证施护？请用思维导图的形式呈现。

崩漏是以经血非时而下为主要表现的病证，或淋漓不尽，或量多如注。崩漏从月经初潮至绝经前后都可以发生，发生率占妇科病证的11%～13%，随着社会发展，有逐年增长趋势，异常子宫出血属此范畴。其突然大量出血称为“经崩”；日久淋漓不净称为“经漏”。两者虽出血状况不同，但是在疾病的发生发展过程中可以相互转化。如崩证日久，气血耗伤，渐成漏下；久漏不止，病势日进，可成崩证。因此，临床上常崩漏并称。

一、病 因 病 机

崩漏病因复杂，但可概括为虚、热、瘀三方面。病位在冲任、胞宫，与肾、脾密切相关，其主要病机为劳伤血气，脏腑损伤，血海蓄溢失常，冲任二脉不能固摄经血，以致经血非时而下。崩漏的病理性质有寒热虚实之不同，热者为热伏冲任、扰动血海而迫血妄行；寒者为阳气不足、肾封藏失职而冲任不固；虚者为脾气下陷、统摄无权而冲任失固；实者为瘀血阻滞、血不归经而妄走。

1）肾虚：先天禀赋不足，天癸初至，肾气稚弱，冲任未盛；育龄期因房劳多产伤肾，损伤冲任胞脉；绝经期天癸渐竭，肾气渐虚，封藏失司，冲任不固，不能调摄和制约经血。或素体肾阴亏虚，阴虚失守，虚火内生，迫血妄行而成崩漏。

2）脾虚：忧思过度，或饮食、劳倦损伤脾气，脾气亏虚，脾虚血失统摄，冲任失固，不能制约经血，故成崩漏。

3）血热：素体阴虚，或久病失血伤阴，阴虚内热，虚火内炽，扰动血海，加之阴虚失守，冲任失约，故经血非时妄行，血崩失血则阴愈亏，冲任更伤，以致崩漏反复难愈；素体阳盛，肝火易动；或平素多抑郁，郁久化火；或感受热邪，或过服辛温香燥助阳之品，致热伏冲任，扰动血海，迫血妄行而成崩漏。

4）血瘀：情志所伤，气滞血瘀；或经期、产后余血未净，又感于寒、热，寒凝热灼而致血瘀，瘀阻冲任，血不归经，发为崩漏。也有因元气虚弱，无力行血，血运迟缓，因虚而瘀，或久漏成瘀者。

二、常见证候

（1）肾虚证

1）肾阴虚证：月经紊乱无期，出血淋漓不净或量多，色鲜红，质稠，头晕耳鸣，腰膝酸软或心烦，舌偏红、苔少，脉细数。

2）肾阳虚证：月经紊乱无期，出血量多或淋漓不净，色淡质清，畏寒肢冷，面色晦暗，腰腿酸软，小便清长，舌质淡、苔薄白，脉沉细。

3）肾气虚证：多见于青春期少女或经断前后妇女，经乱无期，出血量多，势急如崩，或淋漓日久不净，或由崩而漏，由漏而崩反复发作，色淡红或淡暗，质清稀，面色晦暗，腰膝酸软，舌淡黯，脉沉弱。

（2）脾虚证

经血非时而至，量多如崩或淋漓不断，血色淡而质稀，气短神疲，面色㿠白，四肢不温或面浮肢肿，舌质淡、苔薄白，脉弱或沉细。

（3）血热证

1）虚热证：经血非时而下，量少淋漓，血色鲜红而质稠，心烦潮热，小便黄，或大便燥结，舌质红、苔薄黄，脉细数。

2）实热证：经血非时暴下，或淋漓不净又时而增多，血色深红或鲜红，质稠或有血块，唇红目赤，烦热口渴，或大便干结，小便黄，舌红、苔黄，脉滑数。

（4）血瘀证

经血非时而至，时来时止或继而淋漓不净，血色紫黑有块，或有小腹不适，舌质紫暗、苔薄白，脉细弦或涩。

三、辨证施护

（一）辨证要点

根据出血的期、量、色、质分清寒热虚实。若经血非时崩下，量多势急，继而淋漓不止，色淡，质稀，多属虚；若经血非时暴下，血色鲜红或深红，质稠，多属实热；若经血淋漓漏下，血色紫红、质稠，多属虚热；若经来无期，时来时止，时多时少，或久漏不止，色暗夹血块，多属瘀滞。出血急骤多属气虚或血热，淋漓不断多属虚热或血瘀。

（二）主要护理问题

1）疲乏无力：与出血量多或出血时间长引起的血虚失养有关。

2）月经异常：与冲任不固，不能制约经血有关。

3）焦虑：与对疾病认识不足或担心疾病反复有关。

4）潜在并发症：血脱、感染。

（三）护理措施

1. 病情观察

1）观察出血的期、量、色、质及伴随症状。

2）观察并记录患者的生命体征，嘱患者保留出血期间使用的会阴垫及内裤，以便准确估计出血量。

3）严密观察患者有无腹痛、发热等感染征象，如有腹痛应了解疼痛的部位、性质、程度等，如有发热及时监测体温，根据结果及时上报医生予以处理。

4）警惕患者出现四肢厥冷、烦躁、血压下降等征象，如发现及时报告医生，配合给予输液、输血等急救措施。

5）观察患者情绪改变情况，若出现焦虑或抑郁症状，应及时予以疏导并与家属沟通。

2. 生活起居护理

1）病室整洁、舒适、安静，空气流通。

2）起居有常，防寒保暖。出血期间卧床休息，避免过度疲劳和剧烈活动；贫血严重者，嘱其起卧缓慢，防止眩晕而致跌仆。

3）指导患者注意个人卫生，保持外阴清洁。每日温水清洗外阴，勤换护垫。

4）经血暴下厥脱时，立即卧床休息，予吸氧（氧流量 2～4 L/min）、心电监护，必要时遵医嘱予输血治疗。

3. 饮食调护

1）饮食以营养丰富、易于消化为宜；忌煎炸、辛辣、活血之品。宜食补益气血的食物，如鱼、羊肉、瘦猪肉、牛奶、红枣、桂圆等。

2）应食富含铁剂及维生素 C 的食物，推荐猪肝、豆角、蛋黄、胡萝卜、葡萄干等。

3）辨证施食：肾阴虚者宜食用甲鱼、紫菜、黑木耳等滋养之品，可用藕汁、梨汁代茶饮，饮食应热服，忌食生冷；肾阳虚者可多食羊肉、韭菜等；脾虚者可常食桂圆、红枣、山药等，冬天可吃生姜、羊肉汤，以温运脾阳，食疗方如当归生姜羊肉汤；血热患者以清淡为主，食疗方如绿豆粥；血瘀患者宜食金橘、田七以疏郁理气、活血化瘀，忌食辛辣酸涩、壅阻气机之品，食疗方如山楂红糖饮、田七鸡汤。

4. 运动康复护理

根据病情，选择适当的体育活动，如散步、跑步、打太极拳等。暴崩下血时，应卧床休息，不宜进行剧烈运动。

5. 用药护理

1）遵医嘱按时、按量用药，观察用药疗效及不良反应。服用激素类药物或止血药物时，不可随意减量或停服，告知患者按时、按量服用药物治疗的重要性，使其坚持治疗。

2）服用铁剂者需饭后服药，服药期间可同时服用维生素 C 或果汁促进铁吸收，勿喝浓茶、咖啡；告知患者服药期间大便变成黑色不用紧张，停药后会恢复。

3）中药汤剂宜饭后 30 min 服，忌食生冷；中西药服用时间间隔 30 min 以上。

4）辨证施药：虚证者、血热者汤剂应温服，血热者汤剂应偏凉服。

6. 情志护理

1）崩漏发生多与情志刺激有关，应注重患者的情志疏导，多与患者交流，疏通其情志，调节其心理，消除患者的焦虑、抑郁等负面情绪，使其情志舒畅，更利于疾病康复。

2）教会患者日常保健调护情绪的方法，如选用芳香疗法，可用薰衣草、甜橙、洋甘菊等精油放松身心，将精油滴在枕头上，促进睡眠。

7. 中医护理技术

（1）艾灸

1）月经过多：①穴位：百会、大敦、隐白、断红。②方法：艾盒灸，暴露施灸部位，施灸部位垫纱布棉垫。1 次/d，每次 20～30 min。

2）疲乏无力：①穴位：关元、气海、足三里、肾俞、脾俞等穴。②方法：艾盒灸，暴露施灸部位，施灸部位垫纱布棉垫。1 次/d，每次 20～30 min。

（2）耳穴贴压

月经过多：①穴位：神门、内生殖器、缘中、内分泌、肾上腺、神经系统皮质下、肝、脾、肾等穴。②方法：每日不拘时按压，对按或向耳轮方向按压，以耐受为度，每 4～5 d 更换一次。

（3）穴位按摩

疲乏无力：①穴位：足三里、三阴交、肾俞等穴。②方法：患者采取放松、舒服姿势，暴露按摩处皮肤。选用点按法、一指禅推法进行按摩以透热为度，每次每穴 3～5 min，2 次/d。

四、健 康 教 育

1）生活起居有常，注意劳逸适度，保证睡眠时间，注意安全，起坐势缓，防跌仆。

2）饮食有节，以营养丰富、易于消化、补益气血为宜，忌煎炸、辛辣、活血之品。

3）遵医嘱按时按量服用药物，激素类药物不得随意停服，不得滥服其他药物。

4）调养情志，勿忧思悲观，心情舒畅能使气机调达，减轻病情。

5）根据病情，选择合适的锻炼方式，如散步、八段锦等。暴崩下血时，应卧床休息。

6）养成良好的生活习惯，避免过度劳累，避免反复人流、房事过度。注意个人卫生，每日温水清洗外阴，经期保暖。阴道出血持续不净者保持外阴清洁，严禁游泳或性生活，防止并发症。

五、中医临床护理进展

（一）“治未病”思想创新

“治未病”思想是中医学理论的重要瑰宝，中医“治未病”思想包括未病先防、既病防变、瘥后防复三部分。未病先防指的就是在疾病尚未发生之前，针对女性的偏颇易感体质对崩漏进行早期干预，避免疾病发生，以“正气存内，邪不可干；邪之所凑，其气必虚”为要，培护正气、强身健体、调神养性，提高抗病能力，防止病邪侵袭，做到防患于未然。既病防变指的是疾病早期进行干预，以防由崩变漏、由漏致崩，做到“务必先安未受邪之地”，可防止疾病的发展与传变。瘥后防复指的是崩漏之后应调理脾胃，以化生气血，疏肝解郁，调畅气机，补肾健脾，调补先后天之本，补需纠偏，防患于未然。

（二）中医理论创新

基于“天人相应”“形神合一”的整体观理论，有学者提出从心论治理论，指出当今社会紧张的工作学习环境，容易使人压力过大，思虑过多，夜寐过晚，久而导致心气不舒，心火偏旺，或心肝郁火，心肾不交，心-肾-胞宫轴功能失调，发为崩漏。崩漏发病责之虚热瘀，涉及心肝脾肾。心者，五脏六腑之大主，若心血亏虚则产生月经的物质匮乏，而致漏下量少；心火亢盛则热扰冲任，迫血妄行，崩中量多亦或漏下不止；心气不足则无力推动血液正常运行，致血脉瘀阻，冲任失调，血溢脉外，发为崩漏。因此，临床施治时，在辨证的基础上，强调“治病先治人，治人先调心”，选用诸多入心之药宁心安神，易获良效。调心不仅通过药物调整患者的情志心态，更要加强心理疏导，缓解患者紧张焦虑的情绪，让患者认识到自己的病因，放下心理包袱，从而更好地配合治疗，增强疗效，防治复发。

（三）中医治疗方法创新

有学者采用针刺“断红”穴配合隔药灸脐法治疗崩漏疗效显著。

1）针刺“断红”穴：“断红”穴位于手背第二、三掌骨关节间前 1 寸。患者取仰卧位，手掌呈屈曲半握拳状态，掌心朝下，常规消毒后，用 0.30 mm×50 mm 针灸针沿掌骨水平方向刺入 40～45 mm，行平补平泻法，使针感上传至肩，出现强烈针感后停止行针，留针 30 min。

2）隔药灸脐法：将熟地黄 15 g、女贞子 15 g、肉桂 9 g、鹿角胶 9 g、香附 9 g、炒白术 15 g、生黄芪 15 g、茜草 12 g、艾叶炭 15 g、煅龙骨 15 g、煅牡蛎 15 g、冰片 6 g 混合超微粉碎后，用清水将小麦粉调匀，制成直径为 6 cm、厚度为 2 cm 的圆形面饼，在中间挖一直径 1.5 cm 的小孔，后将面饼上缘捏成高度约 1 cm 的面圈。嘱患者取仰卧，脐部暴露，将制作好的面圈置于肚脐正中，使中间的圆孔正对肚脐，然后将药粉倒入该孔，使药粉填满脐孔及此孔。将制备好的高约 1.5 cm、直径 1 cm 的圆锥形艾炷置于药粉上，线香点燃，待艾炷燃尽予以更换，连续施灸 2 h，以脐部皮肤红润为度，施灸结束后将面圈取下，用巴布贴封闭药粉，留药 24 h 后自行取下，后用温水清洗脐部，期间若有脐部瘙痒等不适，可提前取下。每周治疗 1 次，4 次为一疗程，共治疗 2 个疗程。

导入案例分析

1. 该患者目前所患何病？辨证属何证？

答：崩漏（血瘀证）。

2. 针对该患者月经过多，临床应如何辨证施护？请用思维导图的形式呈现。

答：详见思维导图。

复习思考题

崩漏患者如何进行康复指导？

（谢　莉　胡　芬）

第三节　妊娠恶阻

导入案例

徐某，女，28 岁，孕 65 d，因“呕吐频繁 20 余天，头晕心烦，尿酮体 3+”入院治疗。外院应用补液、止吐等方法治疗 1 周，疗效不明显，病情日趋加重。

刻下：呕吐苦水夹杂咖啡色样血液，饮食点滴不进，头晕心烦，低热，胸胁胀闷不适，形体消瘦，疲乏无力，睡眠欠佳。

既往史：否认肝炎、结核病史，否认重大手术、外伤史。否认家族病史。

体格检查：体温 37.3 ℃，脉搏 84 次/min，呼吸 21 次/min，血压 95/60 mmHg；神清，精神萎靡，舌红、苔薄黄，脉滑数。辅助检查：尿妊娠试验阳性，超声波扫描可显示胎囊影像，子宫大小符合妊娠停经月份。

请思考：

1. 该患者目前所患何病？辨证属何证？

2. 针对该患者恶心呕吐，临床应如何辨证施护？请用思维导图的形式呈现。

妊娠恶阻，是指妊娠期间出现严重的恶心呕吐、头晕厌食，甚则食入即吐等临床表现的一类病证。西医妊娠剧吐属此范畴。有恶心呕吐的孕妇中通常只有 0.3%～1.0%发展为妊娠剧吐。

一、病因病机

妊娠恶阻常见病因为脾胃虚弱、肝胃不和，病位在胃，与脾、肝、肾关系密切，主要病机是冲气上逆，胃失和降，病理性质为本虚标实，脾胃虚弱为致病之本，孕后血聚冲任以养胎元，冲任之气盛，其气上扰，致气机升降失衡为发病之标。若病情渐进，可发展为气阴两虚恶阻重症。

1）脾胃虚弱：素体脾胃虚弱，受孕后血聚子宫，子宫内实，冲脉气盛，冲脉隶于阳明，冲气循经上逆犯胃，胃失和降，反随冲气上逆发为恶阻；或因脾虚不运，痰湿内生，冲气夹痰饮上逆，而致恶心呕吐。

2）肝胃不和：素性肝旺，或恚怒伤肝，肝气郁结，孕后血聚养胎，肝血益虚，肝火愈旺，肝火上逆犯胃，胃失和降，遂致恶阻。

二、常见证候

1）脾胃虚弱证：妊娠早期，恶心呕吐不食，甚则食入即吐，口淡，呕吐清涎或食糜，纳呆腹胀，头晕体倦，怠惰思睡，舌淡、苔白，脉缓滑无力。

2）肝胃不和证：妊娠早期，恶心呕吐酸水或苦水，烦渴，口苦，胸胁满闷，嗳气叹息，头晕而胀，舌淡红、苔薄黄，脉弦滑。

三、辨证施护

（一）辨证要点

根据呕吐物性状、患者口味，结合全身情况、舌脉综合分析。口淡、呕吐清涎、无酸腐气味，兼见乏力、嗜卧、舌淡苔白，脉缓滑无力者，多为虚证、寒证；呕吐酸水或苦水，或头晕头胀，胸闷嗳气，舌红、苔薄黄，脉弦滑者，多为实证、热证。

（二）主要护理问题

1）恶心呕吐：与冲气上逆、胃失和降有关。

2）体液不足：与呕吐伤津、进食少有关。

3）活动无耐力：与能量供给不足有关。

（三）护理措施

1. 病情观察

1）观察患者呕吐物量、质、色，呕吐频率，食欲、口味及进食情况，做好记录。

2）观察腹痛、阴道流血等情况，防止发生胎动不安等，必要时行 B 超检查。

3）观察有无乏力、精神萎靡、嗜睡等全身情况。

4）记录 24 h 出入量，观察尿量、尿色情况。

5）观察危重证候，发现血压下降、神志异常须及时告知医生予以救治，并配合抢救；如出现持续黄疸，体温持续 38 ℃以上，心率持续超过 120 次/min，持续蛋白尿或出现韦尼克脑病，须考虑终止妊娠。

2. 生活起居护理

1）保持病室整洁，通风良好，空气新鲜，避免环境异味刺激；因呕吐污染床单应及时予以更换，避免诱发呕吐的因素。

2）每次呕吐后用清水或淡盐水漱口，保持口腔清洁。

3）轻者可适当活动，避免过度疲劳，活动时如果有眩晕等现象，应立即停止活动，并去枕平卧休息，防止意外发生；呕吐频繁或剧烈者指导其卧床休息；保证充足休息和睡眠。

4）治疗期间禁止房事。

3. 饮食调护

1）饮食宜清淡、富营养、易消化，忌食生冷、肥甘厚腻及辛辣之品，以免加重脾胃损伤。

2）少食多餐，宜选择不易呕吐的时间段进食。

3）鼓励患者进食，注意色香味搭配，经常调换食物种类，必要时根据患者的口味、喜好选择食物。

4）辨证施食：脾胃虚弱者，宜食健脾和胃、降逆止呕之品，如山药粥、大枣粥等，忌食生冷瓜果、寒凉食物，食疗方如山药肉片；肝胃不和者，宜食清肝和胃、降逆止呕之品，适当食用酸味食物，如柑橘、乌梅、陈皮等，食疗方如紫苏姜橘饮；气阴两虚者，忌辛辣刺激性食物，宜食补气养阴的食物及新鲜水果，如蜂蜜、乳品、鱼类、银耳、梨、西瓜等，食疗方如黄芪粳米粥。如患者剧吐不止，出现电解质紊乱，可暂禁食，予静脉补充营养，纠正脱水、酸中毒，待病情好转，再逐渐恢复进食。

4. 用药护理

1）中药汤剂宜浓煎，少量多次服用，避免一次服用大量药液，导致呕吐。

2）服药前可先饮鲜姜汁少许或将姜汁滴于药液中服用，或配合指压内关再服中药。

3）辨证施药：脾胃虚弱者，药液宜偏热服，服药前用鲜生姜汁滴舌，也可将姜汁滴于汤药中，以温中降逆止呕；肝胃不和者，药液宜偏凉服，可加数滴鲜竹沥汁于汤药中再服用。

5. 情志护理

1）引导患者正确认识妊娠的过程，采取积极的应对方式，妊娠剧吐发生与情绪焦虑、紧张有一定关系，让患者保持心情舒畅，积极治疗。根据患者的个性心理特征、年龄、文化水平等，选择合适的交流方式。鼓励患者家属给予心理支持。

2）根据五音疗法，选择适合患者病症的音乐。脾胃不和者，可选择宫调音乐；肝胃不和者，可选择角调音乐。

3）解释疏导法。医护人员引导患者分析目前的心理压力和问题，调动其主观能动性，促使患者主动坚持治疗，形成积极情绪、树立正确认识、坦然面对现实、实现健康心理状态的转化。对于因害怕频繁呕吐而不敢进食的患者，对其讲述不进食的不良后果，从而使其更好地配合治疗。

6. 中医护理技术

（1）拔火罐

恶心呕吐：①穴位：中脘、足三里。②方法：在相应穴位上留罐 10～15 min，1～2 次/d。

（2）穴位按摩

恶心呕吐：①穴位：内关、膻中、足三里。②方法：患者采取放松、舒服姿势，暴露按摩处皮肤。选用点按或一指禅法进行按摩以透热为度，每次每穴 5 min，1 次/d。

（3）耳穴贴压

恶心呕吐：①穴位：神门、交感、胃、皮质下、肝、脾。②方法：每日不拘时按压，对按或向耳轮方向按压，以耐受为度，每 4～5 d 更换一次。

四、健康教育

1）起居规律，宜劳逸结合，适当参加室外活动，保证充足休息及睡眠，使气血调和，利于胎儿生长发育。忌烟酒、节房事，注意防寒保暖。

2）饮食有节，以清淡、有营养、易消化的食物为主，忌肥甘厚味及辛辣、生冷之品，鼓励进食，宜少量多餐，勿食不新鲜或变质食品。

3）遵医嘱服药，如有不适及时就医。

4）鼓励患者保持乐观愉快的情绪，解除顾虑，放松心情，顺利通过早孕阶段。避免因情绪刺激导致病情加重。

五、中医临床护理进展

（一）病机特点创新

现代医家认为妊娠恶阻之证有虚有实，虚者多因脾胃虚弱，日久肝肾两虚；实者多因肝气郁结，肝火旺盛而上逆犯胃；虚实夹杂者则表现为脾胃虚弱而痰湿阻滞。故妊娠恶阻的病机特点可概括为虚、火、郁、痰。

（二）中医治疗方法创新

根据妊娠病的治则，本病在治疗时宜治病与安胎并举。针刺治疗能起到明显的和胃平冲、降逆止呕的作用，而以任脉的穴位为主施行艾灸则可起到培本固元守中焦之功。

（1）针刺

主穴为攒竹、内关、足三里、公孙。在主穴的基础上，通过辨证论治，选择相应的配穴。

1）脾胃虚弱型。治法为健脾益气，和胃降逆。选穴：攒竹、内关、足三里、公孙、脾俞、胃俞。操作：攒竹斜刺进针 0.5 寸，内关、公孙直刺 1 寸，足三里直刺 1.5 寸，以上诸穴进针后行平补平泻法，脾俞、胃俞斜刺 0.5 寸，进针后采用捻转补法行针 10 min 后出针。使患者先取坐位，针刺脾俞、胃俞二穴后取平卧位针刺余穴。

2）肝胃不和型。治法为疏肝理气，和胃降逆。选穴：攒竹、内关、足三里、公孙、阳陵泉、太冲。操作：攒竹、内关、足三里、公孙进针角度及深度同上，均行平补平泻法；阳陵泉直刺 1.0～1.5 寸、太冲直刺 0.5 寸，行捻转泻法。

3）痰湿阻络型。治法为温中化饮，和胃降逆。选穴：攒竹、内关、足三里、公孙、丰隆、地机。操作：攒竹、内关、足三里、公孙进针角度及深度同上，均行平补平泻法；丰隆、地机直刺 1.5 寸，行捻转泻法。留针 30 min，隔日 1 次，7 d 为 1 个疗程。

（2）隔姜灸

以中脘、关元二穴作为施灸的主要穴位。操作方法：切取厚约 0.5 cm 生姜片数片，用牙签扎数个小孔，置于穴位上，将艾炷放在姜片中心施灸，每穴灸 5～7 壮，注意以患者能耐受、皮肤出现潮红为度。

（三）中医护理技术创新

有学者研究表明，对脾胃虚弱型恶阻孕妇进行择时穴位贴敷有良好疗效，可有效地提高尿酮转阴率且降低孕妇的住院天数、恶阻复发率。具体操作如下：依据子午流注理论择时进行穴位贴敷，具体为将特殊制备的中药药饼，在辰时（7:00～9:00）或巳时（9:00～11:00）贴敷于中脘、足三里等具有和胃止呕功效的穴位上，每日贴敷 1 次，每次贴敷 2 h，一共贴敷 2 周。与针刺和穴位注射相比，穴位贴敷无强刺痛感，对于晕针患者而言是很好的选择。

导入案例分析

1. 该患者目前所患何病？辨证属何证？

答：妊娠恶阻（肝胃不和证）。

2. 针对该患者恶心呕吐，临床应该如何辨证施护？请用思维导图的形式呈现。

答：详见思维导图。

复习思考题

妊娠恶阻的饮食调护中如何进行辨证施食？

（谢　莉　胡　芬）

第四节　痛　　经

导入案例

陈某，女，20岁，未婚，因"经行少下腹痛3 h"就诊。

患者经行少腹痛已6年，患者自14岁初潮，经行小腹胀痛拒按，痛时欲滚，呈进行性加重，得温痛缓，痛甚时有恶心、呕吐，遂来院就诊。刻下：经量少，色暗红，夹有血块，血块下后痛减，呈痛苦面容，伴胸胁、乳胀痛；舌紫暗，脉弦涩。

体格检查：体温36.5 ℃，脉搏80次/min，呼吸20次/min，血压116/68 mmHg，身高162 cm，体重45 kg。

专科检查：神清，体瘦，手足不温，下腹部持续疼痛拒按。

辅助检查：B超检查子宫附件未见异常。

请思考：

1. 该患者目前所患何病？辨证属何证？

2. 针对该患者下腹疼痛，临床应如何辨证施护？请用思维导图的形式呈现。

痛经是指女子正值经期或经行前后，出现周期性小腹疼痛，或伴腰骶酸痛，甚至剧痛晕厥，影响正常工作及生活的疾病。亦称"经行腹痛"。

痛经分为原发性痛经和继发性痛经。原发性痛经指生殖器官无器质性病变的痛经，故又称功能性痛经。常见于年轻未产女性，随着年龄增长发病率下降。继发性痛经则多因生殖器官有器质性病变所致，多发生在育龄期妇女，本节主要阐述原发性痛经。

西医学功能性痛经、子宫内膜异位症、子宫腺肌病、盆腔炎性疾病或宫颈狭窄等引起的经行腹痛属此范畴。

一、病因病机

痛经病因有情志不遂、起居不慎、六淫侵袭、体质因素等，病位在冲任与胞宫，其发生与机体周期性生理变化密切相关，变化在气血，表现为痛证。基本病因病机为"不通则痛"或"不荣则痛"。其证重在明辨虚实寒热。实者多因寒、热、湿邪侵袭所致，虚者多因气血虚弱、肝肾亏虚所致。

1）寒凝血瘀：经期产后，外感寒邪，或经水临行过食生冷，或久居寒冷阴湿之地，寒邪客于胞宫，血得寒则凝，以致瘀阻冲任，血行失畅。经前、经期气血下注冲任，气血壅滞，"不通则痛”而致痛经。

2）气滞血瘀：素性抑郁，情怀不畅，忧思郁怒，肝失疏泄，气滞血瘀，滞于冲任、胞宫而作痛；若血行失畅，经血滞于胞宫，日久成瘀，气机阻滞，“经水不利”而致痛经。

3）气血虚弱：脾胃素弱，化源不足，或大病久病或失血过多，胞脉空虚气血俱虚，经期或经后气血亏虚益甚，冲任、胞宫失于濡养，“不荣则痛”而致痛经。

4）湿热蕴结：素体湿热内蕴，或经期、产后（包括堕胎、小产后）调养不慎，感受湿热邪气，与血相搏，流注下焦，蕴结胞宫，胞宫、冲任气血壅滞更剧，“不通则痛”而致痛经。

5）肝肾亏损：素体薄弱，禀赋不足，肾气欠盛，或房劳多产，或久病耗损，致肝肾亏虚，精亏血少，水不涵木；经后精血更虚，冲任、胞宫失去濡养，“不荣则痛”而致痛经。

二、常见证候

1）寒凝血瘀证：经前或经期，小腹冷痛拒按，得热痛减，或周期后延，经血量少，经色黯淡或有积块，形寒肢冷，小便清长，面色青白，舌暗、苔白润，脉沉紧。

2）气滞血瘀证：经前或经期，小腹胀痛拒按，经量少，经行不畅，经色紫暗有块，块下后痛减，乳房胀痛，胸胁，舌质紫暗，或有瘀点，脉弦涩。

3）气血虚弱证：经期或经后，小腹隐痛喜按，或小腹及阴部空坠不适，月经量少，色淡质稀，神疲乏力，面色苍白，绵绵不休，头晕心悸，失眠多梦；舌质淡、苔薄白，脉细弱无力。

4）湿热蕴结证：经前或经期，小腹疼痛或灼热胀痛不适，或痛连腰骶，或平时经前小腹痛加剧，经量多或经期长，色暗红，质稠或有血块，平素带下量多，色黄稠臭秽，或伴低热起伏，小便黄赤，舌红、苔黄腻，脉滑数或濡数。

5）肝肾亏损证：经期或经后，小腹绵绵作痛，伴腰部酸胀痛，月经量少，质稀薄，色淡暗，腰膝酸软，头晕耳鸣，面色晦暗，或伴潮热，舌淡红、苔薄白，脉沉细。

三、辨证施护

（一）辨证要点

1）辨虚实：痛经辨证首先要根据疼痛发生的时间、部位、性质及疼痛程度，明察病位，分清虚实、寒热、在气、在血。经前或经行之初疼痛者多属实证，此时正值血海盛实，易生瘀滞，经水溢泻，瘀滞自通，则腹痛亦随之而减。但湿热痛经多因湿热缠绵难解，平时作痛逢经期更重。月经将净或经后疼痛者多属虚证，此时正值血海正虚，致胞宫更失于濡养之故。下腹冷痛，得温痛减属寒证；下腹痛如针刺，遇热痛剧属热证。痛甚于胀，经血色黯夹血块多为血瘀；胀甚于痛，伴经血排出不畅者多属气滞，此两者属实。掣痛、绞痛、灼痛、刺痛，疼痛拒按，属实；隐痛、坠痛，按之痛减，属虚。

本病实证居多，虚证较少，亦有证情复杂，临证需结合月经期、量、色、质，伴随症状等综合分析（见表 3-4-1）。

表 3-4-1 痛经实证与虚证的鉴别

鉴别点	时间	性质	痛势	腹诊	经血
实证	经前、经期	掣痛、绞痛、灼痛、刺痛	剧烈、阵发性	拒按	暗红、有血块
虚证	经后	隐痛、坠痛	绵绵不休	喜揉喜按	经量少

2）辨病位：痛在小腹正中，有乳房胀痛者，多为胞宫瘀滞；痛在小腹一侧或两侧，病多在肝；

痛连腰骶，伴有头晕耳鸣者，病多在肾。

3）辨脉象：脉沉紧或涩多为寒凝血瘀；脉弦或弦涩多为气滞血瘀；脉滑数或濡数多为湿热蕴结；脉细弱多为气血虚弱；脉沉细多为肝肾虚损。

（二）主要护理问题

1）小腹疼痛：与胞脉瘀阻或胞宫不荣有关。

2）情志失和：与肝失疏泄、气机郁滞有关。

3）夜寐不安：与小腹疼痛、气血不足、心神失养有关。

4）晕厥：与疼痛剧烈致气机逆乱、气血阴阳失常有关。

5）乳房胀痛：与气滞血瘀、不通则痛有关。

（三）护理措施

1. 病情观察

1）密切观察腹痛发生的时间、程度、性质、部位、规律、持续时间及伴随症状。

2）观察月经周期，月经量、色、质及有无血块等症状。

3）疼痛剧烈难忍，伴有面色苍白，冷汗淋漓，四肢厥冷时，立即采取头低足高位，针刺或按压合谷、内关、人中穴，做好急救工作。

4）注意舌象、脉象、腹痛等情况，为辨证提供依据。

2. 生活起居护理

1）病室安静、整洁、舒适，温、湿度适宜，光线充足柔和。

2）起居有常，劳逸适度，避免进行剧烈运动。

3）经期一定要作息规律，每日睡眠充足，睡前神宜定，忌七情过极，尽量放松身心，听轻松舒缓的音乐。

4）痛经伴晕厥时，立即予平卧位，吸氧，及时向医生汇报并积极处理。

5）辨证起居：寒凝血瘀者，经期注意避风寒，保暖，小腹可用热水袋热敷；湿热蕴结者，忌淋雨涉水，卧坐湿地等。

3. 饮食调护

1）以温经散寒、除湿化瘀为原则。饮食均衡，多食高蛋白、高纤维、富含维生素 B 群、清淡易消化的食物，忌辛辣、生冷、炙煿之品，避免饮酒、浓茶或咖啡等刺激性饮品。

2）辨证施食：寒凝血瘀者，宜食温经散寒、除湿化瘀之品，如大枣、生姜、红糖、红花等，食疗方如桂枝大枣山楂饮、黑豆蛋酒汤等；气滞血瘀者，宜食疏肝理气、行气止痛之品，如白萝卜、玫瑰花等，食疗方如玫瑰花粥、山楂红糖饮等；气血虚弱者，宜食益气补血之品，如猪肝、桂圆、鱼汤、鸡汤等，或可适当炖服人参、黄芪、山药、阿胶等，若胃脾运化不足，不宜过用滋腻之品，食疗方如乌鸡汤等；湿热蕴结者，宜食清热除湿之品，如绿豆、薏苡仁、冬瓜等，食疗方如薏米黄柏砂仁粥；肝肾虚损者，宜食补肝益肾之品，如核桃、猪肝、海参等，亦可食用枸杞子、怀山药、杜仲、何首乌等补肝肾的中药所制成的药膳方，食疗方如山药枸杞粳米粥等。

4. 运动康复护理

避免剧烈运动、搬运重物，注意劳逸结合，适量的运动促进血液循环，缓解痛经症状。

5. 用药护理

1）遵医嘱用药，注意用药时间、剂量、方法等，注意观察药物的不良反应。

2）服药期间注意有无不适反应，如有应及时就诊，调整治疗方案。

3）口服止痛药时，注意观察患者有无恶心呕吐胃部不适反应，评估用药效果。

4）辨证施药：寒凝血瘀者中药汤剂应温热服；气滞血瘀者中药汤剂宜温服，可用鲜姜水送，呕吐者宜少量频服；气血虚弱者中药多属补血补气药，宜用文火多煎，睡前温服；湿热蕴结者汤剂宜于经前一周开始服，宜偏温凉服。

6. 情志护理

1）调畅情志，畅达气机，让患者了解更多疾病知识和经期的注意事项，减轻其痛苦，避免焦虑恐惧发生。

2）在经期对患者给予安慰、疏导并表示理解，或通过看书、看电视等移情法进行情志调摄，也可以采取五音疗法，可选用角调式音乐如《春风得意》《江南丝竹乐》《春之声圆舞曲》《蓝色多瑙河》等，通过倾听悠扬悦耳、绵绵不断，充满生机，春意盎然的旋律，配合调节患者气机，疏肝理气，解郁养心。

7. 中医护理技术

（1）艾灸

1）小腹疼痛：①穴位：神阙、关元、气海、足三里等穴。寒凝血瘀者加血海、肾俞、命门，气血虚弱者加脾俞、血海，肝肾虚损者加肾俞、肝俞、太溪、复溜、归来。②方法：月经前 3 d 温和灸，选 3～5 穴，每穴 3～5 min。寒凝血瘀和气血虚弱者可用隔姜灸，每次每穴灸 5～7 壮，以皮肤红晕为度。

2）乳房胀痛：①穴位：期门、足三里、乳根、膻中等穴。②方法：悬灸，每次 20～30 min，2 次/d。艾灸见图 1-20-2。

（2）穴位按摩

1）情志失和：①穴位：太冲、行间、合谷。②方法：采用太冲穴向行间穴方向推揉的手法，以泻肝火，每次按摩 3～5 min，1～2 次/d。

2）晕厥：①穴位：水沟、中冲、涌泉。②方法：用拇指指腹重刺激三穴，运用“七二三”手法，即切 7 s，停 2 s，揉 3 s，直至患者苏醒。穴位按摩见图 3-4-1。

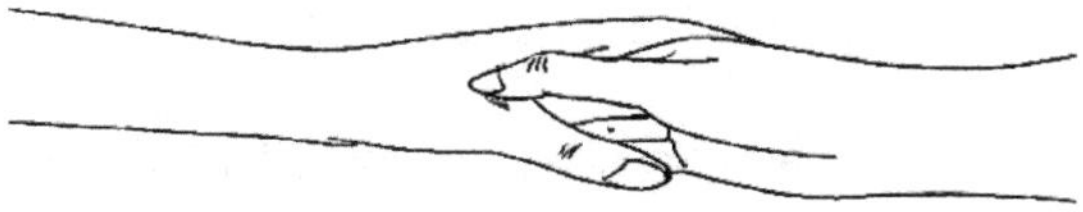

图 3-4-1 痛经晕厥的穴位按摩

（3）穴位贴敷

1）夜寐不安：①穴位：安眠、内关、神门、涌泉。②方法：取适量药膏均匀涂抹于穴位敷贴上，贴在相应穴位，每日一次，每次 4～6 h。

2）情志失和：①穴位：内关、神门、太溪等穴。②方法：取适量药膏均匀涂抹于穴位敷贴上，贴在相应穴位，每日一次，每次 4～6 h。

（4）耳穴贴压

1）夜寐不安：①穴位：神门、肝、心、枕、交感等穴。②方法：每次按压 3 min，以耐受为度，3～5 次/d，双耳交替贴压，2 次/周。

2）乳房胀痛：①穴位：胸、胃、肝、乳腺、三焦、神门、枕穴。②方法：每次按压 3 min，以耐受为度，3～5 次/d，双耳交替贴压，2 次/周。

（5）中药热熨敷

小腹疼痛：①穴位：神阙、子宫。②方法：取行气活血、温经散寒之中药，用文火炒热至 50～60 ℃后装入双层纱布中，腹部皮肤涂少量凡士林，放置腹部来回推熨，每次 15～30 min，1～2 次/d。

四、健康教育

1）避免诱因，经期注意保暖，避免参加剧烈运动、淋雨、涉水、游泳，未病先防。

2）畅情志，注意精神调养，消除恐惧、焦虑情绪，使气机畅达，减轻腹痛症状。

3）生活起居有常，劳逸适度，保证充足睡眠。经期注意卫生，保持外阴清洁，勤换内裤。选择适度的保健锻炼，如散步、瑜伽、太极拳等，以通经络、调气血、强体质。

4）经期注意饮食调养，避免过食生冷、酸涩、辛辣刺激性、含咖啡因食物，以防伤脾碍胃，寒从内生。

5）坚持周期性治疗，标本兼治，经前 1 周左右服用调经药预防痛经。指导患者遵医嘱使用止痛药，预防药物不良反应。

五、中医临床护理进展

（一）原发性痛经治疗管理创新

《黄帝内经·素问》曰："二七而天癸至，任脉通，太冲脉盛，月事以时下，故有子。""月之盈缺"，月事若按期而至，如期而走，则赖中土健运，癸水温藏，兼乙木调达、辛金收敛。月事过后，气血亏虚，中土健运，水谷"上归于肺，通调水道，下输膀胱，水精四布，五经并行"，精血渐充；精血散于肝，"淫气于筋，食气入胃，浊气归心，淫精于脉，脉气流经"；肺肃降则朝百脉，输精于皮毛，全身精血充盈，月事复至。若在此过程任一环节出现问题，则月事无常，甚见小腹疼痛。基于此，"中气斡旋"理论提出痛经的分期论治原则。经前、经行腹痛病机相同，但各有侧重。经前腹痛以木郁血瘀为病机之本，经行腹痛血瘀较经前腹痛轻，但土湿水寒程度重；经后腹痛病机为血虚肝燥，风木克土。治疗经前、经期腹痛，法当活血化瘀、柔肝疏肝、温补脾肾，使中土不受刑克，而使气血得通，肝木得养，水暖土温而痛止；治疗经后腹痛，法当健脾补血、柔肝疏肝，使中气斡旋，血液得充，肝木得养，肝气调达，津血足而痛止。

（二）"经筋"理论创新应用

以《黄帝内经》"经筋"理论为依据，论治原发性痛经。从经脉和脏腑角度阐释痛经与经筋的内在联系，分析论证认为经筋受邪，在局部形成筋结点，阻碍经脉和脏腑气血运行，不通则痛，导致痛经发生。学者通过整理经筋理论，探讨以《内经》"以痛为输"理论定位筋结点，运用"松筋解结""在筋求筋"的经筋刺法理论，通过针刺松解局部病理性"横络"，疏通经脉气血恢复脏腑功能，缓解痛经。充实了经筋理论在治疗脏腑疾病中的临床应用，探寻了经筋理论治疗痛经的理论依据，拓展了痛经的临床诊治思路。

（三）中医治疗方法的创新

有研究者基于调周理论的火龙灸对痛经患者的中医护理效果进行研究，缓解其痛经症状。具体操作如下：①于排卵后第 8、11 天各进行 1 次以温经 1 号散为基底药的火龙灸；于行经期第 1、4 天各进行 1 次以温经 2 号散为基底药的火龙灸。以 1 个月经周期为 1 个疗程，共 3 个疗程。②在进行火龙灸前将中药粉调和成糊状，外敷于患者腰骶部八髎穴区域。③依次覆盖保鲜膜、温湿毛巾，防火圈塑形。④毛巾表面喷洒 95%乙醇溶液，点火，监控温度，待患者自觉略微发烫或者温度监控器显示温度为 43～45 ℃时，用半湿毛巾覆盖灭火，反复 3 次。

（四）中医护理技术创新

1）王美红等对原发性痛经患者在常规耳穴贴压基础上进行腹针结合耳穴贴压治疗。方法如下：①腹针：选取中脘、下脘、气海、关元、双侧水道等穴位。根据体型选取不同规格腹针，嘱患者平卧，暴露腹部，消毒穴位，缓慢进针。采用只捻转不提插的方法，留针 30 min，每天 1 次。②耳穴：选取内生殖器、交感、神门、内分泌以及肾。用 75%乙醇棉球擦拭耳郭皮肤，将粘有王不留行籽的小胶布贴在相应耳穴上，每日按压 3～5 次，每次按压 1～2 min，两耳交替，2 次/周。治疗自月经前 7 d 开始，连续 7 d，治疗 3 个月经周期。研究发现腹针结合耳穴贴压治疗原发性痛经可以显著缓解患者痛经症状，减轻疼痛，远期治疗效果更好，且安全性高。

2）前列腺素分泌过多是造成痛经的主要原因，左炔诺孕酮片、非甾体类抗炎药是西医主要的治疗措施，但因胃肠道反应较重，其使用受到限制。芳香疗法从植物（如玫瑰、当归、丁香、肉桂等）中提取精油，通过按摩、吸入等方式改善身体不适、心理和情绪问题，主要用于疼痛、恶心、呕吐、焦虑、抑郁、失眠、躁动等症状。近年来国内外学者用芳香疗法对原发性痛经患者进行干预，Meta 分析结果显示，芳香疗法组能有效降低原发性痛经患者的疼痛水平，缩短疼痛持续时间。

导入案例分析

1. 该患者目前所患何病？辨证属何证？

答：痛经（寒凝胞宫，气滞血瘀证）。

2. 针对该患者下腹疼痛，临床应如何辨证施护？请用思维导图的形式呈现。

答：详见思维导图。

复习思考题

针对痛经患者的虚实证型，如何进行辨证施护？

（郭康萍）

第五节　产 后 缺 乳

导入案例

孙某，女，32 岁，初产妇，产后 7 d，因“乳汁极少、乳房胀痛”就诊。产妇顺产后 3 d 自觉乳房微胀，但乳汁极少，乳汁浓稠，乳房疼痛难耐，加之婴儿不食牛乳，产妇情志不畅，夜不能寐。

既往史：主诉平素健康，无明确既往病史。

体格检查：体温 36.5 ℃，脉搏 89 次/min，呼吸 20 次/min，血压 168/96 mmHg，身高 162 cm，体重 65 kg，神疲乏力，舌红、苔黄，脉弦滑。

请思考：

1. 该产妇目前所患何病？辨证属何证？
2. 针对该产妇乳汁极少、乳房胀痛，临床应如何辨证施护？请用思维导图的形式呈现。

在产后哺乳期内，产妇乳汁甚少或全无，称为“产后缺乳”，亦称“乳汁不行”或“乳汁不足”。一般发生在产后 2～3 日或半个月内，也可发生在整个哺乳期。由于剖宫产出血较多且术后禁食，因此剖宫产产后缺乳发生率较高。而初产妇产后缺乳最常见。据调查，产妇产后缺乳的发生率占全体产妇的 20%～30%，目前还有逐渐上升的趋势，这不仅影响婴幼儿的身心健康和产妇身体恢复，还加重了家庭和社会经济负担，因此越来越受到人们重视。

一、病 因 病 机

产后缺乳病因复杂，主要病因有气血虚弱、肝郁气滞和痰浊阻滞。

1）气血虚弱：乳汁为血所化，赖气运行。素体气血虚弱，又因分娩耗气失血，或因脾胃虚弱，产后冲任气血不足，乳汁生化乏源，因而产后乳汁甚少或全无。临床上多见：产后乳汁少或无，乳汁稀薄，无胀感，面色少华，无力。

2）肝郁气滞：乳汁的溢泄与正常排出有赖于肝气条达，疏泄有度。素体多抑郁，或产后七情不遂，肝失条达，气机不畅，经脉阻滞，乳汁运行不畅，因而乳汁不行。临床上多见乳汁少或无，乳房胀痛，乳汁稠，并伴随情志抑郁。

3）痰浊阻滞：素体肥胖痰湿内盛或产后膏粱厚味，脾失健运，聚湿成痰，痰气阻滞乳脉乳络，或"肥人气虚痰湿"，无力行乳，复因痰阻乳脉，本虚标实，遂致缺乳。临床上多见不思进食，食少饮多，大便偏干，烦躁少寐。

本病病位在脾、胃、肝，与任冲二脉有关。乳汁为气血所化生，其产生与溢泄有赖于脾之健运，肝气条达。病机特点为乳汁生化不足，或乳脉不畅。脾失健运，气血生化乏源。气机不畅，乳络不通，乳汁运行不畅均可导致缺乳。本病病理性质有虚实之分，临床病理表现有气血虚弱、肝郁气滞、痰浊阻滞之证。

二、常见证候

1）气血亏虚证：素体气血虚弱，冲任气血不足，乳汁化源不足，无乳可下，乳少或全无；乳房无乳汁蓄积，柔软，无胀满感；气血不足，脾阳不振，脾失健运，神倦食少；气血虚弱，不能上荣，面色少华；血虚，心失所养，心悸失眠；舌淡，脉虚细，皆为气血亏虚之象。

2）肝郁气滞证：素体肝郁或产后情志不遂，肝经疏泄不利，乳脉闭塞而乳汁壅滞于内，乳汁甚少或全无，乳汁浓稠；乳汁壅滞乳房，乳房胀硬或疼痛；肝脉布两胁，肝气郁滞，失于宣达，则胸胁胀痛；郁久化热，可有微热，肝气不舒，情志抑郁；木郁克土，脾失健运，则食欲不振；舌苔微黄，脉弦滑，皆为肝郁气滞或化热之象。

3）痰浊阻滞证：素体脾虚，或肥甘厚味伤脾，脾虚气弱行乳无力；或脾虚生痰，痰阻乳络而致乳汁甚少或全无，胸闷纳少；舌淡胖、苔腻，脉沉细，皆为痰浊阻滞之象。

三、辨证施护

（一）辨证要点

辨虚实，根据乳汁性质特点，乳房有无胀痛，结合舌脉及其他症状辨别虚实。虚证者，乳房柔软，不胀不痛，乳汁点滴而下，质稀；实证者，乳房胀满而痛，挤压乳汁疼痛难出，质稠；虚实夹杂者，乳房胀大而柔软，乳汁不多。

（二）主要护理问题

1）乳汁不足：与气血不足或肝郁气滞有关。

2）乳房疼痛：与肝郁气滞、乳络不通有关。

（三）护理措施

1. 病情观察

1）注意观察患者乳汁的排出量、色、质。

2）观察乳房胀痛程度、性质、乳房软硬度及乳汁下行通畅与否，辨明证候。

3）询问恶露情况，如恶露过多而影响乳汁化生，应积极处理。

2. 生活起居护理

1）保持居室清洁安静，定期开窗通风，温湿度适宜，衣服穿着以宽松为宜。

2）创造有利于哺乳和休息的环境，保证充足的休息与睡眠。

3）早接触早吸吮，按需哺乳，采用正确的哺乳方法，定期排空乳汁，每次哺乳应让婴儿吸空一侧乳房后，再吸另一侧乳房。

4）常用毛巾和清水擦洗乳头，可将分泌的乳汁涂抹在乳头上，防止皲裂，影响哺乳。

5）气血亏虚者，忌劳倦，应注意休息。肝郁气滞者，应适当锻炼，如做产后体操、散步等，以利于气血运行通畅。

3. 饮食调护

加强产后营养，多食高蛋白、高维生素食物，多喝汤水，忌食辛辣、油炸以及生冷食物。

1）气血亏虚者，多补充富含蛋白质的食物和新鲜蔬菜，如乳鸽、鳝鱼、猪蹄、红枣、龙眼肉、花生米等；宜多吃汤类，如鱼汤、骨头汤、鸡汤等。

推荐通乳食疗方：猪蹄通草粥。原料：猪前蹄 2 只，通草 5 g，漏芦 15 g，粳米 100 g，葱白 2 根。制法：先把猪蹄煎取肉汤，再煎通草，漏芦取汁，然后用猪蹄汤和药汁同粳米煮粥，待粥将熟时，放入葱白稍煮即可。待温分次随量食用，有通乳下奶之功效。

2）肝郁气滞者，宜食行气解郁之品，如金橘、佛手、柚、橙、玫瑰花、茉莉花、黄花菜等。忌吃辛辣、刺激性食物，禁烟、咖啡，以免助热化火。

推荐食疗方：橘皮橘络饮。原料：橘皮 10 g，橘络 5 g，丝瓜络 15 g，白糖 20 g。制法：将橘皮、橘络、丝瓜络同入锅中，加适量水煎取汁，调入白糖即成。早晚分服。橘皮性温，味辛、苦，具有调中理气之效。橘络性平，味甘、苦，能宣通经络、行气化痰。丝瓜络性平，味甘，可清热解毒、活血通络、利尿消肿。诸物合用，共奏疏肝解郁、理气下乳之效。

3）痰浊阻滞者，宜多食健脾利湿化痰之品，如大枣、扁豆、薏苡仁、赤小豆、山药等。

推荐食疗方：薏苡仁扁豆粥。制法：取薏苡仁 30 g、扁豆 15 g、山楂 15 g、红糖适量，几种食材混合熬制即可。

4. 用药护理

1）理气中药多为芳香制品，其汤剂不宜久煎，补益中药可文火久煎。

2）肝气郁滞者，用疏肝解郁、通络行乳的汤药，宜热服。

3）气血亏虚者，汤药宜热服，补益药宜早晚空腹温服。

4）观察用药后症状缓解的情况和时间，并注意服药后的不良反应。

5）乳房热痛且有肿块者，可用清热解毒、活血化瘀、软坚散结之品外敷。

5. 情志护理

乳汁分泌与精神情志因素有密切关系，因此，哺乳期应加强精神护理，保持精神愉快，心情舒畅，避恼怒，忌忧郁，保持心情平和，则肝气条达，乳汁畅行。

6. 中医护理技术

产后缺乳可采用多种中医护理技术，比如穴位按摩、艾灸、拔罐、捏脊、耳穴贴压等。这里重点介绍穴位按摩、艾灸以及耳穴贴压。

（1）穴位按摩

穴位按摩经济简便、易于掌握、安全可靠、疗效显著。按摩前，先用热毛巾热敷双侧乳房 15 min，搓热双手。

第 1 步：用手掌推摩乳房周围，首先左乳顺时针方向，右乳逆时针方向推摩各 20～30 次，以局部有热感为佳。其次，掌心固定乳头轻轻地作顺时针和逆时针方向各揉按 20～30 次。乳房按摩，能疏通乳腺导管，促进血液循环。

第 2 步：拇指按压穴位，每穴 2 min，每日 2 次。气血亏虚者取穴：少泽、足三里、膻中、乳根，用补法按摩。肝郁气滞者取穴：少泽、内关、太冲、乳根、膻中，用泻法按摩。痰浊阻滞者取穴：膻中、乳根、中府，用泻法按摩。

每日 1 次，10 次为一疗程，注意手法、力度和持续时间，一般来说以产妇不痛为度，每次 10 min。

（2）艾灸

艾灸主要有艾条灸和艾炷灸，根据不同的证型选择不同的穴位。气血亏虚者，加气海关元；肝郁气滞，加太冲、少泽；痰浊阻滞者，加丰隆等。每个部位选择 2～3 个穴位，每穴每次灸 5～10 min，以局部皮肤红润为度，每日 1 次，5 次为一个疗程。

（3）耳穴贴压

根据耳穴选穴原则，选取胸区（耳轮体前部的中 2/5 处）、乳腺、交感、内分泌穴，每日按压 3～4 次，每穴位每次按压 2 min 左右，隔日 1 次，5 次为一个疗程。气血不足型加脾；肝郁气滞型加肝；痰湿阻滞型加三焦。注意产妇的敏感性，控制耳穴按压的力度，一般以中等刺激强度为宜，双耳交替进行。

四、健 康 教 育

1）孕期做好乳头护理，及时纠正乳头凹陷，分娩后早接触、早吸吮、按需哺乳，促进乳汁分泌，指导产妇正确哺乳。

2）分析缺乳的原因，加强产后营养，多进汤水，平衡膳食，忌吃辛辣、刺激性食物。

3）保持乐观情绪，心情舒畅，避免过度的精神刺激。

4）劳逸结合，在充分休息的同时，适当进行一些轻缓的活动。

5）尽早识别腹泻、恶露过多、产后自汗、盗汗等耗伤津液气血的病证，积极治疗，以免影响乳汁的分泌。

五、中医临床护理进展

（一）中医治疗方法创新

有学者为探究子午流注针法配合辨证取穴针刺治疗产后缺乳临床效果及安全性，选取某医院 60 例产后缺乳产妇，采取随机数字表法将其分为 2 组，予以对照组产妇（30 例）辨证取穴治疗，予以观察组患者（30 例）子午流注针法配合辨证取穴针刺治疗，比较 2 组患者临床治疗效果、治疗前后中医症状（乳汁减少或全无、乳汁稀薄、乳房柔软无胀感、面色少华、倦怠乏力、食欲差）积分及治疗前后患者血清泌乳素含量变化、乳房充盈度评分变化、泌乳量变化、治疗前后新生儿饥饿程度评分变化以及治疗副反应。研究发现，子午流注针法配合辨证取穴针刺治疗产后缺乳临床效果显著，患者乳房充盈情况改善，泌乳量增加，症状改善，恢复好，新生儿饥饿程度降低，未见不良反应，安全可靠，值得应用。

（二）中医护理技术创新

有学者研究表明，采用中医特色护理能够提高母乳喂养率，减轻乳房疼痛程度，缩短泌乳初始时间和乳房充盈时间，动态提高催乳素水平和泌乳量。具体操作如下：①乳房按摩：指导产妇取仰卧位，由专业人员对产妇的乳房及周围组织进行按摩，右乳逆时针按摩，左乳顺时针按摩，至局部微微发热，再以乳中穴为中心，沿乳根部向乳头推揉，对乳房进行适当挤压，以促进乳汁分泌。按摩强度以产妇感到乳房略有酸胀为宜，每分钟 25～30 次，每日 1 次。②穴位按摩：指导产妇取坐位，选取膻中、乳根、少泽、大椎、天宗、中府等穴位，每个穴位按摩 10 min，每日 3 次，增强乳房周围血液循环，疏通乳腺，促进乳汁分泌。③耳穴埋豆：选取内分泌、胸、乳等对应的耳穴，使用胶带固定王不留行籽于相应耳穴上，手指适当按压并均匀用力，以产妇有酸胀感为宜，得气后保持 1～2 min，每日 4 次或 5 次。

导入案例分析

1. 该产妇目前所患何病？辨证属何证？

答：产后缺乳（肝郁气滞证）。

2. 针对该产妇乳汁极少、乳房胀痛，临床应如何辨证施护？请用思维导图的形式呈现。

答：详见思维导图。

复习思考题

产后缺乳患者的饮食调护中如何进行辨证施食？

（张传英）

课程思政

一、思政元素

坚定中医药文化自信。

二、思政目标

通过案例导入，培养中医护理学硕士研究生学经典、用经典的意识；通过探究式学习，激发学生对中医护理适宜技术的探索热情，坚定中医药文化自信。

三、思政案例：针刺疗法传承中的创新——腕踝针

案例导入：《黄帝内经·素问·皮部论》

《黄帝内经·素问·皮部论》记载：“岐伯曰：欲知皮部以经脉为纪者，诸经皆然……凡十二经络脉者，皮之部也。是故百病之始生也，必先于皮毛。邪中之则腠理开，开则入客于络脉，留而不去，传入于经，留而不去，传入于腑，廪于肠胃。邪之始入于皮也，泝然起毫毛，开腠理，其入于络也，则络脉盛色变；其入客于经也，则感虚乃陷下。其留于筋骨之间，寒多则筋挛骨痛；热多则筋弛骨消，肉烁䐃破，毛直而败……”如何理解“凡十二经络脉者，皮之部也”？

内容讲解：腕踝针疗法是海军军医大学长海医院神经精神科专家张心曙教授在用电刺激疗法治疗神经症等疾病经验的基础上，在数十年医疗临床实践中摸索出来的一种简便易行、安全无痛、疗效可靠的特色新型针刺疗法，其特点是将身体两侧各分 6 个纵区，在腕和踝各定 6 个针刺点，区与点都用同一数字编号，应用时根据病症表现所在区选取同一编号针刺点，行皮下浅刺，要求不引起酸麻胀痛等针感，即能取得疗效。

初看此疗法，仿佛与传统针灸经络理论相合之处甚少，但查阅文献发现，腕踝针疗法在许多方面都暗合于古人的经验，如传统经络学说、耳针、穴位和针刺法等，其是对传统针灸疗法的发展，更是与传统针灸在治法上相互补充、在理论上相互印证的一种创新疗法。其主要的中医理论依据包括：腕踝针疗法中的身体分区与经络理论中的十二皮部相对应；各针刺点分别位于相应的十二经脉循行路线上；各针刺点与一些特定穴位与十二经脉穴、五输穴位置非常接近。

临床研究证明，腕踝针在缓解痛症如痛经、术后疼痛方面具有积极的效果。但各研究结果间存在一定差异，可能受患者疼痛阈值、术后疼痛管理模式和手术创伤程度等因素影响。目前，留针时间暂无统一标准，各类疼痛留针时间规律的探讨和临床循证实践研究报道也相对较少，其临床效应机制及适用范围仍值得进一步探索。

病案分析

（一）病案

赵某，女，27 岁，已婚，因“停经 49 d，食入即吐 6 d”入院。

患者 6 d 前出现恶心，食入即吐，呕吐物为胃内容物，夹杂酸苦水，伴头晕、口苦、乏力，偶感胸闷，无胃部烧灼感，无阴道不规则流血，偶有腰酸，无腹痛，无憋气及其他不适。神清语明，面色无华，四肢乏力、精神欠佳，大便 3 d 未行，小便尚调，睡眠欠佳。

既往史：既往体健，否认肝炎、结核病史及外伤手术史。否认家族病病史，平素急躁易怒。14 岁初潮，月经周期 14 d，量偏少，色红，夹血块，伴轻微痛经。

体格检查：体温 36.5 ℃，脉搏 80 次/min，呼吸 19 次/min，血压 103/69 mmHg，身高 160 cm，体重 56 kg。

刻下：面色无华，恶心，食入即吐，四肢乏力，睡眠欠佳，舌淡暗、苔薄黄，脉弦滑无力。

辅助检查：尿妊娠试验阳性；尿常规：酮体+；妇科 B 超：子宫后位，增大，宫内见妊娠囊 20 mm ×18 mm×13 mm。

（二）分析

本案中患者急躁易怒，孕后肝失血养，肝体不足而肝阳偏亢，且肝脉挟胃贯膈，肝火上逆犯胃，胃失和降，则恶心呕吐，肝热气逆，故呕吐酸水或苦水，为妊娠恶阻。舌淡红、苔薄黄，脉弦滑无力，为肝胃不和之征象。辨证型为肝胃不和。

结合相关辅助检查，本案中患者诊断为妊娠恶阻，辨为肝胃不和证。

1. 护理问题

1）恶心呕吐：与肝胃不和致胃失和降有关。

2）营养不良：与肝胃不和致肝气上逆、食之无欲有关。

3）乏力：与肝胃不和致肝火上逆、头晕目眩有关。

4）焦虑：与肝火偏亢、担心胎儿有关。

2. 辨证施护

①病情观察；②生活起居护理；③饮食调护；④用药护理；⑤情志护理；⑥康复护理；⑦中医护理技术应用：穴位按摩、艾灸、穴位贴敷、耳穴贴压、揿针、拔火罐。

第四章 儿科病证

本章数字资源

学习目标

知识目标：

1. 掌握儿科常见病证的辨证施护、健康教育要点和中医护理技术辨证应用技巧。
2. 熟悉儿科常见病证的证候、中医护理临床进展和中医技术创新。
3. 了解儿科病证的历史沿革、常见病证的病因病机。

能力目标：

1. 能应用辨证护理思维，为儿科常见病证患儿提供护理服务，包括运用中医护理技术，并能科学评价，善于应用科研意识收集整理相关数据。
2. 能够辨证地解决患儿常见病证的健康问题，运用中医护理科研成果与创新思维，丰富学科解决临床问题的手段与方法。

素质目标：

1. 树立中医传统文化自信，培养致力于中医护理事业发展的毅力。
2. 具有科学严谨、求实创新的工作态度和敬佑生命、救死扶伤、甘于奉献、关心儿童健康成长的医者精神。
3. 培养评判性思维和创新意识。

第一节 发 热

导入案例

王某，男，4岁，因“发热3 d”就诊。刻下：发热，恶风，鼻塞，流黏涕，咽痛，纳寐可，二便调。

既往史：否认既往重大疾病史。

体格检查：体温38.5 ℃，脉搏90次/min，呼吸27次/min，血压99/59 mmHg。神清，精神可，咽部充血，双侧扁桃体Ⅱ度肿大，双肺呼吸音清。舌边尖红、苔薄，脉浮数。

请思考：

1. 该患儿目前所患何病？辨证属何证？
2. 针对该患儿发热，临床应如何辨证施护？请用思维导图的形式呈现。

发热是儿科多种疾病的症状，可有壮热、低热、潮热等不同表现。壮热是指身体发热，热势壮盛，扪之烙手，或伴恶热烦渴的一种症状，属高热范畴；低热是指身体自觉发热，但热势不高，体温一般在37.5～38 ℃；潮热是指发热盛衰起伏有定时，犹如潮汛。小儿体属纯阳，阴常不足，且发病容易、传变迅速，多种疾病因素均可致从阳化热而出现高热，尤其婴幼儿更易见，故应加强病情观察，做好辨证施护。

一、病 因 病 机

高热分外感与内伤两大类，外感高热为邪毒入侵，正邪相争；内伤高热则多正气虚损，阴阳失调。高热分为外感高热、里热炽盛、邪郁少阳，外感高热为邪毒入侵，正邪相争；里热炽盛为邪毒入里化热，热毒直中于里；邪郁少阳为正邪交争于半表半里，致少阳枢机不利。

1）外感高热：脏腑娇嫩，肌肤薄弱，且寒暖不能自调，若调护失宜，六淫邪毒由口鼻、皮毛而入，侵犯肺卫，束于肌表，郁于腠理，正邪交争，则发热。感受温热、暑湿之邪，或感受寒邪，从阳化热，均可引起高热；且邪愈盛，正愈实，交争愈剧，热势愈高。

2）里热炽盛：若外感邪毒入里化热，或温热疫毒直中于里，或嗜食肥甘辛辣，肺胃蕴热，均可致里热炽盛，发生高热。邪热充斥内外，扰上及下，闭塞气机，可出现邪热蕴肺、热炽阳明、热结肠道、热入营血诸证；热毒灼津炼液为痰，痰火交结，上扰清窍，引动肝风，亦可致变证丛生，甚至出现闭、脱等危重证候。

3）邪郁少阳：若感邪之后，正邪交争于半表半里，致少阳枢机不利者，则可见恶寒与发热交替出现之寒热往来证。由于少阳枢机不利，肝胆疏泄功能失常，故常伴口苦、咽干、目眩、胸胁苦满、心烦喜呕等证候表现。

本病病位主要在少阳，基本病机为邪毒入侵，正邪相争；里热炽盛为邪毒入里化热，热毒直中于里；邪郁少阳为正邪交争于半表半里，致少阳枢机不利。

二、常 见 证 候

1）外感风热：高热，微恶风，头身疼痛，鼻流浊涕，喷嚏咳嗽，口渴，咽红或喉核赤肿，舌苔薄黄，脉浮数，指纹浮紫。

2）温热炽盛：高热，头痛，面赤气粗，大汗出，烦渴，神昏谵语，斑疹透露，舌质红或绛、苔黄，脉洪大。

3）胃肠积热：日晡潮热，腹胀拒按，呕吐酸腐，大便秘结，小便短赤，烦躁不安，舌质红、苔黄燥，脉沉大。

4）邪郁少阳：寒热往来，胸胁苦满，心烦喜呕，不思饮食，口苦咽干，目眩，舌边红、苔薄白，脉弦数。

三、辨 证 施 护

（一）辨证要点

根据临床表现特点、舌苔、脉象来辨别表、里、虚、实。如表现为身热，自汗或无汗，恶风寒，口中气热，鼻声重，头痛，哈欠，舌苔薄黄，脉浮紧或浮缓，可辨为表热。如表现为温热或壮热，气急发渴，胸高热壅，烦躁喘粗，眠卧不安，甚者可发惊痫，舌质红、苔黄燥，脉沉大，可辨为里热。如表现为壮热烦渴，喜冷饮，腹满拒按，甚则神昏谵语，多见尿赤，便结，苔黄，脉洪数或滑实，气粗口臭，可辨为实热。如表现为寒热往来，胸胁苦满，心烦喜呕，不思饮食，口苦咽干，目眩，舌边红、苔薄白，脉弦数，可辨为虚热。

（二）主要护理问题

1）体温过高：与体内热邪过盛、正气虚弱有关。

2）活动无耐力：与气虚、血虚或气血两虚有关。

3）体液不足：与体内热邪过盛有关。

4）潜在并发症：虚脱。

（三）护理措施

1. 病情观察

1）定时测体温，高热时每 4 h 测量体温一次，待体温恢复正常 3 d 后可减至每日 1～2 次。同时密切观察其他生命体征，如有异常情况，应立即通知医生。

2）观察是否出现寒战、淋巴结肿大、出血、肝大、脾大、结膜充血、单纯疱疹、关节肿痛及意识障碍等伴随症状。

3）观察发热的原因及诱因是否消除，以及是否服用了某些药物。

4）观察治疗效果，比较治疗前后全身症状及实验室检查结果。

5）观察饮水量、饮食摄取量、尿量及体重变化。

2. 生活起居护理

1）高热患儿应绝对卧床休息，保持舒适体位；低热患儿可酌情减少活动，适当休息。注意调节室内环境温度及湿度，病室温度应维持在 18～20 ℃，湿度维持在 50%～60%。

2）及时擦干汗液并更衣，更换衣服和床单，防止受凉，保持皮肤的清洁干燥。应勤换内衣裤，加强皮肤护理，预防压力性损伤发生。

3）高热患者体温骤降时，常伴有大量出汗，以致造成体液大量丢失，年老体弱及心血管病人极易出现血压下降、脉搏细速、四肢冰冷等虚脱或休克表现，应密切观察，注意保暖。

4）高热出现谵妄，应及时用床档防坠床，出现昏迷时，按昏迷患者护理常规进行护理。

3. 饮食护理

1）高热的患儿应给予高热量、高蛋白质、富含维生素，易于消化的饮食。根据病情可给予流质、半流质饮食或软饭。流质饮食可选用牛奶、豆浆、蛋花汤、稠米汤、绿豆汤、藕粉、鲜果汁、去油鸡汤等，半流质饮食可选用大米粥、肉末菜末粥、面片汤甩鸡蛋、肉末菜末面条、馄饨、豆腐脑、银耳羹等，软饭可选用馒头、面包、软米饭、包子、瘦肉类、鱼、虾、蛋、瓜茄类、嫩菜叶、水果等食物。

2）供给充足液体，可饮开水、鲜果汁、菜汁、米汤、绿豆汤等。

3）忌用浓茶、咖啡、酒精饮料及具有刺激性的调味品（芥末、辣椒、胡椒等），并限制食用油腻的食物。

4）宜采用少吃多餐制，流质饮食每日进食 6～7 次，半流质每日进食 5～6 次，软饭每日 3～4 次。

4. 运动康复护理

1）根据患儿的身体状况和病情选择适当的运动方式，如散步、瑜伽、太极拳等轻度运动。

2）逐渐增加运动强度和时间，避免过度疲劳和损伤。

3）避免剧烈运动，如跑步、跳跃等。

5. 用药护理

严格按医嘱用药，不随意更改药物剂量或停药，注意观察患儿用药后的反应，如出现过敏等情况，应及时报告医生。

6. 情志护理

1）耐心倾听患儿的诉求，给予关心和安慰，帮助其缓解不良情绪。

2）提供一些适宜的娱乐活动，如听音乐、看电影，缓解患儿的焦虑情绪。

7. 中医护理技术

（1）耳尖放血

发热：①耳穴：耳尖。②方法：左手拇指、示指夹捏、固定耳郭上端，右手持针，对准穴位迅速刺入约 1～2 mm，随即出针。放血量视患儿病情及体质而定，一般每次 5～10 滴，每滴如黄豆大小。

（2）刮痧

发热：①穴位：颈部刮痧顺序为头、颈、肩、上肢；肩部刮痧顺序为头、颈、肩上、肩前、肩后、上肢；背腰部刮痧顺序为背腰部正中、脊柱两侧、双下肢，大椎、大肠经、背部足太阳膀胱经、颈部两侧以及合谷、曲池等穴位所在经络。②方法：每个部位一般刮拭 20～30/次，每位患儿通常选 3～5 个部位；局部刮痧一般 5～10 min，全身刮痧宜 10～20 min。2 次刮痧之间宜间隔 3～6 d，急性病疗程以痊愈为止，一般以 7～10 次为一疗程。

（3）耳穴贴压

便秘：①耳穴：肺、大肠、三焦、艇中。②方法：每次按压 3 min，以患儿耐受为度，3～5 次/d，双耳交替贴压，2 次/周。

四、健 康 教 育

1）发热期间患儿需要充足的休息，避免过度劳累。
2）多饮水，提供清淡、易消化的食物，避免辛辣、油腻食物。
3）在发热缓解后，逐渐增加适度的锻炼，以提高身体的抵抗力。
4）按照医生的建议正确使用药物，注意药物的剂量和用法，避免不良反应的发生。
5）给予患儿关心和支持，帮助其缓解焦虑和紧张情绪，保持心情愉悦。

五、中医临床护理进展

（一）发热管理创新

症状管理将健康教育与患儿家长疾病认知水平结合，通过新的教育方法以提高家长对儿童发热管理的知识和技能，改善治疗依从性，促进病情康复。医疗机构把精准管理模式运用于患儿发热门诊，合理配置提高早期甄别能力，减少诊疗障碍。

（二）理论创新应用

“和稳论”理论：桑杲提出“和稳论”学术思想，以“调其不和，和其失调，以达稳态”为总纲。和，有调和、畅达之意；稳，有平稳、稳态之意，“和稳”即指调和人体脏腑、阴阳等，使得寒热、表里等相互对立的双方处于和谐的状态且维持稳态。

（三）中医护理技术创新

1）推天河水：通过按摩患儿的背部、腰部和臀部等部位，以达到疏通经络、调和气血、平衡阴阳的目的。对于患儿发热的治疗，推天河水法安全性高、副作用较小；可以与药物治疗、物理降温等方法相结合，共同发挥治疗作用，提高治疗效果，同时还能够改善患儿的体质，增强抵抗力。

2）穴位贴敷：针对小儿外感发热，选取涌泉穴和大椎穴进行贴敷治疗。采用中药（包括吴茱萸、细辛、大黄、芒硝等）开结行气，直达病所，皆可清热解毒、利尿除湿，共奏扶正祛邪、通便止咳之功。

导入案例分析

1. 该患儿目前所患何病？辨证属何证？

答：发热（外感风热证）。

2. 针对该患儿发热，临床应如何辨证施护？请用思维导图的形式呈现。

答：详见思维导图。

复习思考题

发热患儿如何进行辨证施食？

（占婷婷）

第二节　惊　风

导入案例

耿某，女，4岁，因“发热半天，抽搐2次”就诊。现病史：抽搐发作时双眼凝视，四肢强直阵挛，口吐泡沫，持续1 min左右，抽搐后入睡，醒后精神一般，伴发热，体温最高39.6 ℃，无咳嗽、呕吐及腹泻。

既往史：有热性惊厥史1次；无头颅外伤史。

过敏史：无青霉素、头孢等药物和食物过敏史。

体格检查：体温40.2 ℃，脉搏124次/min，呼吸28次/min，扁桃体Ⅰ度肿大，双肺呼吸音粗，舌红、苔黄燥，脉数。

请思考：

1. 该患儿目前所患何病？辨证属何证？
2. 针对该患儿惊厥，临床应如何辨证施护？请用思维导图的形式呈现。

惊风是小儿常见的一种急重病证，临床以抽搐、昏迷为主要症状。西医的小儿惊厥属此范畴，好发于1～5岁儿童，可见于多种疾病之中。其原发疾病有一定的季节特点：冬春季节常见于感冒、肺炎喘嗽、麻疹、流行性腮腺炎、流行性脑脊髓膜炎等疾病；盛夏季节好发于流行性乙型脑炎；夏秋季节常见于中毒性细菌性痢疾、秋季腹泻；冬季多见于重症肺炎、低钙血症等病症。

惊风分为急惊风和慢惊风两大类。凡起病急暴，八候表现急速强劲，病性属实、属阳、属热者，为急惊风；起病缓，病久中虚，八候表现迟缓无力，病性属虚、属寒者，为慢惊风。其证候可概括为四证八候，四证即痰、热、惊、风；八候指搐、搦、掣、颤、反、引、窜、视。惊风发作时，四证常混同出现，难以截然分开；八候的出现表示惊风正在发作，但惊风发作时，八候未必全都出现。

急　惊　风

急惊风来势急骤，以高热、抽风、昏迷为主要表现，痰、热、惊、风四证俱备。具有一定的危险性，属临床危重病证。

一、病因病机

急惊风的病位在心和肝。病机主要为邪郁化热，热极生风、生痰、生惊。病理性质以邪实为主，属实证、热证。如能及时抢救与治疗，预后尚可。

1）外感时邪：时邪包括六淫之邪与疫疠之气。冬春之季，寒温不调，气候骤变，小儿肌肤薄弱，卫外不固，若感受风寒或风热之邪，易于传变，郁而化热，热极生风；小儿元气薄弱，真阴不足，易受暑邪，暑为阳邪，化火最速，传变急骤，内陷厥阴，引动肝风；暑多夹湿，湿蕴内蒸，化为痰浊，蒙蔽心窍，痰动则生风；若感受疫疠之气，则起病急骤，化热化火，逆传心包，火极动风。

2）内蕴湿热：饮食不洁或误食污染毒邪之物，郁结肠胃，痰热内伏，壅塞不消，郁而化火，内陷心肝，扰乱神明而致高热昏厥、抽搐不止。

3）暴受惊恐：小儿筋脉柔嫩，神智怯弱，心肝俱虚，不堪意外刺激，若猝见异物，乍闻巨声，或不慎跌仆，暴受惊恐，惊则气乱，恐则气下，致使神明受扰，轻者惊惕不安，重者心神失主，痰涎上壅，引动肝风，发为惊厥。

二、常见证候

1）风热动风证：起病急骤，发热头痛，咳嗽流涕，咽红，烦躁，神昏惊厥，舌质红、苔薄黄，脉浮数。

2）湿热疫毒证：持续高热，昏迷，谵妄烦躁，频繁抽搐，腹痛呕吐，大便黏腻或夹脓血，舌质红、苔黄腻，脉滑数。

3）气营两燔证：起病较急，壮热多汗，头痛项强，恶心呕吐，烦躁，抽搐，谵妄神昏，口渴便秘，舌质红、苔黄，脉弦数。病情严重者高热不退，反复抽搐，神志不清，舌质红、舌苔腻，脉滑数。

4）邪陷心肝证：起病急骤，高热不退，烦躁口渴，谵语，神识昏迷，反复抽搐，两目上视，舌红、苔黄燥，脉数。

5）惊恐惊风证：暴受惊恐后突然抽搐，惊跳惊叫，神志不清，四肢欠温，舌苔薄白，脉乱不齐。

三、辨证施护

（一）辨证要点

1）辨轻重：若惊风发作次数较少，持续时间较短（5 min 以内），发作后无神志、感觉、运动障碍者，属轻症；若发作次数较多（2 次以上），或抽搐时间较长，发作后神志不清，甚至有感觉、运动障碍者，属重症。

2）辨表热、里热：若昏迷、抽搐为一过性，热后抽搐自止者，属表热；若高热持续，反复抽搐、昏迷者，属里热。

3）辨痰热、痰火、痰浊：若神志昏迷，高热痰鸣，则为痰热上蒙清窍；若妄言谵语，狂躁不宁，则为痰火上扰清窍；若深度昏迷，嗜睡不动，则为痰浊内陷心包，蒙蔽心神。

4）辨外风、内风：邪在肌表，清透宣解即止，如高热惊厥，为一过性证候，热退惊风可止，则为外风；病在心肝，热、痰、风三证俱全，反复抽搐，神志不清，病情严重，则为内风。

（二）主要护理问题

1）身热：与外感时邪、内痰蕴热有关。

2）腹痛：与湿热疫毒蕴结肠胃有关。

3）抽搐：与邪郁化热，热极生风、生痰、生惊有关。

（三）护理措施

1. 病情观察

1）若患儿高热不退，烦躁不安，摇头弄舌，咬牙，时发惊啼，多为惊风先兆，应及时报告医生，采取防范措施。

2）密切观察患儿生命体征、意识、瞳孔、面色、有无喉间痰鸣及其伴随症状，备好抢救器械，防止惊风持续发作；出现呼吸心跳骤停时，快速施行心肺复苏（cardiopulmonary resuscitation，CPR）。

3）注意观察患儿抽搐程度、次数、持续时间及抽搐间歇期意识恢复情况，辨别病情轻重。观察抽搐发生的部位、类型以及时间，积极寻求病因。

4）注意抽搐与高热的关系，观察热退时抽搐是否停止，辨别是否属于高热惊厥。

2. 生活起居护理

1）保持室内安静，光线适宜。护理操作应集中进行，以免打扰患儿，诱发惊风。

2）应留人陪护，加床栏，抽搐时防止碰伤、坠伤、咬伤，切勿强行牵拉患儿肢体，以免损伤筋骨。

3）抽搐控制后应加强功能锻炼，保持肢体功能位及肢体被动运动。

4）口腔疾患有异味者，用银苓汤擦洗口腔或漱口，3 次/d；有炎症或溃疡者，给予中药粉剂或膏剂外涂，3～4 次/d；出血者，可给予鲜藕汁饮服止血。

5）惊风发作时立即实施抢救。令患儿就地平卧，头偏向一侧，解开衣领，保持呼吸道通畅；将压舌板缠数层纱布，塞于上下齿间，避免咬伤舌体；及时吸氧，以防脑组织缺氧，加重抽搐；牙关紧闭者，可针刺或指掐下关、颊车，或用开口器将口缓缓撑开，切勿强行撬开。

6）辨证起居：风热抽搐，高热表邪未解者，给予温水擦浴，避免吹风，勿用冰水冷敷，防止毛孔闭塞，邪毒内陷；湿热疫毒昏迷时间较长者，应注意防止压疮等皮肤护理；邪陷心肝者，若出现两眼上视，或者睡卧露睛，注意眼部护理，眼睑不能闭合者可盖凡士林纱布保护角膜。

3. 饮食调护

1）饮食原则：清心开窍，平肝息风。饮食宜选择清淡、富营养的流质或半流质食物，忌食油腻、煎炸、辛辣之品，以防伤阴动火，加重病情，抽搐时应禁食。

2）辨证施食：风热抽搐患儿高热伤津，应多饮温开水，可用梨汁、藕汁、鲜芦根汁、西瓜汁代茶饮；湿热疫毒患儿，用五汁饮或绿豆汤代茶饮，必要时可鼻饲流质饮食，痰多者给予萝卜汁、荸荠汁或竹沥水以清热化痰；气营两燔患儿，辅以藕节、荷叶、绿豆等清暑化湿之品；邪陷心肝患儿，宜食绿叶蔬菜、豆类等，忌食油腻、煎炸、辛辣之品，食疗方如羚角钩藤汤；惊恐惊风患儿，平素可常食补心养血之品，如桂圆肉、大枣、莲子等，食疗方如莲子猪心安神汤。

4. 运动康复护理

1）惊风发作时卧床休息，避免干扰。

2）恢复期适度运动，如慢走、室内拍球等。

5. 用药护理

1）遵医嘱按时按量服用，遵循“急惊合凉泻，慢惊合温补”的原则。惊厥完全停止后方可灌服药物，避免呛入气管，必要时鼻饲给药。

2）中药汤剂宜浓煎，少量频服，不可强行灌服。

3）辨证施药：风热发搐患儿，中药宜温服，药后盖被安卧，汗出后及时用毛巾擦干，防止复感外邪，遵医嘱给予小儿回春丸，1 岁以下每服 0.3～0.5 g，2～3 岁每服 0.9 g，2 次/d；邪陷心肝患儿，遵医嘱给予安宫牛黄丸，每服 1/2～1 丸；惊恐惊风患儿，遵医嘱给予牛黄镇惊丸，每服 1/2～1 丸，1～2 次/d。

6. 情志护理

1）避免一切不良刺激，如患儿有自卑、退缩、孤独等心理障碍，应鼓励、疏导患儿，消除紧张和恐惧情绪，保持情志舒畅，避免诱发病情。

2）提供家庭和社会支持，家属应做到多陪伴、多温暖，给予情感关怀。

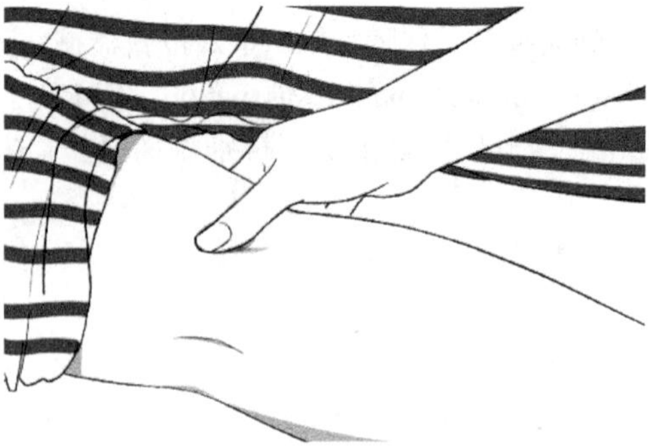

图 4-2-1 急惊风惊厥欲发作的穴位按摩

7. 中医护理技术

（1）穴位按摩

1）惊厥欲发作：①穴位：大敦穴或鞋带穴（解溪穴）；气营两燔邪热炽盛患儿，可辅以肝经、心经、肺经、六腑、天河水、脊柱；邪陷心肝患儿可清肝经、百会、曲池、风池、肩井、委中。②方法：尽量采取放松、舒适体位，暴露相应皮肤，应用推法、按法、揉法、拿法，动作轻柔，每次 20 min，1 次/d。穴位按摩见图 4-2-1。

2）惊风发作：①穴位：委中（身向前屈者）、膝眼（身向后仰者）。②方法：掐法。

3）神昏闭窍，牙关不利：①穴位：合谷。②方法：掐法。

（2）中药外敷

囟门高突：①部位：囟门。②方法：地龙粉 15 g，加入少量糖水拌匀，置于纱布上敷贴。

（3）穴位贴敷

急惊风发作且神昏不醒：①穴位：神阙、双侧涌泉。②方法：选用具有清热、通经、息风、通阳等功效的药物，如三叶泥、麝香敷脐方等敷贴于神阙穴；取栀子、桃仁、苦杏仁、面粉各等份，以鸡蛋清调，敷于双足涌泉穴。选择弹性透气的胶带在相应穴位上贴敷药物，每次贴敷 4～6 h，1 次/d。

四、健康教育

1）保持居室安静，空气流通。夏季要采取降温措施，对传染病患儿注意隔离。积极治疗原发疾病。做好保健，加强锻炼，提高抗病能力。

2）平衡膳食，饮食宜清淡易消化，富含营养，注意饮食卫生。

3）遵医嘱服药，如有不适及时就医。

4）保持平和心态以及愉悦的心情，避免惊恐。

5）指导家长掌握预防及控制小儿惊风发作的措施。患儿抽搐时，切忌强行牵拉肢体，以免伤及筋骨；长期卧床的患儿，需经常改变体位；昏迷患儿应保持呼吸道通畅，防止窒息。

五、中医临床护理进展

（一）中医“因时制宜”理论创新应用

现代医学发现小儿惊厥的发病具有一定的时间规律，目前认为其与皮质醇、褪黑素的每日分泌规律及每日体温规律相关，但尚未找到系统科学的理论来解释这一现象，可从中医的时辰理论对此现象进行探究。“因时制宜”原则是指根据时间不同针对具体疾病的不同治法，因此理清“时-病”关联非常重要。《灵枢·顺气一日分为四时第四十四》云：“以一日分为四时，朝则为春，日中为夏，日入为秋，夜半为冬”，把一天中的 4 个时间段分别对应四季，而人体的阴阳随天地在不同时期的变化而发生相应变化。钱乙据此观点，把一日中的十二时辰分为 5 个阶段，分别对应五脏，平旦木属肝、日中火属心、日昳土属脾、下晡金属肺、夜半水属肾，并在《小儿药证直诀》中提出了小儿惊风不同时辰与五脏的联系，将早晨、日午、日晚、夜间发搐归属于肝、心、脾、肺、肾论治。钱乙从五脏五行属性相生相克的角度阐述小儿惊风发病时间规律与脏腑功能盛衰的相关性，并根据不同时段五脏之气的盛衰来推断小儿惊风的病机，运用时辰阴阳变化与五脏生克制化关系进行论治。

（二）中医治疗方法创新

黄晶等在西医常规治疗基础上，予清肝定惊汤结合穴位点刺治疗 93 例热性惊厥患儿，结果显示，在临床有效率、中医证候积分、患儿退热时间、惊厥停止时间、复发率等方面观察组均优于对照组，说明清肝定惊汤联合针刺临床有效，复发率少。

清肝定惊汤：生地黄 9～15 g，川贝母 6～12 g，双钩藤、天麻、生白芍各 6～12 g，滁菊花 9 g，霜桑叶、竹茹各 6 g，羚羊角片 1～3 g，生甘草 3 g。高热便秘患儿加大黄；皮疹患儿加牡丹皮、赤芍、水牛角、玄参；喉间痰鸣患儿加瓜蒌皮、天竺黄；大便黏滞、夹脓血患儿加黄芩、黄柏、栀子等。水煎煮，取汁 100 mL，分早晚各 50 mL 服药，连续服药 1 个月。穴位点刺：取穴百会、大椎、合谷、曲池、少商、肺俞、足三里、耳尖穴，消毒穴位，取小号三棱针，点刺穴位放血 3～5 滴，1 次/d，隔日治疗，治疗时间 1 个月。

（三）中医护理技术创新

吕红粉等使用翘荷豉栀汤加味灌肠佐治小儿高热惊厥，所用药物组方均为中药免煎颗粒。取药物 60～100 mL 沸水泡闷 2 min，冷却至 38 ℃灌肠，每次 15 mL，所有患儿都采取仰卧位，将臀部抬高，将细小的导尿管头端用甘油充分润滑后，插入到肛门 4～5 cm 左右位置，然后通过导管将中药汤剂（翘荷豉栀汤加味）注入，2 次/d（上下午各 1 次），注入后保留 3 min 拔管。观察组及治疗组的体温变化、临床症状缓解程度、退热起效时间、解热时间、完全退热时间、治疗后抽搐发作次数等情况显著优于对照组。

慢 惊 风

慢惊风以来势缓慢、抽搐无力、时作时止、反复难愈为特征，常伴昏迷、瘫痪等症。

一、病 因 病 机

慢惊风多由大病、久病，如暴吐、暴泻、久吐、久泻等致脾胃虚弱，土虚木亢；或脾肾阳虚，失于温煦；或热病伤阴，筋脉失于濡养。其病位主要在脾、肾、肝，病性以虚为主，也可见虚中夹实。慢惊风若调护不当，经久不愈，脾阳虚衰，阴寒内盛，纯阴无阳，易致慢脾风，病情凶险，预后不良。

1）脾胃虚弱：由于暴吐暴泻，久吐久泻，或他病过用峻利之品，妄用汗、下之法致脾胃受损。脾虚胃弱，土虚木贼，肝亢风动，致慢惊风。

2）脾肾阳衰：胎禀不足，或久吐久泻，或喂养不当，或误用攻伐之品，损伤脾阳，日久及肾，脾肾阳虚，阴寒内盛，筋脉失于温煦，时时搐动，发为慢脾风。

3）阴虚风动：外感热病迁延日久，或急惊风后，热邪久羁，阴液亏耗，或他病影响，致肝肾精血不足，筋脉失于濡养，发为慢惊风。

二、常 见 证 候

1）脾虚肝亢证：抽搐无力，时作时止；精神萎靡，嗜睡露睛，倦怠乏力，面色萎黄，纳呆便溏，时有肠鸣，舌质淡、苔白，脉沉细。

2）脾肾阳衰证：手足震颤或蠕动；神萎昏睡，面白无华或灰滞，口鼻气冷，额汗不温，四肢厥冷，溲清便溏，舌质淡、苔薄白，脉沉微。

3）阴虚风动证：肢体拘挛或强直，抽搐时轻时重；精神疲惫，形容憔悴，面色萎黄，或时有潮红，虚烦低热，手足心热，易出汗，大便干结，舌绛少津、苔少或无苔，脉细数。

三、辨证施护

（一）辨证要点

1）辨寒热虚实：根据患儿精神状况、面色、口渴与否、四肢冷暖、舌苔等进行辨证。若症见面色苍白或萎黄，精神萎倦，嗜睡，四肢发冷，舌淡、苔薄者，则辨为虚寒；若症见虚烦疲惫，面色潮红，身热消瘦，手足心热，舌红、苔少者，则辨为虚热；若症见肢体抽搐，强直不利者，则辨为血虚；身热起伏不定，口渴心烦，胸闷气粗，泛吐痰涎，苔黄腻者，则辨为虚中夹实。

2）辨脏腑：若形神疲惫，面色萎黄，抽搐，大便稀溏，四肢不温，则病在肝脾；若面白无华，囟门低陷，四肢厥冷，手足蠕动，大便清稀，舌淡，脉细无力，则病在脾肾。

（二）主要护理问题

1）抽搐：与脾虚肝亢或肝肾阴虚、虚风内动有关。

2）纳差、便溏：与脾胃虚弱、无力运化水谷或寒湿下驱有关。

3）四肢厥冷：与脾肾阳衰、阳气衰微、不能通达四肢有关。

4）潮热、盗汗：与肝肾阴虚、虚热内生有关。

5）便秘：与久病热病后，津枯液燥、肠失濡润有关。

（三）护理措施

1. 病情观察

见急惊风护理。

2. 生活起居护理

见急惊风护理。

辨证起居：脾胃虚弱患儿，注意保暖，避免感受外邪，患儿若出现足跗部水肿，需注意皮肤护理，预防压疮；脾肾阳虚患儿，注意保暖，尤其是腹部与下肢，可热敷、药熨脐部；阴虚风动潮热、盗汗患儿，及时擦干汗液，避免感受风寒，影响病情康复。

3. 饮食调护

1）饮食原则：清心开窍，平肝息风。饮食宜清淡，抽搐时需禁食。

2）辨证施食：脾胃虚弱患儿，饮食宜定时、定量、不偏食，养成良好的饮食习惯，可多食用鸡内金、山药、大枣等健脾补胃的食物；脾肾阳虚患儿，平素多食用羊肉、鸽子、糯米、黄米等温热食物；阴虚风动、虚烦低热患儿，可给予青蒿、麦冬、竹叶煎水代茶饮；大便干结者，晨起喝蜂蜜水，并可用决明子泡水喝，平素可多食用鸭肉、桑椹、蜂蜜、海参等食物以滋阴养血。

4. 运动康复护理

见急惊风护理。

5. 用药护理

见急惊风护理。

6. 情志护理

1）缓解并消除患儿及家属紧张、焦虑等不良情绪，避免因恐惧、惊慌而诱发病情。

2）提供家庭和社会支持，家属应做到多陪伴、多给予情感关怀。

3）尊重患儿及家长情感，灵活掌握检查程序，尽量减少暴露患儿的身体部位，给予鼓励和开导，让患儿知道在患病期间服药、控制饮食、休息的重要性，以争取其主动配合。

4）对于年长患儿，可采取“恐伤肾，以思胜之，以忧解之”等以情胜情法进行情志护理。

7. 中医护理技术

（1）穴位按摩

惊厥：①穴位：脾胃虚弱患儿可配合补脾经、三关、中脘、足三里、脊柱等；脾肾阳虚患儿，可取神阙、肾俞、命门、脾俞、胃俞、足三里、中脘等穴位；阴虚风动患儿，运五经、脾土、五指节、内八卦、上三关、涌泉、足三里等穴位。②方法：推法、揉法、按法、捏法、摩法，动作轻柔，20 min/次，1 次/d。

（2）其他疗法

见急惊风护理。

四、健康教育

同急惊风。

五、中医临床护理进展

同急惊风。

导入案例分析

1. 该患儿目前所患何病？辨证属何证？

答：急惊风（邪陷心肝证）。

2. 针对该患儿惊厥，临床应如何辨证施护？请用思维导图的形式呈现。

答：详见思维导图。

复习思考题

请查阅资料阐述急惊风常见于哪些原发病，列举其中 1 种及其证候？

（程胜娟）

第三节 肺炎喘嗽

导入案例

孙某，男，5 岁，因“咳嗽咳痰 3 d，加重伴发热、气急 1 d”就诊。患儿 3 d 前开始咳嗽咳痰，家长自予感冒冲剂，症状未改善。今晨症状加重，咳嗽痰多，色黄黏稠，不易咳出，发热，烦躁不安，喘促憋闷明显，可见鼻翼翕动。刻下：发热，咳嗽气促，痰黄黏，尿少色黄，大便干结。

查体：体温 38.5 ℃，脉搏 120 次/min，呼吸 30 次/min，血压 100/62 mmHg，面赤舌红，口唇青紫，咽轻度充血，肺部听诊可闻细湿啰音，腹部（-），舌质红、苔黄腻，脉滑数。

请思考：

1. 该患者目前所患何病？辨证属何证？

2. 针对该患者发热、气急、咳嗽咳痰，应该如何辨证施护？请用思维导图的形式呈现。

肺炎喘嗽，又称小儿肺炎，是小儿时期常见的一种肺系病证，是以发热、咳嗽、痰壅、气促、鼻煽为主要表现的病证。病毒性肺炎、细菌性肺炎、支原体肺炎、衣原体肺炎属此范畴。本病一年四季均可发生，尤以冬、春季发病较多。任何年龄小儿皆可发病，以婴幼儿为多发，年龄越小，发病率越高，病重者越多。

肺炎喘嗽的病名首见于《麻科活人全书》，该书叙述麻疹出现“喘而无涕，兼之鼻煽”症状时，称之为“肺炎喘嗽”。

一、病因病机

引起小儿肺炎喘嗽发生的原因，有外因和内因两大类。

1）外因：主要在于感受风邪，风邪由皮毛或口鼻侵肺，肺失宣降，邪气闭阻于肺，使得肺气闭郁。邪气闭阻，从而使水道通调失职，水液输化无权，化热灼津，炼液成痰。小儿寒温失调，风邪夹热或夹寒外袭而为病，其中以风热多见，也可由其他疾病如麻疹、水痘等传变而来。

2）内因：小儿生理特点表现为肺脏娇弱，气血未充，卫外不固。若先天禀赋不足，或后天喂养失宜，久病不愈，病后失调，使正气虚弱，腠理不密，感受外邪易发为此病。

本病病位在肺，病机为肺气郁闭，病理产物是痰热。肺闭与痰热相互作用，互为因果，肺闭可加重痰阻，痰阻又进一步加重肺闭，形成恶性循环，出现咳嗽、气促、痰壅、鼻煽、发热等肺气郁闭的证候，发为肺炎喘嗽。

本病若邪势过胜，病情进一步发展，可由肺累及其他脏腑。肺失肃降，肺病及母，脾失健运，可出现呕吐、腹胀、便秘、腹泻等腑实证候。肺主气节，肺气郁闭，气郁则血滞，心血运行不畅，心失所养，加之心气不足，易发生面白肢冷、呼吸急促、心烦不安、右胁下肝脏增大等心阳虚衰之变证。若邪毒炽热化火，内陷厥阴，引动肝风，则形成高热、神昏、抽搐等邪陷厥阴之变证。

二、常见证候

（1）常证

1）风寒闭肺：恶寒发热，咳嗽气急，痰稀色白，舌色淡红、苔薄白，脉浮紧。

2）风热犯肺：发热恶风，微有出汗，口渴欲饮，咳嗽，痰稠色黄，呼吸急促，咽红，舌尖红、苔薄黄，脉浮数。

3）痰热壅肺：壮热烦躁，喉间痰鸣，痰稠色黄，气促喘憋，鼻翼翕动，或口唇青紫，舌质红、苔黄腻，脉滑数。

4）毒热闭肺：高热持续，咳嗽剧烈，气急鼻煽，甚至喘憋，涕泪俱无，鼻孔干燥如煤烟，面赤唇红，烦躁口渴，溲赤便秘，舌质红而干、苔黄而燥，脉洪数或指纹紫滞。

5）阴虚肺热：病程延长，低热出汗，面色潮红，干咳无痰，舌质红而干、苔光剥，脉细数。

6）肺脾气虚：病程延长，低热起伏，气短多汗，咳嗽无力，纳差，便溏，面色淡白，神疲乏力，四肢欠温，舌质偏淡、苔薄白，脉细无力。

（2）变证

1）心阳虚衰：呼吸急促，心慌动悸，烦躁不安，面色苍白或青灰，额汗不温，或精神萎靡，气短息微，四肢厥冷，右胁下肝脏增大，舌质紫暗、苔薄，脉细弱疾急，可达命关。

2）邪陷心肝：发热烦躁，神昏谵语，四肢抽搐，颈项强直，两目上视，舌红、苔黄，脉数，或指纹青紫，可达命关，或透关射甲。

三、辨证施护

（一）辨证要点

1）辨表证与里证：本病初期与感冒相似，均为表证；但表证时间短暂，很快化热入里，若出现咳嗽、气喘、鼻翼翕动等症状，多为里证。

2）辨常证与变证：若临床以发热、咳嗽、气喘为主，多为常证；如见呼吸困难，张口抬肩，鼻翼翕动，涕泪俱无，为常证中的重证；若面白肢凉，唇指青紫，呼吸浅促，脉搏细数，为变证心阳虚衰表现；若高热不退，躁扰不宁，神识不清，肢体惊惕，为变证邪陷厥阴表现。

3）初期辨风寒与风热：本病主要为感受风邪所致，初期辨证应分清风热或是风寒。若出现恶寒无汗，咳声不扬，痰多清稀等症状，多为感受风寒之邪，可辨为风寒闭肺；若出现发热重，咳声响亮，痰黏稠或为黄痰等症状，多为感受风热之邪，可辨为风热犯肺。

4）极期辨痰重与热重：外邪由表入里，肺气闭郁，应辨清热重还是痰重。若出现高热稽留不退，面赤唇红，烦渴引饮，烦躁不安，干咳少痰，大便秘结，小便短赤等症状，多为热重；若出现咳嗽剧烈，气促鼻煽，喉中痰鸣，甚则痰声辘辘，胸高气急等症状，为痰重。

（二）主要护理问题

1）发热：与外感邪气、邪郁肌表有关。

2）咳痰不爽：与外邪犯肺、肺失清宣有关。

3）气急、鼻煽：与邪闭肺络、宣肃失司有关。

4）烦躁：与心阳虚衰、阳气浮越，或热毒猖獗、内陷心肝有关。

（三）护理措施

1. 病情观察

1）密切观察患儿恶寒、发热、气急、鼻煽等症状，注意监测体温变化，并做好记录。

2）注意患儿神志、面色、呼吸、心率等生命体征变化。

3）观察患儿有无腹胀、肠鸣音减弱或消失、呕吐、便血等腑实证候。

4）观察重症患儿有无呼吸急促、心慌、面色苍白、四肢厥冷、四肢抽搐、神昏谵语等症状，警惕心阳虚衰、邪陷心肝等危急变证的发生。若患儿出现呼吸浅促、气息微弱、口唇青紫时，立即吸氧；邪陷心肝患儿，一旦发生抽搐，应立即配合医生抢救，注意安全，防止口腔、舌唇咬伤及肢体受伤，保持呼吸道通畅。

2. 生活起居护理

1）病室宜安静。治疗、护理应集中进行，使患儿安静，减少机体耗氧量。患儿卧床休息，咳喘明显者，可取半卧位，减少耗氧，防止心衰发生。

2）病室温度 18～22 ℃，湿度以 50%～60%为宜。室内空气清新，及时清除污物，每日上、下午各通风一次，每次 20～30 min，每日定时空气消毒。

3）保持呼吸道通畅，及时清除口腔、鼻腔分泌物，较大患儿可指导进行有效咳嗽，较小患儿可予翻身拍背，帮助分泌物排出。痰黏不易咳出时，可雾化吸入稀释痰液利于咳出，必要时用吸痰器吸出，防止缺氧。鼻腔有鼻痂可用清水、洗鼻器或涂有液体石蜡的棉签清除。

4）保持口腔清洁，进餐前后可用板蓝根煎剂或金银花甘草露清洁口腔。

5）辨证起居：风寒闭肺、肺脾气虚患儿病室环境宜偏温，阳光温暖，避免患儿复感风寒；风热犯肺、痰热壅肺、毒热闭肺患儿，病房温度宜偏低，患儿不宜穿着过多，注意避风热；阴虚肺热患儿，盗汗较多时要及时擦干并更换干净衣物，汗出避风；肺脾气虚患儿，慎起居，多休息，根据天气变化增减衣物，预防感冒；心阳虚衰患儿，应准确记录出入量，监测生命体征。

3. 饮食调护

1）以进食清淡、易消化、高营养、高维生素为原则。忌荤腥、油腻、辛辣之品。避免油炸及产气食品，以免造成腹胀。发热患儿可适度多饮水。

2）小婴儿喂哺时需根据奶嘴的孔径和大小合理选择，避免流速过快而导致呛咳，进食时需坐起或头部抬高。

3）辨证施食：风寒闭肺患儿可适当食用葱、姜、蒜等辛温调味品，若咳嗽剧烈，食疗方可选择苏叶煎生姜茶饮或生姜红糖水温服；风热犯肺患儿，可食梨、枇杷、荸荠等新鲜水果，以清热润肺化痰，食疗方如桑白天葵饮、杏梨饮；痰热壅肺证之痰多患儿可用桔梗、川贝、枇杷叶加冰糖煮水频服，食疗方如白果冬瓜子杏仁饮、冰糖炖梨饮、冰糖炖柚子皮饮；毒热闭肺患儿可多饮水，或梨汁、荸荠汁等；阴虚肺热患儿，可多食莲子粥、百合粥、青菜汤、果汁等，食疗方如川贝粉蒸梨；肺脾气虚患儿可用黄芪、浮小麦煎水代茶饮，食疗方如黄芪粥、山药粥、人参粥等，便溏患儿可食芡实粥或苹果泥；心阳虚衰患儿需低盐饮食，少食多餐。

4. 运动康复护理

急性期患儿应减少活动，以卧床休息为主；疾病恢复后适当进行户外活动，配合呼吸操、手指操等，以增强体质。

5. 用药护理

1）口服汤剂宜选择饭后 30 min 服用，服用中药和西药之间间隔 30 min 以上。

2）辨证施药：风寒闭肺患儿，汤药宜热服，药后给热敷、热粥以助全身微汗出；风热闭肺患儿汤药宜温服；痰热壅肺、肺脾气虚患儿，汤药宜温服、频饮，若痰多黏稠，可用适量桑叶、知母、苦杏仁、前胡、白前、桔梗、甘草、金银花、鱼腥草制成雾化液雾化吸入，可稀释痰液；毒热闭肺患儿，汤药宜凉服；大便干燥患儿，可在汤药中加入清热通便药，或用大黄泡脚；阴虚肺热患儿可用五倍子研末，用醋调成糊状，贴于肚脐；心阳虚衰患儿，中医汤剂宜急煎，频频热服；干咳痰少可用杏仁、枇杷叶、麦冬煎水频服。

3）遵医嘱用药，观察用药疗效及不良反应。中药服用困难者，可根据证型的不同，调配中药汤剂进行保留灌肠。

6. 情志护理

1）肺炎喘嗽好发于 2 岁以下婴幼儿，且年龄越小，病情越重。小儿思想发育不成熟，行为不完全受意识控制，且存在恐惧不安等心理，可采取抚触、哄逗方法，稳定患儿情绪，保持患儿安静，减少哭闹，以减少氧消耗。

2）对年龄较大的患儿，应主动接触，多与之交谈，消除其紧张情绪和陌生感。

3）可采取移情顺欲的方法进行情志疏导，顺从患儿的意志，满足患儿的需求，尽可能保持患儿身心愉悦；或采取移情相制的方法转移患儿注意力，如通过播放动画片、玩玩具、唱儿歌等方式起到调节心理情绪的作用。

4）加强与家属的沟通，取得家属的信任，缓解家属的焦虑、抑郁等负面情绪。

7. 中医护理技术

（1）小儿推拿

发热：①穴位：天门、坎宫、太阳、高骨、天河水、曲池、合谷、足三里、涌泉等穴。②方法：患儿取仰卧位，开天门 50 次，推坎宫 50 次，揉太阳 50 次，揉耳后高骨 30 次，清天河水 300 次，揉足三里 30 次，推涌泉 300 次。常用小儿推拿操作见图 4-3-1。

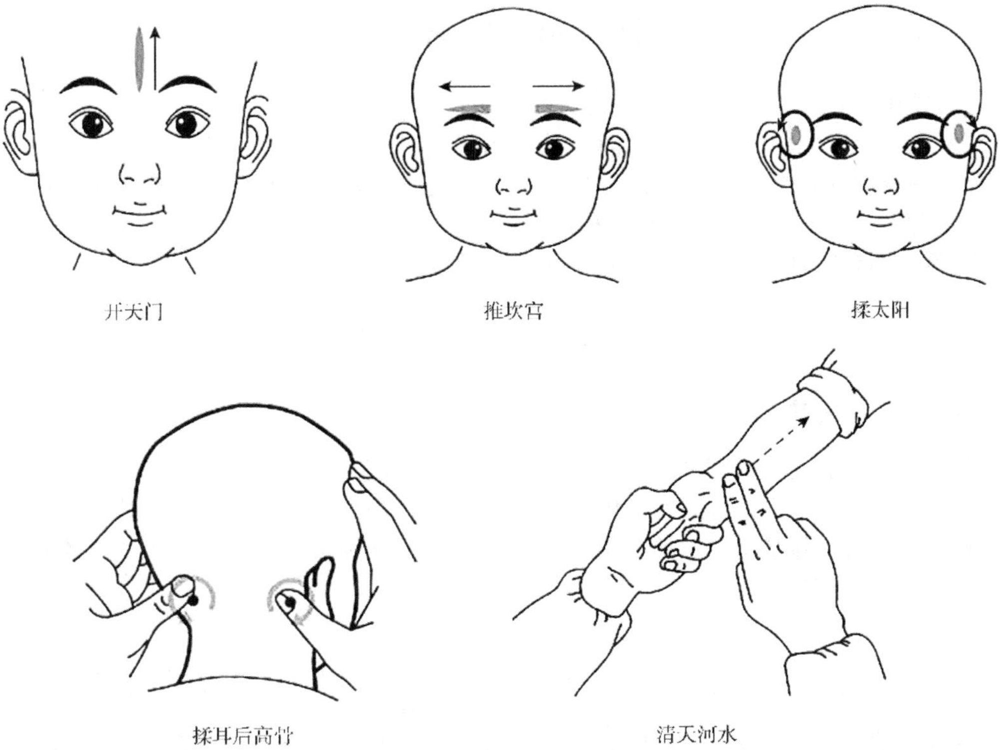

图 4-3-1 肺炎喘嗽发热的小儿推拿

（2）穴位按摩

咳嗽：①穴位：肺俞、天突、膻中、大椎、膏肓、丰隆、脾俞等穴。②方法：先按揉肩颈部，再以顺时针方向指揉肺俞、天突、膻中、大椎、膏肓、丰隆、脾俞等穴，再指揉胸部，每日 1 次，每次 30 min。

（3）中药外敷

1）咳痰：①药物：黄芪、大黄、黄连。②方法：取以上药物各等份，烘干，研为细末，过筛后用酒调成药糊，敷于胸背部啰音密集处，贴敷 2～4 h，如皮肤出现发红或局部有小疱疹，可提前揭去。此法有退热、消啰音之效。

2）泄泻：①穴位：神阙穴。②药物：丁香 2 g、吴茱萸 30 g、胡椒 30 粒。③方法：以上药物研为细末，每次取 1.5 g，用醋调成糊状，贴于脐部，每日 1 次，贴敷 2～4 h。

（4）拔火罐

气喘：①穴位：肺俞、脾俞、膀胱经所属穴位。②方法：闪火法拔罐一侧肺俞穴，沿背俞穴、膀胱经循行向下走罐至同侧脾俞穴，再横向至对侧脾俞穴、肺俞穴，回归起点为走罐 1 周，循环走罐 3 次，约 10 min，至患儿皮肤出现充血、瘀紫、斑痧后起罐，在听诊肺部水泡音密集处拔罐，留罐 2～3 min，待局部皮肤充血渐渐消失后，再次行走罐拔罐，每日 1 次或隔日 1 次。

（5）中药离子导入

气喘：①穴位：阿是穴或肺部体征明显处、肺俞穴等。②主要药物：赤芍、丹参、葶苈子各 8 g，白芥子、桃仁各 5 g，炙麻黄、苦杏仁、红花各 4 g，地龙、细辛各 3 g。③方法：以上药物加水煎汁 30 mL，制成中药贴片，贴于以上穴位，将中频药物导入治疗仪配对电极固定于贴片背面，选择适宜于患儿的治疗强度和时间，每日 1 次，7 d 为一个疗程。

四、健康教育

1）冬春季少带儿童去公共场所，预防呼吸道疾病。
2）加强营养，多进行户外活动，体育锻炼，增强体质。
3）保持室内空气流通，避免直接吹风。衣着冷暖适宜，注意气候变化，随时增减衣物。
4）发生感冒、咳嗽及时就医，避免发展成肺炎。
5）定期给儿童进行健康体检，预防接种以及各种保健措施。

五、中医临床护理进展

（一）“风温痰热”论治儿童肺炎支原体肺炎

有专家认为儿童肺炎支原体肺炎的主要病因病机是风温袭肺，痰热郁闭，气阴两伤。初期以风温夹燥犯肺、肺郁失宣为主；进展期以热郁痰凝、痰热闭肺为主；恢复期以气耗津伤、阴虚邪恋为主。并据此将肺炎支原体肺炎按常见主症咳嗽分三期论治，初咳期辛凉宣肺润燥，痰咳期清热涤痰祛瘀，虚咳期益气养阴扶正。

（二）中医护理技术创新

《儿童肺炎支原体肺炎中西医结合诊疗方案（2023 版）》指出肺炎患儿可应用皮内针疏通经络、调和阴阳、扶正祛邪。取天突、缺盆、太渊、定喘、丰隆、肺俞、膻中等穴，每次约 15 min，1 次/d。

导入案例分析

1. 该患者目前所患何病？辨证属何证？
答：肺炎喘嗽（痰热壅肺证）。
2. 针对该患者发热、气急、咳嗽咳痰，临床应如何辨证施护？请用思维导图的形式呈现。
答：详见思维导图。

复习思考题

基于循证护理视角探讨肺炎喘嗽患者个性化护理计划的制定及其对呼吸功能康复的促进作用。

（柏　玲）

第四节　哮　喘

导入案例

张某，男，11 岁，因“咳嗽，气喘，不能平卧”就诊。患儿反复咳喘 7 年，经常于每年冬季发作。近日因天气寒冷感受外邪，咳喘复发。刻下：气喘，咳嗽不能平卧，喉中有哮鸣音，痰清稀色白，流清涕，四肢不温，少气懒言，畏寒怕冷无汗，纳差，二便调，情绪较紧张。

体格检查：体温 37.5 ℃，面色淡白，口唇青紫，咽轻微充血，听诊两肺满布哮鸣音，腹部(–)，舌淡、苔薄白，脉浮滑。

请思考：

1. 该患者目前所患何病？辨证属何证？
2. 针对该患者咳喘，临床应如何辨证施护？请用思维导图的形式呈现。

哮喘是一种以反复发作性的哮鸣气喘为主要临床表现的病证。发作时喘促气急，喉间哮鸣，呼气延长，严重者不能平卧。支气管哮喘属此范畴。哮喘有明显的遗传倾向，1～6岁小儿多为初发年龄。本病四季皆可发病，但以秋冬季或换季高发。

多数患儿经过正规治疗后可缓解，随着年龄的增长，大多可以临床治愈。但若防治不当，喘息持续，或反复发作，迁延不愈，可延及成年，终身不愈。

一、病因病机

哮喘的发生分内因和外因，内因多为先天禀赋异常，是发病的基础；外因多为感受外邪或喂养不当而致，是发病的诱因。

1）内因：本病内因责之于肺、脾、肾三脏功能不足，以及先天禀赋亏虚，导致津液输布失常，水湿停聚，聚湿生痰，痰伏于肺，而成哮喘。

2）外因：本病外因责之于外感六淫、接触异物、饮食不慎等。哮喘的发病是外因作用于内因的结果。

本病病变脏腑涉及肺、脾、肾三脏，伏痰为其病理因素。主要病机是正虚痰伏，痰阻肺络。小儿肺、脾、肾三脏功能不足，存在肺娇易病、脾弱易伤、肾虚易损等病理特点，这是造成痰湿内蕴的主要原因。痰结为窠，成为哮喘之夙根。若机体触发引动伏痰，导致肺失宣肃，痰随气升，气因痰阻，痰气搏击，阻塞气道而出现呼吸困难、气息喘促、喉间痰吼哮鸣，则发为哮喘。

二、常见证候

（1）发作期

1）寒哮：气喘咳嗽，喉间哮鸣，痰稀色白，多泡沫，形寒肢冷，鼻塞，流清涕，面色淡白，口不渴或渴喜热饮，舌淡红、苔白滑或薄白，脉浮紧，指纹红。

2）热哮：咳嗽喘促，声高息涌，喉间哮吼痰鸣，痰黄稠难咳，胸膈满闷，身热，面赤，鼻塞流黄稠涕，口干喜冷饮，咽红，小便黄少，大便干结，舌红、苔黄，脉滑数，指纹紫。

3）外寒内热：喘促气急，咳嗽痰鸣，鼻塞喷嚏，流清涕，咳痰黏稠色黄，胸闷，或恶寒发热，面赤口渴，夜卧不安，大便干结，小便黄赤，舌红、苔薄白或黄，脉滑数或浮紧，指纹浮红或沉紫。

4）虚实夹杂：病程较长，哮喘持续，喘促胸闷，咳嗽痰多，喉中痰吼，动则喘甚，面色少华，神疲纳呆，肌肉松软，畏寒肢冷，小便清长，舌淡、苔薄白或白腻，脉细弱，指纹淡滞。

（2）缓解期

1）肺气虚：面白少华，乏力，自汗，易感冒，咳嗽无力，舌淡、苔薄白，脉缓无力，指纹淡。

2）脾气虚：面色萎黄，虚浮少华，痰多脘痞，食少便溏，倦怠乏力，夜尿多，发育迟缓，舌淡、苔薄白，脉细弱，指纹淡。

3）肾气虚：面色淡白无华，喘促乏力，遗尿或夜尿多，舌淡、苔薄白，脉沉细，指纹淡。

三、辨证施护

（一）辨证要点

1）发作期，辨寒热虚实：若哮喘发作时，咳痰白清稀或咳泡沫样痰，形寒肢冷或伴风寒表证，多为外感风寒之邪，寒痰伏肺，或素体阳虚，气不化津而致寒痰内伏，辨为寒哮；若哮喘发作，痰黄质稠难咳，伴心烦便秘，面赤唇红，多为外感风热之邪或寒痰久伏化热，辨为热哮；若哮喘来势骤急，发作时喘鸣声高，胸满苦闷，痰黏浓稠，口干便秘，或新病初起，多为邪实，辨为实证；若哮喘久发不止，病势徐缓，咳喘息微，动则气乏，身凉易汗脉弱无力，多为肺、脾、肾脏气虚之候，辨为虚证。

2）缓解期，辨脏腑：缓解期多为虚证，重点辨病位在肺、脾或肾。若哮喘反复发作，面色淡白无华，反复感冒，自汗畏风，少气乏力，懒言，辨为肺气虚弱；若食少便溏，痰多，面色萎黄，辨为脾气虚弱；若腰酸耳鸣，动则喘甚，形寒怕冷，大便清冷，辨为肾气亏虚。

（二）主要护理问题

1）咳痰不爽：与痰浊壅塞、痰液黏稠、气虚无力有关。

2）胸闷气喘：与痰气搏结、痰阻气道、肺失宣降有关。

3）潜在并发症：喘脱，与气机逆乱、阴阳离决有关。

（三）护理措施

1. 病情观察

1）密切观察患儿喘息、气急、喉鸣情况和咳痰难易情况，以及痰色、质和量；此外，还应了解哮喘发作的伴随症状，如是否出现畏寒肢冷、胸中烦热、自汗畏风、少气乏力、腰酸耳鸣等症状，以此来判断证候类型，进行辨证施护。

2）观察患儿生命体征，尤其是面色、脉搏、呼吸、血氧饱和度、动脉血气的变化。通常在晚饭后至次日早晨10点症状严重，故此期间注意观察患儿。若患儿症状明显，烦躁不安或神志恍惚，张口抬肩、面色青灰、面目水肿、肢厥身冷，则为险逆之候，应配合医生立即抢救。

3）观察患儿发作前有无鼻痒、打喷嚏、咳嗽等前驱症状。

4）观察患儿哮喘发作前有无感受外邪、吸入花粉、进食海鲜发物、劳累、情绪激动等诱发因素，寻找并消除诱因。

2. 生活起居护理

1）病室勿摆放花草，不铺设地毯，禁止吸烟和饲养宠物等，避免患儿接触过敏原。

2）冷哮患儿病室宜向阳、温暖，多通风换气；热哮患儿室温不宜太热，空气宜湿润，以免伤津耗气，避免直接当风；虚证患儿病室空气宜保持新鲜，室温宜偏暖。

3）急性期患儿以卧床休息为主，取坐位、半坐位或高枕卧位，枕内不宜填塞羽毛。必要时给予氧疗，氧浓度以40%为宜。如患儿出现烦躁，应加床栏，防止其发生跌仆损伤；缓解期可适当进行康复锻炼，如练习呼吸操、腹式呼吸、手指操或游泳等，增强体质，减少疾病的发作。

4）保持呼吸道通畅，及时清除痰液，保持口腔清洁。

5）根据疾病证型辨证施护。如为寒哮，患儿应注意保暖，适当添加衣物；如为热哮，患儿可适当减少衣物，多饮水，发热时注意监测体温；肺气虚者、出现自汗盗汗者，可用干毛巾或温湿毛巾擦去汗液，及时更换干净衣服，忌汗后当风；脾气虚者，患儿常有湿疹，应注意护理皮肤；肾气虚者，患儿若出现遗尿，应及时更换衣物，以免受凉复感哮喘。

3. 饮食调护

1）饮食宜清淡、富含营养，少量多餐。宜进食含维生素A、维生素C、维生素E、微量元素硒的食物；忌食肥甘辛辣之品，如肥肉、辣椒、咖啡等。禁食可诱发哮喘发作的食物，如海鲜、牛奶、鸡蛋、鱼、虾、蟹等。

2）辨证施食：寒哮证患儿，可多食温热散寒之品，如淡豆豉、葱白、生姜等，忌食生冷、油腻、海腥发物，食疗方如猪肺萝杏汤、干姜茯苓粥等；热哮证患儿，可多食清热化痰之品，如梨汁、荸荠汁、枇杷叶、川贝母等，忌食辛燥之品，如辣椒、酒、肉桂、葱蒜等，食疗方如菊花薄荷泡水、鱼腥草丝瓜汤等；肺气虚证患儿，可多食益气补肺之品，如猪肺、黄芪、灵芝等，食疗方如桂花核桃冻、党参红枣汤等；脾气虚证患儿，可多食健脾益气化痰之品，如山药、红枣、薏苡仁、莲子肉、白萝卜、冬瓜等，食疗方如虫草炖肉、山药半夏粥等；肾气虚证患儿，可多食补肾纳气之品，如核桃、黑木耳、桑椹等，食疗方如黄精虫草粥。

4. 运动康复护理

急性期以卧床休息为主；缓解期鼓励患儿适当活动，如做广播操、散步、游泳。避免过劳，以免诱发疾病或耗伤肺气。

5. 用药护理

1）煎药方式：寒哮常用射干麻黄汤或小青龙汤，热哮常用麻杏石甘汤，宜用武火快煎；缓解期常用补益剂，第 1 煎、第 2 煎宜用文火煎煮 30 min，在两餐之间服用。

2）如患儿有鼻痒、打喷嚏、咳嗽等先兆症状，可预防性用药，以控制发作或减轻症状。

3）用药后观察患儿心率、血压的变化及汗出情况。

4）穴位敷贴外治：白芥子、延胡索各 12 g，甘遂、细辛各 6 g，研为细末，分 3 份，每 10 d 用 1 份，用时加姜汁调和，搓成药丸或直径 2 cm、厚 0.5 cm 的药饼，分别贴在肺俞、心俞、膈俞、膻中、膏肓等穴位，并用胶布固定，贴敷 4～6 h。若皮肤发红，局部出现小水泡，可提前揭去。每年夏季三伏及冬季三九时期贴敷，效果尤佳，连用 3 年。

5）正确使用吸入剂：使用时先呼气，然后将吸嘴放入口中，双唇包住吸嘴，根据雾化器的类型选择不同的驱动方法，经口缓慢深吸气，吸气后屏气 5～10 s，再呼气，使用后漱口。

6）辨证施药：寒哮证者，中药汤剂宜热服，药后可予热饮以助药力发挥；热哮证者，中药汤剂宜温凉服用；肺肾虚证者，中药汤剂宜空腹温服；脾虚证者，中药汤剂宜空腹服。

6. 情志护理

1）保持精神愉快、情绪平和。

2）帮助患儿分散注意力。

3）采用音乐疗法，平时可选择聆听《春节序曲》《阳春白雪・宫调》等宫调乐曲，或《阳春白雪・商调》《阳关三叠》（古琴曲）等商调乐曲。

4）采用按摩放松疗法，每晚睡前按摩患儿背部、四肢 20 min，改善患儿焦虑的情绪，减轻其心理应激。

5）对存在心理障碍的患儿，可采取心理沙盘进行辅助治疗，疏导患儿的不良情绪，教会患儿以正确的方式表达自己的感受，以减少心理因素诱发的哮喘发作。

6）重视家庭心理干预，通过对患儿家庭的心理疏导，消除患儿父母焦虑的情绪，使患儿与家长均保持良好的心态，增强患儿战胜疾病的信心，从而控制病情，降低复发率。

7. 中医护理技术

（1）穴位按摩

咳嗽：①穴位：肺俞、天突、膻中、大椎、膏肓、丰隆、脾俞等穴。②方法：先揉肩颈部和背部，再以顺时针方向指揉肺俞、天突、膻中、大椎、膏肓、丰隆、脾俞等穴，每日 1 次，每次 30 min。

（2）中药超声雾化吸入

咳痰：①药物：金银花、桔梗、远志。②方法：取以上药物，煎水，将药液注入氧动驱动雾化器。将面罩佩戴在患儿口鼻上，打开氧气，氧流量设为 2～4 L/min。每日 1 次，每次 15～20 min。

（3）穴位贴敷

气喘：①穴位：肺俞、脾俞、肾俞、天突、膻中、气海、膏肓、定喘等穴。②主要药物：白芥子、延胡索、甘遂、细辛、麝香等。③方法：药物用姜汁调合，选择弹性透气胶带贴敷药物，每次贴敷 4～6 h，于夏季三伏天及冬季三九天贴敷，连贴 3 年。穴位贴敷见图 4-4-1。

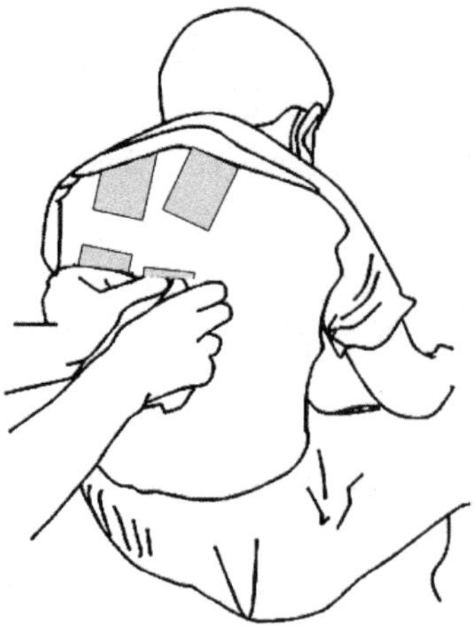

图 4-4-1　哮喘气喘的穴位贴敷

（4）拔罐

气喘：①穴位：肺俞、大椎、天突、定喘、膻中等穴。寒哮者，加风门、风池；热哮者，加曲池、合谷、尺泽；脾虚者，加阴陵泉、三阴交、脾俞、足三里；肾虚者，加肾俞、涌泉、关元、气海。②方法：采取闪火法拔罐，留罐 10 min。

（5）小儿推拿

咳痰：①穴位：肺俞、膻中、天突、定喘、丰隆、风门等穴。②方法：清肺经，用拇指指腹由患儿无名指掌面向指尖直推，见图 4-4-2。搓摩胁肋，两手掌夹住患儿两侧胁肋做上下往返运动，两手用力相等，速度均匀，搓动快，移动慢，见图 4-4-3。运内八卦，患儿手掌面朝上，以患儿掌心（劳宫穴）为圆心，以圆心至中指根横纹内 2/3 和外 1/3 交界点为半径，八卦穴即在此圆上，做环形运动，动作宜轻不宜重，宜缓不宜急，见图 4-4-4。肺气虚者，可采用补肺经、按肺俞、揉足三里、摩中脘、揉丹田等手法健脾补肺；脾气虚者，可采用补脾经，揉上脘、中脘、下脘、足三里、脾俞、肾俞等手法，并配合小儿捏脊以健脾和胃，见图 4-4-5，每日 2 次，每次每穴 100 下左右。

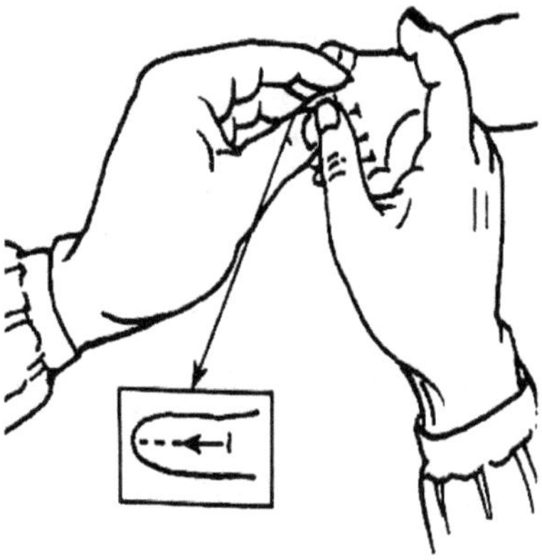

图 4-4-2　哮喘咳痰清肺经的手法

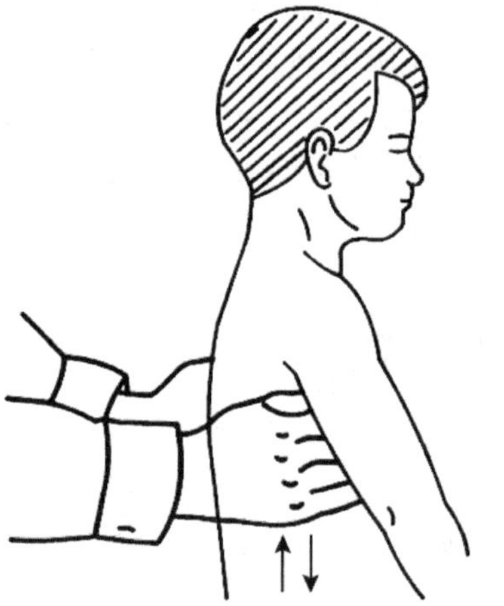

图 4-4-3　哮喘咳痰搓摩胁肋的手法

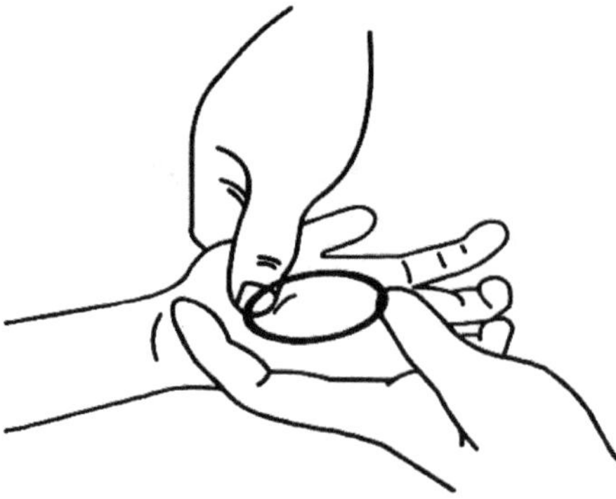

图 4-4-4　哮喘咳痰运内八卦的手法

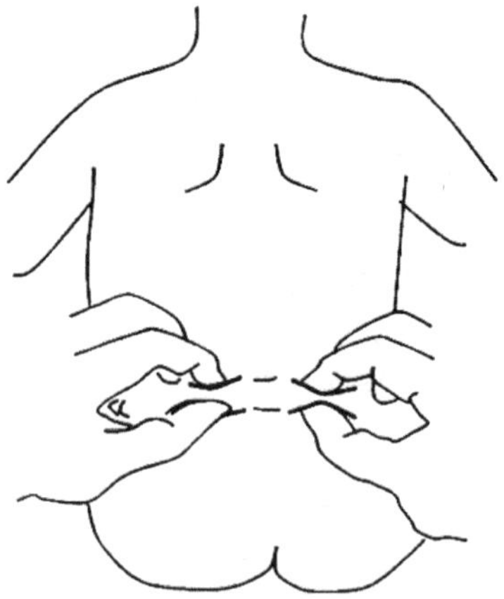

图 4-4-5　哮喘咳痰捏脊的手法

四、健康教育

1）保持环境清洁，室内通风，避免油烟异味，不放花草，不铺地毯，勿养宠物。避免接触引起过敏或咳嗽的刺激性物质。

2）注意气候变化，做好防寒保暖措施。居室宜空气流通，阳光充足。冬季保暖，夏季凉爽通风，出现外感疾病，需积极治疗。

3）饮食宜清淡、富含营养，忌食生冷、肥腻、辛辣、过咸、过甜之品。

4）缓解期可参加日常活动，适当进行体育锻炼，增强体质，勿剧烈运动。

5）随身携带吸入气雾剂。

6）保持情绪稳定，心情愉悦。

五、中医临床护理进展

（一）发病机制研究创新

2023年，相关学者在国际顶级学术期刊*Nature*子刊*Nature Communications*发表题为“*Epithelial SIRT6governs IL-17A pathogenicity and drives allergic airway inflammation and remodeling*”（气道上皮SIRT6调控IL-17A致病性导致哮喘气道炎症及重构）的重要研究成果。首次揭示了SIRT6调控IL-17A致病性在哮喘气道炎症反应及气道重构中的作用机制，提示靶向SIRT6是哮喘的潜在治疗靶点。

（二）治疗方法创新

全球哮喘防治倡议组织（GINA）在其2023年发布的哮喘防治指南中，更新了6～11岁儿童的治疗图。皮下注射抗白细胞介素-5抗体美泊利单抗已被添加到严重嗜酸性哮喘儿童的第5步首选维持治疗选项中。在接受高剂量吸入性糖皮质激素（ICS）或吸入性糖皮质激素/长效 β_2 受体激动剂（ICS-LABA）治疗的城市儿童中进行的一项双盲RCT表明，与安慰剂相比较，添加美泊利单抗可减少严重急性发作的次数。另外，增加了吸入器选择时的环境考虑。指南建议，首先应为患者选择最合适的药物来减少病情恶化并控制症状；其次，应在可用于该药物的吸入器中，选出患者在训练后可以正确使用的那一种；如果有多种可选，还应考虑其中哪一种对环境的影响最小，以及患者对其是否满意。

（三）中医护理技术创新

研究表明，采用自血穴位注射联合中医护理模式有助于缓解咳嗽变异性哮喘病人的症状，抑制气道反应与气道炎症，提升免疫功能，并改善临床疗效。自血穴位注射具体操作如下：以肺俞、风门、定喘、大杼为主穴，根据辨证选取肾俞、脾俞、足三里、丰隆为配穴，每次治疗时先采集静脉血2～3 mL，选择某个同名穴位各注射自体血1.0～1.5 mL，每次选穴均为不同穴位，每隔1 d治疗1次，连续治疗5次为1个疗程，共治疗3个疗程，各疗程间隔10 d。中医护理模式包括情志护理、穴位敷贴、拔罐及针刺等措施。自血穴位注射疗法应用病人自身静脉血，在特定穴位注射，由于血液中存在抗体、补体等成分，穴位注射后能够持续维持刺激作用，形成通经活血、宣肺平喘及调理肺脏等效用。结合情志调节、对症干预等多方面措施进行干预，可调节病人的整体状态，促使病情好转。

导入案例分析

1. 该患者目前所患何病？辨证属何证？

答：哮喘（寒哮证）。

2. 针对该患者咳喘，临床应如何辨证施护？请用思维导图的形式呈现。

答：详见思维导图。

复习思考题

缓解哮喘患儿咳痰症状有哪些推拿手法？

（柏　玲）

第五节　水　　肿

导入案例

谢某，男，5岁，因反复水肿2年余，再发加重3 d就诊。

患儿2年前确诊为肾病综合征，激素规范治疗后停药，3 d前患儿无明显诱因下再次出现眼睑水肿、尿量减少，未予重视，1 d前出现全身水肿、少尿（约200 mL/24 h）、全身乏力及心神不宁，遂来院就诊。刻下：全身凹陷性水肿，纳差，便溏，腰膝酸软，倦怠乏力，尿少色淡，夜卧不安。

既往史：体健。

体格检查：体温36.7 ℃，脉搏88次/min，呼吸22次/min，血压96/62 mmHg，体重28 kg，神清，精神可，心肺正常，全身可见水肿，以双下肢为甚，按压深陷难起。舌质淡胖、苔白，脉沉细。

请思考：

1. 该患儿目前所患何病？辨证属何证？

2. 针对该患儿水肿，临床应如何辨证施护？请用思维导图的形式呈现。

水肿，是以眼睑、头面、四肢甚至全身浮肿及小便短少为主要临床表现的病证，多属“阴水”，肾病综合征属此范畴。水肿多发于2～8岁儿童，男女发病比例为3.7∶1。

一、病因病机

水肿病的病因包括内因和外因，外因主要为风邪袭表、外感水湿或疮毒内侵，内因主要为小儿先天禀赋不足或素体虚弱，以致肺、脾、肾三脏虚弱，功能失调。

1）风邪袭表：风寒或风热之邪，侵犯于肺，宣降失司，通调失职，风遏水阻，泛于肌肤，发为水肿。

2）外感水湿：外感水湿或身患疮毒痈疡，水湿内停，郁久化热，水停则气滞，气滞则血瘀，气机壅塞，水道不利，湿浊难化，水毒潴留，发为水肿。

3）肺脾气虚：肺虚则失宣降、水道不调，脾虚则土不制水而反克，肺脾气虚以致水湿内停，横溢肌肤，发为水肿。

4）脾肾两虚：水湿内停，困遏脾阳，脾虚及肾，命门火衰，以致不能温化水湿，膀胱气化失常，则致水液潴留，泛溢肌肤，发为水肿。

二、常见证候

1）风水相搏证：水肿自眼睑及颜面部开始，继而四肢，甚则全身，按之凹陷，小便减少，或有尿血，伴发热、恶风。偏风热者，兼咽喉肿痛，舌质红、苔黄，脉浮数；偏风寒者，兼恶寒、喘咳，舌苔薄白，脉浮滑。

2）湿热内侵证：近期或有疮毒内犯，轻微水肿，或浮肿不显，口渴烦热，或见口黏口苦，尿少黄赤，舌红、苔黄，脉数。

3）肺脾气虚证：水肿明显或不显，面色少华，身倦乏力，易出汗，易感冒，纳差，便溏，舌质偏淡、苔白，脉缓弱。

4）脾肾两虚证：面白无华，全身水肿，以下肢为甚，按压深陷难起。偏脾阳虚者，多见脘腹闷胀，纳差便溏；偏肾阳虚者，多见腰膝酸软，尿淡而频，夜间更甚，舌质淡胖、舌苔白，脉沉细或无力。

5）水凌心肺证：肢体浮肿，咳嗽，心悸，喘促难卧，口唇青紫，面色晦暗，苔白或白腻，脉细数无力。

6）邪陷心肝证：肢体水肿，头晕头痛，视物模糊，烦躁不安，甚或神昏、抽搐，舌红、苔黄燥，脉弦。

7）水毒内闭证：全身水肿，眩晕，头痛，恶心呕吐，尿少或尿闭，甚或昏迷，苔腻，脉弦。

三、辨证施护

（一）辨证要点

1）辨阴阳：主要根据起病原因、发病缓急、病程长短及浮肿起始部位等进行辨证。若因风邪、水湿、疮毒侵袭而起病，且起病急骤，浮肿多从眼睑及头面部开始，由上至下，迅及全身，浮肿处皮肤光亮紧绷，按压凹陷即起，兼有寒热并见等表证，病情较短者，可辨为阳水；若有先天或后天因素导致的脏腑亏损等诱因，起病缓慢，浮肿自足踝部而起，自下而上，腰以下甚之，浮肿处皮肤松弛、萎黄、灰滞，按压凹陷难起，病程较长者，可辨为阴水。

2）辨虚实：主要根据病邪及证候的阴阳属性来进行辨证。若因风水相搏、湿热内侵导致的水湿内停，多起病急、病程短，则为阳水，属实证；若因肺脾气虚、脾肾两虚导致的瘀阻水停，多起病缓、病程长，则为阴水，多属本虚标实证。若阳水病久，由实转虚，可形成阴水；阴水复感外邪导致水肿加剧，则兼夹阳水，但属本虚标实证。

3）辨常证变证：若见水肿，尿少，精神及纳食尚可者为常证；若水肿伴有胸满，喘促，心悸或见神昏谵语，抽风惊厥，甚至恶心呕吐，尿少尿闭者，为邪陷心肝证、水凌心肺证、水毒内闭证，当属变证。

（二）主要护理问题

1）水肿：与肺失宣降、脾失运化、肾失开阖、气滞水停有关。

2）营养失调：与脾失健运、水湿内停有关。

3）焦虑：与对疾病认识不足、担心病久难愈，或担心并发症等有关。

4）潜在并发症：感染、心悸、气喘。

（三）护理措施

1. 病情观察

1）观察患儿水肿部位、起始时间、水肿程度及消长规律。

2）观察患儿小便色、质、量，尤其应注意每日尿量的变化，记 24 h 出入量。

3）定期测量体重和血压，如有腹水者，定时测量腹围，并跟踪各项理化检查指标的变化，及时记录以判断水肿消长情况。

4）观察有无喘促、心悸、呕恶、尿闭等症状，及时发现危重症及变证。若患儿出现烦躁心悸、胸满喘促，神情淡漠、神昏抽搐，恶心呕吐、汗冷肢厥，少尿（婴幼儿 24 h 尿量少于 200 mL、学龄前儿童少于 300 mL、学龄儿童少于 400 mL）或尿闭（24 h 尿量小于 50 mL）等水气凌心、邪陷心肝、水毒内闭等变证之一者，应立即报告医生，并及时进行处理。

5）行肾组织活检的患儿应注意观察有无血尿及腰痛等情况出现。

2. 生活起居护理

1）顺应四时，根据气温变化增减衣物。

2）保持室内清洁，空气流通，如遇感冒流行季节，应加强病室消毒，预防交叉感染。

3）取舒适体位，眼睑及头面部水肿较甚时应抬高头部，心悸喘促、胸腹腔积水时可取半坐卧位，下肢水肿明显时可适当抬高下肢以减轻症状。根据体力情况适度活动，如手模、剪纸、拼图、保健操等，以不劳累为度，重度水肿时应卧床静养。

4）保持皮肤清洁，着宽松柔软衣物，皮肤瘙痒时避免抓挠，以防破损感染。重度水肿或长期卧床时应定时变换体位，动作轻柔，以防皮肤擦伤和压疮发生。

5）辨证起居：脾阳不振者病室宜温暖向阳，保暖防寒，预防外感。

3. 饮食调护

1）以清淡、易消化、富营养、低盐或无盐为原则，少食多餐，忌辛辣、肥甘、海腥之物，尤忌发物，以防水肿复起。急性水肿、高血压时，需限制水、钠摄入，进水量应遵循量出为入的原则，但不宜长期忌盐。

2）辨证施食：风邪袭表或外感水湿者，可多食疏风解表之品，如山楂、薄荷等，食疗方如芹菜饮、马齿苋粥；湿毒内侵者，可食祛湿解毒之品，可适当食鲫鱼、茯苓、藕汁、薏苡仁等，食疗方如赤豆鲤鱼汤；湿热内侵者，宜食清热利湿之品，如冬瓜、绿豆、西瓜等；脾肾两虚者，饮食宜温热，可食鲤鱼、乳类、黑芝麻，食疗方如生姜薏苡仁粥等，忌生冷瓜果，少食产气食物，如牛奶、豆类、薯类等。

3）注意运用食物烹饪和色彩搭配技巧，增进就餐的情趣性。

4. 运动康复护理

1）肾病综合征患儿明显水肿时应卧床休息，平时勿剧烈活动。

2）恢复期可适度锻炼，进行户外运动，增强体质。

5. 用药护理

1）患儿使用峻下逐水药时，宜浓煎，空腹少量频饮，注意用药方法、药量、时间的准确性，并观察用药疗效和不良反应。若无效，患儿体质尚可耐受时，遵医嘱于次日或隔日再服，其间注意监测血压，观察二便次数和量，中病即止。

2）使用糖皮质激素时应加强用药指导，并观察药物疗效及不良反应，不得随意改变用量或停药。

3）用药期间应每日准确记录 24 h 尿量，并注意观察水肿有无消退，伴随症状是否减轻，及时评价疗效。定期检查血清电解质，观察有无恶心呕吐、心悸等症状，若发现异常，及时报告医生并进行处理。

4）辨证施药：风水相搏者，汤药宜武火快煎，热服，服后盖被安卧，以助发汗，以微汗为宜，忌大汗，汗出勿当风，及时更换衣物，防止外邪复感；湿热内侵者，汤药以饭前温服为宜，以防呕吐，亦可行中药保留灌肠疗法；脾阳不振者，汤药浓煎，饭前温服，以防加重水肿。

6. 情志护理

1）风水相搏证起病迅速，患儿多有急躁、恐惧、忧虑情绪，应采用释疑解惑法，使其积极配合治疗。

2）肺脾气虚、脾肾阳虚患儿病程长，易出现焦虑、悲观等情绪，应采用以情胜情法，多关心患儿，使其树立战胜疾病的信心。

7. 中医护理技术

（1）耳穴贴压

1）水肿：①耳穴：皮质下、内分泌、肾、肺、脾、三焦等穴。②方法：每日不拘时按压，每次每穴按压 1 min，对按或向耳轮方向按压，以耐受为度，每 4～5 d 更换一次，两耳交替，耳穴贴压见图 1-11-1。

2）纳差：①耳穴：脾、胃、肝、三焦、口、皮质下等穴；②方法：同水肿贴压方法。

（2）中药外敷

1）水肿：①部位：双肾区。②方法：取薏苡仁 20 g，砂仁 6 g，大戟 12 g，芫花 12 g，泽泻 10 g，研末后加入樟脑粉 30 g，装入布袋中，用恒温箱加热至 50～60 ℃，平铺于双肾区，每次 30 min，2 次/d，过程中注意保温。

2）腰膝酸软：①穴位：神阙、脾俞、肾俞、大肠俞、腰阳关等穴。②方法：取薏苡仁 20 g，砂仁 6 g，大戟 12 g，芫花 12 g，泽泻 10 g，研末后加入粗盐 250 g，装入布袋，加热至 50～60 ℃，平铺于相应部位，至局部潮红，每次 30 min，2 次/d，过程中注意保温。

3）纳差：①穴位/部位：背部的脾俞、胃俞、肝俞和腹部等。②方法：同水肿方法。

四、健 康 教 育

1）水肿病病情缠绵、易反复，应起居有常，劳逸适度，顺应四时，预防外邪。恢复期适当参加体育锻炼，可选择慢跑、快走等运动以增强体质。注意个人卫生，保持口腔、会阴、皮肤清洁。

2）饮食宜清淡，易消化，富营养，忌辛辣刺激、肥甘厚腻之品，饮食有节。

3）调养情志，适当释放不良情绪，使营卫流通，有利于体质的改善。

4）肾病患儿短时间内应暂缓免疫接种。尽量避免使用肾毒性药物。

5）积极治疗原发病，定期门诊复查肾功能、电解质等。

五、中医临床护理进展

（一）理论创新应用

基于肾病综合征与瘀血的关系，陈洪宇教授认为，活血化瘀治法应当贯穿于肾病综合征治疗的始终。瘀血治疗的关键是在肾病综合征早期即使用活血化瘀、消癥散积中药。一方面，对于早期形成的瘀血，效果会比较显著，有助于水液运行的通畅，另一方面，体现了治未病的思想，对于血流变缓有瘀血趋势的患者，能减少瘀血的发生。陈教授在治疗肾病综合征时，于祛风除湿、利水消肿、扶正祛邪的同时，时刻兼顾活血化瘀之法。对于一般的瘀血患者，陈教授通常以桃红四物汤加减（药物组成：当归、白芍、干地黄、川芎、桃仁、红花、淡海藻、炒莪术），对于脉络不和、瘀而化热的患者，加牡丹皮、丹参，有效地延缓了肾功能下降的过程。

（二）中医治疗方法创新

王自敏教授基于水肿病“血水同病”的核心病机，认为血病与水病常同时存在，相互累及，倘若血水不得正化，又将影响脏腑气化功能，周而复始，胶着难愈。鉴于这一特点，教授提倡以补益脾肾为基本治则，以血水同治为核心治则，攻补兼施，与激素联合应用，分期论治。足量期常选知柏地黄丸加桃仁、红花，以滋阴利水、活血化瘀，若夹有湿热、热毒证候，加入薏苡仁、土茯苓、半边莲；减量期常选参芪地黄丸加益母草、鸡血藤、丹参，以益气养阴、补益脾肾、活血利水，夹有痰湿、痰浊者常合二陈汤加减以理气化痰，夹有外邪者加用金银花、连翘、蒲公英、白花蛇舌草等；维持期及停药期常选济生肾气丸合桃红四物汤加减，瘀血严重者加水蛭、地龙、土鳖虫活血通络，阴虚甚者合左归丸加减以补肾阴，阳虚甚者合右归丸加减以增强补肾阳之功，临床效果显著。

（三）中医护理技术创新

陈熳妮等行中药沐足治疗，选用中药颗粒剂基础方（相当于生药剂量：羌活 30 g，槟榔 30 g，大腹皮 30 g，茯苓皮 30 g，通草 30 g，泽泻 30 g，赤小豆 30 g 等）煎汤，沐足药液控制在 38～40 ℃，患儿取坐位或抱坐位，沐足水量根据患儿的身高进行调节，以药液达双侧小腿中段处为度，记录患儿沐足过程中的不良反应及各项指标。护理人员全程协助，每日 1 次，每次 20 min，7 d 为一疗程，1 个疗程即有助于改善原发性肾病综合征患儿的水肿症状，此法简便易行。

导入案例分析

1. 该患儿目前所患何病？辨证属何证？

答：水肿病（脾肾阳虚证）。

2. 针对该患儿水肿，临床应如何辨证施护？请用思维导图的形式呈现。

答：详见思维导图。

复习思考题

水肿患儿如何辨证施食？

（徐海霞）

第六节 过敏性紫癜

导入案例

患儿，男，8 岁，因双下肢瘀点瘀斑 5 d，腹痛、踝关节肿痛 2 d 就诊。患儿 5 d 前无明显诱因出现双下肢瘀点瘀斑、伴腹痛和踝关节肿痛症状，遂来院就诊。刻下：患儿面色红润，纳欠佳，夜寐可，轻度焦虑，二便调。

既往史：体健。

体格检查：体温 36.6 ℃，脉搏 92 次/min，呼吸 22 次/min，血压 98/65 mmHg，神清，精神可，双下肢皮肤可见瘀点瘀斑，色红，高出皮面，压之不褪色，呈对称分布。腹部压痛（+），踝关节压痛（+）。舌质红、苔黄腻，脉滑数。

请思考：

1. 该患儿目前所患何病？辨证属何证？
2. 针对该患儿双下肢皮肤瘀点瘀斑，临床应如何辨证施护？请用思维导图的形式呈现。

过敏性紫癜又称亨-舒综合征（Henoch-Schönlein purpura，HSP），中医称“紫癜风”“葡萄疫”“肌衄”等，是一种以全身小血管炎为主要病变的血管炎综合征，以皮肤紫癜，伴关节肿痛、腹痛、便血及血尿、蛋白尿等为主要临床表现。本病可累及皮肤、关节、胃肠道、肾脏等，各年龄均可发生，学龄期多见，四季皆可起病，以春、秋季节发病率较高，有一定的自限性，多数预后良好。

一、病因病机

过敏性紫癜（HSP）病因有内外两方面，内因为小儿素体禀赋不足至阴虚火旺、气虚不摄，或湿热蕴结；外因则与外感风热或饮食不当致风盛血热有关。内有伏热兼外感时邪是本病发生的主因。

1）风盛血热：风热之邪由口鼻而入，内伏血分，郁蒸于肌肤，与气血相搏，灼伤脉络，血不循经，渗于脉外；或因邪热由表入里，或因饮食内生蕴热，热入血分，迫血妄行，溢于肌肤，而见紫癜；灼伤肾络，则见尿血；灼伤胃肠血络，则见呕血、便血；热瘀滞于关节，则见关节肿痛。

2）阴虚火旺：患儿素体阴虚，虚火乘扰，血随火动，离经妄行，行于脉外，形成紫癜；或因疾病反复，耗血伤阴，致肝肾阴亏，虚火内生，灼伤下焦之络，则尿血，且易致迁延日久。

3）气虚不摄：小儿禀赋不足，脾气素虚，不能统血摄血，血不循常道而溢于脉外，发为紫癜。若久病不愈，血液失摄，气随血损，则致气血两虚。

4）湿热蕴结：湿热邪毒，浸淫腠理，郁于肌肤，阻滞四肢关节经络，致关节肿痛、屈伸不利；损伤络脉，血溢脉外，而成紫癜。以四肢关节周围较多，尤其下肢。

二、常见证候

1）风盛血热证：发热恶风，口干咽痛，或见关节疼痛、腹痛、便血、尿血，病情较急，出血严重，皮肤紫癜成片，高出皮面，瘙痒，舌红、苔黄，脉数。

2）阴虚火旺证：紫癜色红，时发时隐，或紫癜消失后，仍感腰膝酸软，五心烦热，潮热盗汗，头晕，口燥咽干，舌红、苔少，脉细数。

3）气虚不摄证：紫癜反复发作，遇劳即发，迁延不愈，紫癜隐约散在，色淡红，患儿面色少华，疲乏气短，食欲下降，舌淡、苔薄白，脉细而无力。

4）湿热蕴结证：皮肤散在紫癜，伴有腹胀、腹痛，或关节肿痛，口黏口苦，头重身倦，大便黏滞，或有纳呆、呕吐、腹泻，甚则便血，舌红、苔黄腻，脉滑数或弦数。

三、辨证施护

（一）辨证要点

首先辨清轻重、缓急、虚实。起病急，病程短，紫癜颜色较鲜明者多属实证；起病缓，病情反复，病程迁延，紫癜颜色较淡者多属虚证。根据出血程度和伴随症状辨轻重，一般仅有皮肤紫癜者病情较轻，若伴有尿血、腹痛剧烈、便血，或出血量较大、气随血脱者，则病情较重。

（二）主要护理问题

1）皮肤完整性受损：与损伤脉络、血不循经、溢于脉外有关。

2）疼痛（腹痛、关节痛）：与风盛血热、内伤胃肠血络、湿热邪毒痹阻关节有关。

3）潜在并发症：消化道出血。

4）焦虑：与本病疼痛不适、对疾病认识不足、病程长、担心预后等有关。

5）知识缺乏：缺乏有关过敏性紫癜病因和预防的知识。

（三）护理措施

1. 病情观察

1）密切观察患儿皮疹的形态、颜色、数量、分布，是否反复出现，并做好记录。

2）观察患儿关节疼痛、肿胀程度及持续时间。

3）观察患儿有无便血及腹部体征，若并发消化道出血，要观察患儿面色、唇色及皮肤黏膜颜色，定时监测和记录神志、血压和脉搏的变化。

4）观察患儿尿色、尿量，定时做尿常规检查，若有血尿和蛋白尿，提示紫癜性肾炎。

2. 生活起居护理

1）起居有常，春季应“夜卧早起，广步于庭”，夏季应“夜卧早起，无厌于日”，秋季应“早卧早起，与鸡同兴”，冬季应“早卧晚起，必待日光”。

2）保持室内清洁，空气流通，防寒保暖，防外感诱发加重疾病。

3）保持皮肤清洁、干燥，勿搔抓，防破损、划伤。

4）肿痛的关节保持功能位，避免压迫和碰撞。

5）避免接触过敏原。

3. 饮食调护

1）暂停添加新品种食物，饮食以凉血止血、清热除湿、益气摄血为原则。

2）辨证施食：风盛血热证者，宜食清热凉血之品，如梨、苦瓜等，食疗方如清炒丝瓜、清炖雪梨、凉拌苦瓜等；阴虚火旺证者，宜食滋阴降火之品，如银耳、麦冬等，食疗方如山药银耳粥、西瓜汁等；气虚不摄证者，宜食益气养血之品，如红枣、山药等，食疗方如红枣桂圆粥等；湿热蕴结证者，宜食清热除湿之品，如薏苡仁、赤小豆等，食疗方如绿豆汤、薏苡仁绿豆粥、冬瓜汤等。

3）腹痛患者，宜进半流食、少渣食物，少食多餐，不可饱餐。

4）急性期应以米、面为主食，适量搭配新鲜蔬菜，禁食动物性蛋白质，忌腥膻发物、辛辣刺激性食物以及煎烤、坚硬之物。

4. 运动康复护理

急性期应卧床休息，急性期症状消失后，适度锻炼，如散步，慢跑、游泳等，循序渐进，逐渐恢复正常活动。

5. 用药护理

1）中药汤剂宜饭后 30 min 温服，气虚不摄者宜温服，风盛血热、阴虚火旺或湿热蕴结者宜凉服；中西药服用时间应间隔 30 min 以上。

2）严格按照医嘱服用糖皮质激素，注意观察有无向心性肥胖、胃溃疡等不良反应，监测血常规、血糖血脂等指标。

6. 情志护理

1）因病情反复，易引起患儿及家属疑惑和顾虑，可采用释疑解惑法消除患儿及家属不良情绪。

2）了解患儿情志状态，应用中医七情归属，对因饮食限制引起焦虑的，可采用移情易性法，尽量满足其合理要求。亲人多陪伴，同病种患儿入住同一病房，便于相互交流促进，提高合理饮食的依从性。

7. 中医护理技术

（1）耳穴贴压

1）腹胀、腹痛：①耳穴：皮质下、神门、腹痛点、脾、胃、腹、艇中、三焦等穴。②方法：每次贴压一侧，每日不拘时按压，每穴至少 3 次/d，对按或向耳轮方向按压，以患儿耐受为度，每 4～5 d 更换一次，双耳交替。

2）关节肿痛：①耳穴：肘、膝、肾上腺、内分泌、神门等穴。②方法：同腹痛腹胀贴压方法。

3）皮肤紫癜：①耳穴：肺、风溪、肾上腺、皮质下、内分泌等穴。②方法：同腹痛腹胀贴压方法。

（2）中药外敷/湿敷

1）关节肿痛：①部位：肿痛关节处。②方法：将芒硝捣碎成粉末或细颗粒状，放入敷药专用袋内，均匀摊开，贴敷于治疗部位。每次敷药时间 8～10 h，1 次/d，中药湿敷见图 4-6-1。

2）皮肤紫癜：①部位：皮肤紫癜密集处。②方法：根据患儿病情，选取中药组方（如黄柏、泽兰、大黄、薄荷、侧柏叶等加味双柏散），煎制成药液，温度适宜备用；用5～6层纱布浸透药液，敷于紫癜部位，频频喷洒药液，保持纱布湿润，20 min/次，2次/d。

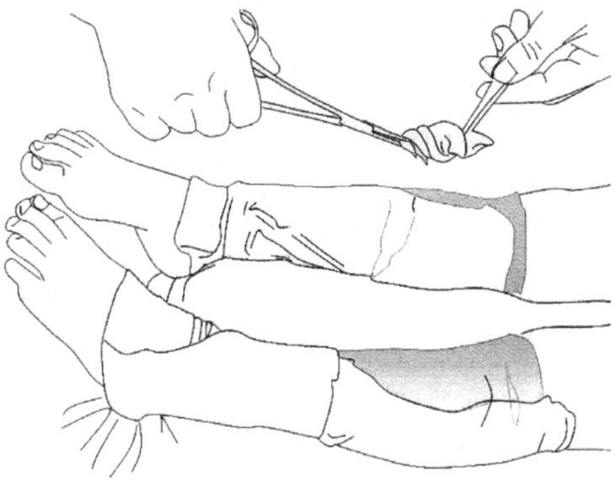

图4-6-1 过敏性紫癜关节肿痛的中药湿敷

四、健康教育

1）紫癜消失1个月后方可添加动物蛋白饮食。食物添加应循序渐进，每次添加一种食物，待适应2 d后无异常，再添加另一种食物。严格按照医嘱服用药物，不得随意增减。

2）日常生活中需注意劳逸结合，增强体质，发病期间避免剧烈运动。患儿及时添减衣物，预防上呼吸道等各类感染发生。避免接触可能引起过敏的致敏原，如食物、花粉、药物等，防止复发。

3）保持皮肤清洁，避免过于干燥，必要时涂适量润肤油，选择棉质、柔软和透气性好的衣物；正确引导，紫癜处避免患儿抓挠，必要时局部涂炉甘石洗剂等。

4）定期复诊。

五、中医临床护理进展

（一）伏邪理论创新应用

在现代临床对慢病的认识中，伏邪理论再次得到延伸和扩展。伏邪理论源自《黄帝内经》，《素问·阴阳应象大论》中“冬伤于寒，春必病温”的论述，即是对伏邪及其发病机制的阐述。清代刘吉人所著《伏邪新书》对伏邪有明确论述：“感六淫而不即病，过后方发者，总谓之曰伏邪。已发者而治不得法，病情隐伏，亦谓之曰伏邪。有初感治不得法，正气内伤，邪气内陷，暂时假愈，后仍复作者，亦谓之曰伏邪。有已发治愈，而未能除尽病根，遗邪内伏，后又复发，亦谓之曰伏邪。”现代医学认为，HSP是由循环免疫复合物介导的全身系统性小血管炎，这些免疫复合物和自身抗体从中医学角度来看也可归属于“伏邪”范畴。胥晓琦教授认为伏邪贯穿儿童HSP疾病始终，依据伏邪在体内具有“动、留、伏”的变化特点，认为急性期“引而邪动”，多因外感风、热、湿邪或接触致敏原等，引动体内潜藏伏邪，邪实伤络，导致疾病发作；缓解期“余邪留存”，此期紫癜渐消，但机体正气尚未恢复，余邪未尽而留存体内，病情可传变或反复，易耗伤气阴，多见阴虚火旺证。

（二）中医防治方法创新

胥晓琦教授依据伏邪理论，结合临床症状，将儿童HSP分为急性期、缓解期与稳定期，指出外感引动伏邪而表里同病者，应宣卫透表；外感风湿者，宜用消风散以祛风除湿、清热养血。伏风，祛风邪；伏热，清伏火；伏积，消积滞；伏湿，利湿热；伏瘀，通血络。缓解期应补肾固本，培补先天之本；患儿脾胃之气本弱，长期服用寒凉之药更易损伤脾胃之气，出现气不摄血证，故应顾护脾胃，调养后天之本；病久入络，且久病必瘀，余邪蓄积而形成伏毒，与离经之瘀血互结，相挟为患，邪损肾络，肾虚络瘀，致过敏性紫癜性肾炎，故应解毒化瘀通络，扶助正气，清除余邪。稳定期“伏而后发”，此期病情趋于好转，但内伤伏邪可能受患儿体质的影响而隐匿于机体，应在季节交替之前注重祛除外感时令之邪，调体质，防复发，即“瘥后防复”。

（三）中医技术创新

《理瀹骈文》中明确提出，中药功效通过溻渍等外治法同样具有“调阴阳、和五脏、升清降浊”的功用。刘卫青将中药溻渍疗法用于治疗过敏性紫癜（皮肤型），收效明显。处方：紫草 10 g，青黛 3 g，生地黄 10 g，牡丹皮 15 g，地肤子 15 g，茯苓皮 15 g 等。水煎，每次 1000 mL，将 4～6 层无菌纱布浸于药液中，敷于治疗部位，药液温度以 38 ℃为宜，维持外敷药纱布温湿度适宜，持续 30 min，每天 2 次，治疗 10 d，可有效缩短儿童过敏性紫癜（皮肤型）病程，操作简便。

导入案例分析

1. 该患儿目前所患何病？辨证属何证？

答：紫癜风（湿热蕴结证）。

2. 针对该患儿双下肢皮肤瘀点瘀斑，临床应如何辨证施护？请用思维导图的形式呈现。

答：详见思维导图。

复习思考题

如何对过敏性紫癜的患儿进行辨证施食和忌口指导？

（徐海霞）

第七节 泄　泻

导入案例

王宝宝，女，7 个月余，因泄泻 1 个月余，并反复发作就诊。

患儿既往健康，1 个月前出现腹泻，日行 4～6 次，多见食后作泻，大便稀溏，色淡不臭，伴有下腹疼痛，遂来院就诊。刻下：患儿面色萎黄，神疲倦怠，纳食欠佳，夜寐欠安。

体格检查：体温 35.9 ℃，体重 7 kg，精神欠佳，皮肤弹性稍差，肛周发红疼痛，下腹部压痛（+）。舌质淡稍胖、苔薄白，指纹淡。

请思考：

1. 该患儿目前所患何病？辨证属何证？

2. 针对该患儿腹泻，临床应如何辨证施护？请用思维导图的形式呈现。

泄泻是由多种原因引起的，以大便次数增多、质地稀或如水样为特征的一种常见病证，小儿泄泻属此范畴，在婴幼儿中又称为婴幼儿腹泻。四季皆可发病，以夏、秋季高发，也是我国婴幼儿最常见的疾病之一，2 岁以下小儿发病率高，轻症及时干预，预后良好；重症或不及时干预，可致气阴两伤，甚至脱证等变证；迁延不愈者，易转变为慢惊风、疳证等。

一、病因病机

小儿泄泻的病因多见于感受外邪、内伤饮食、脾胃虚弱和脾肾阳虚。病位主要在脾、胃，病机多为脾困湿盛、升降失司，水反为湿、谷反为滞，清浊合而下降，形成本病。

1）感受外邪：小儿脏腑娇嫩，藩篱不密，若调护失宜，易为外邪侵袭。若外感风、寒、暑、热诸邪与湿邪相合，困袭脾胃则导致泄泻。风寒之邪侵入机体，客于脾胃，阳气受遏，气机不畅，传化失司，发生风寒泻。夏季，尤其长夏暑湿当令，脾喜燥恶湿，湿热困脾，运化失职，肠腑传导失司，则发湿热泻。

2）内伤饮食：小儿脾常不足，运化力弱，若饮食不知自调，调护失宜，哺乳或饮食不当，过食生、冷或难以消化之品，或宿食内停，皆能伤及脾胃。脾损精微失输，胃伤不能消磨水谷，清浊不分，并走大肠，发生伤食泻。

3）脾胃虚弱：小儿素体脾虚或久病迁延不愈，脾胃虚弱，脾虚则运化失职，胃弱则腐熟无能，不能化生精微，因而水反为湿，谷反为滞，合污而下，而成脾虚泄泻。亦有泄泻实证，因失治、误治，迁延病久导致脾胃虚弱，转成脾虚泄泻者。

4）脾肾阳虚：脾以阳为运，肾系命门真火。若因小儿禀赋不足，或久病、久泻，均可损脾肾之阳。脾虚致泻，病程迁延，先耗脾气，继损脾阳，日久则脾伤及肾，致脾肾阳虚。肾阳不足，脾失温煦，阴寒独盛，水谷不化，更形成澄澈清冷、洞泄而下的脾肾阳虚泻。

二、常见证候

1）湿热泻：大便呈黄褐稀水如蛋花汤样，泻下急迫，量多次频，气味秽臭，或见少许黏液，腹痛时作，食欲不振，或发热、口渴、尿黄，舌红、苔黄腻，脉滑数，或指纹紫。

2）风寒泻：大便清稀，夹有泡沫，臭味不甚，肠鸣腹痛，或伴恶寒发热，鼻流清涕，或咳嗽，舌淡、苔薄白，脉浮紧，或指纹淡红。

3）伤食泻：大便稀溏，夹有乳凝块或食物残渣，气味酸臭，或如败卵，脘腹胀满，嗳气酸馊，或有呕吐，不思乳食，腹痛拒按，泻后痛减，夜卧不安，舌淡或暗、苔厚腻或微黄，脉滑实，或指纹紫滞。

4）脾虚泻：大便稀溏，色淡不臭，多见食后作泻，时轻时重，面色萎黄，神疲倦怠，食欲不振，形体消瘦，舌质淡胖，苔薄白，脉缓弱，或指纹淡。

5）脾肾阳虚泻：久泻不止，食入即泻，完谷不化，或见脱肛，形寒肢冷，面色㿠白，精神萎靡，舌淡、苔薄白，脉细弱，或指纹色淡。

三、辨证施护

（一）辨证要点

本病病位主要在大肠和脾胃，有寒热虚实之分，主要根据病程长短、大便性状、腹痛腹胀等辨证。

1）辨寒热：若大便频多，便下急迫，色黄褐、气秽臭，或见少许黏液，舌苔黄腻，多为湿热困脾，辨为湿热泻；若大便清稀、多泡沫，臭味淡，且伴有肠鸣，腹部压痛，舌苔薄白，多为阳气受遏，辨为风寒泻。

2）辨虚实：暴泄量多，腹胀拒按者，多为实证；泻下缓慢，腹胀喜按者，多为虚证。若迁延难愈，或急或缓，腹胀拒按者，多为虚中夹实；若大便质稀酸臭，夹不消化物，纳呆，腹胀或痛，泻后痛减，舌苔垢腻者，多为宿食内停、损伤脾胃，可辨为伤食泻；若大便稀薄，食后即泻，夹不消化物，无臭或臭味淡，舌质淡，苔薄白者，多为脾胃虚弱、运化失职，可辨为脾虚泻；若病程长，大便澄澈清冷，完谷不化，伴全身阳虚表现者，多为脾、肾阳不足，可辨为脾肾阳虚泻。

3）辨常证变证：病势缓慢，除大便频多、质地稀薄或如水样，精神较佳，进食尚可，无明显的伤阴伤阳症状，辨为常证；若泻下急暴，量多次频，纳食不佳甚至是纳呆，啼哭无泪，口渴引饮，皮肤干燥，小便短少，烦躁唇红，舌绛少津，脉细数，为明显伤阴，则辨为变证；若精神萎靡，表情淡漠，四肢厥冷，面色青灰，舌淡胖、边有齿痕，脉沉细，则为阳脱证，属危象。

（二）主要护理问题

1）泻泄：与感受外邪或内伤饮食致脾失运化有关。

2）腹痛：与湿热困脾或寒凝气滞致气机不畅有关。

3）皮肤完整性受损：与便多刺激皮肤有关。

4）潜在并发症：厥脱。

（三）护理措施

1. 病情观察

1）严密观察记录患儿大便的频次、颜色、气味等。

2）变证和重症的患儿应密切观察其神情、体温、呼吸、面色、唇色、皮肤弹性等，关注其眼窝、前囟及尿量，并准确记录。

3）病程长者若面色苍白、四肢厥冷、大汗淋漓，为阴竭阳脱，属脱证，须立即报告医生，及时配合抢救。

2. 生活起居护理

1）调摄冷暖，适时添减衣物。

2）适时休息，重症患儿应卧床休息。

3）保持个体清洁，勤换尿布。每次大便后，用温水清洗臀部，局部可涂抹橄榄油、麻油等保护皮肤，必要时涂鞣酸软膏。

4）感染性腹泻患儿应做好床边隔离，防止交叉感染。

3. 饮食调护

1）合理控制饮食，宜易消化、富含营养之品，忌辛辣刺激食物，以减轻脾胃负担为原则。病情好转后，宜由少到多、由稀到稠逐渐增加饮食。

2）辨证施食：湿热泻患儿宜予软烂易消化之品，若兼有发热，可予以淡盐水或芦根、竹叶煎水少量频饮；风寒泻患儿宜辛温散寒之品，忌生冷肥腻之品，如生姜红糖饮，趁热顿服；伤食泻患儿，若伴呕吐，不应急于止吐，以便自然清除宿食，同时适当调整或限制饮食，当腹泻、腹胀减轻后，可取焦米熬制的稀饭汤，或用山楂、神曲各 15 g 水煎取汁代茶饮；脾虚泻患儿，饮食宜热而软，少食多餐，忌过饱及食生冷油腻之品，可将淮山药研粉，6～9 g/次，用开水冲调成糊状服用，3 次/d；脾肾阳虚泻患儿，宜服用软、少渣、辛温助阳之品，如选用糯米、干姜或党参核桃粥、羊肉粥等温阳止泻，少量多餐。

4. 运动康复护理

1）古代医家把小儿欣欣向荣生长发育的体质概括为“纯阳”，好动是其特征，适度的体格锻炼和户内、外游戏运动能增强胃肠的动力，改善脾胃功能，增强体质，提高对外界环境的适应能力。

2）腹泻严重时应卧床休息，恢复期可逐渐增加适龄游戏和户外活动，避免太阳暴晒和剧烈运动，提高免疫力，促进小儿康复。

3）日常生活中，根据不同时期小儿的特征，配合相应游戏活动，如拼图、捉迷藏、爬山、跳绳等，达到强身健体、益智的效果。

5. 用药护理

1）中药汤剂宜温服，呕吐者可少量频服，能接受的患儿可服药前予生姜片口含止呕。

2）脾虚泻、脾肾阳虚泻、风寒泻者中药宜热服，少量频服。

6. 情志护理

1）患儿因身体不适引起的焦虑，可采用移情易性法，转移患儿注意力，如播放其感兴趣的音乐或把玩其喜爱的玩具。

2）因担心疾病预后产生顾虑时，可采用释疑解惑法，消除患儿不良情绪。

7. 中医护理技术

（1）小儿推拿

1）腹泻：①穴位：以小儿拇指的脾经和尾椎骨部位的龟尾、七节骨及背部两侧膀胱经为主。②方法：操作者用右手拇指蘸润滑油或爽身粉，直推小儿脾经，从拇指指尖单方向推向拇指根；揉尾龟，定位尾椎骨端，拇指端或中指端揉；上推七节骨，用拇指侧面或示指中指指腹蘸润滑油或爽身粉，由龟尾向上直推至第四腰椎，各法每次 300 下，1 次/d；捏脊，示指在前，拇指在后，沿脊柱两侧，从尾椎骨一直捏至大椎穴处，捏 3 提 1，每次 5～10 min，1 次/d。小儿捏脊见图 4-4-5。

2）腹痛：①穴位：全腹部。②方法：逆时针方向摩腹部 1～3 min，辅以拿肚角，点揉中脘、天枢、足三里各 1～2 min。手法宜先轻，后根据患儿反应调整手法和力度。

3）纳差：①穴位：以内八卦、脾经、中脘、腹部为主，两侧膀胱经、足三里为辅。②方法：患儿仰卧或坐位，运板门（3 揉 1 掐约 10 遍，捏挤 10 次，来回推之令热）、运内八卦（1～2 min）；脘腹部操作：下推膻中、振中脘、摩腹各 1～3 min，搓摩胁肋 5～10 遍，辅以点揉足三里（1～2 min）、捏脊（3～6 遍），揉天枢 1 min。手法宜先轻，后根据患儿反应调整手法和力度。

（2）穴位贴敷

腹泻：①穴位：神阙（脐中）。②方法：将丁香、吴茱萸、肉桂、苍术、木香等药研粉，以蜂蜜调制成药丸，以敷料贴敷于神阙穴，1 次/d，2～6 h/次，主要用于风寒泻、脾虚泻、脾肾阳虚泻。使用前注意排除禁忌证，过程中观察有无药物过敏等。

（3）耳穴贴压

1）腹痛：①耳穴：大肠、直肠、脾、胃、腹、艇中、交感、神门等穴。②方法：每次一侧耳朵，每个穴位按压 1 min/次，4～5 次/d，按压力度以患儿能耐受为度，4～5 d 更换一次，更换为对侧。耳穴贴压见图 1-11-1。

2）纳差：①耳穴：小肠、脾、胃、肝、三焦、口、心、皮质下等穴。②方法：同腹痛的耳穴贴压。

四、健 康 教 育

1）注意乳儿饮食及餐具的卫生，根据四季气候变化合理安排饮食。

2）婴儿提倡母乳喂养，避免在夏季和严冬季节断奶。

3）根据患儿情况适度进行户外活动，多晒太阳，随气候变化增减衣服，避免受凉，尤其注意腹部保暖。

4）避免滥用广谱抗生素，破坏肠道菌群环境。

五、中医临床护理进展

（一）理论创新应用

“泄泻之本，无不由于脾胃”（《景岳全书·泄泻》），无湿不成泻，小儿脾常不足，故脾虚湿盛为小儿泄泻的基本病机。日久不愈者，脾气更伤，运化维艰，进食稍多，易致积滞；脾虚则肝血失养，肝不藏魂，易致惊惕；久泻者又易致清气不升，浊气不降，清浊相混合污于大肠，中气易随而下陷，故久泻每多夹滞、夹惊、夹陷，单纯治脾难见速效，应注意兼症采用适宜的方法综合治之，以获佳效。正如《素问·异法方宜论》所言：“故圣人杂合以治，各得其所宜。”

（二）中医治疗方法创新

杨维华遵“杂合以治”之旨，内以钱乙七味白术散加减服之以治本，外以芫荑消积膏与磁片敷之以治标，治疗小儿久泻夹滞证。内服方中以人参、焦白术、炙甘草甘温补胃和中；木香、藿香辛温以助脾；茯苓甘淡健脾利湿；葛根甘平，其气轻浮，鼓舞胃气，上行津液，又能解肌热，乃治脾胃虚弱泄泻之圣药。因患儿烦渴较甚，为久泻伤阴、津不上承之象，故以西洋参易人参、倍用葛根以益气阴、生津液；药物敷脐者，是脐下腹膜有丰富的静脉网，脐下动脉分支也通过脐部，脐动脉壁还有利于药物吸收的特殊结构，所以敷脐药物穿透力强，弥散快，故用芜荑消积膏敷脐能迅速发挥其健脾消滞的作用；磁贴天枢者，乃因天枢为止泻要穴，磁片所产生的磁力线有类似针刺样作用，磁片贴于该穴，有收敛止泻之功。

（三）中医护理技术创新

陈梦瑞等运用穴位贴敷外治法，达到止泻的目的。具体操作如下：将丁香 5 g，干姜 10 g，五倍子 5 g，苍术 10 g，白术 15 g 等药物充分研末，混合均匀，取 15 g 装袋（纯棉无纺布）制成丁香护脐方药芯，将药芯置于特制外带中，调整外带松紧及药芯位置，使药芯始终对准受试者脐部，每次佩戴 8 h，每日 1 次，7 d 更换 1 次药芯，计 1 个疗程，共治疗 3 个疗程，在改善小儿泄泻中医证候指标上疗效确切，并随证选方加减，方法方便且不影响患儿活动。

导入案例分析

1. 该患儿目前所患何病？辨证属何证？

答：泄泻（脾虚证）。

2. 针对该患儿腹泻，临床应如何辨证施护？请用思维导图的形式呈现。

答：详见思维导图。

复习思考题

针对小儿泄泻，在饮食调护中应如何进行辨证施食？

（徐海霞）

第八节　积　　滞

导入案例

患儿，男，4 岁，纳差、消瘦 2 个月余来儿科门诊就诊。

患儿 2 个多月前感染新型冠状病毒肺炎初愈后，饮食未节制致进食太过，患儿逐渐不思饮食，诉食后腹部胀满不适，伴坐卧不安、活动无耐力，时有便溏，夹有不消化食物残渣，空腹喝牛奶或冷食后尤为明显。刻下：形体消瘦，面色萎黄，纳呆，胃脘胀满，大便日行 2～3 次，质地稀薄，酸腥臭。

体格检查：体温 36.6 ℃，呼吸 34 次/min，身高 98 cm，体重 16 kg，神疲倦怠，腹满喜按，伴肠型。舌淡、苔白腻，脉细滑。

请思考：

1. 该患儿目前所患何病？辨证属何证？
2. 针对患儿脘腹胀满，临床应如何辨证施护？请用思维导图的形式呈现。

积滞，又称“食积”“滞食”，主要以儿童不思乳食、食而不化，伴腹胀嗳腐，大便溏薄或秘结、酸腥臭为主要临床表现的病证。消化不良属此范畴。食积一年四季皆可发病，夏秋季节，因暑湿易困遏脾气，发病率较高。任何年龄小儿均可发病，以婴幼儿多见，预后一般良好，但如不及时处理，病情迁延，会进展为疳积。随着现代人们物质生活水平的提高，本病发病率在儿童中呈上升趋势。

一、病 因 病 机

小儿积滞的病因较多，主要由小儿乳食不节、或喂养不当、情志不遂或长期偏食等因素致脾胃运化功能失调所致。如《医宗金鉴·幼科心法要诀·食滞》曰："小儿恣意肥甘生冷，不能运化，则肠胃积滞矣，其证头温腹热，大便酸臭，嗳气恶食……"。

1）食滞胃脘：小儿脏腑娇嫩，脾常不足，若喂养不当，乳食过多或过快，或添加辅食过早过多，或暴饮暴食，或过食辛辣刺激、生冷油腻之品，均可致脾胃失和，受纳腐熟功能失司，升降失调，乳食内停，积而不化，发为食积。

2）脾胃虚弱：若小儿先天禀赋不足，或后天脾胃调养不当，或因久病，或过食寒凉泻下之品，均可致脾气虚损，运化功能失司，难以腐熟水谷，乳食稍有不节，则积而不化，发为食积。若积久不愈，耗伤津液，易转为疳证。

3）七情内伤：小儿，尤其稍大儿，因怒、忧、思、恐、惊等情志过度刺激，超越小儿的生理和心理适应能力，损及肝、脾、胃等脏腑精气，致脏腑功能失调。

二、常 见 证 候

1）乳食内积证：面黄肌瘦，夜卧不宁，食欲不振，口干口臭，脘腹胀满，拒按，嗳腐酸馊或呕吐宿食，或伴有低热，手足心热，烦躁多啼，大便秽臭，小便短赤或如米泔水样，舌质红、苔白垢腻，脉象弦滑，指纹紫滞。

2）肝气犯胃证：患儿素有情绪不稳，易闷闷不乐，肝气不舒，心烦易怒，面色红赤，或面黄肌瘦，口干、口苦或伴口臭，脘腹痞满、胁肋胀闷不适，哭闹，大便干结，小便色黄，舌质红、苔黄，脉弦数，指纹紫滞。

3）脾虚夹积证：面色萎黄，精神萎靡，或反应迟钝，或惊悸不安，形体消瘦，不思乳食，食则胀满不适，喜卧喜按，时有恶心呕吐，大便稀薄酸馊，常夹杂食物残渣，小便清长，舌质淡、苔白腻，脉细弱或弦滑，指纹青淡或淡滞。

三、辨 证 施 护

（一）辨证要点

1）辨寒热：主要根据发病特点、病位及病情进行辨证。若患儿素体怕热喜凉，面赤唇红，口臭，喜食肥甘厚腻之品，脘腹胀满，得热则甚，遇凉稍缓，呕吐酸腐，烦躁易怒，胃脘灼热，大便秘结秽臭，舌红、苔黄腻，属热积；若患儿素体虚弱，或过用寒凉攻伐药物，贪食生冷，喜温喜按，面白唇淡，四肢欠温，朝食暮吐，大便稀溏，小便清长，舌淡、苔白，属寒积。

2）辨虚实：若病程短，脘腹胀满拒按，烦闷或哭闹有力，或低热，大便臭秽，舌苔厚腻，多为实证；若病程长，素体虚弱，畏寒怕冷，少气懒言，哭声乏力，或见手足心热，大便稀薄，舌苔少，多为虚证；若患儿素有肠胃不和，病症时轻时重，乳食停滞不消，日久形成积滞者，多为虚中夹实证。

（二）主要护理问题

1）纳差：与脾失运化、乳食不化有关。

2）腹胀：与乳食停滞中焦有关。

3）嗳腐吞酸：与食滞中焦、胃气上逆有关。

4）抱卧不宁：与食滞中脘、胃脘胀满不适有关。

（三）护理措施

1. 病情观察

1）密切观察患儿饮食、腹胀、腹痛、呕吐等情况，并记录出入量。

2）呕吐者，除观察呕吐量，还应观察呕吐物性状、伴随症状，以及患儿神色、舌苔的变化，并记录；取合适体位，避免误吸，可配合按揉合谷穴和膻中穴。

3）观察患儿神志及情绪变化，警惕出现烦躁不安、夜啼等情况，必要时应及时报告医生并配合抢救处理。

4）观察大便的性状、量和频次。

2. 生活起居护理

1）起居有常，顺应四时。患儿的生活起居应与自然界变化规律相适应，冬季应较夏季更早入睡，符合“春夏养阳，秋冬养阴”的原则。

2）保持舒适体位，环境安静、安全，适度通风（防对流风），病室温度宜18～22 ℃，湿度应维持在60%～65%。适度接触阳光和户外活动，根据小儿耐受合理控制活动量。脾胃虚弱的患儿居室宜阳光充足。

3）顺应四时，及时添减衣物，避免受凉或汗出过多，小儿背、足宜暖，衣被和衣着忌过于厚热，以免损伤津液。定期清洁环境和衣物，保持衣被清洁干燥。

4）患儿若呕吐，注意及时清除呕吐物，可用淡盐水或温开水漱口保持口腔清洁。

5）保持衣物和床单元清洁，腹泻患儿还应做好肛周皮肤护理。

3. 饮食调护

1）以消食导滞，健脾和胃为原则。饮食有节，合理喂养，疾病初期和进展期，注意减少食物摄入，必要时暂禁食，待病情缓解后，再逐渐恢复饮食，切不可纵容患儿暴饮暴食。

2）饮食有节，新鲜适量。食品加工和搭配时注意技巧，纠正患儿偏食挑食的习惯，不过食生冷、肥甘厚腻、煎炸之品。

3）呕吐患儿可暂禁食3～6 h，大龄儿可予生姜汁数滴于少许糖水中冲服。

4）腹胀患儿可将粟米炒至微焦，研成细粉，5～10 g/次，淡糖开水冲调服，2 次/d，以助运化消食。

5）乳食内积者早期暂予禁食或少食，可助以消导之品，如山楂麦芽粥；肝气犯胃者给予疏肝理气之品，如陈皮莲藕粥；脾虚夹积者根据年龄给予健脾益气之品，如枣仁山药粥。

4. 运动康复护理

1）应充分利用自然条件（空气、阳光等）锻炼身体，锻炼方式和强度须根据年龄、体质和病情而定，如手工活动、日光浴、慢跑、踢球等，遵循循序渐进、持之以恒的原则。

2）根据不同时期小儿的特征，配合相应游戏活动。

5. 用药护理

1）食积患儿，宜饭后热服药物。乳食内积呕吐的患儿，可予生姜汁数滴，加少许糖水饮服。

2）辨证施药：乳食内积患儿，宜用消食导滞、疏肝理气之品，如枳实导滞丸、清热化滞颗粒等，宜饭后1小时温服；脾虚夹积患儿，宜健脾和胃，如小儿香橘丸，宜饭前热服。

6. 情志护理

1）及时做好解释，安抚患儿及家长。

2）关心患儿，营造良好的病室环境，病室可播放欢快悦耳的儿歌，也可改用符合小儿情趣的工作服颜色、病室内装饰等，以缓解患儿紧张恐惧的心理。及时发现环境中的不良刺激，有效引导并悉心照顾患儿，稳定患儿情绪。

3）根据患儿的年龄特点，游戏式地与患儿一起做五禽戏、简单手指操、手绘等，转移其对病痛的注意力，促进病情缓解。

7. 中医护理技术

（1）小儿推拿

1）腹胀、腹痛：①穴位：以四横纹、板门、内八卦、胃经、大肠、中脘、腹部为主，两侧膀胱经、天枢、足三里、小横纹为辅；②方法：患儿取仰卧或坐位，掐揉四横纹（先横向推四横纹 1min、纵向推每一横纹令热、从示指纹路起依次至小指，每指揉 3 掐 1 为 1 遍，共 5 遍），运板门（3 揉 1 掐约 10 遍，捏挤 10 次，来回推之令热），运内八卦（1～2 min），清胃经、清大肠（各 1～2 min）；脘腹部操作：振中脘、摩腹、振腹、推腹阴阳各 1～3 min，共 10 min，辅以点揉足三里（1～2 min）、捏脊（3～6 遍），加掐揉小横纹 5～10 遍，揉天枢 1 min，拿肚角 3～5 次。手法宜先轻，后根据患儿反应调整手法和力度。

2）便秘：①穴位：以胃经、大肠、内八卦、两侧膀胱经、腹部、天枢为主，足三里、小横纹为辅。②方法：患儿取仰卧位，清胃经、清大肠（各 1～2 min），运内八卦（1～2 min），捏脊（3～6 遍）；脘腹部操作：摩腹、振腹、推腹阴阳各 1～3 min，共 10 min，辅以点揉足三里（1～2 min），加掐揉小横纹 5～10 遍，揉天枢 1min，推下七节骨令热。手法宜先轻，后根据患儿反应调整手法和力度。摩腹见图 4-8-1。

3）纳差：①穴位：以板门、内八卦、脾经、中脘、腹部为主，两侧膀胱经、足三里、小横纹为辅。②方法：患儿取仰卧或坐位，掐揉四横纹（先横向推四横纹 1 min、纵向推每一横纹令热、从示指纹路起依次至小指每指揉 3 掐 1，为 1 遍，共 5 遍），运板门（3 揉 1 掐约 10 遍，捏挤 10 次，来回推之令热），运内八卦（1～2 min），清胃经、清大肠（各 1～2 min）；脘腹部操作：下推膻中、振中脘、摩腹、振腹、推腹阴阳各 1～3 min，搓摩胁肋 5～10 遍，共 10 min，辅以点揉足三里（1～2 min）、捏脊（3～6 遍），加掐揉小横纹 5～10 遍，揉天枢 1 min。手法宜先轻，后根据患儿反应调整手法和力度。

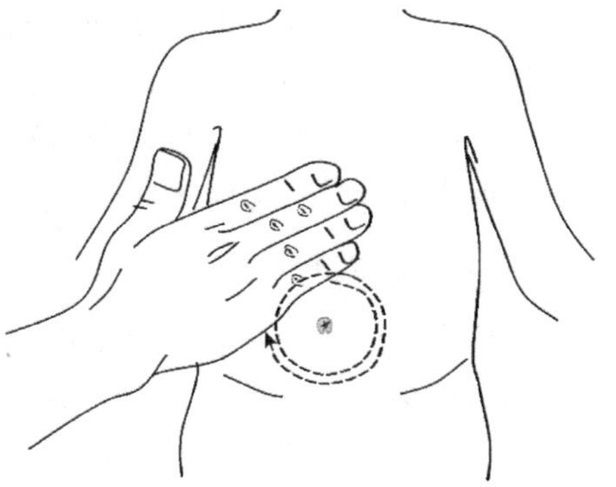
图 4-8-1 积滞便秘的摩腹手法

（2）穴位贴敷

1）腹胀腹痛：①穴位：神阙（脐中）。②方法：高良姜 2 g，槟榔 4 g，共研细末，敷于神阙穴，4～6 h/次，1 次/d。气胀明显者，可用莱菔子适量研末，醋调和，外贴神阙穴，1 次/d，连用 7 d。

2）便秘：①穴位：神阙（脐中）。②方法：莱菔子适量研末，醋调和，外贴神阙穴，4～6 h/次，1 次/d，连用 7 d。

（3）耳穴贴压

1）便秘：①耳穴：大肠、直肠、脾、胃、腹、肺等穴。②方法：每次贴一侧耳朵，每次每穴按压 1 min，4～5 次/d，对按或向耳轮方向按压，以患儿耐受为度，每 4～5 d 更换一侧。

2）纳差：①耳穴：小肠、脾、胃、肝、三焦、心、皮质下等穴。②方法：每次贴一侧耳朵，每次每穴按压 1 min，4～5 次/d，对按或向耳轮方向按压，以患儿耐受为度，每 4～5 d 更换一侧。

四、健康教育

1）生活起居有常，根据小儿耐受情况适度安排户外运动，顺应四时，劳逸结合。保持大便通畅。便秘患儿，可予摩腹，配合蜂蜜 10～20 mL 温开水冲服。

2）合理喂养。做到“乳贵有时，食贵有节”，科学搭配，忌暴饮暴食、偏食甜食及妄加滋补之品；若母乳喂养，注意乳母营养均衡，根据患儿情况同步合理调整乳母饮食。营造良好的就餐环境，培育小儿健康的饮食习惯。遵照“胃以喜为补”的原则，从患儿喜欢的食物着手，增进其食欲，再逐步按营养需要给予相应的食物。添加辅食应遵计划、及时、循序渐进的原则，品种和食量由少逐渐增加，食物形态由稀、细逐渐到稠、粗，不宜骤然变化，帮助小儿逐步适应。若有积滞征兆，宜及时限制饮食，忌生冷、油腻、刺激之品，待病情好转后逐步恢复。

3）用药指导，按照消食导滞等药物服用宜忌规范使用，如有不适及时告知医生。

4）调畅情志，生活规律，适当户外运动，可配合耳部操、手部操或少儿体操等，娱乐身心。

5）儿童保健，及时发现小儿胃肠功能和生长发育的异常，合理调整和干预。可利用小视频和线上平台资源进行儿童保健方法、相关知识的宣传，丰富健康教育的形式、内容，提高健康教育效果。

五、中医临床护理进展

（一）理论创新

谷晓红等认为胃肠积热与多种疾病的发生发展密切相关，消化系统、呼吸系统、神经系统等疾病的发展过程中，均会出现胃肠积热的证态，在临床治疗中均需要采用清宣郁热、化食导滞的治法，体现了中医“异病同证”“异病同治”的指导思想。小儿脏腑娇嫩，形气未充，此时脾胃薄弱，消化功能尚未强健；加之家长常爱护有加、喂养过度，容易摄入肥甘厚味、煎烤炙煿等高热量饮食，故胃肠积热多见于小儿。《素问·痹论》言：“饮食自倍，肠胃乃伤”。过量饮食的摄入，超过日常生活所需热量，食物之热蓄积于体内，便形成了胃肠积热之证。消化功能不足是胃肠积热的形成条件，故小儿积滞宜化食导滞的同时应兼顾清热通便。

（二）中医护理技术创新

刘氏小儿推拿基于小儿食积症与五脏的关系，结合经脉脏腑相关学说理论和临床实践，采用五经配伍治疗小儿食积症，治则为消积导滞。推拿处方：①开窍开天门（两手拇指末节格侧交替从印堂推至神庭）、推坎宫（从眉头推至眉梢）、推太阳（从眉头推至眉梢），按总筋（按揉掌横纹的中点），分阴阳（两拇指并列在总筋处向两边分推），各 24 次；②五经：清胃经 300 次（拇指螺纹面上做旋推），后补脾经 100 次（指端直推至指根），清肝经 100 次（示指端直推至指根），清心经 100 次（中指端直推至指根），补肺经 200 次（无名指螺纹面上做旋推），补肾经 200 次（小指螺纹面上做旋推）；③配穴：清大肠 15 次（从小儿示指第 1 指节正面向上斜行直推至虎口），掐四横纹 45 遍（拇指甲掐小儿掌面示指、中指、无名指小指第一指间关节横纹处），清三关（从阳池至曲池）、退六腑（从曲泽至大陵）各 100 次，揉按足三里 100 次，摩腹 100 次，揉中脘 300 次（行消导法先在腹部做顺时针方向揉转，继用示、中两指从小儿剑突下，轻轻直推至脐，次数为揉转次数的 1/2），分推腹阴阳 20 次（沿肋弓角边缘，向两旁斜向下分推）5 遍；④关窍：按肩井（用拇指指腹按揉大椎与肩峰连线的中点）5 次。

（三）中医治疗方法创新

王艳等研究表明小儿复方鸡内金咀嚼片（由鸡内金、六神曲组成）经有效论证治疗小儿厌食症（脾胃不和证）的疗效及临床应用安全可靠。并且针对以食量减少为主要表现的厌食患儿，小儿复方鸡内金咀嚼片为更优选择，同时咀嚼片相较颗粒剂在临床上服用更为方便。因此，小儿复方鸡内金咀嚼片是治疗小儿厌食症（脾胃不和证）安全可靠且使用更为方便的药物。

导入案例分析

1. 该患儿目前所患何病？辨证属何证？

答：积滞（脾虚夹积证）。

2. 针对该患儿脘腹胀满，临床应如何辨证施护？请用思维导图的形式呈现。

答：详见思维导图。

复习思考题

积滞患儿调护中如何进行辨证施食？

（徐海霞）

课程思政

一、思政元素

人文关怀和传承中医药文化。

二、思政目标

培养护理学生守正创新精神，增强人文关怀能力，建立护理在减轻病痛中的专业自信和文化自信。

三、思政案例：第36个孩子——生命的自然规律

5月6日下午，11岁女孩悦悦被送到安宁疗护病房，这是病房入住的第36个孩子。悦悦患神经母细胞瘤，于2月底确诊，其病情反复，发病时高热腿疼，小小的身子蜷缩在大床一角，等待医生做镇痛治疗。6月15日又发烧了，主治医生查房后叮嘱家属改用镇痛泵，让孩子自己控制镇痛。疼痛管理是临终患儿安宁疗护中关键的一部分，护理人员教会家长和志愿者舒缓的按摩和自我放松的技巧，结合柔和音乐的引导，实时帮助悦悦舒缓身心。

镇痛间隙，悦悦不疼了，能吃能玩，喜欢看动画片，喜欢吃草莓、西瓜。几乎每天都有志愿者来陪着悦悦玩游戏、看动画片。志愿者的陪护不仅针对孩子，对家长同样重要，医务人员通过疏导和缓解紧张情绪的按摩手法，促进亲子互动和交流。志愿者洋洋说："在陪伴家长时，若家长心中有情绪，不要刻意去引导，应该让他自然地倾诉；在陪伴孩子时，根据她的状态，用她喜欢的方式来陪护。"志愿者也会引导家长如何更好地陪伴孩子。

孩子的临终关怀中可否谈及死亡？又如何谈？这是很多临终期儿童家长面临的难题。悦悦的爸爸妈妈正面临这个难题。主治医生教他们，家长要保持不回避的态度，如果孩子问起，不要驳斥或当作没有这回事，可以用"你觉得自己会死吗？你觉得死会怎么样？"等问题引导她思考，让孩子明白"天人合一"，即人与自然融为一体，如同草木的生命周期，能接受自然的死亡过程。当然，孩子未必能达到理想的认知水平，让她去寻找自己的答案，而不是强行灌输，这也能帮助家长和亲人正确面对生死这一自然规律。

病案分析

（一）病案

王某，女，4岁，因"咳嗽咳痰2d，加重伴发热、呛咳1d"入院。

患儿2d前受凉后开始咳嗽咳痰，家属未予重视，今晨症状加重，且出现恶寒发热，呛咳气急，为求进一步诊治，遂来院行进一步治疗。患儿无汗，痰稀色白，流清涕，喜蜷缩于母怀，时有寒战

怕冷，不喜饮水。

既往史：一般情况良好，无药物过敏史；无食物过敏史。

刻下症：恶寒发热，呛咳气急，痰稀色白，咽不红，舌质淡红、苔薄白，脉浮紧。

查体：体温 38 ℃，脉搏 100 次/min，呼吸 20 次/min，血压 90/58 mmHg，身高 90 cm，体重 18 kg。

专科查体：神清，精神不振，肺部听诊可闻及中细湿啰音。

辅助检查：血常规显示白细胞 15×10^9/L，中性粒细胞 78%，淋巴细胞 20%，胸部 X 线片显示肺纹理增多模糊，可见点状阴影。

（二）分析

本案中患儿外感风寒，恶寒发热，呛咳气急，痰稀色白，发为肺炎喘嗽。寒邪外侵使肺气郁闭，失于宣降，肺气上逆，致呛咳气急；卫阳为寒邪所遏，阳气不得敷布全身，则见恶寒发热而无汗；肺气郁闭，水液输化无权，凝而为痰，则痰色白而清稀。舌质淡红、苔薄白，脉浮紧，均为风寒闭肺之象。

结合相关辅助检查，本案中患儿诊断为肺炎喘嗽，辨为风寒闭肺证。

1. 护理问题

1）发热：与外感邪气，邪郁肌表有关。

2）咳痰不爽：与外邪犯肺，肺失清宣有关。

3）气急、鼻翕：与邪闭肺络，宣肃失司有关。

2. 辨证施护

①病情观察；②生活起居护理；③饮食调护；④用药护理；⑤情志护理；⑥中医护理技术应用：小儿推拿、耳穴贴压、中药外敷、中药超声雾化吸入、拔火罐、中药离子导入、穴位按摩。

第五章 五官科病证

本章数字资源

学习目标

知识目标：

1. 掌握五官科常见病证的辨证施护要点、中医护理技术应用。
2. 熟悉五官科常见病证的证候和中医护理临床新进展。
3. 了解五官科常见病证的概述、病因病机。

能力目标：

1. 能阐述五官科常见病证的病因病机。
2. 能应用辨证施护的中医护理思维，为患者提供中医护理服务。
3. 能应用中医护理技术、中医护理措施，为患者解决健康问题。
4. 能通过文献检索探究中医护理新方法，启迪中医护理的科研思维。

素质目标：

1. 具备传承创新、爱护病患、乐于奉献的专业精神和工作态度。
2. 具备热爱中医护理、勤于中医护理实践、致力于中医护理创新科研的专业素质。
3. 培养评判性思维和创新意识。

第一节 针　眼

导入案例

张某，男，30岁，教师，因“左眼眼睑红肿3 d”就诊。3 d前患者无明显诱因出现左眼眼睑局部红肿、疼痛、痒感，伴分泌物增多，遂来医院就诊。刻下：眼睑肿胀、痛痒。

既往史：既往体健。

体格检查：体温37.2 ℃，脉搏86次/min，呼吸21次/min，血压120/70 mmHg，神清，精神可，右眼视力0.8，左眼视力0.6，左眼眼睑局部肿胀、微红，疼痛拒按，可扪及硬结，舌红、苔薄黄，脉数。

请思考：

1. 该患者目前所患何病？辨证属何证？
2. 针对该患者眼睑红肿，临床应如何辨证施护？请用思维导图的形式呈现。

针眼，是指以胞睑边缘生疖、形似麦粒、红肿痛痒、成脓溃破为主要临床表现的疾病，西医睑腺炎属于此范畴。又名麦粒肿。睫毛毛囊或附属的皮脂腺感染称外麦粒肿，睑板腺感染称内麦粒肿，主要由金黄色葡萄球菌感染所致。本病可单眼或双眼发病，是临床上常见的眼病。

一、病 因 病 机

本病病因多因风邪外袭、热毒炽盛或余邪未尽所致。《诸病源候论·目病诸候·针眼候》曰：“此由热气客在眦间，热搏于津液所成。”《世医得效方·眼科·五轮八廓》曰：“肉轮病因多餐热物，好吃五辛……其候胞睑赤肿”。

本病病位主要在眼，与脾、胃密切相关。基本病机为胞睑位于眼珠前部，易受风热之邪外袭，内因恣食肥甘厚味，以致脾胃郁遏湿热，火热毒邪，上壅胞睑，致胞睑红肿、疼痛、酿脓溃破；或余邪未尽，热毒蕴伏；或脾气虚弱，卫外不固，复感外邪，致眼部疖肿反复发作。病理性质有虚有实，表现为风热克睑、热毒壅盛、脾虚夹邪、热毒内陷等证。

二、常 见 证 候

1）风热克睑证：病初起，胞睑局限性肿胀，伴痒甚，微红，可扪及硬结，疼痛拒按，舌红、苔黄，脉浮数。

2）热毒壅盛证：胞睑局部红肿灼热，硬结渐大，疼痛拒按，或白睛红赤、肿胀高于睑裂；伴口渴嗜饮，便秘溲赤，舌红、苔黄，脉数。

3）脾虚夹邪证：针眼红肿不甚，经久不消或频发，或见面色无华，神疲乏力，小儿偏食，纳呆便结，舌淡、苔薄白，脉细数。

4）热毒内陷证：胞睑肿痛渐增，伴头痛，身热，喜睡，局部皮色暗红不鲜，脓出不顺，舌质绛、苔黄糙，脉洪数。

三、辨 证 施 护

（一）辨证要点

1）辨风热客睑证与热毒壅盛证：风热之邪初起，袭于胞睑，气血不畅，故胞睑肿胀；风邪作祟，故痒甚；舌脉均为风热外袭之候，辨为风热客睑证。热毒上袭，故胞睑红、肿、热、痛；热毒深重，故硬结渐大，疼痛拒按，甚至白睛红赤、肿胀高于睑裂；热灼津液，故口渴嗜饮，便秘溲赤；舌脉均为热盛之候，辨为热毒壅盛证。

2）辨脾虚夹邪证与热毒内陷证：小儿偏食，脾虚胃弱，或素体虚弱，卫外不固，余邪未清，蕴伏之热邪挟风上扰胞睑，故针眼频发；纳呆、便结为脾胃积食化热之候，神疲乏力，舌淡、苔薄白，脉细数，为脾胃虚弱之候，辨为脾虚夹邪证。正不压邪，症见胞睑肿痛渐增，局部皮色暗红不鲜，脓出不顺，伴头痛，身热，甚则喜睡，舌质绛、苔黄燥，脉洪数，辨为热毒内陷证。

（二）主要护理问题

1）疼痛：与热毒蕴结、气血阻滞有关。

2）皮肤受损：与热毒蕴结、困于肌肤有关。

3）潜在并发症：颅内或全身感染，与卫表不固、抗邪无力有关。

（三）护理措施

1. 病情观察

1）观察疖肿发生的部位、数量、颜色、局部肿势及溃后胀出情况。

2）观察全身情况：如生命体征、舌苔、脉象及二便等。

3）观察合并症：如有发热、寒战、头痛等全身中毒症状，可能并发眼睑蜂窝织炎或败血症，应立即报告医师，及时救治。

4）进行疼痛评估，必要时采取措施缓解疼痛。

2. 生活起居护理

1）起居有节，增强体质，勿用眼过度。

2）保持室内清洁、安静、凉爽，注意通风，温湿度适宜，切忌面部、目部在阳光下暴晒，尤其是夏秋季节。

3）注意个人卫生，尤其是眼睑局部卫生。不用脏手、不洁手帕或纸巾揉眼，避免搔抓、挤压局部，以免造成脓毒扩散，引起脓肿，形成眼眶蜂窝织炎以及海绵窦血栓等严重并发症。

4）有屈光不正者应及时矫治。

5）保证充足的休息时间，不熬夜。急性期伴发热、头痛等症状时，宜卧床休息为主。

6）保持二便调畅。

3. 饮食调护

1）饮食以清淡、易消化、富含营养为原则。宜食清热解毒之品，如绿豆汤，适当多食新鲜蔬菜、水果，忌油腻、辛辣刺激性食物及海腥发物。

2）辨证施食：风热克睑证与热毒壅盛证者，可选用金银花、菊花、生甘草等煎汤代茶饮，夏季饮西瓜汁、地骨皮露、蒲公英粥、绿豆薏苡仁粥；脾虚夹邪证者，宜选择温热饮食，如莲藕玉米排骨汤；热毒内陷便秘者宜食适量富含膳食纤维、可润肠通便的食物，如杂豆类、全谷类、薯类等。

4. 运动康复护理

1）可选择运目操、太极拳等方式改善眼部气血运行，增强体质。

2）运动频率每周 3～5 次，每次 30 min。

3）运动时穿舒适的软底鞋，运动后注意防外邪自口鼻、毛孔侵入，多饮温开水。

5. 用药护理

1）遵医嘱用药，注意观察患者的体温、疖肿消散程度、疼痛等情况。

2）正确使用眼药膏。宜晚上睡前使用，涂抹时动作轻柔，避免损伤结膜、角膜。

3）外敷药物时，应先将眼药膏涂于眼内患处，然后将外敷药置于消毒纱布上敷眼。注意保持局部湿润，不要将药物渗入眼内。

4）辨证施药：清热解毒药，煎煮时间宜短，一般用武火煮沸 15～20 min 即可，饭后凉服；脾胃虚弱者，宜饭后温服。

6. 情志护理

1）关心、体贴患者，消除其顾虑，使其积极配合治疗护理。

2）根据患者不同的心理状态给予疏导，可采用移情易性法转移注意力。针对患者情绪变化，采用暗示疗法或顺情从欲法。

3）指导患者掌握控制疼痛的简单方法，如深呼吸、放松肌肉、听音乐等。

7. 中医护理技术

（1）中药湿敷

眼睑红肿、疼痛：①主要药物：蒲公英、金银花、野菊花、淡竹叶等。②方法：患者取仰卧位，闭眼，清洁患眼周围皮肤，将消毒纱布浸于煎好放凉的中药液内，敷于患眼睑上，周边覆盖干毛巾防污染衣物，隔 5～10 min 取下纱布；再将纱布重新浸于中药液内，敷于患眼，需避免药液进入眼内，每次湿敷 20～30 min，2 次/d。

（2）耳尖放血

眼睑红肿、疼痛：①穴位：耳尖穴（即耳郭的上方，折耳向前、耳郭上方的尖端处）。②方法：患者取坐位，操作者按摩耳尖，常规消毒耳尖穴，左手轻捏起耳尖部，持无菌注射器针头迅速刺入皮下 1 mm，立即出针，轻轻挤压针孔周围皮肤，使出血 8～10 滴，予干棉签按压止血。

四、健康教育

1）起居有常，注意手和眼部卫生。保证充足的睡眠。

2）饮食忌食油煎及厚腻之品，忌烟酒及烈性饮料。

3）如有慢性结膜炎、睑缘炎等，应及时治疗。

4）保持情绪稳定，学会自我调节情绪，避免紧张、恐惧、暴怒等不良情绪。

5）针眼经常复发、抵抗力低下者，应加强营养，锻炼身体，增强体质。

五、中医临床护理进展

（一）中医治疗方法创新

研究者将“针眼外敷方”（包括决明子、密蒙花、金银花、栀子、赤芍、四季青、川芎、木香、蒲公英、皂角刺、夏枯草、蝉蜕、芒硝、冰片）聚合打粉。发热片主要成分为铁粉、活性炭、聚乙烯纤维、羧甲基纤维素、工业盐等。根据蒸汽眼罩容量，中药包装量为1.5 g/包，将中药包和温度区间为 47 ℃左右的自发热体的不透气侧相对，对齐重叠，制成薄片型蒸汽眼罩。其发热温度控制在 41 ℃左右，有效时间为 15～25 min，与国际公认的护眼参数相符，避免了长时间发热或温度过高对眼睛造成伤害，兼顾药效的发挥；在保存 3 d、6 个月、12 个月和 24 个月的不同时间点检测其稳定性，包括发热性能和关键成分含量变化，结果表明，该中药热蒸眼罩保质期至少 2 年，可有效应用于针眼患者。

（二）中医护理技术创新

有研究者取双侧二间穴进行艾灸。以米粒大小艾炷各灸 3～5 壮，灸时须使每炷艾火自然熄灭，不可用手按灭。针眼未成脓者，施灸 1 次可消肿止痛；肿大成脓者，施艾 1 次脓即溃出，一般 2 次可痊愈。二间穴属手阳明大肠经，有泻热功效，灸法有通气血、通经络的功效，效果明显。

导入案例分析

1. 该患者目前所患何病？辨证属何证？

答：针眼（风热客睑证）。

2. 针对该患者眼睑红肿，临床应如何辨证施护？请用思维导图的形式呈现。

答：详见思维导图。

复习思考题

针眼患者眼睑局部红肿疼痛如何进行耳尖放血？

（王 静）

第二节 青 盲

导入案例

李某，男，36 岁，干部，因“双目干涩半年余”就诊。半年前患者无明显诱因出现双目干涩伴视物模糊及畏光，近一月来上述症状加重，外院检查示双眼视野减小，遂来医院门诊就诊。刻下：双眼畏光，眼干涩，视物模糊。

既往史：既往体健。

体格检查：体温 36.2 ℃，脉搏 76 次/min，呼吸 19 次/min，血压 130/76 mmHg，神清，精神可，右眼视力 0.15，左眼视力 0.12，双侧外眼（－），双眼视盘色苍白界清，视网膜未见出血渗出点，黄斑中心凹反光（－），眼压 10.5/13.6 mmHg，视野检查示双眼周边视野向心性缩小，视觉诱发电位检查示 P100 潜时延长，舌质红、苔薄白，脉弦。

请思考：

1. 该患者目前所患何病？辨证属何证？
2. 针对该患者双目干涩，临床应如何辨证施护？请用思维导图的形式呈现。

青盲主要表现为眼外观正常，视盘色淡、双目无神，视力渐降，甚至盲无所见。相当于西医学所说的视神经萎缩。视神经萎缩分原发性视神经萎缩（下行性视神经萎缩）和继发性视神经萎缩（上行性视神经萎缩）两类。此病可由多种眼病失治或演变而成，亦可由肿瘤、恶性贫血、奎宁等药物中毒、其他全身性疾病或头眼外伤引起，可单眼或双眼发病，临床具难治性、复杂性特点。

一、病 因 病 机

青盲属目系疾病，其病因复杂，情志抑郁、禀赋不足、久病过劳或失血过多、头眼外伤等是其常见致病原因。可从青风内障、视瞻昏渺等瞳神疾病演变而来。

病位主要在目，与肝、肾、胆密切相关。基本病机为肝肾亏虚，精血耗损，目失所养，目窍郁闭而致神光不得发；或命门火衰，微精不化，气血两虚，不能上荣于目，致目失养而萎闭；亦有久病过劳，血脉瘀阻，目窍失于荣润而萎缩，神光泯灭；或头目外伤，或肿物压迫目系，目窍闭塞而失荣枯萎。病理性质有虚有实，主为虚证，脏腑气血不能荣睛；实者气滞阻络，血瘀蕴脉，目络不通所致。

二、常 见 证 候

1）肝郁气滞证：视物模糊，视野中央区或部分象限有大片暗影遮挡，心烦郁闷，口苦胁痛，头晕目胀，舌红、苔薄白或薄黄，脉弦。

2）肝肾不足证：双目昏蒙日久，渐至失明，口眼干涩，头晕耳鸣，腰膝酸软，五心烦热，盗汗，男子遗精，大便干，舌淡、苔薄白，脉细。

3）气血两虚证：视力渐降，日久失明，面色无华，神疲乏力，唇甲色淡，少气懒言，心悸气短，舌淡、苔薄白，脉沉细。

4）气滞血瘀证：头痛健忘，失眠多梦，舌暗红或有瘀斑、苔薄白，脉涩。

三、辨 证 施 护

（一）辨证要点

1）视物昏蒙，视盘色淡，或视盘生理凹陷扩大加深如杯状，血管向鼻侧移位，动静脉变细；兼情志抑郁，胸胁胀痛，口干口苦，舌红、苔薄白或薄黄，脉弦或细弦，辨为肝郁气滞。

2）目外观正常，视力渐降，甚至失明，眼底表现符合本病特征，伴头晕耳鸣，腰膝酸软，舌淡、苔薄白，脉细，辨为肝肾不足。

3）眼症同前，伴头晕心悸，失眠健忘，面色无华，神疲肢软，舌淡、苔薄白，脉沉细，辨为气血两虚。

4）因头眼外伤，视力渐失，视盘色苍白，边界清，血管变细；伴头痛健忘，失眠多梦，舌暗红或有瘀斑、苔薄白，脉涩，辨为气滞血瘀。

（二）主要护理问题

1）感知觉紊乱：与视力下降，精气不能上荣于目有关。

2）有外伤的危险：与患者视物不清，对环境适应能力下降有关。

3）自理缺陷：与患者视力下降甚至缺失、行动不便、活动受限有关。

4）焦虑：与病程长，视力恢复甚微有关。

5）潜在并发症：失明，与气血不足、脉络瘀阻等造成视力丧失有关。

（三）护理措施

1. 病情观察

1）密切观察患者有无视力及视野的改变并及时记录。

2）定期监测眼压。如有异常，应及时通知医生。

3）观察患者瞳孔大小、目干涩程度、对光反射、色觉改变等症状。

4）做好患者安全评估，如跌倒或坠床评估、日常生活能力评定等，严防跌倒或坠床等意外事件发生。

2. 生活起居护理

1）起居有常，饮食有节。保证充足睡眠，不熬夜，适劳逸，注意用眼卫生，避免久用目力。

2）保持房间整洁、安静、空气流通，湿度在 40%～60%，避免接触烟雾或刺激性气体。房间要保证光线柔和，夜间可使用地灯，避免跌倒磕碰；将常用物品按方便患者使用的原则定点放置，避免患者走动的区域有障碍物。

3）避免长时间看电脑、电视或手机等电子产品，眼与屏幕距离 50～70 cm，距离电视屏幕 3 m 以上。使用电子产品每 1 h 应休息 10～15 min，并做眼部保健操或向远处眺望；显示器的亮度过亮应及时调整，避免增加视神经的压力；可佩戴有色防护眼镜，减少屏幕对视力的损伤。

4）患者若外出活动，应有人陪伴，严防意外发生，尽量减少夜间外出。

5）指导患者经常做瞬目的动作，保持眼睛湿润，避免眼部干燥引起不适。

6）不在光线昏暗的地方看书、学习或工作。

7）若患者在视野较小的情况下进行日常活动，应教会其掌握转头或转体等扩大视野的方法。

8）日常生活中保护头目，预防虫类叮咬等。

3. 饮食调护

1）以滋补肝肾气血、疏通经络、活血为原则。饮食适当多补充动物肝脏、麸皮等富含维生素 B_1 和维生素 B_{12} 的食物，食用新鲜蔬菜、水果，以补充维生素 C，忌食辛辣刺激之品，忌烟酒。

2）辨证施食：肝郁气滞者，宜食疏肝理气之品，如绿豆、菊花、荞麦等，食疗方可选绿豆汤、菊花茶、荷叶粥等，不宜在悲伤郁怒时进食，以免影响消化；肝肾不足者，宜食补肝益肾之品，如动物内脏、黑芝麻、黑豆，食疗方可选银杞明目汤，伴眼干涩者，可用菊花、枸杞子泡水代茶饮，可多食百合、薏苡仁等；气血两虚者，宜食补气养血之品，如红枣、桂圆、甲鱼，可配合龙眼粥以养心安神，食疗方可选红皮花生红枣粥，忌食萝卜、白芥子等破气之品；气滞血瘀者，宜多食活血行气之品，如山楂、丝瓜、黄鳝、木耳等，食疗方可选桃仁粥，忌食寒凉之品，以免加重气血郁滞。

4. 运动康复护理

1）运动方式可根据患者年龄、病情和个体运动喜好选择，如传统健身功法八段锦、六字诀，以及快走、散步等有氧运动。应避免时邪外毒六淫侵袭。

2）运动宜安排在饭后 1 h，频率宜每周 3～5 次，时间每次 30 min，后期可根据耐受情况逐渐加大运动强度和时间，量力而行，持之以恒，不可剧烈运动。运动时，需有人陪伴，保证运动安全。

3）患者运动时，宜选舒适软底鞋和棉质吸汗袜子，运动结束后及时擦干汗液，饮温开水，注意防寒保暖。

5. 用药护理

1）遵医嘱用药，注意观察疗效及有无药物不良反应。

2）指导正确滴眼药水：距离眼部 1～2 cm，以清洁的手指扒开下眼睑，目视上方，在眼球和下眼皮之间的结膜囊上滴入眼药水，勿碰及眼睑和睫毛，每次 1～2 滴，滴后轻轻闭目，可用手指适当按压内眦，避免药液流入鼻腔；使用 2 种以上滴眼液时，一般间隔 5～10 min 以上。

3）中药汤剂宜遵医嘱根据证型选择。气滞血瘀者，汤剂宜温热服；肝肾不足、肝郁气滞、气血两虚证者，汤剂宜温服。中药与西药应间隔半小时以上服用。

4）慎用对视神经有严重毒副作用的药物，如乙胺丁醇、奎宁等。

6. 情志护理

1）向患者宣教相关的疾病知识及治疗成功的经验，关心体贴患者，鼓励其积极面对，使其增强战胜疾病的信心。

2）加强沟通交流，及时发现患者情绪变化。多听如《高山流水》《渔舟唱晚》等平静舒缓的音乐。

3）可采用放松疗法缓解焦虑、抑郁等不良情绪。取仰卧位，双手置身体两侧，身体保持舒适的姿势，轻轻闭上双目，吸气时握紧拳头或收缩身体某部分肌肉约 5 s，呼气时缓缓放松约 15 s，感受由紧张到放松的感觉，需与深呼吸密切配合，频率为每日早晚 2 次，每次 30 min。

4）对于因视力逐渐减弱而精神压力较大的患者，可采用顺情从欲法或移情相制法，鼓励并引导其倾诉，宣泄不良情绪。

7. 中医护理技术

（1）耳穴贴压

视物模糊：①穴位：神门、肝、肾、眼等穴。②方法：每次每穴按压 1～2 min，以能耐受为度，3～5 次/d，双耳交替贴压，2 次/周。

（2）中药离子导入

视物模糊：①药物：遵医嘱选用活血化瘀类中药，如丹参注射液。②方法：患者闭目，用配置好的药液浸湿消毒过的纱布后，将纱布置于患者眼睑上，将电极板导电面与纱布面接触。另取纱布用生理盐水浸湿，置于患者手腕上，用带有电极的肢体夹夹住手腕，启动离子导入仪，将电流量设置为 2～5 mA，每次 15 min，每日 1 次。

（3）穴位按摩

眼干涩：①穴位：睛明、承泣、四白等穴。②方法：患者取坐位或仰卧位，洗净双手，双目微闭，用拇指或示指按或揉每穴，每穴 1 min，每日 3 次。

（4）中药熏蒸

眼干涩：①药物：密蒙花、菊花等。②方法：患者取坐位，使用中药熏蒸仪，将中药倒入水槽内，将导管一端连接仪器，另一端连接眼罩，嘱患者尽量睁开双眼，将眼罩佩戴在患者眼部，温度设置为 37～40 ℃，时间设置在 15～20 min，启动仪器，每日 1～2 次。

四、健康教育

1）告知患者定期检查视力的重要性，指导其自我观察眼部症状的变化，并积极配合治疗原发病。

2）起居慎避风寒。如有视野缺损，不可骑车或驾驶车辆，严防发生意外。外出可佩戴有色眼镜，避免强光刺激。提升自我照护能力，学习常见辅助器具（如盲杖）的使用。休息时，勿俯卧压迫眼球，以免引起不适，保持眼部脉络通畅。

3）调畅情志，忌忧思恼怒。

4）饮食宜清淡、易消化、富含营养。不可暴饮暴食，不过量食用甜食。

五、中医临床护理进展

（一）“调肝”理论创新应用

《神农本草经》最先记载“青盲”一词；现代研究认为，多种因素错杂为患，病深伤其根，故需握其真、抓其根，以“调肝”作为治疗青盲的关键。肝为将军之官，肝气不舒，气机升降失职，则精微物质无法上达头面目窍，神光不得发，故不能视。治肝者，当先升脾降胃，培养中宫，中宫气化敦厚，则肝木自理。高龄患者，病程多缠绵难愈，应重用补虚药，通过补虚扶正以祛邪通络。肝郁日久易生风动火，故善用清热与平肝息风之法。常选药性平和之药，用药不可太过激进。“调肝”作为基石，既疏肝郁，又滋肝阴；兼顾补血活血，补气健脾，以防止木乘脾土。诸药共奏补益扶正之功，使机体气血生化有源，和合无穷。

（二）中医护理技术创新应用

现代研究采用中药联合“韦氏三联九针”以疏通壅蔽，其中眼部三针为：睛明、承泣各一针，直刺 20 mm，不可行提插等重手法，可原位轻捻转；眼周透三针（眶缘透三针），即阳白透风池、攒竹，丝竹空透鱼腰，使针感传导增强，提高针刺效应，加强经脉之间的联系；全身辨证取穴：肝气郁滞者可选合谷、太冲等穴以疏肝理气，调理脾胃；肝肾不足可选择三阴交、太溪等三联配伍，共奏通达表里、疏肝健脾、调气和血、改善目疾之功。

导入案例分析

1. 该患者目前所患何病？辨证属何证？

答：青盲（肝郁气滞证）。

2. 针对该患者双眼干涩，临床应如何辨证施护？请用思维导图的形式呈现。

答：详见思维导图。

复习思考题

青盲患者应如何进行辨证施食？

（王 静）

第三节 暴 聋

导入案例

林某，女，43 岁，工人，因“左耳耳鸣，耳聋伴头晕头痛、恶心呕吐 5 d”就诊。患者无明显诱因突然出现此症，耳鸣呈“蜂鸣声”，无耳痛，未见耳道流脓。上述症状逐渐加重，遂来医院就诊。

既往史：既往体健。

刻下症：左耳耳鸣，头晕头痛，恶心呕吐。

体格检查：体温 37 ℃，脉搏 86 次/min，呼吸 22 次/min，血压 135/80 mmHg，神清，精神尚

可，双耳外耳道未见红肿，耳道通畅，鼓膜完整，舌淡红、苔薄白，脉细。

请思考：

1. 该患者目前所患何病？辨证属何证？
2. 针对该患者耳鸣、耳聋，临床应如何辨证施护？请用思维导图的形式呈现。

暴聋，是以短时间内耳内骤感胀闷堵塞、听力急剧下降为主要临床表现的急性耳病。是清窍失养所致的以听力减退为主要特征的一类常见多发病，西医突发性耳聋属本病范畴，指病程 72h 内突然发生的感音神经性听力损失，且至少在相邻的两个频率听力下降≥20 分贝，其既是多种耳病的常见症状之一，也是一种独立的疾病。耳聋程度较轻者，也称“重听”，各种年龄均可发生，若不及时治疗可导致永久性听力损失，双侧永久性听力损失为听力残疾。其病因往往不明，除年龄增长导致的听觉器官老化外，还与遗传、饮食、环境、噪声等因素，以及高血压、糖尿病、高脂血症、精神创伤、病毒感染等疾病及链霉素、庆大霉素等耳毒性药物有关，这些因素可导致内耳微循环障碍、毛细胞损伤、内耳压力突变等。目前发病率有上升的趋势。

一、病因病机

本病多因外邪侵犯、肝火上扰、痰火壅结、气滞血瘀、肾精亏损、脾胃虚弱等导致。

本病病位主要在耳，与肝、胆密切相关，基本病机为素体亏虚，风热外邪或风寒化热侵犯耳窍，清空之窍遭受蒙蔽，失去清能感音、空可纳音的功能；亦有因情志过极，肝失疏泄，郁而化火，火性上炎；或暴怒伤肝，耳为肝胆经脉之所辖，逆气上冲，循经上扰清窍；或久病劳倦，水湿内停，痰瘀互结，经脉瘀滞，壅滞于上，耳失濡养；或因打斗、跌仆、爆震等外伤伤及筋脉，致瘀血内停，闭塞而发。若起居失宜，突受惊吓，致气血不畅，窍络瘀阻，亦可发为本病；饮食不节，损伤脾胃，使脾气不运，胃气不健，清气不升，肾精不固，耳窍失养。

二、常见证候

1）外邪侵犯证：耳鸣耳聋，起病较急，但症状较轻微，耳内憋气作胀和阻塞感较明显，自声增强，伴发热恶寒、头痛头晕，苔薄白，脉浮数。

2）肝火上扰证：耳鸣耳聋发病突然，耳鸣如闻潮声，常在郁怒后发生或加重，可伴头痛眩晕、目赤面红、烦躁不宁、急躁易怒、胁肋胀痛、夜寐不安等，舌红、苔黄，脉弦数有力。

3）痰火壅结证：两耳内鸣响，如“呼呼”之声，头昏沉重，耳内闭塞，憋气感明显，听力下降，伴胸闷脘满、咳嗽痰多，舌红、苔黄腻，脉弦滑。

4）气滞血瘀证：耳鸣耳聋，病程长短不一，新病者，多为突发；久病者，多为双耳逐渐加重；全身可无明显其他症状或外伤史，舌红或有瘀点瘀斑，脉细涩。

5）肾精亏损证：耳内闻蝉鸣之声，夜间较甚，听力逐渐下降，兼有头昏目眩、腰膝酸软，舌红、少苔，脉细弱或细数。

6）脾胃虚弱证：耳鸣或耳聋日久，耳鸣声低，每遇疲劳加重，兼有倦怠乏力、纳呆、食后腹胀、大便时溏、面色萎黄，唇舌淡红、苔薄白，脉细弱。

三、辨证施护

（一）辨证要点

1）外邪侵犯证：耳内憋气作胀和阻塞感较明显，自声增强，伴发热、恶寒，苔薄白，脉浮数。

多为风性善行而数变，邪困耳窍，经气痞塞不通，风热之邪阻于经络，清空之窍遭受蒙蔽，辨为此证。

2）肝火上扰证：常在郁怒后发生，伴头痛、眩晕、面红目赤、夜寐不安、急躁易怒、胁肋胀痛等，舌红、苔黄，脉弦数有力。多为肝火上逆，其势较猛，火扰心神，神不守舍，郁怒则伤肝化火，辨为此证。

3）痰火壅结证：若出现两耳内鸣响，听力下降，耳内憋气感明显，伴咳嗽痰多，舌红、苔黄腻，脉弦滑。多为痰火上壅、蒙蔽清窍所致。痰性重浊，痰浊属阴，浊阴不降致清阳不升，辨为此证。

4）气滞血瘀证：新病耳鸣耳聋者，多为突发；久病耳鸣耳聋者，多为双耳逐渐加重；舌暗红或有瘀点，脉细涩。多为瘀血阻滞清窍、脉络所致或因情志郁结，气机阻滞，致血瘀耳窍，辨为此证。

5）肾精亏损证：舌红、少苔，脉细弱或细数。多为肾精亏损，致耳窍失养，兼虚火上炎，干扰清窍。阴虚不足，故夜间尤甚；耳窍失养，失其闻五音之职，故听力下降；肾精亏损，髓海不足，故头晕目眩；肾主骨生髓，精髓不足，不能充养于骨，故腰膝酸软无力；虚火上炎，阴液衰少，辨为此证。

6）脾胃虚弱证：耳聋耳鸣日久，兼倦怠、乏力、食后腹胀、大便时溏，唇舌淡红、苔薄白，脉虚弱。多为脾胃虚弱，生化之源不足，清气不能上升，耳部经脉空虚，耳窍失养，辨为此证。

（二）主要护理问题

1）感知觉紊乱：与肾精亏损不能上荣清窍，致听力减退有关。

2）头痛、眩晕：与肝火上扰、上扰清窍有关。

3）恶心呕吐：与肝火犯胃、胃失和降有关。

4）舒适受损：与精气失充致耳鸣有关。

5）沟通障碍：与情志郁结、气机阻滞，致血瘀耳窍导致听力下降、沟通困难有关。

6）焦虑：与患者听力下降、对疾病认识不足、担心病久难愈有关。

7）知识缺乏：患者缺乏耳聋耳鸣防治知识。

（三）护理措施

1. 病情观察

1）密切观察患者耳聋的程度。

2）观察患者耳鸣的性质、特点、发生时间、持续时间以及有无听力减退、眩晕、耳痛等伴随症状。

3）定期监测患者听力功能（如音叉试验、纯音测听、声导抗检查）。用耳窥镜观察耳道是否有充血、肿胀、耳垢并观察鼓膜形状，完善相关检查，以明确诊断，配合高压氧、声频共振、神经节阻滞疗法等。

2. 生活起居护理

1）顺应四时，起居有常，劳逸适度，保证充足的睡眠。如伴眩晕发作，嘱患者立刻卧床休息，置护床栏，防坠床。患者改变体位时，动作应缓慢，避免低头、旋转等动作，防跌仆。

2）保持环境舒适清洁、空气流通，注意防寒保暖。伴肝火上扰或肾阴亏虚潮热盗汗、五心烦热的患者，衣被不宜过暖，汗后及时更换湿衣物。

3）患者可根据自身情况选择运动方式（如太极拳、散步等），以患者不感疲劳为度。

4）减少和避免环境噪声的刺激。看电视、听音乐时间不可过长，声音大小应当适宜，以减少听力损害；注意耳鼻卫生，患者耵聍较多时，切勿自行挖耳，不用棉签、发夹等物品清理耳道，应由专业医生进行清洁，以防止外耳道和鼓膜受损。

5）若出现听力明显下降，耳聋、耳鸣等症状加重，应及时就医。

3. 饮食调护

1）饮食宜清淡，以富含钙、铁、维生素的蔬菜和水果为主。

2）辨证施食：外邪侵犯证者，宜食疏风解表、散邪通窍之品，如生姜、紫苏叶，食疗方如葛根粥等；肝火上扰证者，宜食清肝泄热之品，如绿豆、冬瓜、梨、菊花等，食疗方如芹菜瘦肉粥；痰火壅结证者，宜食清热化痰之品，如薏苡仁、梨、枇杷、莲藕等，食疗方如百合粥；气滞血瘀证者，宜食活血化瘀之品，如山楂、泥鳅、黑木耳、桃仁等，食疗方如桃仁拌黑木耳；肾精亏损证之肾阴虚证者，宜食滋阴益气之品，如甲鱼、紫菜；肾阳虚证者，宜食滋补肾阳之品，如羊肉、韭菜；脾胃虚弱证者，宜食健脾益气、补血之品，如香菇、山药、鱼肉等，食疗方如红枣桂圆粥。

4. 运动康复护理

1）根据病情和生活习惯选择合适的运动，如太极拳、八段锦、五禽戏、慢跑、快走等。锻炼应循序渐进，持之以恒。

2）运动宜安排在饭后 1 h，每周 5 次，每次运动 20～30 min，可逐渐增加时间，运动后每分钟最大心率宜控制在 170–年龄（次）左右。

5. 用药护理

1）遵医嘱用改善循环、营养神经及止晕等药物治疗，观察用药疗效及不良反应。有家族药物中毒史或肾功能不全者要避免使用有耳毒性的药物，以免加重对听力的影响，如氨基糖苷类抗生素、袢利尿剂等，若因病情需要必须使用，应严密监测听力变化。

2）中药汤剂宜饭后 30 min 服用，服用中西药应间隔至少 30 min。肝火上扰、痰火壅结证者，中药汤剂宜温凉服用；外邪侵犯、气滞血瘀、脾胃虚弱、肾精亏损证者，中药汤剂宜温服。

6. 情志护理

1）为患者提供适宜的交流环境，环境宜安静，噪声应控制在 40 分贝以下。采取合适的沟通技巧，与患者交谈时尽量避免外界的干扰，说话吐字要清楚且速度缓慢。多使用眼神交流等身体语言，可适当鼓励患者读唇语，对视力较好且识字的患者，可借助辅助器具如书写文字等。

2）了解患者情志状态。劝慰、开导患者，教会患者自我调节情绪及心理疏导的方法，保持情绪平和，避免过度思虑。肝火上扰证者，可适当按揉太冲穴疏肝理气。

3）外邪侵犯证者，可聆听《阳春白雪》等商调乐曲；肝火上扰证者，可聆听《庄周梦蝶》等角调乐曲；肾精亏损证者，可聆听《汉宫秋月》等羽调乐曲；脾胃虚弱证者，可聆听《春江花月夜》等宫调乐曲。

4）采用放松疗法。舒适地靠坐在沙发或椅子上，闭目，从足部开始，依次从小腿、大腿、腹部、胸部、上肢直至头顶部，完全放松；用鼻呼吸，要意识到自己在呼吸，每次持续 10～20 min，每日 2 次。

5）听力障碍者若因感知功能下降、社交障碍等原因出现焦虑、抑郁等情绪。应当充分尊重、理解患者，指导患者家属、朋友给予其良好的情感支持和帮助，鼓励患者树立战胜疾病的信心，保持愉悦的心情。

7. 中医护理技术

（1）耳穴贴压

1）耳鸣：①主穴：内耳、神门、心、三焦等穴，配穴取胆、肾、交感等穴。肝火上扰证者，加肝穴、耳尖；风邪外犯证者，加肺、鼻。②方法：在按压过程中，可用示指和拇指指腹按压，从前至后按压。直至按压部位出现热、痛、麻、胀及耳郭出现潮红等现象。按压次数为每日 3～5 次，每次每穴 60 s，每周更换 2 次。

2）头晕目眩：①穴位：神门、肝、心、皮质下等穴。肝火上炎伴血压升高者，可加降压沟穴、肝门穴。方法同上。

（2）艾灸

耳鸣：①穴位：命门、神阙、气海、关元、听宫、听会、耳门等穴。②方法：艾盒灸结合艾条悬灸，暴露施灸部位，腹部用多孔艾灸盒，施灸部位垫纱布棉垫，耳部用艾条温和悬灸。每日 1 次，每次 20～30 min。

（3）穴位按摩

耳内胀闷：①穴位：耳门、听宫、听会、翳风、合谷等穴。②方法：患者取舒适体位，暴露按摩处皮肤。用点按法按摩，冬季注意保暖。用点压、拿捏、弹拨、按摩等手法，柔中带稳，可使按摩的力量轻而不浮、重而不滞，逐渐渗透，以局部酸胀为度，每次每穴 1 min，每日 3 次。

（4）刮痧

耳聋：①穴位：风池、翳风、听会、听宫、耳门等穴；背部取大杼、风门、肺俞、命门、肾俞、脾俞等穴。②方法：采用铜砭基础刮痧。首先，涂抹介质，自上而下（耳部自下而上，开大、小周天）、由内向外（耳部由外向内）寸刮，频率每秒 3 次，操作时长约 20～30 min，每周 1～2 次。

（5）火龙罐

耳聋：①穴位：颈部五线。②方法：旋转式轻置艾炷，防止艾炷破裂；点燃艾炷，火焰从艾炷边缘燃烧至中心，需避免火焰过大烧至罐口而使罐口发烫。患者取舒适体位，充分暴露施罐部位，注意保暖，保护隐私，局部涂抹精油或按摩膏。运用运、刮、推、拨法。其中，运法是将罐口平扣皮肤，使小鱼际紧贴皮肤，然后再落罐；刮法分推刮、回旋刮两类；推法是将罐口抬起 15°，用罐口的弧边去推；拨法是将罐口抬起 15°，用罐口的弧边去拨。同时温和灸、透热灸。每穴 20 min，每周 2 次。

四、健康教育

1）规律作息，避免熬夜，积极治疗失眠。改善生活环境，减少接触毒性理化物质，禁用耳机。双耳重度耳聋者，避免单独外出，注意安全。

2）避免食用辛辣刺激之品、烟酒、咖啡等。

3）对患有高血压、高脂血症、糖尿病的患者，需积极治疗以减少对听力的影响，延缓疾病进展。

4）选择合适的抗阻运动，如拉弹力绳、举哑铃、划船等，结合有氧运动；也可适当进行平衡运动，如单腿站立等。

5）康复指导：指导患者正确擤鼻，防止涕液逆入耳窍，防止污水入耳。

耳保健操以按摩、提捏、点掐等法，达到醒脑健脑、明目聪耳、温经活络的功效。做耳保健操时，应评估患者身体基本状况，长期服用激素、耳郭有破损出血、冻伤或湿疹者，不宜做耳保健操。有严重器质性疾病伴严重贫血者，不宜进行耳部强刺激。女性患者月经期或妊娠期禁按耳部。应修剪指甲，以防操作损伤皮肤，用力应均匀、柔和，以耳郭有轻微热感、发胀、微痛为宜。操作手法有：①鸣天鼓：调整呼吸，两手掌心紧贴两外耳道口，使外耳道口暂时处于封闭状态，两手指放于枕部，示指叠于中指之上，示指从中指上滑下，轻轻叩于枕部。左右手各叩击 24 次，两手再同时叩击 48 次。②营治城郭：以两手按耳轮，一上一下摩擦，每次做 15 min。③鼓膜按摩：以示指或中指按外耳道口，随按随放，每次 20～30 下，用力均匀，应先左后右交替进行或同时进行。④自行咽鼓管吹张术：用手指捏住鼻翼两侧，先用口吸气，然后闭唇，再用力用鼻呼气，持续多次，可使咽鼓管通畅。急性鼻炎或鼻腔脓涕液较多时，不可用此法。

6）助听器使用指导：①指导患者佩戴合适的助听器：助听器有眼镜式、盒式、耳背式、耳内式、动态语言编码式等多种，需由专业医生进行全面检查后，根据听力损害程度，同时考虑个体的需求及经济情况选择合适的助听器。护理人员需指导患者掌握助听器各种按钮开关的使用及音量控制的方法。②佩戴时间及调整：佩戴助听器需要一段适应时间。在适应期内助听器音量尽量要小，每天可先戴 1～2 h，然后逐渐增加佩戴时间。③对话训练：对话训练需循序渐进，起初在安静的环境中训练听自己的声音，适应后，练习听电视或收音机声音，然后训练对话，最后练习在嘈杂环境中对话，由单人逐渐扩展至多人对话。

五、中医临床护理进展

（一）“血不利则为水”理论创新应用

有研究者认为血和水均为机体内的阴液，血水同源，共同濡养机体，维持人体正常的生命活动。水道不通，经脉不利，则有血瘀；经络淤滞，血行不畅，则水液停聚。内耳具有听觉及平衡的功能，其微循环和水液代谢状态保持稳定，才可保证内耳功能正常。内耳微循环异常、内耳水液代谢紊乱，血水同病，必然导致内耳病发病。“血不利则为水”理论思想合理阐释了暴聋病的发病病机，在临床实践中，以活血化瘀之剂改善内耳微循环，以利水之剂通调内耳水液代谢，以血水同治之法施治暴聋病取得了显著疗效。

（二）中医护理技术创新

临床研究在常规治疗基础上，应用雷火灸：①灸具与灸条：火罐（雷火灸）。②取穴：中脘、关元、天枢、神阙、翳风、耳门、听宫、听会，熏灸 20 min，以局部皮肤泛红为宜，避免灼伤，每日 1 次。联合中药封包：①中药封包：取吴茱萸 20 g，粗盐 500 g、蜀椒 40 g、胡椒 40 g 等中药，装入 20 cm×15 cm 的纱布袋中，混匀。②取穴：中脘、神阙、翳风、耳门、听宫、听会。将中药封包置微波炉加热 2 min，以温热、不灼伤皮肤为度，于所取穴位局部热敷或来回移动，治疗时间为 20 min，每日 1 次。

中药封包应用温热之力，将药性经毛窍透入经络、血脉，发挥温经通络、活血行气、止痛通窍的功效。雷火灸燃烧时的热力较普通艾条更强，能够深入渗透，发挥散寒、温阳作用，从而改善内耳微循环，加速耳组织代谢，缓解鼓室内压力，使耳胀堵塞等症显著改善。

导入案例分析

1. 该患者目前所患何病？辨证属何证？

答：暴聋（脾胃虚弱证）。

2. 针对该患者耳鸣、耳聋，临床应如何辨证施护？请用思维导图的形式呈现。

答：详见思维导图。

复习思考题

如何指导暴聋患者进行耳保健操的锻炼？

（王　静）

第四节　鼻　鼽

导入案例

胡某，女，38 岁，因“鼻塞、鼻痒，流清涕 3 d”就诊。3 d 前，患者因受凉后出现鼻塞、鼻痒、流清涕，遇冷后连续打喷嚏十余个，伴头痛、恶寒、口干、咳嗽，因鼻塞严重，多次用激素类药物喷鼻，当时缓解，后症状反复。刻下：鼻塞，鼻痒，流清涕，恶寒。

既往史：花粉过敏史。

体格检查：体温 36.4 ℃，脉搏 72 次/min，呼吸 18 次/min，血压 115/65 mmHg，神清，精神可，双侧下鼻甲肿大，鼻黏膜苍白，鼻道内大量水样清涕，舌淡、苔薄白，脉细弱。

请思考：

1. 该患者目前所患何病？辨证属何证？
2. 针对该患者鼻塞、鼻痒、流清涕，临床应如何辨证施护？请用思维导图的形式呈现。

鼻鼽是指以突然和反复发作的鼻痒、喷嚏频作、流清涕、鼻塞等为主要临床表现的一类病证。西医的变应性鼻炎属此范畴。本病以青少年多见，无性别、年龄、地域差异，可常年发病，亦可呈季节性发作。

近年来鼻鼽的发病率有明显增加的趋势，发达国家发病率已达总人口的 20%以上，我国发病率为 8%～10%，且呈逐年增加的趋势。

一、病 因 病 机

本病病位主要在鼻，与肺、脾、肾有密切关系。其主要病机为卫表不固，腠理疏松，风寒湿邪乘虚而入，犯及鼻窍邪正相搏，肺气不得宣肃，津液停聚，鼻窍壅塞，遂致鼻鼽。病理性质多为虚实夹杂证，阳气虚弱为本，外邪侵袭为标。

1）肺气虚寒：患者素体正气不足，腠理疏松，卫表不固，此时若风邪、寒邪侵袭，导致寒邪束于皮毛，阳气无从泄越，故喷而上出为嚏。

2）脾气虚弱：脾为后天之本，化生不足，导致鼻窍失养，外邪从口鼻侵袭而致喷嚏频作。

3）肾阳亏虚：肾阳不足，则摄纳无权，气不归元，温煦失职，故腠理、鼻窍失于温煦而致喷嚏频作。

4）肺经郁热：肺经素有郁热，肃降失职，邪热上犯鼻窍，邪聚鼻窍，邪正相搏，致肺气不宣、津液骤停，出现喷嚏、流鼻涕、鼻塞等症状，发为鼻鼽。

二、常 见 证 候

1）肺气虚寒证：鼻痒，鼻塞，喷嚏，流清涕，平素畏风怕冷，自汗，咳嗽痰稀，气短，面色苍白，鼻黏膜肿胀淡白，鼻腔分泌物清稀，舌淡、苔薄白，脉虚弱。

2）脾气虚弱证：鼻痒，鼻塞，喷嚏，流清涕，伴食少纳呆、腹胀便溏、四肢困倦、鼻黏膜色淡、肿胀明显，舌淡、舌体胖、边有齿印，脉细弱。

3）肾阳亏虚证：鼻痒，喷嚏频频，清涕如水样，伴形寒肢冷、夜尿清长、神疲乏力、腰膝酸软，鼻黏膜水肿苍白，鼻腔分泌物清稀，舌淡、苔白，脉沉迟。

4）肺经郁热证：鼻痒，鼻塞，喷嚏，流清涕，伴咽痒、咳嗽、口干烦热，鼻黏膜充血、肿胀，舌红、苔白或黄，脉数。

三、辨 证 施 护

（一）辨证要点

1）辨虚实：鼻鼽多因肺、脾、肾脏腑虚损所致。若出现鼻痒、喷嚏频作、鼻塞、鼻流清涕如水，伴遇冷易感冒、气短声低等症状，辨为肺气虚寒证；若出现鼻痒、喷嚏突发、鼻塞，伴面色萎黄无华、食少纳呆等症状，辨为脾气虚弱证；若出现鼻痒、喷嚏频作、清涕量多，伴腰膝酸软、形寒肢冷等症状，辨为肾阳亏虚证。

2）辨寒热：若出现畏寒肢冷、小便清、舌淡或有齿痕、脉缓细弱、鼻黏膜色淡等症状，多为虚寒之象；若出现口苦咽干、心烦、小便黄、大便干结、鼻黏膜色红，舌苔黄、脉缓有力或脉数，多为肺热之象。

（二）主要护理问题

1）舒适度改变：与风寒袭表、肺气失宣、邪毒留滞鼻窍有关。

2）焦虑：与患者担心疾病易感、复发有关。

3）知识缺乏：患者缺乏鼻鼽相关防治知识。

（三）护理措施

1. 病情观察

1）密切观察患者鼻塞、鼻痒、流清涕的情况，询问患者有无嗅觉减退、畏寒等不适，评估鼻塞对其睡眠有无影响，并做好记录。

2）监测患者体温变化，及时发现异常。

2. 生活起居护理

1）起居有常，春季应“夜卧早起，广步于庭”，夏季应“夜卧早起，无厌于日”，秋季应“早卧早起，与鸡同兴”，冬季应“早卧晚起，必待日光”。

2）经常洗晒家中床单、被罩、窗帘，以防滋生螨虫。

3）避免去烟尘较大的地方，以免吸入粉尘而影响鼻功能的恢复，春秋季外出佩戴口罩，不养花草，不养宠物，不吸烟。

3. 饮食调护

1）饮食原则：本病多为虚证，饮食以补肺敛气、健脾固肾、宣通鼻窍、强壮机体为原则，选择合理的滋补膳食，忌食生冷、油腻之品。

2）辨证施食：肺气虚寒证者，可多食补肺敛气之品，如山药、百合、银耳、西洋参、黄芪等，食疗方如银耳百合粥；脾气虚弱证者，宜食健脾益气之品，如大枣、山药、扁豆等，食疗方如红枣小米粥；肾阳亏虚证者，宜食温肾壮阳、固肾纳气之品，如山药、枸杞子、山萸肉等，食疗方如枸杞子炖羊肉；肺经郁热者，宜食清热润肺之品，如绿豆、梨、金银花等，食疗方如绿豆粥。

4. 运动康复护理

1）本病易反复发作，多因正气不足而致。“正气存内，邪不可干”，故平时应加强锻炼，强身健体，可选择气功、太极拳、八段锦、祛病延年二十势等练习，持之以恒。如祛病延年二十势第一势“山海朝真（吐故纳新）”，练习后可逐渐达到胸式呼吸深长的效果，发挥“肺主气，司呼吸”的功能，扩大肺活量，对预防鼻鼽复发有很好的作用。

2）运动宜安排在饭后，每周不少于 5 次，每次 20～30 min。

3）运动时应有专人协助或陪伴，并注意观察有无不适，若有任何不适应立即停止运动。

5. 情志护理

1）鼓励患者多与病友沟通交流，消除负性情绪，保持平和的心境，树立康复信心。

2）提供家庭和社会支持，家属应做到多陪伴、多温暖，给予情感关怀。

3）五音疗法：根据中医基础理论，肺气虚寒、肺经郁热指导患者聆听《阳春白雪》商调乐曲；脾气虚弱指导患者聆听《梅花三弄》《春江花月夜》宫调乐曲；肾阳亏虚可指导患者聆听《乌夜啼》《稚朝飞》等羽调乐曲。

6. 用药护理

1）中药不宜久煎，当日药渣可再煎不弃，以药液熏蒸鼻部，边熏边吸，2 次/d。

2）指导患者正确使用鼻喷雾剂，用右手持喷雾剂喷左侧鼻腔，用左手持喷雾剂喷右侧鼻腔，每次按压 2 下，1 周左右症状改善后停用。

3）辨证施药：肺气虚寒证、脾气虚弱证、肾阳亏虚证者，中药汤剂宜温热服用；肺经郁热证者，中药汤剂宜温凉服用。

7. 中医护理技术

（1）穴位贴敷

鼻塞、鼻痒、流清涕：①穴位：肺俞、脾俞、大椎、天突等穴。②方法：取白芥子、细辛、延胡索、甘遂等研为粉末，以蜂蜜调和，涂在穴位上，厚薄均匀，一般以 0.2～0.3 cm 厚为宜，再用弹性透气胶带或活血膏固定，每次贴敷 4～6 h，1 次/d。

（2）穴位按摩

鼻塞、鼻痒、流清涕：①穴位：迎香、印堂、三阴交、双侧合谷、足三里等穴。②方法：取舒适体位，用点按法按摩，以皮肤透热为度，每次每穴 1 min，一日数次。穴位按摩见图 1-4-1。

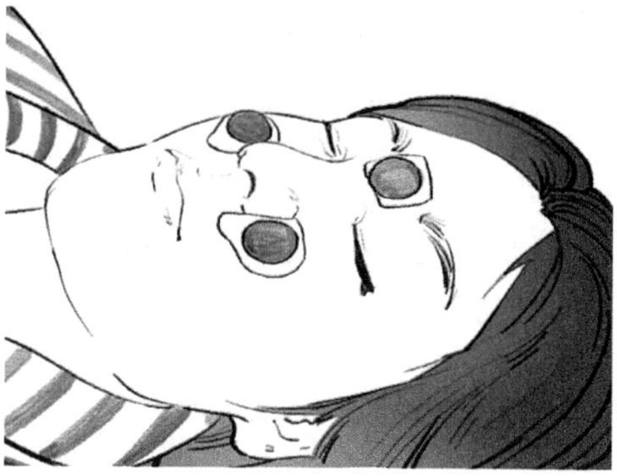

图 5-4-1 鼻鼽的艾灸

（3）艾灸

鼻塞、鼻痒、流清涕。悬灸：①穴位：神庭、上星、鼻通、迎香、印堂、双侧合谷等穴。②方法：患者取坐位，闭目，自然下垂双手，点燃艾炷，以温和灸、雀啄灸等法灸穴位，每次 20～30 min，1 次/d。隔姜灸：①穴位：印堂、双侧迎香、双侧鼻通等穴。②方法：患者取平卧位，闭目，放置直径 1.5 cm、五角硬币厚度的姜片，点燃艾炷，一般 2～3 壮，每次 15 min，每日 1 次。艾灸见图 5-4-1。

四、健康教育

1）起居有常，早起早睡，顺应四时气候变化，适时增减衣被，预防感冒。保持室内空气新鲜，温湿度适宜，避免或减少烟雾、尘埃、花粉等刺激。平时注意“防未病”，提倡用冷水洗脸，冷敷鼻部，以增强抵抗力，也可选择无菌生理盐水清洗鼻腔。

2）平衡膳食，饮食宜清淡易消化，富含营养，忌食生冷、油腻、辛辣刺激之品，戒烟酒。

3）遵医嘱服药，如有不适及时就医。

4）保持平和心态及愉悦的心情，消除负性情绪，树立康复信心。

5）本病发作时常有流清涕、鼻痒难忍等症状，故嘱患者擤鼻涕时，宜按住一侧鼻孔，轻轻擤出，不可同时按住双侧鼻孔，不可用力过猛，以防发生并发症。最好的方法是将鼻腔分泌物倒吸至咽喉部，由口吐出。外出时，患者应戴口罩，避免直接感受风邪。

五、中医临床护理进展

（一）玄府-气液理论的创新应用

玄府-气液理论的核心观点认为，在通道开阖正常的情况下，气机的升降、津液的运行能够维持人体自身的气血流动和体内外的动态平衡，只要玄府通畅，营卫、气血、津液等精微物质在人体内运行通利，脏腑、经络、形体、百骸、肌肤即可得以滋养，从而维持正常的生理活动，这种正常的现象即为“玄府气液宣通”。玄府闭塞会引起气液不行的疾患，也是气血津液代谢障碍的微观病理基础，而通利玄府是其主要治法。王振兴等以玄府-气液理论治疗鼻鼽，他们认为鼻鼽是玄府郁结、气液代谢失常、热气郁里所致，以清解郁热、疏畅鼻窍为治法，可以用辛药宣之、苦药燥之、寒药清之。

（二）中医治疗方法创新

常规针刺基础上予以穴位埋线治疗，通过降低鼻鼽患者的血清白细胞介素-6（IL-6）、白细胞介素-8（IL-8）、白细胞介素-17（IL-17）和白细胞介素-25（IL-25）水平，提高血清白细胞介素-10（IL-10）水平以发挥疗效，降低复发率，且安全有效。该方法穴位取风门、肺俞、脾俞和肾俞。患者取俯卧位，埋线前用利多卡因软膏对皮肤局部麻醉 1 h，经安尔碘消毒上述穴位后，采用 7 号套管针，将可吸收性外科缝线剪为 0.1～0.2 cm 小段，置于 7 号套管针前端，针管后接针芯；一只手以拇指、示指固定相关穴位，另一只手进针，依照具体穴位要求达到适当深度后，施以恰当提插捻转手法，当患者出现针感后，边推针芯边退针管，将可吸收性外科缝线埋植在穴位皮下组织或肌肉层，拔针后须确保线头不外露，用无菌干棉球（签）按压针孔 3～5 min 止血，并敷盖输液贴。因外物刺激，埋线后 3 d 内若出现局部肿胀、疼痛等无菌性炎症反应，一般不需要处理；若出现局部渗液，需将渗液挤出，并用 75%乙醇棉球擦拭，并覆盖干净敷料；若出现局部隆起，可对隆起处施以热敷。每 2 周治疗 1 次，共治疗 4 周。

（三）中医护理技术创新

刮痧结合拔罐治疗可以显著改善鼻鼽喷嚏、流涕、鼻塞、鼻痒的症状。具体操作：选用适当口径且罐口光滑的火罐。穴位：大椎、风门、肺俞、膏肓、脾俞、肾俞。方法：患者采用反骑坐位，暴露颈背部皮肤，用闪火法迅速拔罐，并留罐 5～15 min，起罐后观察所拔部位皮肤情况。刮痧的方法采用穴位刮拭和循经刮拭相结合，刮拭的经络主要有手阳明大肠经、督脉和足太阳膀胱经。刮拭步骤：①刮面部：患者取仰卧位，用平压法刮拭面部印堂及双侧迎香穴区。面部刮痧抹面部专用刮痧乳，每穴刮拭 20～30 次。②刮颈背部：患者取坐位，充分暴露颈背部，在患者颈背部涂上刮痧油，再用边缘钝滑的刮痧板与皮肤呈 45°～90°夹角，从上往下分刮拭哑门至大椎、左右两侧的天柱至大杼线，再刮拭背部大椎至神道、大杼至心俞 3 条线，并再用刮痧板的一角刮拭大椎、风门、肺俞、脾俞、肾俞。治疗频率 1 次/周，4 次为 1 个疗程，共治疗 1 个疗程。

导入案例分析

1. 该患者目前所患何病？辨证属何证？

答：鼻鼽（肺气虚寒证）。

2. 针对该患者鼻塞、鼻痒、流清涕，临床应如何辨证施护？请用思维导图的形式呈现。

答：详见思维导图。

复习思考题

请简述鼻鼽中医理论的创新应用进展。

（程胜娟）

第五节 喉 痹

导入案例

王某，女，25 岁，电脑工程师，因“咽痛 1 d”就诊。患者诉最近工作加班，颇感劳累，昨夜出现咽部毛糙感、喜清嗓，今晨感觉咽痛，吞咽时明显，咽部有灼热感，伴发热、怕风、头痛、全身酸痛、乏力，遂来就诊。

既往史：无。

体格检查：体温 38.5 ℃，脉搏 90 次/min，呼吸 25 次/min，血压 120/75 mmHg，精神萎靡，咽部检查见咽黏膜充血肿胀、淋巴滤泡增生充血，有脓性渗出物附着，血常规检查示白细胞总数及中性粒细胞均升高。舌质红、苔薄黄，脉浮数。

请思考：

1. 该患者目前所患何病？辨证属何证？
2. 针对该患者咽喉疼痛，临床应如何辨证施护？请用思维导图的形式呈现。

喉痹是指以咽痛或咽部不适，咽部肌膜红肿，喉底或有颗粒状突起为主要特征的咽部疾病，临床可分为急喉痹与慢喉痹。急喉痹根据病因，又有“风热喉痹”“风寒喉痹”之别，慢喉痹也有“虚火喉痹”“阴虚喉痹”之称。西医的急性咽炎、慢性咽炎属此范畴。

急 喉 痹

急喉痹，是以发病急骤、咽痛、咽黏膜肿胀为特征的一类病证。据统计，急性咽炎的发病率占上呼吸道疾病的 25%，是耳鼻喉科门诊就诊人数最多的疾病之一。

一、病 因 病 机

本病病位主要在咽部，与肺、胃、肾有密切关系。其主要病机为风寒及风热外侵、情志过极导致寒凉外束肌表，卫阳被遏，或火性炎上，上犯咽喉，发为急喉痹。病理性质以邪实为主，属实证、热证。

1）风寒外侵：寒凉攻伐太过，外束肌表，卫阳被遏，不得宣泄，结于咽喉，发为喉痹。

2）风热外侵：火性炎上，上犯咽喉，正邪相争，发为喉痹。

3）情志过极：思虑过度，劳伤脾胃，或久病伤脾，致脾胃受损，水谷精微生化不足，津不上承，咽喉失养，发为喉痹。

二、常 见 证 候

1）风寒外侵证：咽痛较轻，咽黏膜色淡红、肿胀，伴恶寒发热，头痛，身痛，舌质淡红，脉浮紧。

2）风热外侵证：咽痛明显，吞咽时疼痛加重，咽黏膜色鲜红、肿胀，伴发热，恶风，头痛，舌苔薄黄，脉浮数。

3）肺胃热盛证：咽痛较剧，吞咽困难，发热，口渴喜饮，口气臭秽，大便秘结，小便黄赤，咽部黏膜红肿明显，喉底颗粒红肿，颌下有臖核，舌质红、苔黄，脉洪数。

三、辨 证 施 护

（一）辨证要点

1）辨虚实：喉痹有实证、虚证、虚实夹杂证之分。实证喉痹多由风邪侵袭、热毒内蕴所致；虚证喉痹多因脏腑功能失调，导致肺肾阴亏、脾胃虚弱或脾肾阳虚；虚实夹杂证多由痰瘀互结所致。风邪侵袭可分为风寒证与风热证，临床上风热外袭证相对多见。

2）辨病期：根据病程长短进行辨证。急喉痹一般起病较急，如治疗不当易致慢喉痹。

（二）主要护理问题

1）咽部肿痛：与热毒蕴结、邪阻咽喉所致的咽痛、水肿有关。

2）焦虑：与患者对疾病认识不足、担心病久难愈等有关。

3）潜在并发症：中耳炎、鼻窦炎，与炎症向周围组织器官蔓延有关。

（三）护理措施

1. 病情观察

1）观察患者咽痛的时间、性质、程度，咽黏膜的颜色等，并做好记录。

2）观察患者有无耳痛、耳内闷塞感、听力下降、鼻塞、嗅觉减退等症状。如有，应及时报告医生。

3）密切观察患者痰液的色、质、量等，并做好记录。

2. 生活起居护理

1）顺应四时，防寒保暖，保持室内通风良好，减少各种空气污染。

2）作息规律，不妄作劳，适时进行体育锻炼。

3）按时刷牙漱口，保持口腔清洁与卫生；含漱用药时指导掌握正确的含漱方法，要将药液漱至咽后壁，一般含漱 2 h/次，忌咽下漱口液。

3. 饮食调护

1）饮食原则：宜食清淡、易消化的流质或半流质食物，多饮水，忌食肥甘厚味、辛辣、质地坚硬之品，戒烟酒。

2）辨证施食：外感风热证者，多食辛凉解表之品，如薄荷、金银花、菊花等，食疗方如薄荷菊花茶、荆芥粥等；外感风寒证者，宜食辛温散寒之品，如生姜、紫苏叶、红糖、葱白等，食疗方如生姜红糖茶、姜糖苏叶饮等；肺胃热盛证者，宜食宣肺清热、清泻胃火之品，如苦瓜、绿豆、丝瓜等，食疗方如苦瓜炒马蹄、绿豆粥等，配喉症泻火茶泡饮。

4. 运动康复护理

1）急性期以休息为主，避免劳累。

2）缓解期根据年龄、病情、个人喜好，选择轻体力运动，如慢走、八段锦、太极拳等，运动宜安排在饭后 1 h，频次及时长依据病情而定。

5. 用药护理

1）遵医嘱用药，观察用药疗效及不良反应。

2）中药汤剂宜饭后 30 min 服用，服用中西药应间隔至少 30 min。若患者服药后，出现头晕、心慌、恶心呕吐等症状，应立即报告医生，并配合抢救。

3）辨证施药：外感风寒证者，中药汤剂宜温服；外感风热、肺胃热盛证者，中药汤剂宜温凉服。

6. 情志护理

1）劝慰、开导患者，解除其思想顾虑，使其保持情绪平和。

2）采用五音疗法，如肺胃热盛证者，可聆听《阳春白雪》等商调乐曲。

3）采用释疑解惑、移情易性法，帮助患者改变错误的认知和不良的生活习惯。

7. 中医护理技术

（1）中药雾化吸入

咽痛、咽黏膜肿胀：①部位：咽部。②方法：将具有疏风清热、解毒消肿、散结利咽等作用的中药（如板蓝根、黄芩、栀子、大青叶等）煎成水液，加入雾化器中喷雾，每日 1 次，每次 10 min，5 d 为一个疗程。中药雾化吸入见图 1-22-3。

（2）穴位贴敷

咽痛、咽黏膜肿胀：①穴位：天突。②方法：薄荷、冰片各 5 g，用食醋调成糊状，将药物置于无纺布空白贴中间，贴于天突穴，每日 1 次，每次 20 min，注意观察皮肤情况。

（3）刮痧

咽部红肿、疼痛剧烈，伴发热：①穴位：风池、肩井、大椎、尺泽、列缺、廉泉、天突等穴。②方法：先沿两侧风池至肩井、天柱至大椎刮拭，再沿肘窝、尺泽到列缺穴刮拭，最后沿廉泉至天突穴刮拭，此处宜轻刮，每部位 20 次左右，程度以出痧为宜。

四、健康教育

1）保持居室安静，空气流通。注意季节变化，随时增减衣物，防止粉尘、烟雾等刺激咽部。做好保健，加强锻炼，提高抗病能力。

2）平衡膳食，饮食宜清淡易消化，多食富含营养、有清咽润喉作用的食物，改善消化功能，保持大便通畅。

3）遵医嘱服药，如有不适及时就医。

4）保持平和心态以及愉悦的心情，消除负性情绪，树立康复信心。

5）积极治疗邻近器官如鼻部、牙齿、口腔的疾病，防止诱发本病。减少或避免长时间过度用声等。

五、中医临床护理进展

（一）六经辨证论治理论的创新应用

中医药治疗喉痹的理论研究、临床经验案例及实验研究充分显示了中医药治疗本病的优势，但在疾病发生、发展、演变的过程中和中医三因制宜的个体化诊疗思想上，中西病名对应在辨证分型的传统治疗模式却稍显不足。《伤寒论》理法方药一脉贯通，形成了辨证论治体系。辨证论治是中医的灵魂，使用六经辨治咽喉炎既能显示其初发至中期乃至晚期的动态变化过程，又能反映其虚实夹杂、寒热错杂、表里相兼的复杂病证特点。所以从临床出发，融合脏腑辨证、八纲辨证等辨证方法于一体，初步建立喉痹的六经辨证体系，可为中医药治疗本病提供一套新方法、开辟一条新路径。

（二）中医治疗方法创新

1）蝶腭神经节针刺法联合常规针刺治疗喉痹有效率高，且对咽干、咽痒、咽痛、异物感、胀紧感、干咳、黏稠分泌物附着、咽后壁充血肿胀、咽后壁淋巴滤泡增生等症状有明显改善。蝶腭神经节针刺术操作方法如下：①定位：眶下孔处至外耳道连线的中点即蝶腭神经节（新吾穴）体表投影，以眶下孔处至外耳道连线为外平行线，距离其 55 mm 处的内平行线的中点即蝶腭神经节所在。②进针点：弓形切迹即颧弓下 1～2 mm 的缝隙处。③进针：患者取坐位，施术部位及医者手常规消毒，选用 3 寸（规格 0.35 mm×75 mm）毫针，以左手示指指尖紧按于“弓形切迹”的中央后，右手拇、示指持针，将针从押手拇指的指甲缘中央刺入皮肤，破皮后根据蝶腭神经节的方向，向内上偏前或中斜刺 55 mm。进针过程中若遇阻力，可嘱患者张口放松后继续进针，该针刺术的疗效关键在于刺中蝶腭神经节，患者会出现面部麻木或放射至鼻腔、牙齿的麻木感，即为得气。不留针，出针同毫针出针方法，出针后用无菌干棉球按压针孔 2～3 min，以防局部出血。每个疗程的第 1 天治疗 1 次，7 d 为 1 个疗程，共治疗 4 次，每次针一侧即可。

2）变应性咽炎患者除使用抗组胺药治疗外，同时服用一定配比的蜂蜜加咖啡溶液有助于迅速有效地缓解咳嗽和咽部症状。治疗方案为：将 20.8 g 蜂蜜和 2.9 g 速溶咖啡混合，加入 200 mL 温开水，溶解后喝下，3 次/d，连续 14 d。该疗法可能为该病的治疗提供安全可靠的新思路。

（三）中医护理技术创新

颈前五线推拿为治疗慢性咽炎的一种简便易行有效的方法。颈前五线分别指一条中线、两条内侧线和两条外侧线。一条中线指气管正中线；两条内侧线指自颈前喉结旁开 1.5 寸，自下而上的两线；两条外侧线指两侧的胸锁乳突肌。取穴：风府、天突、气舍、廉泉、阿是穴。具体操作：右手拇指和示、中指相对，轻柔揉拿颈前外侧线及内侧线 10～15 min，推拿顺序为由外侧向内侧、自下而上，然后用一指禅推法，自下而上推揉颈前中线约 5 min。推揉完毕，用一指禅推法从左侧气舍穴经天突穴至右侧气舍穴，每穴推揉 1 min。风府、廉泉穴各推揉 1 min。在颈前咽喉周围寻找压痛点，即为阿是穴的位置，对痛点逐一用一指禅法推揉 1～2 min。在推揉过程中，如患者口中有痰涎涌出，让其自行吐出，切勿吞入。

慢 喉 痹

慢喉痹，是指以反复咽部微痛、咽干咽痒、有异物感，或喉底颗粒肿起为主要特征的一类病证。据统计，我国城镇居民发病率占咽喉部疾病的 10%～20%，且呈不断上升的趋势。

一、病 因 病 机

本病病位主要在咽部，与肺、胃、肾有密切关系。其主要病机常因急喉痹反复发作，或嗜烟酒、辛辣之物，或长期接触烟尘等有害气体，或温热病后，劳伤过度，脏腑虚损，咽喉失养而致。病理性质以虚为主，也可见虚中夹实。

1）饮食不节：过食辛辣炙煿，以致肺胃蕴热，复感外邪，内外邪热搏结，蒸灼咽喉，脾胃运化失常，水湿停聚为痰，凝结咽喉，发为喉痹。

2）内伤积损：素体不足，或久病失养，或劳倦过度，致肺阴受损，肾阴亏虚，阴液不足，水不制火，虚火上炎，灼于咽喉，发为喉痹。

3）劳欲过度：房劳过度，或操劳过甚，或久病误治，以致脾肾阳虚浮越，上扰咽喉而为病。

二、常 见 证 候

1）肺肾阴虚证：咽干明显，灼热疼痛，或咽部哽哽不利，干咳少痰，或痰中带血，手足心热，咽部黏膜暗红，或黏膜干燥少津；舌红少津、苔薄，脉细数。

2）脾胃虚弱证：咽喉哽哽不利或有痰黏着感，咽燥微痛，口渴不欲饮或喜热饮，易恶心，咽黏膜淡红或微肿，咽后壁淋巴滤泡较多，扁平状或融合成片，或有少许分泌物附着；伴倦怠乏力，少气懒言，胃纳欠佳，或腹胀，大便不调；舌质淡红边有齿印、苔薄白，脉细弱。

3）脾肾阳虚证：咽部异物感，痰涎稀白，咽黏膜淡红；伴面色苍白，形寒肢冷，腰膝冷痛，腹胀纳呆，下利清谷；舌质淡嫩、舌体胖、苔白，脉沉细弱。

4）痰凝血瘀证：病程长，反复发作，咽部异物感、痰黏着感，微痛，痰黏难咳，咽干不欲饮，咽黏膜暗红，喉底颗粒增多或融合成片，咽侧索肥厚；舌质暗红或有瘀斑瘀点、苔白或微黄，脉弦滑。

三、辨证施护

（一）辨证要点

1）辨虚实：喉痹有实证、虚证、虚实夹杂证之分。实证喉痹多由风邪侵袭、热毒内蕴所致。虚证喉痹多因脏腑功能失调，导致肺肾阴亏、脾胃虚弱或脾肾阳虚；虚实夹杂证多由痰瘀互结所致。

2）辨病期：根据病程长短进行辨证。慢喉痹病程长，症状顽固，较难彻底治愈，常为急喉痹反复发作所致。

（二）主要护理问题

1）咽干不适：与咽干、咽部异物感等有关。

2）焦虑：与患者对疾病认识不足、病程缠绵难愈等有关。

3）知识缺乏：与缺乏疾病相关防治知识有关。

（三）护理措施

1. 病情观察

1）密切观察患者咽干的性质、程度和吞咽情况等，并做好记录。

2）注意观察患者有无耳痛、耳内闷塞感、听力下降、鼻塞、嗅觉减退等症状。如有，应及时报告医生。

3）密切观察患者咽部异物感的程度，呃逆、腹胀程度等，并做好记录。

2. 生活起居护理

1）顺应四时，防寒保暖，减少各种空气污染，保持室内通风良好。

2）起居有常，加强体育锻炼，增强机体抵抗力。

3）按时刷牙漱口，保持口腔清洁与卫生；指导患者掌握正确的含漱用药方法，要将药液漱至咽后壁，一般含漱 2 h/次，忌咽下漱口液。

3. 饮食调护

1）饮食原则：宜食清淡、易消化的流质或半流质食物，忌食肥甘厚味、辛辣、质地坚硬之品，戒烟酒。

2）辨证施食：肺肾阴虚证者，宜食滋阴润肺补肾之品，如百合、干贝等，食疗方如百合粥等；脾胃虚弱证者，宜食健脾益气之品，如山药、黄芪、陈皮、白扁豆等，食疗方如参芪香菇鸡等；脾肾阳虚证者，宜食补脾益肾、温阳利咽之品，如羊肉、人参、核桃仁等，食疗方如羊肉羹、核桃仁粥等；痰凝血瘀证者，宜食祛痰化瘀、散结利咽之品，如金桔、萝卜、山楂等，食疗方如冰糖金桔等。

4. 运动康复护理

1）根据患者年龄、病情和自身喜好，选择合适的运动，如太极拳、八段锦、快走等。

2）运动宜安排在饭后 1 h，每周不少于 5 次，每次 20～30 min。

5. 用药护理

1）遵医嘱用药，观察用药疗效及不良反应。

2）中药汤剂宜饭后 30 min 服用，服用中西药应间隔至少 30 min。若患者服药后，出现头晕、心慌、恶心呕吐等症状，应立即报告医生，并配合抢救。

3）辨证施药：肺肾阴虚证者，中药汤剂宜温凉服为主；痰凝血瘀证、脾肾阳虚证者，中药汤剂宜温热服为主。

6. 情志护理

1）劝慰、开导患者，解除其思想顾虑，使其保持情绪平和。

2）采用五音疗法，如肺肾阴虚证者，可聆听《阳春白雪》《黄河》等商调乐曲；脾胃虚弱证者，可聆听《十面埋伏》等宫调乐曲。

3）采用释疑解惑、移情易性法，帮助患者改变错误的认知和不良的生活习惯。

7. 中医护理技术

（1）耳穴贴压

咽痛咽痒、咽部异物感：①耳穴：咽喉、扁桃体、肺、肾、内分泌等穴。②方法：每日不拘时按压，对按或向耳轮方向按压，以患者耐受为度，每 4～5 d 更换 1 次。耳穴贴压见图 1-11-1。

（2）刮痧

咽痛咽痒、咽部异物感：①部位及穴位：前颈部、天突、督脉、两侧华佗夹脊穴。②方法：前颈部刮痧，先从上向下沿前正中线任脉部位刮拭，至天突穴处，分别刮拭两侧部位。背部刮痧，先从上向下沿后正中线督脉穴位刮拭，再分别刮拭两侧华佗夹脊穴部位。手法要轻，每个部位刮拭 20 下至出痧，每 3 d 刮拭 1 次。

（3）艾灸

胃肠不适、倦怠乏力、少气懒言：①穴位：合谷、足三里、三阴交、肺俞、肾俞等穴。②方法：采用悬灸法或隔姜灸法，每次 2～3 穴，每穴 20 min。

四、健 康 教 育

同急喉痹。

五、中医临床护理进展

同急喉痹。

导入案例分析

1. 该患者目前所患何病？辨证属何证？

答：喉痹（风热外侵证）。

2. 针对该患者咽喉疼痛，临床应如何辨证施护？请用思维导图的形式呈现。

答：详见思维导图。

复习思考题

根据辨证分型，阐述急性喉痹的一种常用中医护理技术的相关机制及操作方法。

（程胜娟）

课 程 思 政

一、思 政 元 素

学五官科护理技术，强专科护理服务。

二、思 政 目 标

通过临床案例导入，培养中医护理学硕士研究生对五官科常见疾病中西医护理的深入学习能力，挖掘中医元素，培养学生传承经典、创新研究和服务意识，激发学生对五官科常用中医护理技术的学习热情，弘扬中医药文化，践行历史使命，树立责任意识与护佑生命理念。

在五官科护理工作中，深入贯彻落实党的二十大精神，推进健康中国建设，坚持以人民健康为中心，强化护理专业技能。

三、思政案例：守护健康，让世界有声音——耳保健操

案例导入：

放映临床五官科暴聋患者日常生活饮食、活动、交流等场景图片，启发学生思考耳聋患者会带来哪些交流沟通和安全问题？

现场让学生戴上耳塞交流，感受患者耳内胀闷堵塞、听力下降等带来的生活不便和痛苦。然后重点围绕中医护理技术应用，引入思政案例，介绍我国史上第一位完整阐述医德的中医先贤孙思邈，据《备急千金翼方》记载，他“幼遭风冷，屡造医门，汤药之资，罄尽家产”，因此对患者痛苦感同身受；他经年累月不辞艰辛地四处求访并总结民间各专科医家经验，拥有精湛医术；对有疾厄来求救者，不问贵贱，无论怨亲善友、华夷愚智，皆如至亲之想，进行救死扶伤。他还提出“人若善摄生，当可免于病”的观点。

内容讲解：重点为耳部保健操，其源于孙思邈名医研创，后人经多年临床实践摸索、改进、演化出来的一种简便易行、疗效可靠的特色保健疗法，包括：①鸣天鼓：调整呼吸，两手掌心紧贴两外耳道口，使外耳道口暂时处于封闭状态，两手指放于枕部，示指叠于中指之上，示指从中指上滑下，轻轻叩击枕部。左右手各叩击 24 次，两手再同时叩击 48 次。②营治城廓：以两手按耳轮，一上一下摩擦，每次做 15 min。③鼓膜按摩：以示指或中指按住外耳道，随按随放，每次 20～30 下，用力均匀，应先左后右交替进行或同时进行。④自行咽鼓管吹张术：用手指捏住鼻翼两侧，先用口吸气，然后闭唇，再用力用鼻呼气，持续多次，可使咽鼓管通畅（急性鼻炎或鼻腔脓涕液较多时，不可用此法）。此法经常练习，对于预防和早期干预暴聋均有较高的临床康复保健价值。

通过现场体验式教学和先贤引导，启发学生深刻体会到掌握精湛专业知识，及早评估暴聋患者常见健康问题并及时干预，以改善患者症状、提高生活质量的重要性；深入理解并掌握专科护理措施和健康指导内容，强化为促进患者健康而努力的使命感和责任感。同时提高学生的主动性和兴趣，“让世界有声音”。在中医先贤孙思邈“大医精诚”精神感召下，作为护理研究生应做到：

精——认真严谨，敬业求真，不断地钻研技术，为促进患者健康努力；一旦选择了学习护理专业，就必须始终用忠诚和热情去对待。

诚——传承先贤对患者一视同仁的博爱之心，为患者的健康贡献专业力量。关心照顾患者、促进健康康复，是一件神圣的工作。

发挥课堂主渠道功能，促进学生的职业情感培养。

病案分析

（一）病案

王某，男，33 岁，因“鼻塞、鼻痒、打喷嚏、流清涕反复发作 5 年余，加重 1 年”就诊。

患者 5 年前无明显诱因出现鼻塞、鼻痒、打喷嚏、流清涕，遇季节变化时明显，近 1 年上述症状加重，现伴有嗅觉下降。

既往史：新冠病毒感染病史，“阿奇霉素、头孢类”过敏史。

刻下症：鼻塞，鼻痒，打喷嚏，流清涕，自汗，气短，面色苍白，舌淡、苔薄白，脉虚弱。

体格检查：体温 36.5 ℃，脉搏 84 次/min，呼吸 20 次/min，血压 130/74 mmHg，身高 172 cm，体重 67 kg。

专科查体：神清，呼吸平稳，语音低沉，鼻黏膜苍白、水肿，双侧下鼻甲肿大，鼻道内见清水

样分泌物，鼻中隔前下方黏膜糜烂，咽黏膜充血，咽后壁淋巴滤泡增生。

（二）分析

本案中患者神清，鼻塞，鼻痒，打喷嚏，流清涕，自汗，气短。可辨为虚寒证。患者卫表不固，腠理疏松，风寒湿邪乘虚而入，犯及鼻窍，邪正相搏，肺气不得宣肃，津液停聚，鼻窍壅塞，遂致喷嚏、流清涕等。面色苍白，舌淡，苔薄白，脉虚弱，鼻黏膜苍白、水肿等，均为肺气虚寒之象。辨证型为肺气虚寒。

结合相关检查，本案中患者诊断为鼻鼽，辨为肺气虚寒证。

1. 护理问题

1）舒适度改变：与风寒袭表、肺气失宣、邪毒留滞鼻窍有关。

2）焦虑：与患者担心疾病易感、复发有关。

3）知识缺乏：与患者缺乏鼻鼽相关防治知识有关。

2. 辨证施护

①病情观察；②生活起居护理；③饮食调护；④运动康复护理；⑤用药护理；⑥情志护理；⑦中医护理技术应用：穴位贴敷、穴位按摩、艾灸。

第六章 皮肤科病证

本章数字资源

学习目标

知识目标：

1. 掌握皮肤科常见病证的辨证施护要点、中医护理技术应用。
2. 熟悉皮肤科常见病证的证候。
3. 了解皮肤科常见病证的概述、病因病机、中医护理临床进展。

能力目标：

1. 能应用辨证施护的中医护理思维，为皮肤科病证患者提供中医护理服务。
2. 能应用中医护理技术、中医护理措施，为皮肤科常见病证患者解决健康问题。
3. 能应用中医护理的科研思维，解决临床问题。

素质目标：

1. 坚定中医药文化自信。
2. 传承创新发展中医药文化，深入发掘中医药宝库中的精华。
3. 树立在中医护理研究中不断探索的钻研精神，展现文化自信。

第一节 蛇 串 疮

导入案例

唐某，男，44岁，公司职员，因“右侧胸背疼痛3 d，局部皮肤出现红斑水疱2 d”入院。3 d前患者出现右侧胸背部灼热、刺痛，继之局部出现粟米大小成簇水疱，未予重视，后皮损逐渐增多，疼痛症状持续加重，无瘙痒，无渗出，纳差。刻下：右侧胸背灼热、疼痛，伴水疱。

既往史：平素身体健康。

体格检查：体温37.4 ℃，脉搏100次/min，呼吸19次/min，血压110/75 mmHg，身高175 cm，体重 75 kg，神清，痛苦貌，心肺正常，右侧胸背可见绿豆至黄豆大小成簇水疱，基底潮红，呈带状排列，触痛明显，舌红，苔黄腻，脉滑数。

请思考：

1. 该患者目前所患何病？辨证属何证？
2. 针对该患者右侧胸背部疱疹，临床应如何辨证施护？请用思维导图的形式呈现。

蛇串疮，是一种皮肤上出现成簇水疱、多呈带状分布、痛如火燎的急性疱疹性皮肤病。因皮损状如蛇行，故名蛇串疮。西医带状疱疹属本病范畴。本病临床特点是皮肤上出现红斑、小丘疹、水疱或丘疱疹，累累如串珠，排列成带状，沿一侧周围神经分布区出现，局部灼热刺痛，多见于成年人，好发于春秋季节。

一、病 因 病 机

本病多由感染毒邪、湿热火毒蕴结于肌肤引起。

1）情志内伤：情志内伤，肝郁气滞，久而化火，肝经火毒蕴积，外溢肌肤而发病。

2）饮食不节：饮食不节，脾失健运，湿邪内生，湿邪下注，发于阴部及下肢，蕴而化热，多发于下肢。

3）年老体虚：常因血虚肝旺、湿热毒盛、气血凝滞导致疼痛剧烈，病程迁延。

本病病位主要在皮肤，与肝、脾有关。基本病机为湿热毒邪阻滞经络，外溢皮肤。疾病早期病理性质以湿热火毒为主，后期以正虚血瘀夹湿为主。

二、常 见 证 候

1）肝经湿热证：皮损鲜红，灼热刺痛，疱壁紧张，口苦咽干，心烦易怒，大便干燥，小便黄，舌红、苔薄黄或黄腻，脉弦滑数。

2）脾虚湿蕴证：皮损色淡，疼痛持续，疱壁松弛，口不渴，食少腹胀，大便时溏，舌淡或正常、苔白或白腻，脉沉缓或滑。

3）气滞血瘀证：皮疹减轻或消退后局部疼痛不止，放射到附近部位，痛不可忍，坐卧不安，重者可持续数月或更长时间，舌暗、苔白，脉弦细。

三、辨 证 施 护

（一）辨证要点

辨初期与后期：根据皮损表现、疼痛程度及全身症状等辨证。若出现皮肤红斑，色鲜红，丘疹、水疱成簇分布，疱液清亮，疱壁紧张，灼热刺痛，口苦咽干，便秘溲赤，辨为初期；若红斑消失，疱壁破裂结痂，或皮疹完全消退仅留神经痛，放射到附近部位，痛不可忍，坐卧不安，无明显全身症状，辨为后期。

（二）主要护理问题

1）疼痛：与情志内伤、郁而化火、肝经湿热、火毒蕴结于肌肤有关。

2）皮肤完整性受损：与湿热蕴积、外溢皮肤有关。

3）体温过高：与肝火内炽、湿热内蕴有关。

4）潜在并发症：皮肤感染，与水疱壁破损有关。

（三）护理措施

1. 病情观察

1）密切观察疱疹的部位、大小、数量、范围、渗出情况及疱壁紧张度，以及皮肤有无破损、糜烂、继发感染。

2）观察患者的疼痛部位、性质、程度及持续时间。

3）观察患者有无出现面瘫、耳聋、外耳道疱疹及视力改变，以及低热、头痛、呕吐、惊厥等神经系统症状。

4）观察患者饮食、睡眠及二便情况。

2. 生活起居护理

1）起居有常，劳逸结合，注意休息，保证充足的睡眠。

2）病室保持整洁、安静，每日开窗通风 2 次，每次至少 30 min，忌强光、噪声刺激。

3）患者取健侧卧位，以防患侧水疱受压而破溃；长期卧床者，定时翻身，以预防压疮。

4）选择棉质衣物，勤更换；衣服以宽松、舒适为主，避免因衣物摩擦而导致疱疹溃破；忌用化学洗涤剂洗涤衣物；勤剪指甲，避免抓挠水疱。

5）疱疹累及眼部时，滴用眼药水或涂抹金霉素眼药膏，外出佩戴墨镜遮挡强光。

6）肝经湿热者，病室宜保持阴凉；脾虚湿蕴者，病室宜保持干燥。

3. 饮食调护

1）饮食以清热解毒、疏肝解郁为原则。宜食清淡、易消化、富含营养的食物，多食新鲜水果、蔬菜，慎食酸涩收敛的食物，忌食油腻肥厚、辛辣刺激性食物及鱼腥虾蟹等发物，禁烟酒。

2）辨证施食：肝经湿热证者，宜食清肝祛火之品，如苦瓜、绿豆、柚子、梨、百合、茄子、白菜、芹菜、金银花茶等，食疗方如苦瓜山药烧豆腐、绿豆汤等；脾虚蕴热证者，宜食健脾祛湿之品，如冬瓜、山药、白扁豆、赤小豆、高粱、红薯、薏苡仁等，忌食生冷之品。食疗方如炒山药片、香菇肉汤、荷叶粥等；气滞血瘀证者，宜食行气、活血化瘀之品，如陈皮、结球甘蓝、红枣、黑木耳、白萝卜、黑豆、油菜等，忌食甜食及易胀气食品，食疗方如红枣山药汤、凉拌黑木耳、红薯姜汤等。

4. 运动康复护理

1）选择合适的运动，如太极拳、八段锦、慢跑、瑜伽等；老年患者应积极进行户外运动或体育锻炼，增强体质，提高免疫力。

2）运动宜安排在饭后 1 h，根据自身情况每周运动 3～5 次，每次 30 min。

5. 用药护理

1）应用抗病毒药物时，注意观察患者有无头痛、恶心等症状，并监测肾功能。

2）应用糖皮质激素的患者，注意观察有无出现向心性肥胖（如满月脸、水牛背）等库欣综合征的表现，以及代谢紊乱、感染、胃肠道反应等情况。

3）根据疼痛的程度遵医嘱应用镇痛药，注意观察药物的疗效及不良反应。

4）辨证施药：肝经湿热者，中药汤剂宜偏凉服用；脾虚湿蕴者，中药汤剂宜饭前温服；气滞血瘀者，中药汤剂宜饭后温服。

6. 情志护理

1）蛇串疮好发于中老年人，易留有神经痛，患者常出现痛苦、焦虑、抑郁等负性情绪，医务人员及家属应及时疏导，告知患者疾病发生的原因及相关知识，了解疾病的转归和发展过程，使患者对疾病有正确的认识，进而消除顾虑，积极配合治疗。

2）根据证型选择五音疗法：气滞血瘀证、肝经湿热证者，可聆听《碧叶烟云》《江南好》《春风得意》等角调乐曲；脾虚湿蕴证者，可聆听《春江花月夜》《十面埋伏》《平湖秋月》等宫调乐曲。

3）采用以情胜情法干预：根据中医基础理论“喜可治悲”的方法，让患者通过与家人聊开心愉快事情、参加集体活动、观看综艺节目等方式调节情绪。

7. 中医护理技术

（1）艾灸

疼痛：①部位：阿是穴。②方法：运用温和灸、回旋灸手法，灸 20～30 min，每日 1 次。

（2）刺血拔罐

疼痛：①部位：阿是穴及皮肤颜色发红部位。②方法：碘伏消毒皮肤后，用三棱针或梅花针叩刺相应的部位，留罐 3～5 min，起罐后再次消毒叩刺部位，每 2～3 日 1 次。

（3）腕踝针

疼痛：①部位：根据疼痛部位确定针刺点。②方法：每日 1 次，每次留针 30 min，疼痛严重者可适当延长留针时间，但不宜超过 24 h。腕踝针见图 2-11-1。

（4）中药塌渍

丘疹及水疱：①部位：丘疹及水疱部位。②方法：选用四味黄连洗剂（主要成分为黄连、黄柏、黄芩、大黄等），用 6～8 层无菌纱布浸蘸，湿敷患处，每次 20 min，每日 2 次。

（5）火针

疼痛：①部位：疼痛剧烈部位。②方法：局部消毒，以毫针先刺破疱壁，释放疱液，再将毫针针尖用酒精灯火焰烧红，迅速对皮损或疼痛部位进行快速点刺，5～7 日 1 次。

四、健 康 教 育

1）告知患者早期规范治疗的重要性。老年患者创面愈合后，易后遗神经痛，出院后需遵医嘱按时按量用药，并注意药物的不良反应。

2）均衡膳食，戒烟酒。饮食宜清淡，多食新鲜水果、蔬菜，忌辛辣刺激性、肥甘厚腻之品，如羊肉、牛肉、生姜等。

3）起居有常，顺应四时；增强体质，避外邪。本病多在机体免疫力下降时发病，应避免过度劳累，保证充足的睡眠。加强运动锻炼，选择合适的户外运动，如散步、太极拳、八段锦等，提高机体免疫力。

4）调畅情志，保持平和心态，忌大喜、大悲、大怒。

五、中医临床护理进展

（一）慢性疼痛护理管理创新

网络管理在慢性疼痛管理中的应用，使患者的心理、生理、自我管理能力及疼痛结局均得到明显改善。通过实施网络干预并将其与传统模式在镇痛药物潜在风险的评估中进行对比，更能体现出网络干预的敏感性，从而提升患者的依从性。这样可避免院外患者多服、漏服及误服药物等潜在的安全风险，同时也可帮助患者了解疼痛药物相关知识。通过网络课程教育提供疼痛相关信息，进行疼痛规范化管理与情绪管理，对患者进行正确疼痛评估并实施有效镇痛措施，邀请病人家属参与疼痛管理，让病人了解自己目前的症状及潜在的危险，帮助病人通过学习与转化运用来减少功能障碍、焦虑及抑郁等疼痛所致的危害。

（二）中医治疗方法创新

带状疱疹后神经痛（postherpetic neuralgia，PHN）为疱疹愈合后遗留的顽固神经性疼痛，持续时间超过 1 个月即可诊断，多见于中老年人群，且年龄越大发病率越高。采用隔药回旋灸联合针刺治疗可明显改善带状疱疹后神经痛患者的疼痛症状、生活质量及情绪状态，临床疗效较单纯针刺更佳。取药物煎煮后的药液 200 mL，加入冰片 6 g 和白醋 50 mL。根据疼痛部位大小，取适量结构完整的木蝴蝶完全浸泡于上述药液中约 1 h，加热后备用，取圆柱形清艾条若干备用。取患侧与病变部位相对应节段的夹脊穴以及疱疹后遗留色素沉着或疼痛区周围的阿是穴。夹脊穴向脊柱方向斜刺 15～20 mm，以针感向周边放射为佳；疱疹后遗留色素沉着或疼痛区向外 5 mm 处，每隔 1 cm 取一点作为阿是穴，向患处中心方向平刺进针，深度为 30～35 mm，形成对患处中心的围刺，得气后行平补平泻法，留针。将准备好的木蝴蝶均匀贴敷于痛处，对准患处，距离皮肤约 2 cm 进行回旋灸，以患者不觉灼痛为度。待木蝴蝶表面干燥，更换木蝴蝶后再灸。整个治疗过程约 35～40 min，灸毕移去木蝴蝶。

（三）中医护理技术创新

放血疗法治疗蛇串疮疗效显著，可迅速减轻局部神经的水肿及炎症，避免神经的进一步损伤，减轻急性疼痛及后遗神经痛；对于后遗神经痛，可起到活血化瘀、祛瘀生新、减轻疼痛的作用。具体操作如下：放血部位多选痛点、炎症水肿明显处、“龙头龙尾”“深坑厚痂”处以及周围神经起始点等。采用散刺法，操作时用一手捏起被刺部位皮肤，另一手持针直刺 2～3 mm（皮肉薄处），或斜刺 5～10 mm（皮肉厚处），多点点刺，注意手法要快、准、狠，尽量在短时间内完成，以减少患者疼痛。放血量根据部位、病情而定，少则数滴，多则数十滴或 10～20 mL。放血量一般要达到中等量、大量（中等量 5.1～10 mL，大量 10 mL 以上），适度多放血有助于疼痛、水肿的减轻。尤其对于痛点的放血量应多，以尽量缩短病程及减轻疼痛。放血后一般结合拔罐疗法，一些不便拔罐的部位，如指尖、头面等，可以用 75%乙醇棉球反复擦拭促进出血。放血频率一般每日 1 次或隔日 1 次。若疼痛明显，可以临时放血。

导入案例分析

1. 该患者目前所患何病？辨证属何证？

答：蛇串疮（肝经湿热证）。

2. 针对该患者右侧胸背部疱疹，临床应如何辨证施护？请用思维导图的形式呈现。

答：详见思维导图。

复习思考题

对蛇串疮后遗神经痛的患者如何辨证施护？

（孙海燕）

第二节 湿　疹

导入案例

王某，女，54 岁，退休职工，因“右小腿部瘙痒、糜烂、流水 2 周”就诊。近日小腿湿疹发作，日渐加剧，痒甚，搔破流水，纳食差，喜冷饮，烦躁，二便调，因痒甚而夜间不能入睡。刻下：右小腿外侧皮疹呈暗紫红色，间有水疱。

体格检查：体温 36.6 ℃，脉搏 72 次/min，呼吸 18 次/min，血压 140/78 mmHg，身高 160 cm，体重 59 kg，神清，右小腿可见部分皮损、搔抓破溃，渗出较多，舌淡、苔薄白带黄，脉弦数。

请思考：

1. 该患者目前所患何病？辨证属何证？

2. 针对该患者瘙痒，临床应如何辨证施护？请用思维导图的形式呈现。

湿疹是由多种因素引起的一种具有明显渗出倾向的炎症性皮肤病。临床以皮损形态多样、对称分布、剧烈瘙痒、有渗出倾向、反复发作为特征。西医湿疹属此范畴。本病任何年龄均可发生。在我国，儿童湿疹发病率为 10%～20%，成人发病率为 1%～3%。本病根据病程可分为急性、亚急性、慢性 3 类。急性者以丘疹、水疱、糜烂、渗出为主；慢性者以干燥、脱屑、苔藓样变为主；亚急性者介于两者之间。

一、病因病机

湿疹的主要病因是禀赋不足，饮食不节导致脾胃受损，湿热内生，加之复感风、湿、热之邪，郁于腠理而发病。湿疹的病位在皮肤，中医认为其病因复杂，内、外因兼有，内因主要包括禀性不耐，情志及脏腑功能失调等；外因包括风、湿、热邪及饮食不节等。其中，饮食不节，伤及脾胃，脾失健运，湿热内生，兼外受风邪，浸淫肌肤而发病。若病久血虚，生风化燥，脉失所养，可转化为慢性。

1）禀赋不足：禀性不足，风、湿、热之邪入侵，郁于腠理而发病。

2）饮食不节：饮食不当，嗜酒或过食辛辣刺激、荤腥动风之品，伤及脾胃，脾失健运，湿热内生，又兼外受风邪，内外两邪相搏而发病。

3）风、湿、热邪浸淫肌肤：急性者以湿热为主，多因风邪搏于皮肤而成，风为阳邪，其性轻扬，头面上肢为重，甚或泛发全身；亚急性多与脾虚不运，湿邪留恋有关；若反复发作，迁延日久，风湿热郁而化火，阴血亏损，生风生燥，肌肤失养，则转为慢性。

二、常见证候

1）湿热蕴肤：发病急，皮损潮红灼热，瘙痒剧烈，渗液流滋，伴身热心烦口渴，便干溲赤，舌红、苔薄白或黄，脉滑或数。

2）脾虚湿蕴：发病较慢，皮损潮红，瘙痒，抓后糜烂渗出，可见鳞屑，伴有纳少，神疲，腹胀溏泄，舌淡而胖、苔白或腻，脉濡缓。

3）血虚风燥：患病日久，皮损色暗或色素沉着，或粗糙肥厚，瘙痒剧烈，伴口干不欲饮，纳差腹胀，舌淡、苔白，脉细弦。

三、辨证施护

（一）辨证要点

1）辨虚实：根据发病时间、皮损颜色、密集程度、舌苔、脉象等辨证。若急性起病，皮损潮红灼热，以红斑、水疱、糜烂为主，伴身热、心烦、口渴、便干溲赤，舌红、苔黄腻，脉滑数，多为湿热浸淫之象，辨为实证。若发病较缓，皮损红肿和渗出减轻，糜烂面结痂、脱屑；慢性者以干燥、脱屑、苔藓样变为主，伴纳差、便溏，舌淡、苔白腻，易渗出，辨为虚证。

2）辨燥湿：根据皮疹状态、皮肤情况等辨证。若患部皮肤增厚或有苔藓样变，触之较硬，呈暗红或紫褐色，常伴色素沉着，辨为燥证。若皮损群集成片，形态大小不一，边界不清，水疱因搔抓破裂而形成渗出、糜烂、结痂，辨为湿证。

（二）主要护理问题

1）瘙痒：与湿热浸淫、脾虚湿蕴、血虚风燥有关。

2）皮肤完整性受损：与风湿热邪客于肌肤有关。

3）失眠：与皮肤瘙痒有关。

4）潜在并发症：感染，与疱壁破损有关。

（三）护理措施

1. 病情观察

1）观察皮疹、渗出、糜烂程度，皮肤是否滋水。记录皮损的色泽、形态、大小、范围，以及糜烂、渗液、渗脓情况。

2）观察体温、脉象、舌苔、饮食、二便、睡眠等。每 4～6 h 监测体温 1 次，如体温在摄氏 38.5 ℃以上并伴有恶寒等全身症状时，应及时报告医生。

2. 生活起居护理

1）保持皮肤的清洁，禁止用手搔抓及热水洗烫皮损处，督促患者修剪指（趾）甲。小儿戴手套限制其双手，以免抓伤皮肤。

2）保持环境温湿度适宜、清洁、安静，床单整洁干燥，以防外邪入侵肌肤。衣服、床单应勤换，并在阳光下暴晒消毒。

3）湿疹患者多系过敏体质，内衣应柔软，以棉织品为宜。应避免用丝毛织品、化学纤维制品、皮毛制品、塑料、染料等直接接触患者皮肤。尤其是婴儿湿疹患者，更应注意避免穿戴含有这些成分的衣服、帽子、围巾及毯子等物品。

4）湿疹瘙痒难忍，患者常难以入眠，故应创造良好的睡眠环境，减少刺激。

3. 饮食护理

1）饮食宜清淡，多食蔬菜、水果、蜂蜜，保持大便通畅，忌辛辣及鱼、虾、鸡、鹅、牛、羊等动风发物。

2）婴儿湿疹者，乳母也应忌口。注意有无食物过敏史，特别是动物蛋白过敏史。其他食物的宜忌应因人而异或通过观察饮食与皮损发作及瘙痒程度之间的关系而定。如在饮食中，若发现某一食物能诱发或加重本病，应避免再食。

3）辨证施膳：湿热蕴肤者饮食偏凉，宜进食白菜、豆腐、鸭肉等寒凉性食物；脾虚湿蕴者饮食偏温，宜食山药、扁豆、芡实等健脾利湿之品，忌食生冷瓜果、荤腥油腻之品；血虚风燥者宜多食补益气血食物，如红枣、黄芪等，忌食辛辣燥火之品。

4. 运动康复护理

1）湿疹患者一般活动不受限制，出现发热等症状时，建议适当休息，避免剧烈运动。

2）适合湿疹患者的运动有快步走、瑜伽、跳绳、腹式呼吸、游泳等。通过运动可以促进血液循环，调节患者情绪，改善患者睡眠。

5. 用药护理

1）遵医嘱服药，口服激素类药物时，应注意观察药物不良反应，避免随意停药、减药。

2）协助患者合理使用外用药，如发现药物过敏等不良反应应及时与医生联系。忌用高浓度、刺激性强的外用药。

3）中药汤剂宜餐后 30 min 口服，与西药同服时，至少间隔 30 min。

4）患病期间，特别是急性期，宜暂缓预防注射。

5）湿热浸淫者中药汤剂宜凉服，服药期间，注意病情变化和不良反应。脾虚湿蕴者中药汤剂宜温服；血虚风燥者滋补类中药汤剂宜空腹或饭前 1 小时温服。

6. 情志护理

1）由于病程较长，患者易丧失信心，医护人员要做好解释工作，解除患者思想顾虑，宣教疾病知识，使其积极配合治疗，增强治愈疾病的信心。

2）指导患者掌握缓解不良情绪的方法，如聆听羽调音乐、与人倾诉、聊天等。

7. 外治法

1）急性湿疹：以清热安抚、避免刺激为原则。可选用清热止痒的中药如苦参、黄柏、地肤子、荆芥等煎汤外洗，或用 10%黄柏溶液、炉甘石洗剂外搽；若糜烂、水疱、流滋较多者，以收敛清热止痒为原则，可选用马齿苋水洗剂、黄柏溶液外搽或蒲公英、龙胆、野菊花、炉甘石、明矾各两煎，待水冷后湿敷，或用 2%～3%硼酸水外洗。

2）亚急性湿疹：以消炎、止痒、干燥、收敛为原则。有少量流滋者，选用苦参汤、三黄洗剂湿敷外搽；无流滋者，可选用青黛散、祛湿散、新三妙散等油调外敷或黄柏霜外搽。

3）慢性湿疹：以止痒、抑制表皮细胞增生、促进真皮炎症浸润吸收为原则。可选用各种软膏、乳剂，根据瘙痒及皮肤肥厚程度加入不同浓度的止痒剂、角质促成和溶解剂，如青黛膏、5%硫黄软膏、5%～10%复方松馏油软膏、湿疹膏、皮脂膏、10%～20%黑豆馏油软膏及皮质类固醇激素软膏。

8. 中医护理技术

（1）耳穴贴压

1）瘙痒：①穴位：以肺、肾上腺、内分泌、神门为主穴；湿热蕴肤证加脾、三焦；脾虚湿蕴证加脾、胃；血虚风燥证加肝、心、风溪、皮质下。②方法：用王不留行籽贴压上述耳穴，每日按压3～5次，每次每穴按压20～30 s，2～3日更换1次。两耳交替，10次为一个疗程。

2）失眠：①穴位：皮质下、心、枕、神门诸穴。②方法：用王不留行籽贴压上述耳穴，每日按压3～5次，每次每穴按压20～30 s，每2～3 d更换1次。两耳交替，10次为一个疗程。

（2）耳尖放血

瘙痒：①穴位：耳尖。②方法：消毒后，用一次性消毒针头点刺耳尖令其出血，并不断挤压，以血色变浅为度。两耳交替，每3～4 d轮换放血。

（3）药线点灸

瘙痒：①穴位：特定穴长子穴、葵花穴、局梅穴，曲池、手三里、血海等。②方法：按《药线点灸疗法》中的施灸方法操作，一般常用壮医药线Ⅱ号药线（直径0.7 mm）。患者取坐位或卧位，充分暴露皮疹患处，避免强迫体位。根据“寒手热背肿在梅，萎肌痛延麻络央，唯有痒疾抓长子，各疾施灸不离乡”的取穴原则，先取长子穴，即选取最先出现的疹子或最大的疹子顶端为穴；瘙痒诸证，先以痒处部位的穴位为主，其次对皮疹外围的梅花穴、莲花穴及葵花穴围灸一圈，然后点灸曲池、手三里、足三里、膈俞、血海。一般一穴点灸1壮即可。每日点灸1次，7次为1个疗程。药线点灸见图6-2-1。

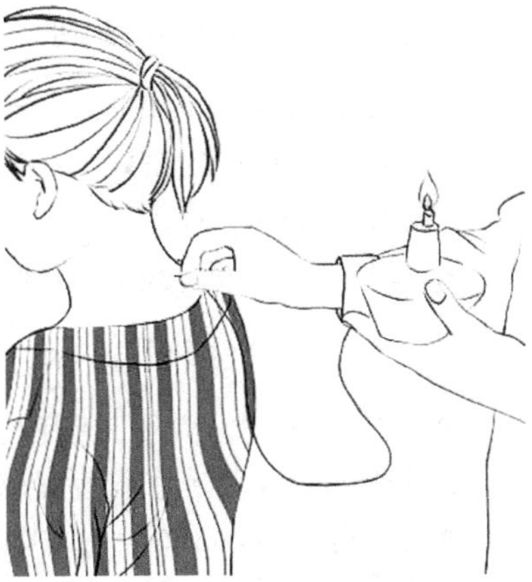

图6-2-1　湿疹瘙痒的药线点灸

（4）刮痧加刺络拔罐

瘙痒的刮痧方案：背部重点刮拭大椎、肺俞穴、心俞穴、脾俞穴、肝俞穴等；刮拭肺经、大肠经、脾经、肝经，以曲池、合谷、血海、三阴交、蠡沟等穴为主。刺络放血治疗原则以清泄湿热、养血润燥为主，佐以健脾利湿。梅花针叩刺皮疹部位，主穴选取曲池、百虫窝、合谷、三阴交、行间、内庭；湿热内蕴型加蠡沟、丰隆，肺俞或大椎交替刺络拔罐；血虚风燥型加膈俞、脾俞、足三里，膈俞与大椎刺络拔罐。梅花针叩刺皮疹，以中度出血为度。隔天1次，15次为1个疗程。

（5）艾灸

瘙痒湿疹早期（局部瘙痒有渗液），可用艾条艾灸患处止痒。灸量标准为根据患者耐受情况，灸到痒感减轻或不痒为止。每日1次，连灸3 d。

四、健康教育

1）通过日常观察，尽力找出外界致敏原并注意避免接触，以减少本病的发生或加重。

2）急性者忌用热水烫洗和肥皂等刺激物洗涤，并且积极治疗，合理调护。

3）尽力阻断其向慢性湿疹演变。

4）不论急性、慢性，均应避免搔抓，并忌食辛辣、鸡鸭、牛羊肉、鱼腥海鲜等食物。

5）急性湿疹或慢性湿疹急性发作期间，应暂缓预防注射。避免与单纯疱疹患者接触，防止疱疹性湿疹等并发症发生。

6）恢复期积极参加体育锻炼，生活规律，增强机体对外界的适应能力。

五、中医临床护理进展

（一）湿疹慢病管理创新

湿疹病因复杂，易反复发作，从病因上看，湿疹的发生与外感六淫之邪的风、湿、热关系密切。从证候来看，有湿热证、脾虚湿蕴证、血虚风燥证等。现代医家运用中医的核心思想，辨证论治取得了良好的疗效。相对于西医对症治疗，中医治疗能够提升人体正气，抵抗外邪，降低复发率。多专业团队（医生、中医专科护士、营养师、心理指导师等）与多学科合作（皮肤病学、心理学、营养学等）提供专业的治疗，通过个案管理，帮助湿疹患者掌握自我管理疾病的知识及技巧，减少湿疹复发，提高患者的生活质量。

（二）中医治疗方法创新

有专家采用梅花针弹刺治疗湿疹 40 例，具体操作为：先在患者背部脊柱两侧的背俞穴自上而下纵行弹刺，重点均匀密刺胸腰段，以中等强度为宜，以皮肤潮红为度。根据辨证弹刺相应俞穴，大椎、膈俞、血海、风市为必选穴，1 次/d，5 d 为 1 个疗程。结果：经 5～15 次治疗，痊愈、显效、有效共 38 例，无效 2 例，总有效率为 95%。

（三）中医护理技术创新

随着中医护理技术的广泛开展，中医外治在湿疹的治疗中也取得较好的疗效，有专家在临床上采用刮痧和刺络放血治疗慢性湿疹，通过疏通经络调节脏腑功能，改善皮肤呼吸和营养代谢，促进湿邪排出。有学者在总结广州中医药大学名中医禤国维教授治疗慢性湿疹的经验时提到吹烘疗法，在患处外涂青黛膏或 10%硫黄膏，然后用电吹风烘 20 min，每天 1 次，5 次为 1 疗程。还提到照神灯加药疗法，在患部涂 10%硫黄膏，再用神灯（高效电磁波治疗机）照射 15～20 min，每天 1 次，7 d 为 1 疗程。两种疗法均有效。

导入案例分析

1. 该患者目前所患何病？辨证属何证？

答： 湿疹（湿热蕴肤证）。

2. 针对该患者瘙痒，临床应如何辨证施护？请用思维导图的形式呈现。

答： 详见思维导图。

复习思考题

湿疹患者应如何指导饮食调护？

（刘芝修　胡　芬）

第三节　臁　疮

导入案例

王某，男，45 岁，因“左下肢出现红肿、疼痛、渗液 2 周”就诊，刻下：高热，寒战，局部淋巴结肿大。患者纳食可，睡眠差，二便正常。

既往史：有高血压病史。

体格检查：体温 38.5 ℃，脉搏 90 次/min，呼吸 21 次/min，血压 140/90 mmHg。左下肢肿胀明显，皮肤发红，触之有压痛。局部可见多个大小不等的水疱和溃疡，渗出物为黄色脓性液体。淋巴结肿大明显。心肺听诊无明显异常。腹部软，肝脾未触及。舌质淡暗、苔薄白，脉沉细无力。

请思考：

1. 该患者目前所患何病？辨证属何证？
2. 针对该患者下肢溃疡，临床应如何辨证施护？请用思维导图的形式呈现。

臁疮，是以小腿肿胀、色素沉着、局部青筋怒张、湿疹或局部破溃、糜烂为主要临床表现的一类病证。西医下肢溃疡属本病范畴。我国下肢溃疡的发病率为 1.5%～3.0%，其中男性高于女性，80 岁以上人群的发病率达 5%。

一、病 因 病 机

臁疮多由久站、过度负重或小腿皮肤破损染毒而成。

1）负重久站：长时间站立或过度负重而致小腿筋脉横解，青筋显露，瘀停脉络，久而化热。

2）破损染毒：局部皮肤破损，外邪趁虚而入，湿热下注，致疮口经久不愈。

本病病位主要在小腿筋脉和局部皮肤，基本病机为气血亏虚日久，气滞血瘀，经络痹阻，湿热下注。病理性质是素体虚弱，外有风、热、湿、毒及打扑抓磕等外伤，内外合邪，致经络阻塞，气血凝滞，阴阳失调，发而为病。

二、常 见 证 候

1）湿热下注证：小腿青筋怒张，疮周皮肤灼热，局部痒痛，或脓水淋漓，秽臭难闻，伴发热，大便秘结，小便黄赤，舌红、苔黄腻，脉滑数。

2）气虚血瘀证：疮面腐肉已尽，新肌难生或不生，肉芽色暗淡不鲜，脓水清稀，周围肤色黑暗、板硬，肢体沉重，倦怠乏力，舌淡紫或有瘀斑、苔薄白，脉细弱。

三、辨 证 施 护

（一）辨证要点

辨标本：臁疮是本虚标实之证，以气虚为本、以湿热为标，主要根据病程长短、兼症、病情轻重辨证。若为初病，伴患肢灼热、口渴、大便秘结、小便黄赤、舌红、苔黄腻、脉滑数，多为湿热下注证；若病程缠绵反复，伴疮面苍白、倦怠乏力、舌淡紫或有瘀斑、苔薄白、脉细弱，多为气虚血瘀证。

（二）主要护理问题

1）体温过高：与湿热蕴结有关。

2）瘙痒：与色素沉着、湿疹等静脉功能不全有关。

3）疼痛：与气虚血瘀、湿热内蕴有关。

4）营养失调：与气虚血瘀、湿热内蕴有关。

5）潜在并发症：皮肤感染。

（三）护理措施

1. 病情观察

1）观察疮面有无渗出，以及肉芽组织生长和疮口的愈合情况，局部有无破溃流脓，遵医嘱合理换药。

2）观察患肢肿胀的部位、性质、范围，每日定时、定位用软尺测量肿胀部位周径，做好记录。

3）观察患者神志、体温等生命体征，恶寒者注意保暖，高热者遵医嘱予物理或药物降温。

4）观察患肢瘙痒的程度和持续时间，遵医嘱合理用药。

2. 生活起居护理

1）保持室内清洁、空气流通，顺应四时，防寒保暖。

2）注意休息，适度活动，高热者宜卧床休息，卧床时抬高患肢 15°～30°，促进下肢血液回流。

3）保持疮周皮肤清洁、干燥，避免摩擦，忌热水烫洗疮面。

4）疮周瘙痒者，遵医嘱予清热利湿收敛药或止痒洗剂外涂，如紫草油、三黄洗剂、黄连膏等。

5）穿合适的鞋袜和棉质衣物，避免穿着化纤毛织品。

3. 饮食护理

1）饮食宜清淡，宜食高蛋白、富含维生素、低脂食物；忌食辛辣刺激性、高脂食物及海腥发物。

2）辨证施食：湿热下注证者，宜食味苦寒或淡寒之品，如苦瓜、绿豆、芹菜、薏苡仁等，食疗方如玉米赤豆粥、绿豆汤等；气虚血瘀证者，宜食益气活血化瘀之品，如黄鳝、山药、大枣、玫瑰花、木耳、藕等，食疗方如黄鳝粥等。

4. 运动康复护理

1）指导患者进行坐式八段锦、简化太极拳锻炼。

2）避免久行久立、跷二郎腿。

3）指导患者按摩腿部肌肉，即将两手分别放在小腿两侧，由踝部向膝关节揉搓小腿肌肉。

4）指导患者站立时，做踮脚运动或踢腿运动。

5. 用药护理

1）遵医嘱用药，应用活血化瘀药时观察患者有无出血倾向。

2）涂抹外用膏剂如芙蓉膏、黄连膏时，厚度宜均匀；外用洗剂如湿敷四味黄连洗剂时，以浸透纱布、不滴水为宜；外涂或外敷药物时，应超过红肿范围 1～2 cm。用药过程中如出现瘙痒、皮疹等过敏反应，应立即停药。

3）中药汤剂宜饭后 30 min 服用，服用中西药应间隔至少 30 min。

4）辨证施药：湿热下注者，中药汤剂宜偏凉服；气虚血瘀者，中药汤剂宜温服。

6. 情志护理

1）采用暗示疗法，引导患者消除不良心理因素。

2）医护人员应与患者多沟通，及时予其心理疏导。

3）鼓励家属陪伴。

7. 中医护理技术

（1）穴位按摩

1）高热：①穴位：大椎、合谷、曲池等穴。②方法：患者取舒适体位，用点、按、揉等法按摩，80～100 次/min，按摩手法用泻法。

2）疮周痒痛：①穴位：中脘、足三里、内关、合谷、曲池等穴。②方法：患者取舒适体位，暴露按摩处皮肤。用点按法按摩，以透热为度，每次每穴 1 min，一日数次。

（2）耳尖放血

发热：①部位：耳尖。②方法：轻揉患者耳部，使其充血，然后用医用酒精消毒，右手持一次性采血针对准施术部位迅速刺入约 1～2 mm，随即出针，轻轻挤压针孔周围的耳郭，使其自然出血，然后用酒精棉球吸取血滴，每侧穴位放血 5～10 滴，每滴如黄豆般大小。

（3）中药湿敷

疮周痒痛：①部位：疮面。②方法：脓疱病方加减，取白矾 30 g，石榴皮 50 g，王不留行籽 30 g，木贼 30 g，大青叶 30 g，板蓝根 30 g，香附 30 g，白及 20 g，苍耳子 30 g，地肤子 30 g，蛇床子 30 g，透骨草 30 g，侧柏叶 100 g，水煎取汁 1000 mL；药液温度 0～4 ℃，每次湿敷 30 min，每 10 min 淋药 1 次。

四、健 康 教 育

1）保持居住环境清洁干燥，避免潮湿环境，防止感染；保持患处皮肤清洁干燥，避免摩擦、抓挠等刺激。

2）增加营养摄入，尤其是富含蛋白质、维生素的食物，以提高机体免疫力；忌食辛辣、刺激性食物，戒烟限酒，以免加重病情。

3）遵循医嘱，按时按量使用药物，不可自行更改剂量或停药。外用药使用时，注意观察皮肤反应，如有过敏或不适，立即停止使用并就医。

4）可以通过听音乐、读书、散步等方式调节情绪，缓解焦虑和压力。

5）在医生指导下进行适当的功能锻炼，促进患处血液循环；避免剧烈运动和重体力劳动，以免加重病情。

五、中医临床护理进展

（一）臁疮管理创新

1）通过中药研究所研发的“中医传承辅助平台”，整理分析山东省名老中医迟景勋教授治疗臁疮的用药规律及处方特点，有助于更好地理解和掌握中医臁疮内治法的精髓，从而提高诊疗水平。迟景勋教授是我国著名的中医专家，他的临床经验和学术思想对于中医药学的发展具有重要的参考价值。通过研究他的诊疗方法，可以有效地传承和发展中医药学，为相关的科研工作提供依据，推动中医药学的科研进步。

2）中医护理临床路径制定与应用：基于循证医学的方法，通过查阅相关资料并咨询专家意见，制定了臁疮患者的中医护理临床路径。该路径在辨证分型的基础上将饮食指导、情志调理、中医护理操作等具有中医特色的内容进行了结合，并形成了规范化的指引。中医护理临床路径在臁疮患者中的应用，能有效缩短患者住院时间、降低住院费用、提高治愈率和患者满意度，体现了低成本、高效率的优势。

（二）理论创新应用

1）“湿热病机”理论：湿热病机是指体内湿气和热邪相互作用而引起的一系列病证。这些病症包括关节疼痛、肿胀、红肿等。研究者自拟活血除湿汤可以通过清热解毒、祛湿利水的功效，调节体内的湿热平衡，改善症状。火针疗法是中医的一种传统治疗方法，将特制的针头加热至红热状态，迅速刺入患者体表的特定穴位或病灶部位，可达到疏通经络、调和气血、消肿止痛等治疗目的。火针疗法具有疗效快、疗程短、副作用小等特点，适用于治疗各种疼痛性疾病、皮肤病、风湿病等。

2）腐祛新生理论："透脓祛腐"作为腐祛新生理论的治疗理念之一，其"脓"为臭秽难闻、色泽晦暗、质地稀薄的腐肉，为气血衰败之表现，故应予以去除。另，早在元代齐德之《外科精义》中就有记载："盖疮疽脓溃烂之时，头小未破，疮口未开，或毒气未出，疼痛难忍者，所以立追蚀脓之方法，使毒气外泄而不内攻，恶肉易去，好肉易生也。""煨脓长肉"作为腐祛新生理论中的又一治疗理念，其"脓"为黄白稠厚、略带腥味的顺证之脓，为气血充足、元气充盛的敛疮佳象。在透脓祛腐、煨脓长肉、生肌收口等腐祛新生理论下，应用萆薢渗湿汤、九华膏、负压封闭引流以及湿润烧伤膏治疗臁疮，可有效促进创面坏死组织排出，加快肉芽组织生长及创面愈合，便捷有效，值得临床推广应用。

（三）中医护理技术创新

1）刺血疗法：这是一种通过三棱针等针具针刺患者患病部位或特定穴位后放血，以达到补虚泻实、疏通经络、调和气血、平衡阴阳等治疗效果的特殊治疗手法。放血疗法可以有效地调节患者局部的气血，从而缓解患者疼痛、红肿等症状，加速患者创面修复和愈合。刺络放血可以改善凝血功能，改善炎症和血液流变学，改善微循环和局部缺氧症状。方法：用三棱针针刺臁疮患者溃疡处，针刺一周，间距 1～2 mm，深 2～3 mm，并让其自行流血 2～5 min。辅以凡士林纱条外敷和内服解毒化瘀丸治疗。

2）药浴：亦称"水疗"，是用药液洗浴全身或局部的一种方法。药浴可刺激神经末梢感受器，形成有利于机体修复的神经反射。方法：用益气活血方（黄芪、丹参、红花、乳香、末药、黄精、桂枝等），每日 1 剂，机器代煎后取汁约 300 mL，熏洗时兑入 70 ℃热水约 1000 mL。水热时先用蒸气熏蒸疮面及患肢；待水温后，疮面及患肢浸入药液外洗 5～10 min，熏洗后自然晾干药液。每日清晨 1 次，每次 20 min。熏洗后根据患者疮面情况进行治疗。

导入案例分析

1. 该患者目前所患何病？辨证属何证？

答：臁疮（湿热下注证）。

2. 针对该患者下肢溃疡，临床应如何辨证施护？请用思维导图的形式呈现。

答：详见思维导图。

复习思考题

臁疮患者应如何进行辨证施食？

（占婷婷）

课程思政

一、思政元素

坚定文化自信，做好中医药传承发展。

二、思政目标

坚定中医护理学硕士研究生的中医药文化自信，传承创新发展中医药文化，深入发掘中医药宝库中的精华，树立在中医护理研究中不断探索的钻研精神，彰显文化自信。

三、思政案例：千年铜人——打通文化自信的"任督二脉"

问题导入：2017 年 1 月 18 日，国家主席习近平在日内瓦访问了世界卫生组织并会见陈冯富珍总干事。习近平和陈冯富珍共同出席中国向世界卫生组织赠送针灸铜人雕塑仪式，并为针灸铜人揭幕。为什么选择“针灸铜人”作为“国礼”？如何看待这个有着千年历史的“铜人”呢？

内容讲解：2000多年前，我国最早的医学典籍《黄帝内经》提出“经络”概念。从此，中国古代针灸医术基本形成。用针灸行医救人，必须遵循人体正确的穴位经络。由于没有直观形象作为参考，很容易出现错误。为了改变这种状况，宋仁宗赵祯诏令宫廷医官、著名医学家王惟一，考证针灸之法，在开封城铸造针灸铜人，作为针灸准则。由于铜人体内的脏腑器官雕刻栩栩如生，不仅可用于针灸学，还可用于解剖学。

中华文明绵延数千年，创造了无数文化瑰宝。习近平总书记曾以文明的视角评价道：“中医药学是中国古代科学的瑰宝，也是打开中华文明宝库的钥匙。”

中医药博大精深，蕴含着天人合一的“整体观”、燮理调平的“中和观”、养生防病的“未病观”，体现了天地人和、和而不同、仁者爱人、以人为本等中华文化精髓。简言之，中医药不仅告诉我们如何善待自己，也启示我们如何善待他人、善待社会、善待世界。从治病救人，到经世致用，中医药的重要意义不言而喻。

什么是文化自信？坚信中医药等民族瑰宝的巨大价值，充满信心地向世界推广、与世界分享，乐于交流互鉴、合作共赢，这就是坚如磐石的文化自信。

世界，也在积极回应这种自信。

2010年，中医针灸被联合国教科文组织列入人类非物质文化遗产代表作名录。

2015年，屠呦呦成为首位获得诺贝尔科学奖项的中国本土科学家。从中医典籍中走出来的青蒿素，其救死扶伤的巨大贡献得到世界认可。

2016年，里约奥运会上，“飞鱼”菲尔普斯带着拔火罐留下的罐印在泳池里勇夺金牌，让世人感叹东方“老中医”的神奇。

2023年，杭州亚运会上的中医药文化体验馆吸引了众多外国友人，运动员们纷纷体验拔罐疗法和推拿疗法，因疗效显著受到一致好评，被称为“神秘的东方力量”。

党的十八大以来，以习近平同志为核心的党中央把中医药工作摆在更加重要的位置，作出一系列重大决策部署，为中医药传承创新发展指明了方向。党的二十大报告中明确指出要“促进中医药传承创新发展，推进健康中国建设”，这更加坚定了中医人推动中医药事业高质量发展的信心和决心。

目前，中医药已传播到183个国家和地区。最新中国国家形象全球调查显示，中医药已超过武术和饮食，成为最具代表性的“中国元素”。

宋代范仲淹有言：不为良相，便为良医。医道治道，从来相通。世界那么大，问题那么多，这是一个呼唤担当和行动的时代。侠之大者，为国为民；医之大者，医国医世。悬壶济世的中医药会给人类带来更多福音，兼济天下的中国故事也将写下更加精彩的章节。

病案分析

（一）病案

唐某，男，44岁，公司职员，因“右侧胸背疼痛3 d，局部皮肤出现红斑水疱2 d”入院。3 d前患者出现右侧胸背部灼热、刺痛，继之局部出现粟米大小成簇水疱，未予重视，后皮损逐渐增多，疼痛症状持续加重，无瘙痒，无渗出，纳差。

既往史：平素身体健康。

刻下症：神清，痛苦貌，右侧胸背灼热、疼痛，伴水疱，右侧胸背部可见多簇丘疱疹，有触痛，NRS评分4分，局部皮温偏高，舌红、苔黄腻，脉滑数。

体格检查：体温37.4 ℃，脉搏100次/min，呼吸19次/min，血压110/75 mmHg，身高175 cm，体重75 kg。

专科查体：神清，右侧胸背部可见绿豆至黄豆大小成簇水疱，呈带状排列，疱壁紧张发亮，疱液清亮，基底潮红，局部皮温偏高。

辅助检查：血常规结果显示 WBC 15.8×10^9/L、NEU 81.5%、超敏 C 反应蛋白 65.12 mg/L。

（二）分析

本案中患者皮肤出现成簇疱疹，绿豆至黄豆大小，疱液清亮，疱壁紧张发亮，周有红晕，累累如串珠，发生于身体一侧，形如束带，可辨为蛇串疮。患者缘于禀赋不耐，情志不舒，肝气郁结，气机不畅，久而化火、火毒妄动，以致心肝之火外炎，蕴积肌肤而发。热毒蕴于血分，则发为红赤斑片，湿热阻滞经络，不通则痛。舌红、苔黄腻，脉滑数。辨证为肝经湿热。

结合相关辅助检查，本案中患者诊断为蛇串疮，辨为肝经湿热证。

1. 护理问题

1）疼痛：与肝经湿热、火毒蕴结于肌肤有关。

2）皮肤完整性受损：与湿热蕴积、外溢皮肤有关。

3）纳差：与气木火乘土、肝胃不和、胃失和降，加之湿热蕴阻有关。

4）不寐：与湿热蕴结肝经，化火扰动心神有关。

5）焦虑：与肝主疏泄，湿热郁阻则肝气不舒、情志失调、思虑过多有关。

6）潜在并发症：皮肤感染，与水疱壁破损有关。

2. 辨证施护

①病情观察；②生活起居护理；③饮食调护；④用药护理；⑤情志护理；⑥康复护理；⑦中医护理技术应用：艾灸、刺血拔罐、腕踝针、中药涂擦等。

主要参考文献

常兴，张恬，隋雨言，等. 2018. 从“百病皆生于气”探析“脾胃咳”的临床治疗. 中国中医基础医学杂志，24（6）：857-859.

陈红风. 2018. 中医外科学（第 10 版）. 北京：中国中医药出版社.

陈熳妮，刘卓勋，陈乃清，等. 2018. 中药沐足缓解小儿原发性肾病综合征水肿的疗效观察. 中国医药导报，15（24）：157-160.

陈梦瑞，赵江，张璇，等. 2019. 丁香护脐方治疗成人脾虚泄泻. 中医学报，34（6）：1309-1312.

陈雪. 2023. 穴位按摩、耳穴疗法、中药敷脐联合情志护理在结直肠癌化疗患者中的运用. 护理实践与研究，20（14）：2178-2182.

陈芝君，马建，唐娜，等. 2022. 中国帕金森病疾病负担变化趋势分析及预测. 中国慢性病预防与控制，30（9）：649-654.

程连顺，熊珍，陈汪俊，等. 2023. 隔药回旋灸联合针刺治疗带状疱疹后神经痛疗效观察. 上海针灸杂志，42（4）：381-384.

樊子娟，王桂杉，李川，等. 2022.《中国骨关节炎诊疗指南（2021 年版）》解读和评价. 中国循证医学杂志，22（6）：621-627.

冯秀梅，苏惠贞，高峰清，等. 2023. 中药熏洗联合加味金黄膏穴位贴敷治疗乳腺癌术后上肢淋巴水肿的疗效观察. 现代肿瘤医学，31（7）：1252-1256.

谷晓红. 2023. 胃肠积热理论及临床应用. 中华中医药杂志，38（6）：2623-2628.

管玉香，李明. 2023. 常见疾病中医护理实用手册. 合肥：安徽科技出版社.

郭晓丽，张丽，张敏敏，等. 2023. 互联网在带状疱疹后神经痛病人延续性护理中的应用进展. 中国疼痛医学杂志，29（10）：779-782.

郝玉娟，寇丽红，冯文婷，等. 2021. 特定电磁波谱治疗仪联合平衡火罐在寒湿型腰痛病人护理中的应用. 护理研究，35（23）：4305-4307.

胡倩，王秋琴，段培蓓，等. 2016. 刮痧联合宣肺止嗽汤治疗感染后咳嗽风寒恋肺证临床观察. 中国针灸，36（12）：1257-1262.

华琼，何飞，宋昊昱，等. 2022. 王自敏基于血水同病论治肾病综合征水肿. 中医学报，37（8）：1665-1670.

黄晶，田新峰，凌子恒. 2021. 清肝定惊汤结合穴位点刺治疗小儿高热惊厥临床疗效及安全性研究. 四川中医，39（8）：73-76.

黄莉，尹志勇，杨勤军，等. 2019. 基于《黄帝内经》四时六气理论探讨新安医家程玠论治四时咳嗽特色. 中华中医药杂志，34（12）：5623-5625.

金央，冯莺，徐秀玲，董萍培，等. 2023. 基于调周理论的火龙灸对痛经患者的中医护理效果研究. 中华护理杂志，9（28）：2082-2087.

李玖利，潘佩婵，温杏良. 2017. 穴位按摩量化护理方案在脊髓损伤性癃闭护理中的应用. 中国护理管理，17（1）：60-63.

李瑞，卢岩，王萌萌，等. 2023. 耳背静脉放血联合耳穴贴压治疗气滞血瘀型月经性偏头痛及对血清 E2、5-HT 的影响. 中国针灸，43（4）：427-436.

李淑花，袁丽荣，马佳楚，等. 2021. 专科护士主导的 O2O 多学科管理模式在稳定期 COPD 病人中的应用. 护理研究，35（17）：3162-3166.

李素云，王佳宁. 2024. 基于数据挖掘技术探析古代头痛针灸方的辨治方法与规律. 中国针灸，44（2）：224-230.

李喜梅，王瑞，冯艳花. 2024. 梅花针叩刺联合麦粒灸在难治性周围性面瘫治疗中的应用. 实用中医内科杂志，38（2）：115-117.

李雪梅，任奎羽，孙冉，等. 2024. “睑-鼻-颊-口”黏膜放血疗法辅助治疗顽固性面瘫. 中国针灸，44（2）：188-190.

梁振宇，王凤燕，陈子正，等. 2023. 2023 年 GOLD 慢性阻塞性肺疾病诊断、管理及预防全球策略更新要点解读. 中国全科医学，26（11）：1287-1298.

廖燃，陈沁，吴润华，等. 2021. 定喘汤加减联合耳穴贴压治疗痰热郁肺型咳嗽变异性哮喘临床观. 时珍国医国药，32（12）：2954-2956.

刘曼芳，毕秀霞，耿丹丹，等. 2021. 子午流注针法配合辨证取穴针刺治疗产后缺乳临床效果及安全性观察. 中华中医药学刊，39（6）：245-248.

刘桃红，潘迎春. 2022. 系统化整体护理对毒蛇咬伤患者生活质量评分及护理满意度的影响. 安徽医学，43（7）：835-838.

刘卫青，王昕泰，杨燕. 2023. 中药溻渍疗法治疗过敏性紫癜患儿疗效观察. 护理研究，37（11）：2049-2051.

刘子渝，高晨皓，叶玲玉，等. 2024. 风热感冒临床表型组及药物表型组的构建与表型组学研究. 中药药理与临床，40（1）：103-106.

娄必丹，杨礼白，章薇，等. 2012. 三伏、三九穴位贴敷对不同体质成人反复感冒的影响. 中国针灸，32（11）：966-970.

罗小军，熊俊，陈立新. 2014. 基于现代文献的灸法治疗感冒的临床证据研究. 时珍国医国药，25（9）：2282-2285.

吕红粉，周海霞. 2015. 翘荷豉栀汤加味灌肠佐治小儿高热惊厥 36 例. 中国中医急症，24（5）：856-858.

牛金明，吴美美，程莉雅. 2022. 针刺联合穴位埋线治疗过敏性鼻炎的疗效观察及对血清炎症因子的影响. 上海针灸杂志，41（11）：1117-1122.

邵国梁，黄绍磊，李瑞，等. 2024. 耳穴综合疗法治疗月经性偏头痛患者临床疗效及对血清前列腺素的影响. 针刺研究，49（2）：177-184.

宋丽波，景静，张贺，等. 2023. 基于血瘀证与活血化瘀理论探讨冯运华护理冠心病病人的临床经验. 护理研究，37（16）：3033-3036.

谭雅琼，余艳兰. 2019. 中医护理方案在脑梗死急性期后风痰上扰证眩晕护理中的应用研究. 护理研究，33（3）：422-425.

唐乐平，邵湘宁，王英，等. 2015. 湖湘针推学术流派“推五经、调五脏”论治小儿食积.中国针灸，35（S1）：59-61.

腾飞，杨宇峰，石岩. 2017. 头痛的中医诊疗理论框架. 中华中医药学刊，35（9）：2271-2273.

王曾，陈洪宇，徐王达. 2020. 陈洪宇从活血化瘀法论治肾病综合征经验. 中华中医药杂志，35（7）：3466-3469.

王进进，谈勇，花海兵，等. 2021. 国医大师夏桂成调理月经周期从心论治崩漏. 中华中医药杂志，36（11）：6465-6467.

王静雅，杨倩，杜碧丽. 2022. 五行音乐疗法联合中医特色健康教育对老年肿瘤化疗毒副反应患者心境状态及应对方式的影响. 国际护理学杂志，41（5）：863-868.

王美红，赵吉平，李建媛. 2022. 腹针结合耳穴贴压治疗原发性痛经的随机对照研究. 现代中西医结合杂志，31（5）：630-633，644.

王萌萌，王静洁，桑杲，等. 2023. 基于“和稳论”学术思想的中医外治法治疗小儿外感发热疗效观察. 浙江中西医结合杂志，33（3）：247-249.

王鑫巍子，翟健秀，李旭，等. 2023. 基于中医理论探讨风寒和风热感冒的发病机制及其动物模型的研究进展. 中草药，54（23）：7874-7883.

王旭梅，王莉，郭欣，等. 2021. 中医芳香疗法缓解神经母细胞瘤患儿化疗期间预期性恶心呕吐的效果分析. 护理研究，35（17）：3119-3124.

王艳，仲丹丹，冀晓华，等. 2021. 小儿复方鸡内金咀嚼片治疗小儿厌食症（脾胃不和证）多中心随机双盲对照研究. 中国中药杂志，46（9）：2298-2303.
王宇鑫，齐文升. 2022. 从脏腑相关理论浅谈肺系疾病中医“调肝理肺”治法. 中华中医药杂志，37（8）：4542-4545.
王雨涵，朱绍云，汪受传. 2023. 从“风温痰热”论治儿童肺炎支原体肺炎. 南京中医药大学学报，39（12）：1237-1241.
王元耕，王翠英，孔欣茹，等. 2023. 胸痹当从“上焦气实”“上焦气虚”解. 中华中医药杂志，38（7）：3037-3040.
王振兴，张秀，张廷模，等. 2015. 玄府气液理论在鼻鼽治疗中的运用. 中医杂志，56（16）：88-90.
魏婷婷，李洁，李霞，等. 2021. 乳腺癌患者更年期症状非药物管理的最佳证据总结. 护理学杂志，36（14）：37-42.
谢红艳，高泓，富晓旭，等. 2022. 基于“胰脾同源”探析益气养阴活血法干预糖尿病血糖异常波动. 亚太传统医药，18（7）：218-221.
谢莉萍，洪燕秋，何之光. 2024. 腕踝针联合商调音乐在混合痔术后病人中的应用. 护理研究，38（1）：148-151.
胥晓琦，孙宇莹，任献青，等. 2022. 基于伏邪理论探讨儿童过敏性紫癜的分期防治. 中医杂志，63（17）：1691-1694.
杨恒，卢幻真，张妹宁，等. 2021. 雷火灸对气虚证肺癌化疗病人疲乏及睡眠质量的影响. 护理研究，35（5）：892-896.
杨淑芬，肖丽娜，刘佳，等. 2023. 基于子午流注理论择时取穴中药离子导入对膝骨关节炎的疗效观察. 护士进修杂志，38（17）：1604-1607.
杨维华. 2015. 杂合以治小儿久. 湖南中医药大学学报，35（5）：37-38，58.
袁华娣，贺红. 2023. “互联网+”日间手术肺癌患者健康教育模式的构建及应用. 中国护理管理，23（6）：921-925.
张仟，施茵. 2020. 隔姜灸联合中药雾化治疗稳定期肺气虚型慢性阻塞性肺疾病疗效观察. 中国针灸，40（9）：933-938.
张云飞，王超，冯红梅，等. 2020. 从卢氏“扶阳三法”论疾病治疗次第及策略. 中华中医药杂志，35（11）：5669-5671.
张则润，杨继国，刘源香. 2022. 穴位贴敷治疗头痛的选穴与用药规律. 护理研究，36（20）：3695-3700.
赵立美. 2021. 自血穴位注射疗法联合中医护理在咳嗽变异性哮喘护理中的应用. 护理研究，35（20）：3739-3741.
郑娟霞，郑娟丽，黄碧芳，等. 2022. 火龙罐在气滞血瘀型项痹病护理中的应用效果观察. 护理研究，36（20）：3755-3757.
中国医师协会皮肤科医师分会带状疱疹专家共识工作组，国家皮肤与免疫疾病临床医学研究中心. 2022. 中国带状疱疹诊疗专家共识（2022 版）. 中华皮肤科杂志，55（12）：1033-1040.
中国营养学会. 2022. 中国居民膳食指南（2022）. 北京：人民卫生出版社.
中国中西医结合学会神经科专业委员会. 2023. 中国偏头痛中西医结合防治指南（2022 年）. 中国中西医结合杂志，43（5）：517-526.
中华医学会糖尿病学分会. 2021. 中国 2 型糖尿病防治指南（2020 年版）. 中华糖尿病杂志，13（4）：95.
中华医学会疼痛学分会脊柱源性疼痛学组. 2020. 腰椎间盘突出症诊疗中国疼痛专家共识. 中国疼痛医学杂志，26（1）：2-6.
中华医学会肿瘤学分会早诊早治学组. 2024. 胃癌早诊早治中国专家共识（2023 版）. 中华消化外科杂志，23（1）：23-36.
中华中医药学会肺系病分会，世界中医药学会联合会肺系病专业委员会. 2021. 咳嗽中医诊疗专家共识意见. 中医杂志，62（16）：1465-1471.
中华中医药学会肺系病分会，中国民族医药学会肺病分会. 2016. 普通感冒中医诊疗指南（2015 版）. 中医杂志. 57（8）：716-720.

周晓凤，屈芸胜，刘超，等. 2023. 基于双重差分法模型分析中医特色护理对产后缺乳产妇的动态效果. 护理研究，37（4）：732-736.
朱平，王传思，杨惠. 2022. 全息刮痧疗法对胃癌术后患者早期肠内营养耐受性的影响. 护理学杂志，37（2）：35-37.
ROY LA TOUCHE，JOSÉ FIERRO-MARRERO，IRENE SÁNCHEZ-RUÍZ，et al. 2023. Prescription of therapeutic exercise in migraine，an evidence-based clinical practice guideline. J Headache Pain，24（1）：68.